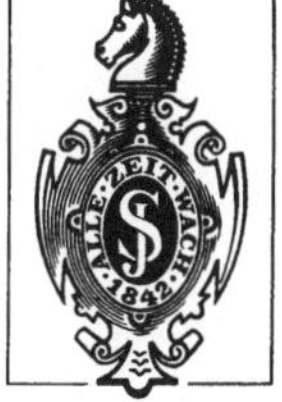
ALLE·ZEIT·WACH
1842

Malignes Melanom

Herausgegeben von

H. Voigt und U. R. Kleeberg

Unter Mitarbeit von
A. B. Ackerman K. R. Aigner E.-B. Bröcker J. Brüggen
S. L. Dixon D. Hallermann I. Hand H. W. von Heyden
J. Kellner W. Kühn K. H. Link E. Macher F. H. J. Rampen
P. Rümke K. H. Schultheis K. Schwemmle C. Sorg
L. Suter F. Vakilzadeh H. Walther M. Wannenmacher

Mit 107, zum Teil farbigen Abbildungen
und 61 Tabellen

Springer-Verlag
Berlin Heidelberg New York Tokyo

Dr. Holger Voigt
Professor Dr. Ulrich R. Kleeberg
Hämatologisch-Onkologische Praxis Altona, Max-Brauer-Allee 52,
D-2000 Hamburg 50

ISBN-13:978-3-642-70461-1 e-ISBN-13:978-3-642-70460-4
DOI: 10.1007/978-3-642-70460-4

CIP-Kurztitelaufnahme der Deutschen Bibliothek
Malignes Melanom / hrsg. von H. Voigt u. U. R. Kleeberg.
Unter Mitarb. von A. B. Ackerman ... –
Berlin ; Heidelberg ; New York ; Tokyo : Springer, 1986.
ISBN-13:978-3-642-70461-1

NE: Voigt, Holger [Hrsg.]; Ackerman, A. B. [Mitverf.]

Softcover reprint of the hardcover 1st edition 1986

2127/3130-543210

Vorwort

Mit dem Melanom – so formulierte es vor wenigen Jahren ein französischer Kollege – habe er persönlich keine Probleme. Es sei bei dieser Erkrankung immer entweder zu früh oder zu spät für eine Therapie.

In diesem sarkastischen Statement spiegelt sich die ganze Ohnmacht der Ärzte wider, welche angesichts der unberechenbaren Melanomerkrankung oftmals jeden therapeutischen Ansatzpunkt in Frage zu stellen scheint.

Doch ist es wirklich so schlecht bestellt um den wissenschaftlichen und therapeutischen Zugang zu dieser Erkrankung? Und wenn ja, welche Möglichkeiten stehen uns gegenwärtig zur Verfügung, um diese Situation zu verbessern?

Resignation ist keine onkologische Dimension. Wäre sie es, so gäbe es heute keine Heilungsmöglichkeiten bei Patienten mit Morbus Hodgkin oder Hodentumoren. Auch beim malignen Melanom besteht zur Resignation kein Anlaß. Retrospektiv gesehen haben sich unsere Kenntnisse dieses Tumors in den letzten Jahren erheblich erweitert, auch wenn dieses therapeutisch kaum umsetzbar gewesen ist. Prävention und Frühdiagnose tragen wesentlich dazu bei, bereits im Vorfeld der Erkrankung eine entscheidende Weichenstellung zu ermöglichen. Doch was passiert mit den Patienten, die trotz aller Bemühungen Metastasen entwickeln und damit eine infauste Überlebensprognose besitzen? Ärztlicher Rückzug ist sicherlich kein hilfreiches Angebot an den betroffenen Patienten und widerspricht auch der onkologischen Aufgabenstellung.

Aus dem klinischen Alltag sowie den vielfältig diskutierten Ergebnissen wissenschaftlicher Kooperation auf nationaler (AIO) und internationaler (EORTC) Ebene entstand auf diese Weise der Wunsch, zur Problematik maligner Melanome den interessierten und mit der Versorgung von Melanompatienten befaßten Ärzten eine aktualisierte, interdisziplinär angelegte Informationsquelle zur Verfügung zu stellen. Die Herausgeber wurden in diesem Bemühen von zahlreichen, auf diesem onkologischen Spezialgebiet tätigen Fachkollegen nachhaltig unterstützt. Ihnen sei besonders dafür gedankt, daß sie die schwierige Aufgabe übernommen haben, bei der Fülle an Detailinformation aus den einzelnen Teilgebieten eine präzise und prägnante Übersichtsdarstellung zu verfassen.

Desgleichen gilt unser Dank dem Springer-Verlag und hier ganz besonders Herrn Dr. J. Wieczorek, der die Kooperation hervorragend koordiniert hat und die Herausgabe dieser Monographie in der vorliegenden Form ermöglichte.

Die Herausgeber hoffen, daß die vorgelegte Monographie dazu beitragen kann, die interdisziplinäre Kooperation innerhalb der Onkologie zu optimieren.

Hamburg, Januar 1986

Holger Voigt
Ulrich R. Kleeberg

Inhaltsverzeichnis

Mitarbeiterverzeichnis

Ackerman, A. B., Dermatopathology, Suite 7J, New York University Medical Center, 530 1st Av., New York, NY 10016, USA

Aigner, K. R., Klinikum der Justus-Liebig-Universität Gießen, Medizinisches Zentrum für Chirurgie, Anästhesiologie und Urologie, Klinik für Allgemeinchirurgie, Klinikstr. 29, D-6300 Gießen

Bröcker, E.-B., Hautklinik der Westfälischen Wilhelms-Universität Münster, von-Esmarch-Str. 56, D-4400 Münster

Brüggen, J., Hautklinik der Westfälischen Wilhelms-Universität Münster, von-Esmarch-Str. 56, D-4400 Münster

Dixon, S. L., Dermatopathology, Suite 7J, New York University Medical Center, 530 1st Av., New York, NY 10016, USA

Hallermann, D., Waitzstr. 29a, D-2000 Hamburg 52

Hand, I., Psychiatrische und Nervenklinik des Universitätskrankenhauses Hamburg-Eppendorf, Martinistr. 52, D-2000 Hamburg 20

Heyden, H. W. von, Medizinische Abteilung des Städtischen Krankenhauses, Andershäuser Str. 8, D-3352 Einbeck

Kellner, J., Klinikum der Justus-Liebig-Universität Gießen, Medizinisches Zentrum für Hals-, Nasen-, Ohren- und Augenheilkunde, Hals-, Nasen- und Ohrenklinik, Feulgenstr. 10, D-6300 Gießen, und
Department of Otolaryngology, School of Medicine, Washington University, 517 South Euclid, St. Louis, MO, USA

Kühn, W., Klinikum der Justus-Liebig-Universität Gießen, Medizinisches Zentrum für Chirurgie, Anästhesiologie und Urologie, Klinik für Allgemeinchirurgie, Klinikstr. 29, D-6300 Gießen

Link, K. H., Klinikum der Justus-Liebig-Universität Gießen, Medizinisches Zentrum für Chirurgie, Anästhesiologie und Urologie, Klinik für Allgemeinchirurgie, Klinikstr. 29, D-6300 Gießen

Macher, E., Hautklinik der Westfälischen Wilhelms-Universität Münster, von-Esmarch-Str. 56, D-4400 Münster

Rampen, F. H. J., Department of Dermatology, Sint Radboudziekenhuis, Javastraat 104, NL-6524 MJ Nijmegen

Rümke, P., Netherlands Cancer Institute, Antoni van Leeuwenhoekhuis, Plesmanlaan 121, NL-1066 CX Amsterdam

Schultheis, K. H., Klinikum der Justus-Liebig-Universität Gießen, Medizinisches Zentrum für Chirurgie, Anästhesiologie und Urologie, Klinik für Allgemeinchirurgie, Klinikstr. 29, D-6300 Gießen

Schwemmle, K., Klinikum der Justus-Liebig-Universität Gießen, Medizinisches Zentrum für Chirurgie, Anästhesiologie und Urologie, Klinik für Allgemeinchirurgie, Klinikstr. 29, D-6300 Gießen

Sorg, C., Hautklinik der Westfälischen Wilhelms-Universität Münster, Abteilung für experimentelle Dermatologie, von-Esmarch-Str. 56, D-4400 Münster

Suter, L., Fachklinik Hornheide, D-4400 Münster-Handorf

Vakilzadeh, F., Städtisches Krankenhaus, Hautklinik, Weinberg 1, D-3200 Hildesheim

Walther, H., Klinikum der Justus-Liebig-Universität Gießen, Medizinisches Zentrum für Chirurgie, Anästhesiologie und Urologie, Klinik für Allgemeinchirurgie, Klinikstr. 29, D-6300 Gießen

Wannenmacher, M., Zentrum Radiologie, Abteilung für Röntgen- und Strahlentherapie der Albert-Ludwigs-Universität, Hugstetter Str. 55, D-7800 Freiburg

Einführung

H. VOIGT und U. R. KLEEBERG

Spektakuläre Fortschritte in der klinischen Onkologie gehören nicht zum Alltag dieser vergleichsweise jungen Disziplin. Es sind vielmehr die in unzähligen Bemühungen von Wissenschaftlern verschiedenster präklinischer und klinischer Fachgebiete mühevoll hinzugewonnenen Erkenntnisse, welche den Fortschritt in der Onkologie ausmachen. Dieser wird oft erst nach langer Zeit dem Patienten zugute kommen können, auch wenn dieser eine frühestmögliche Umsetzung neuer Erkenntnisse zur Behandlung der ihn betreffenden Krebserkrankung dringlich erhofft.

Über den Zeitraum weniger Jahrzehnte hat die Onkologie im Verständnis von Tumorerkrankungen Erhebliches hinzugewinnen können, auch wenn nach wie vor auf den ersten Blick therapeutische Ansätze mit überzeugenden Erfolgsaussichten nur für einzelne Tumorformen erarbeitet werden konnten.

Doch zeigt sich bei kritisch-nüchterner Beurteilung heutiger Möglichkeiten in Diagnose und Therapie maligner Erkrankungen, daß sich die intensive und mühevolle, oftmals von Rückschlägen begleitete Arbeit der letzten Jahre und Jahrzehnte ausgezahlt hat.

Neben einer kleinen Gruppe neoplastischer Erkrankungen, welche bei adäquater Diagnostik und Therapie kurativ behandelt werden können, verfügen wir heute bei einer weiteren, sehr viel größeren Gruppe von Tumoren über sehr differenzierte Behandlungsansätze, welche dem jeweiligen Patienten eine sinnvolle und langfristige Palliation in Aussicht stellen. Die Überlebenszeiten vieler Tumorpatienten nach Diagnostik von Metastasen sind bei einer Reihe von Tumorformen signifikant länger als z. B. nach Diagnose komplikationsgefährdeter kardiovaskulärer Erkrankungen, die in der Bevölkerung sehr viel selbstverständlicher als „Zivilisationserkrankungen" akzeptiert werden als die nach wie vor oftmals tabuisierte und in ihrer Behandelbarkeit häufig diskreditierte Krebserkrankung.

Daß es darüber hinaus immer noch eine Vielzahl von malignen Erkrankungen gibt, die sich nahezu jeglichem therapeutischen Zugriff entziehen, sollte kein Anlaß zur Resignation sein, sondern vielmehr dazu führen, sich noch intensiver dieser Herausforderung zu stellen. Das maligne Melanom gehört seit vielen Jahrzehnten geradezu exemplarisch in diese Kategorie, zeigt es doch mit einer nahezu 100%igen Heilbarkeit in Frühstadien und absolut infaustem Verlauf in fortgeschrittenen Stadien eine beträchtliche biologische Varianz und Eigengesetzlichkeit, welche in der Humanpathologie fast ohne Beispiel ist. Gelingt es nicht, diesen häufig unscheinbaren Tumor rechtzeitig zu diagnostizieren, gibt es kaum noch therapeutische Interventionsmöglichkeiten, den prognostisch deletären Verlauf nachhaltig zu beeinflussen. Da kaum ein Melanom in seiner biologischen Dynamik dem anderen gleicht, man also besser von „*den* malignen Melanomen" sprechen könnte, gestaltet sich die wissenschaftliche Aufarbeitung der unterschiedlichsten beobachtbaren Phänomene bei der Tumorprogression verständlicherweise schwierig. Fernab von klinischen Erkenntnissen, die in therapeutische Dimensionen münden könnten, gilt es zunächst, diesen Tumor in seiner phänotypischen Varianz näher zu charakterisieren, ihn berechenbarer zu machen und besser verstehen zu lernen. Hier sind fundamentale Erkenntnisse der morphologischen, molekularbiologischen, immunbiologischen und immungenetischen Grundlagenwissenschaften erforderlich, ohne die sich ein zwar methodisch exaktes, doch möglicherweise auf irrelevanten Voraussetzungen beruhendes experimentell-therapeutisches Konzept nicht entwikkeln läßt. Wie kein anderer Tumor fordert gerade das Melanom eine kompetente interdisziplinäre Kooperation heraus, ohne die zukünftig keine aussichtsreiche Veränderung der gegenwärtigen Situation möglich erscheint.

Da Onkologie nur als interdisziplinäre Aufgabe und Herausforderung zu begreifen ist, zeigt das Melanom – wiederum beispielhaft – die Notwendigkeit integrativer und multidisziplinärer Kooperationsbereitschaft als essentielle Voraussetzung zur Erweiterung des gegenwärtigen Wissensstandes.

Wir haben seit vielen Jahren auf nationaler und internationaler Ebene eine derartige Kooperation realisiert und uns schwerpunktmäßig mit der Versorgung von Melanompatienten befaßt. Mit der Publikation dieses Buches haben wir den Versuch unternommen, im Rahmen einer aktuellen deutschsprachigen Monographie zum Melanom eine interdisziplinäre Situationsanalyse zu erstellen. Diesem Ansatz entsprechend hat sich eine Reihe namhafter Fachvertreter zur Mitarbeit bereiterklärt und die jeweiligen Aspekte in aktualisierter Form dargestellt. Das Resultat dieser Kooperation ist eine wissenschaftliche Monographie, in der eine Übersicht über den gegenwärtigen Erkenntnisstand allen Interessierten und mit der Versorgung von Melanompatienten befaßten Klinikern zur Verfügung gestellt wird.

1. Epidemiologische Aspekte, Prävention und Aufklärung

H. Voigt

Einführung

Epidemiologische Studien haben die Aufgabe, über Ermittlung der auf eine bestimmte Bevölkerungsgruppe bezogenen *Inzidenz* einer Erkrankung sowie *Erfassung korrespondierender Einflußgrößen,* denen diese Bevölkerungsgruppe ausgesetzt ist, Aussagen über *Häufigkeit, Verlauf* und das *dynamische Erscheinungsbild* im Beobachtungszeitraum zu ermöglichen.

Es ist das Ziel epidemiologischer Arbeit, über eine Analyse der acquisierten Daten und ihre statistische Absicherung dazu beizutragen, Anteile einer zunächst ungeklärten Ätiopathogenese zu entschlüsseln. So wird einerseits ein zahlenmäßiger Überblick über die Häufigkeit einer bestimmten Erkrankung als auch deren geographischer Verteilung gewonnen, was oftmals bereits wichtige, ätiopathogenetisch bedeutsame Hinweise liefern kann.

Auf der anderen Seite münden Ergebnisse epidemiologischer Studien bei konsequenter sozialmedizinischer Umsetzung in einen Bereich, in dem *Prävention* und *Früherkennung* realisierbar werden, sofern einzelne der o. g. Einflußgrößen in ihrer kausalpathogenetischen Bedeutung für die Manifestation der Erkrankung gesichert werden konnten. Epidemiologische Forschung kann demzufolge als eine die Grundlagenforschung begleitende Disziplin angesehen werden, in der die Voraussetzungen erarbeitet werden, neben einer kausal orientierten Therapie eine effiziente Prävention und Frühdiagnose zu entwickeln.

Verläßlichkeit und Verwertbarkeit epidemiologischer Studien und deren Aussagen sind von der Qualität der Erfassungssysteme sowie der Organisation der Datenacquisition und -verarbeitung abhängig. Letztere wird in erster Linie von der organisatorischen Infrastruktur des zu erfassenden geographischen Untersuchungsraumes vorgegeben. Sie unterliegt demzufolge unterschiedlich ins Gewicht fallenden administrativen, juristischen sowie letztlich politischen Einflüssen.

Da auch in manchen hochorganisierten Industriestaaten die Daten*erhebung* von der Daten*verwertung* getrennt ist und selbst bei meldepflichtigen Erkrankungen mit einer erheblichen Dunkelziffer gerechnet werden muß, sind Aussagen über die Qualität eines Erfassungssystems nicht allein abhängig zu machen von der Quantität datentechnischer Möglichkeiten. Die zumeist auf administrative Schwerfälligkeit zurückzuführende Inkongruenz verschiedener Datenregister, welche einen jeweiligen Datenabgleich nach Klärung der Kompetenzbefugnisse erforderlich machen, erschwert die dynamische Erfassung und epidemiologisch wichtige Verfolgung einzelner Einflußgrößen beim Versuch der Zusammenhangsklärung.

Als weiterer Gesichtspunkt kommt hinzu, daß zur gesetzlich verankerten Sicherung individueller Grundrechte aus datenschutztechnischen Bedenken eine mißbräuchliche Verwendung des erhobenen Datenmaterials ausgeschlossen sein muß, was je nach den differenten verfassungsmäßigen Grundrechten unterschiedlich gehandhabt wird.

So hat sich beispielsweise ein sog. „Krebsregister", wie erstmalig in Connecticut (USA) eingeführt, weltweit nicht etablieren können, und selbst für die Bundesrepublik Deutschland bestehen derzeit – trotz vielfacher Ansätze – lediglich regionale Tumorregister unterschiedlicher Effizienz.

Auch internationale, studiengebundene Registraturen, wie sie z. B. die WHO besitzt, haben nur bedingt Vorteile gebracht, da sie zeit- und personalaufwendig und somit kostenintensiv sind, andererseits die Qualität der Datenerhebung „vor Ort" der limitierende Faktor bleibt und dieser Engpaß nur durch langfristige Anhebung der organisatorischen Infrastruktur des betreffenden Gesundheitssystems zu beeinflussen ist.

Der direkte Vergleich unterschiedlich ermittelter Zusammenhänge zu epidemiologisch relevanten Fragestellungen ist deshalb schwierig, wenn nicht gar unmöglich. Epidemiologische Studien zum malignen Melanom sind zum größten Teil geographisch-national/internationale Vergleichsanalysen. Trotz der voranstehend geschilderten formalen Schwierigkeiten verfügen wir heute über ein umfassendes Datenmaterial, aus dem eine Reihe konditionierender sowie möglicherweise induzierender Faktoren zur Melanomentstehung erkannt worden sind, auf die nachfolgend hingewiesen werden soll.

Inzidenz: Morbidität – Mortalität

Vereinbarungsgemäß wird die beobachtete Erkrankungshäufigkeit (*Morbidität*) bzw. Erkrankungssterblichkeit (*Mortalität*) als Fallzahl pro 100 000 Einwohner und Jahr angegeben = Inzidenz.

Mit dieser Definition läßt sich die Belastung einer Population mit einer Erkrankung zahlenmäßig mit der anderer Populationen vergleichen.

Je genauer die zugrundeliegende Population definiert ist, desto exakter ist die im Vergleich zu beurteilende Aussage. Dies betrifft nicht nur die beobachtete Population, sondern gleichermaßen auch den zugrundegelegten Beobachtungszeitraum.

Ätiopathogenetisch wirksame Determinanten

Die Ursache des malignen Melanoms ist nicht bekannt. Wie bei anderen neoplastischen Erkrankungen dürfte auch für das maligne Melanom ein multifaktorieller Induktionsvorgang zu postulieren sein, dessen ätiopathogenetisch wirksame Determinanten über epidemiologische Analysen eingegrenzt werden können [84].

Für das maligne Melanom werden in den letzten Jahren weltweit erhöhte Inzidenzzahlen angegeben [10, 22, 50, 78, 83, 103].

Dies gilt nahezu für sämtliche Industrienationen, in denen verläßliche Statistiken geführt werden. Aber auch in anderen Nationen bzw. Bevölkerungsgruppen bestehen Hinweise auf eine deutliche zahlenmäßige Inzidenzzunahme des malignen Melanoms [43, 46, 52, 85].

Auch wenn ein Teil der Häufigkeitszunahme letztlich auf eine verbesserte Diagnostik bei intensiver genutzten Früherkennungsmaßnahmen zurückzuführen ist, besteht kein Zweifel an der weltweiten *Inzidenzsteigerung.*

Für bestimmte Regionen scheint sie sogar die vor wenigen Jahren angestellten Hochrechnungen bei weitem zu übertreffen: Nach einer Berechnung des National Cancer Institutes (NCI) in Bethesda (USA) wird die Zahl erstmalig erfaßter Melanompatienten in Amerika 1985 mit 22000 mehr als 24% über der für 1984 dokumentierten Fallzahl liegen. Heute wäre damit jeder 150. Amerikaner im Laufe seines Lebens ein Melanomträger, eine Zahl, die eigentlich für das Jahr 2000 hochgerechnet wurde. Im Jahr 2000 könnte davon ausgegangen werden, daß jeder 100. Einwohner einmal in seinem Leben ein Melanom entwickelt.

Diese beunruhigende Entwicklung, die sich insbesondere in den Südstaaten der USA nachvollziehen läßt [7, 84, 118], wird von einer erstmalig seit Jahrzehnten feststellbaren *Mortalitätsabnahme* begleitet, ein Zeichen dafür, daß ein größerer Anteil von Melanompatienten mit noch kurativer Behandlungsmöglichkeit, also mit Frühformen bzw. gering invasiven Melanomen erfaßt wurde. Dieser epidemiologisch eindeutig nachweisbare Zusammenhang könnte darauf hindeuten, daß es in den nächsten Jahrzehnten gelingen könnte, durch entsprechende Aufklärung und Früherkennung das bislang ungünstige Verhältnis weit fortgeschrittener Melanome zu ihren Frühformen zugunsten der letzteren zu beeinflussen [29, 73, 77].

Für den speziellen Fall des *Augenmelanoms* läßt sich eine derartige Entwicklung aufgrund epidemiologischer Daten nicht so eindeutig belegen: Obwohl die Zuwachsrate in den letzten Jahren unverändert geblieben ist [119, 125], kommen an spezialisierten Zentren jährlich zunehmende Erkrankungszahlen auch für diese Melanommanifestation zur Beobachtung (s. Kap. 3).

Für das *maligne Melanom der Haut* ist eine Verlagerung in jüngere Altersstufen festzustellen [37], was die sozialmedizinische Bedeutung des Melanomproblems unterstreicht. Gerade für diese Patientengruppe wird das Vorliegen einer gravierenden, unbehandelt zum Tode führenden Erkrankung als nicht wahrscheinlich angesehen. Vieler dieser jungen Patienten, die bereits Vorläufer- oder Frühformen maligner Melanome aufweisen, entgehen einer Frühdiagnose mit all ihren kurativen Behandlungschancen.

Aus der klinischen Erfahrung ist geläufig, daß durch die subjektive Symptomenarmut in vielen Fällen die Diagnose erst in fortgeschrittenem Stadium gestellt wird.

Dies bedeutet, da in die Morbiditätsstatistiken nur eindeutig diagnostizierte Erkrankungsfälle einfließen, daß es eine (erhebliche?) Dunkelziffer an Patienten geben muß, die ein Melanom aufweisen, ohne es zu wissen, und dessen Diagnose erst mit zeitlicher Verzögerung (oder gar nicht?) gestellt wird [129].

Die dadurch schwer kalkulierbare Verzerrung einer Inzidenzstatistik wird möglicherweise noch dadurch verstärkt, daß durch erfolgreiche Präventiv- und Früherkennungsmaßnahmen vermehrt präinvasive Melanome diagnostiziert und behandelt werden, was andernorts *nicht* der Fall ist.

Eine statistische Beeinflussung der Inzidenzzahlen kann auch dadurch erwartet werden, daß Mehrfachmelanome bei ein- und demselben Patienten bzw. präinvasive *und* invasive Formen gleichzeitig erfaßt werden (Risikogruppen). So könnte der epidemiologisch kaum zu verfolgende Umstand eintreten, daß es hinsichtlich der Melanomdiagnose für einzelne Subpopulationen (z. B. Risikogruppen) hervorragende frühdiagnostische Erfassungen gibt, andererseits bei einer anderen Patientengruppe die Diagnose des Melanoms verpaßt wird und diese Patienten erst in fortgeschrittenen Erkrankungsstadien in die Statistik einfließen.

In Tabelle 1 sind die Inzidenzzahlen für einzelne nationale und ethnische Bevölkerungsgruppen aufgrund epidemiologischer Untersuchungen angegeben.

Aktuelle Daten liegen zur Zeit vor für Bevölkerungsgruppen in Australien [12, 53, 97, 98], den Vereinigten Staaten von Amerika (USA) [6, 56, 112, 130] mit Angaben der Häufigkeit in den Nordoststaaten [124], den Weststaaten [100], den Mittelweststaaten [122], den Südoststaaten [23] und Südstaaten [7, 118], England/Wales [76, 127], Schottland [90, 92, 123], Nordirland [43], Skandinavien [94], Dänemark [32, 56, 104], Norwegen [93, 95], Schweden [35, 60, 76], Italien [18, 71], Griechenland [85], Deutsche Demokratische Republik (DDR) [62], Afrika [113], Nigeria [126], Uruguay [134], Japan [102, 128], Hongkong [67], Israel [3, 46], Hawaii [52], Schweiz [117].

Für den Raum der Bundesrepublik Deutschland (BRD) finden sich Angaben bei [42, 50, 51, 133] sowie für Hessen bei [109] und für das Saarland bei [132].

Ätiologie und Einflußgröße

Da die Ätiologie des malignen Melanoms nicht bekannt ist, haben sämtliche bis heute vorliegenden, epidemiologisch gestützten Hypothesen zur Ätiopathogenese ihre Bedeutung in der Definition von konditionierenden Cofaktoren. Daraus kann geschlossen werden, daß es eine homogene Ursächlichkeit für das maligne Melanom nicht gibt. Offenbar ist zur Realisation der Manifestation eines malignen Melanoms eine *Suszeptibilität* erforderlich, welche wechselseitig durch Disposition, Exposition, Regulation und Interaktion moduliert wird (Abb. 1).

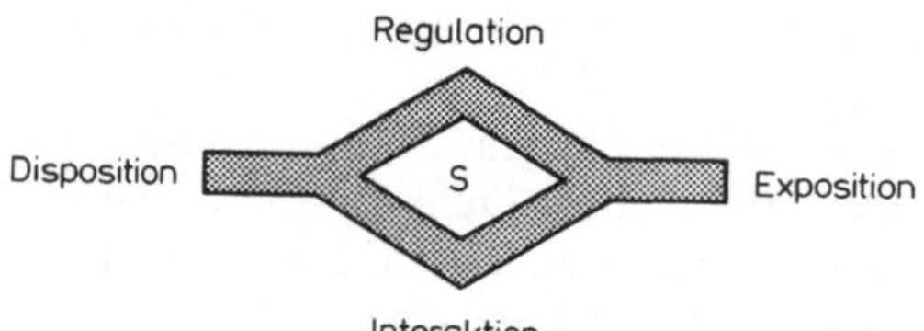

Abb. 1. Suszeptibilität zur Melanomentwicklung (*S*)

Tabelle 1. Inzidenz des malignen Melanoms in verschiedenen Ländern (angegeben pro 100000 Einwohner und Jahr)

Land, Nation	Inzidenz		Geschlecht	Zeitraum
USA	4,2	Gesamt	M+F	1977
	4,5	Weiße	M+F	1974
	0,8	Schwarze	M+F	1974
Detroit	2,7	Weiße + Schwarze	M+F	1974
Dallas	7,1	Weiße + Schwarze	M+F	1974
New Mexico	8,7	Angelsachsen	M	1969–1977
New Mexico	1,2	Spanier	M	1969–1977
New Mexico	1,0	Indianer	M	1969–1977
Süd-Arizona	6,5		M+F	1969
Süd-Arizona	29,0		M+F	1981
Australien				
Queensland	17,0		M+F	1966
	16,0	Kelten	M+F	1970
	33,0		M+F	1977
Neu-Südwales	11,6		M+F	1970
	20,4		M+F	1976
Neuseeland	6,2		M+F	1968
	12,8		M+F	1977
Finnland + Schweden + Norwegen + Dänemark + Island	4,5		M+F	1977
Norwegen	6,3	Kelten	M	1970
	6,8	Kelten	F	1970
England	1,4		M	1965
	2,4		F	1965
Schottland	5,1		M+F	1982
Bundesrepublik Deutschland	1,8		M+F	1966
	4,2		M+F	1981
Nigeria	0,3	Schwarze	M	1970
	0,7		F	1970
Südafrika	1,1	Schwarze	M+F	1976
Japan	0,3		M+F	1976

Die Komplexität einzelner Faktoren in ihrer Bedeutung für die Pathogenese läßt erkennen, wie schwierig es ist, ihnen eine eindeutig definierbare Rolle bei der Melanomentstehung zuzuweisen.

Unter „*Einflußgrößen*" – wie sie bezeichnet werden können – werden möglicherweise ätiopathogenetisch bedeutsame Bedingungen verstanden, denen das beobachtete Individuum oder Kollektiv zum Zeitpunkt der Untersuchung oder zeitlebens ausgesetzt war.

Die verschiedenen erkennbaren Einflußgrößen stellen keine direkten cancerogenen Faktoren dar, sondern sind jeweils von anderen Einflußgrößen mitbestimmt. So ist z. B. der Einfluß des geographischen Breitengrades untrennbar verknüpft mit dem Einfluß der physikalischen UV-Exposition sowie dem Einfluß von Freizeitverhalten und Bekleidungshabitus. Der Einfluß der physikalischen Exposition gegenüber UV-Strahlung wiederum ist verbunden mit dem Einfluß von Pigmentstatus und ethnischen Faktoren und leitet über zu grundsätzlichen genetischen Fragestellungen usw. In der nachfolgenden Darstellung ist jeweils der im Vordergrund der epidemiologischen Fragestellung stehende Aspekt im einzelnen dargestellt.

Exogene Faktoren

Geographischer Breitengrad

Die Melanomhäufigkeit für hellhäutige Menschen steigt mit zunehmender geographischer Annäherung an den Äquator [84]. Zwar ist diese Regel nicht ohne Ausnahme (Beispiel: Nordaustralien/Südaustralien), doch zeigt sich in vielen epidemiologischen Untersuchungen im nationalen wie internationalen Spektrum ein deutlicher Einfluß des geographischen Breitengrades auf die Häufigkeit von Melanomen [25, 33, 36, 69] sowie die anderer cutaner Neoplasien (NMSC = Non-Melanoma Skin Cancer).

Für eine Vielzahl nationaler Untersuchungsserien an Bevölkerungsgruppen im Bereich der nördlichen Hemisphäre läßt sich ein signifikantes Nord-Süd-Gefälle nachweisen. Der Einfluß des geographischen Breitengrades ist eng verknüpft mit klimatischen sowie ethnischen Faktoren; er gilt für hellhäutige Individuen, deren Manifestationsrisiko sich bei Zuwanderung in Abhängigkeit zur Zeitdauer dem geographisch determinierten Risiko angleicht [75, 78, 83]. Für Australien mit einem sehr hohen Anteil europäisch-kaukasischer Zuwanderer hat dieser Umstand eine besondere Bedeutung, da diese der Region originär nicht zugehörigen Bevölkerungsgruppen bezogen auf Pigmentstatus und andere ethnische Präformationen völlig anderen Lebensbedingungen unterliegen.

UV-Exposition

Daß die zunehmende Melanominzidenz mit einer gesteigerten Exposition gegenüber natürlicher und/oder künstlicher UV-Strahlung in Zusammenhang zu bringen ist, wurde bereits frühzeitig in mehreren epidemiologischen Untersuchungen belegt und ist bis heute in weiteren Studien immer wieder bestätigt worden [3, 28, 33, 36, 38, 44, 55, 60, 70, 75, 79, 82, 89, 93, 94, 95, 120, 131, 139].

Dieser Zusammenhang ließe zunächst vermuten, daß Melanome in erster Linie an Sonnenlicht-exponierten Körperpartien entstehen würden und daß das Risiko mit kumulativer Dosis pro Hautareal korrelieren würde. Genauere Analysen des jeweiligen Patientenguts ergaben allerdings, daß auch Melanome an nicht exponierten Körperlokalisationen zahlenmäßig vermehrt auftreten und daß diejenigen Melanome, welche in direkt lichtexponierten Hautpartien entstehen, zu einem großen Teil der Gruppe der Lentigo maligna-Melanome bzw. der niedrig invasiven superfiziell spreitenden Melanome zuzuordnen sind. Das Verteilungsmuster läßt also den epidemiologisch auffälligen Trend nicht immer eindeutig erkennen, was bereits frühzeitig zur spekulativen Annahme eines humoralen sog. „Solar Circulating Factor" führte, welcher die Entstehung von

Melanomen an nicht lichtexponierten Haut-/Schleimhautlokalisationen (z. B. Plantae, Mundschleimhaut etc.) erklären sollte [10, 26, 69, 70]. Die Darstellung dieses Faktors ist bis heute nicht gelungen. Wir wissen, daß die über das Langerhans-Zellsystem laufenden Vorgänge bei der UV-Bestrahlung sehr viel komplexer sind, als bislang angenommen, auch wenn möglicherweise tatsächlich humorale Mediatoren beteiligt sind.

Bei differenzierter Analyse der epidemiologischen Daten ergeben sich interessante Aspekte:

Das bereits zitierte Connecticut-Tumorregister hat über einen Beobachtungszeitraum von 1935–1972 zweifelsfrei belegen können, daß Melanome an lichtexponierten Lokalisationen deutlich zugenommen haben. Zwar stieg in dem betreffenden Zeitraum der Anteil der Melanome im Kopf-/Halsbereich nur mäßig an, doch schon für die Extremitätenmelanome wurde eine erhebliche Zunahme verzeichnet.

Besonders auffällig war aber die steile Häufigkeitszunahme für Melanome im Bereich der unteren Extremitäten bei weiblichen Patienten, die mit einer ähnlich steilen Zunahme von Rumpfhautmelanomen bei männlichen Patienten korrespondierte [26, 37].

Aus diesem divergierenden Lokalisationsmuster ergeben sich unter Berücksichtigung des Einflusses von Kleidung und Freizeitverhalten sowie dessen Änderung über den angeführten Beobachtungszeitraum eindeutige Hinweise auf den Einfluß der UV-Exposition. Soziale Faktoren wie Arbeitsbedingungen (Indoor–Outdoor Workers) und Urlaubsfrequenz aufgrund unterschiedlicher Einkommensstufen sowie ethnische (Hautfarbe) und endokrine (Geschlecht) Einflüsse sind dabei zusätzlich beteiligt [13, 15, 80, 81].

Carcinogene Effekte der atmosphärischen Strahlung sind zum größten Teil auf den UV-B-Anteil der auf die Erdoberfläche auftreffenden Strahlung zurückzuführen [44]. Möglicherweise kann auch die UV-A-Strahlung über Vermittlung zellulärer und/oder humoraler Mediatoren neben der Aktivierung des Pigmentsystems beteiligt sein.

Durch die Reduktion des stratosphärischen Ozongürtels wird die Belastung des Menschen und seiner Umwelt durch eine Steigerung der natürlichen UV-B-Exposition zunehmend größer [28, 63, 101].

Die Exposition wird zudem durch den zunehmenden Gebrauch künstlicher Bräunungsvorrichtungen (mit zumeist unscharf definierten Emissionsspektren) aus kosmetischen Erwägungen gesteigert. Ihre Verwendung, noch dazu in der Hand von medizinischen Laien, stellt schon unter dem Gesichtspunkt der Dosierbarkeit eine Gefährdung dar.

Gleiches gilt für den „natürlichen“ Bräunungsdrang nicht an extreme klimatische Bedingungen adaptierter hellhäutiger Urlauber, da heute immer mehr Menschen die Möglichkeit besitzen, in immer früheren Lebensabschnitten und z. T. regelmäßig und langfristig in Urlaub und Freizeit ihr geographisches „Terrain“ und die dadurch vorgegebene Exposition zu verändern.

Trotz vieler offener Fragen zum Einfluß der Exposition durch natürliche oder künstliche UV-Strahlung wird die Einleitung präventiver Maßnahmen immer dringlicher, will man nicht am Ende des Jahrhunderts einer Melanomflut gegenüberstehen.

Toxische Einflüsse

Toxische Einflüsse bei der Melanomentstehung erfordern zu ihrer Verifikation eine wiederholte bzw. langfristige Exposition. Ihre Rolle ist bisher für das Melanom nicht zweifelsfrei belegbar, doch gibt es sporadisch Hinweise auf Zusammenhänge zwischen Alkohol- und Nikotinkonsum [88, 121, 137, 138] sowie der Exposition am Arbeitsplatz in chemischen Fabriken [2, 54, 99]. Das längerfristige Arbeiten an Arbeitsplätzen, die von Fluoreszenz-Leuchtstoffröhren beleuchtet werden, soll nach Mitteilungen von Beral et al. ein erhöhtes Risiko zur Melanomentstehung beinhalten [16].

Virale und mikrobielle Induktoren, Onkogene

Der elektronenoptische Nachweis Oncornavirus-ähnlicher Partikel in Material von Melanompatienten [8, 9, 107] hat zu Hypothesen Anlaß gegeben, es könne sich beim malignen Malanom um eine primäre Infektion mit slow-acting RNS-Viren handeln, der nach einer gewissen Latenzzeit bei entsprechender Suszeptibilität über die Aktivierung von Onkogenen die neoplastische Transformation der Melanocyten folgt [96, 136]. Ob auch bakterielle Infektionen als mikrobielle Induktoren beteiligt sein können, ist ungewiß. Zur Klärung dieser Zusammenhänge, die eine große Herausforderung der molekularbiologischen Forschung der Gegenwart darstellen, bedarf es allerdings methodologischer Verbesserungen und reproduzierbarer Modellsysteme.

Soziale Faktoren

Das maligne Melanom zeigt keine epidemiologisch beweisbare Bevorzugung differenter sozialer Gruppen. Statistiken, die die Annahme nahelegen, das Melanom wäre häufiger in sozial höherstehenden Bevölkerungsgruppen vertreten, lassen diesen Unterschied bei genauer Analyse auf andere Einflußgrößen zurückführen [80, 84].

Soziale Faktoren dürften demnach eher eine Indikatorfunktion besitzen, in der die Untersuchung weiterer Einflußgrößen kohärenter durchgeführt werden kann. In bezug auf Präventivmaßnahmen ist zu erwarten, daß nicht alle sozialen Gruppen gleichermaßen erreicht werden können, auf der anderen Seite aber einzelne Gruppen einen selektiven Vorteil erfahren.

Endogene Faktoren

Hautfarbe/Complexion – Ethnische Faktoren

Der ethnisch determinierte Complexionstyp unterschiedlicher Hautfarbe spielt bei der Erörterung von Manifestationsfaktoren eine große Rolle.

Bezogen auf die Gesamtbevölkerung der Erde finden sich Melanome prinzipiell bei Angehörigen aller Rassen, doch zeigt sich eine eindeutige Bevorzugung hellhäutiger Bevölkerungsgruppen [83].

Bevölkerungsgruppen mit sog. heller Komplexion, d. h. hellhäutige Individuen mit blassem Hautkolorit, erniedrigter Erythemschwelle und gesteigerter

Bereitschaft zur Entwicklung eines Sonnenbrandes (Dermatitis solaris) bei schlechtem Bräunungsvermögen, oftmals assoziiert mit (rot-)blonder Haar- und hellblauer Augenfarbe sowie Sommersprossen (Epheliden) sind besonders gefährdet (Nordirland/Schottland/Skandinavien) [139].

Menschen mit an vermehrte Sonneneinstrahlung adaptiertem Pigmentsystem (z. B. Süd-/Südosteuropäer) wiederum sind geringer von dem Risiko einer Melanomentwicklung bedroht, wissen sich überdies auch besser vor einer exzessiven Exposition zu schützen [105].

Schwarzpigmentierte Menschen aus den Vereinigten Staaten oder afrikanischen Ländern sollten, dieser Hypothese entsprechend, eigentlich vor einem erhöhten Melanomrisiko gefeit sein, doch findet sich bei ihnen ein großer Teil der Melanome an Palmae, Plantae sowie im Schleimhautbereich der Mundhöhle, des Nasopharynx und der Anogenitalregion als akrolentiginöse Melanome [24, 39]. Akrolentiginöse Melanome stellen bei Farbigen das Hauptkontingent dar, dessen Zuwachsrate ebenfalls im Steigen begriffen ist.

Eine von vornherein mit reichlich pigmentbildenden Melanocyten ausgestattete Haut verhindert also nicht das Entstehen maligner Melanome. Andererseits könnte bei nicht- bzw. gering pigmentierten Individuen möglicherweise ein protektiver Selbstschutzmechanismus aufrechterhalten werden, welcher über eine Aktivierung der Vitamin-D-Biosynthese eine abgestufte Regulation des Bräunungsvorganges erklären würde als Hinweis auf eine differenzierte Funktionsbereitschaft dieses Systems [86].

Auch wenn epidemiologisch eindeutige Belege für die Wichtigkeit ethnischer Faktoren, auch hinsichtlich geographischer Populationsdynamik [46] existieren, sind die meisten der damit verknüpften Zusammenhänge nicht exakt aufgeklärt und weisen indirekt auf die Bedeutung genetischer Faktoren hin [4].

Genetische Faktoren

Patienten, in deren Familienanamnese sich weitere Melanompatienten finden, haben ein erhöhtes Risiko zur Entwicklung eines malignen Melanoms [84].

In derartigen Familien werden auch Patienten mit multiplen Melanomen gefunden, welche syn- als auch metachron zur Beobachtung gelangen [110].

Familiäre Häufung von Melanomen oder Melanomvorläufern im Sinne eines „Dysplastischen Naevussyndrom“ (DNS) bzw. „Naevus-Dysplasie-Syndrom“ oder „Familial Atypical Multiple Mole-Melanoma Syndrome“ (FAMMM-Syndrom) legen eine genetisch determinierte Disposition nahe [21, 34, 58, 65, 66, 87, 110, 111].

Klinik, Familienanamnese, Eigenanamnese, Befunddynamik und Histologie lassen es zu, diese Fälle von sporadisch vorkommenden abzugrenzen, bei denen auch Frühmelanome häufiger und eher diagnostiziert werden [65, 116].

Humangenetische Untersuchungen der jüngsten Vergangenheit haben Hinweise dafür ergeben, daß es sich hierbei um polygene Vererbungsmechanismen handelt [48]. Eine Assoziation zu einer spezifischen HLA-Konstellation ist wiederholt, aber uneinheitlich beschrieben worden [11, 19, 20, 49, 58, 68, 106, 114, 115, 135]. Ob bei „Vorläufermelanomen“ möglicherweise ein über transformierende Gene vermittelter Induktionsprozeß auf einer morphologischen Frühstufe erkennbar wird, ist letztlich nicht geklärt, wie dies auch für andere Carcinome nicht sicher gesagt werden kann [27]. Interaktionen zwischen Virus-Genom und genetischem Individualcode sind denkbar, doch bis heute nicht bewiesen.

Endokrine Faktoren

In Zusammenhang mit der epidemiologisch belegten besseren Verlaufsprognose weiblicher Patienten [13, 81] werden endokrine Einflüsse auch für den postulierten Prozeß der Melanomentstehung geltend gemacht [1, 5, 14]. Eine Vielzahl – häufig nur kasuistischer – Hinweise lassen diese Möglichkeit, zumindest theoretisch, vorstellbar erscheinen. Der Einfluß von anamnestisch stattgefundenen, andauernden und wiederholten Schwangerschaften auf das Risiko einer Melanomentwicklung, Progressionsakzeleration oder Vererbung/Übertragung wurde und wird widersprüchlich diskutiert ([41, 57, 74] und Kap. 12).

Eindeutige Beweise für eine Östrogenabhängigkeit des Melanomwachstums wurden, trotz des – allerdings inkonstanten – Nachweises von Östrogenrezeptoren im Tumorgewebe [40], nicht vorgelegt. Einzelne Autoren halten das Melanom deshalb auch möglicherweise für einen Androgen-abhängigen Tumor [108].

Vor wenigen Jahren noch wurde die Auffassung vertreten, Melanome im Kindesalter gäbe es nicht, was eher *für* die Annahme eines erst ab der Pubertät wirksam werdenden endokrinen Einflusses sprechen würde. Heute weiß man, daß Melanome im Kindesalter, d. h. vor dem 12. Lebensjahr (CMM = Childhood Malignant Melanoma), sehr wohl vorkommen. Auch ihre Zahl ist im Steigen begriffen, doch dürften hier eher genetische Einflüsse denn endokrine eine Rolle spielen [17, 130].

Immunologische Faktoren

Aus der Beobachtung von Mehrfachneoplasien, z. B. der syn- bzw. metachronen Entwicklung eines Mamma-Carcinoms zusammen mit einem malignen Melanom oder der Manifestation eines malignen Melanoms unter fortdauernder medikamentöser Immunsuppression bei Transplantempfängern, wurde geschlossen, daß immunologische Einflüsse direkt oder indirekt ursächlich bei der Melanomentstehung beteiligt sind [45]. Allerdings steht dem postulierten pathogenetischen Prinzip einer Melanom-induzierenden Immunsuppression neben der relativen Seltenheit derartiger Assoziationen das Fehlen einer reproduzierbaren kausalpathogenetischen Beweiskette gegenüber, wie überhaupt für Melanompatienten eine vielfach zitierte Immunsuppression nicht geltend gemacht werden kann (s. Kap. 9 und 11).

Psychische Faktoren

S. Kap. 19.

Prävention und Aufklärung

Wenn auch aus dem epidemiologischen Datenmaterial neben der weltweit beobachtbaren Inzidenzzunahme des malignen Melanoms keine eindeutige Aussage über deren Kausalität zu treffen ist, so besteht doch kein Zweifel darüber, daß sich das Spektrum verfügbarer therapeutischer Einflußmöglichkeiten umgekehrt proportional zum Zeitpunkt der Diagnose verhält. Dies bedeutet, wie für fast alle Neoplasien, daß die besten Therapiechancen für die frühzeitig diagnostizierten Melanome bestehen. In diesen Fällen ist bei günstiger prognostischer Verlaufseinschätzung oftmals nur ein einziger operativer Eingriff ausreichend, wohingegen für die verzögert diagnostizierten Melanome Nachresektionen, Rezidivoperationen, Metastasenresektionen, Chemotherapie etc. notwendig werden, welche dann eine ausschließlich palliative Zielsetzung verfolgen.

Ganz hervorragende Heilungsaussichten bestehen für Früh- und Vorläufermelanome, welche allerdings eine subtile klinische und histologische Diagnostik voraussetzen [116]. Hierzu gehören die sog. dysplastischen Naevi, von denen viele histomorphologisch bereits die Kriterien eines Melanoma in Situ erfüllen und deshalb auch so benannt werden sollten. Klinisch lassen sich *eindeutig* verläßliche Kriterien zwischen dysplastischen Naevi, Melanoma in Situ bzw. einem frühen, bereits invasiv wachsenden SSM nicht angeben. Die von Clark seinerzeit eingeführte „Bleistiftregel", nach der die Wahrscheinlichkeit des Vorliegens eines malignen Melanoms gegeben ist, sowie das betreffende Hautareal nicht vollständig mit dem Bleistiftende abgedeckt werden kann, ist sicher hinweisgebend, doch nicht 100%ig verläßlich. Auch komplementärdiagnostische Verfahren wie Thermographie, Auflichtmikroskopie („Incident Light Microscopy"), Sonographie oder Betrachtung mit der Wood-Lampe eignen sich nicht oder nicht immer mit der erforderlichen Aussagesicherheit bei der klinischen Einschätzung pigmentierter Läsionen. Zu den o. a. Früh- und Vorläuferformen gehören auch die kleinen bis mittelgroßen congenitalen Naevi, deren neoplastisches Potential allerdings widersprüchlich diskutiert wird [59, 66].

In der klinischen Praxis steht man immer wieder vor der Frage der Excisionsbedürfigkeit pigmentierter Hautveränderungen. Angesichts der steigenden Melanominzidenz und den günstigen Heilungschancen früh diagnostizierter Melanome wird man einerseits bemüht sein, sämtliche suspekt erscheinenden Veränderungen per Excisionsbiopsie zu entfernen. Auf der anderen Seite wird sich dieses Procedere nicht realisieren lassen, wenn es sich um Patienten mit einer Vielzahl von Pigmentveränderungen handelt, deren bioptisch-klärende Entfernung rein zahlenmäßig nicht zu bewältigen ist, wie ohnehin die Excision multipler Naevi oftmals die Kapazitäten der behandelnden Ärzte „zu sprengen" droht.

Hier einen Kompromiß zu erstellen, der es ermöglicht, entsprechende Risikopatienten engmaschig zu überwachen und bei ihnen multiple Pigmentveränderungen frühzeitig zu entfernen, auf der anderen Seite überflüssige Excisionen zu unterlassen, ohne Gefahr zu laufen, ein Melanom zu übersehen oder zu spät zu diagnostizieren, ist eine sehr schwierige ärztliche Aufgabe, die zudem einer ganzen Reihe subjektiver Bewertungskategorien unterliegt.

Soll wirklich *jeder* kongenitale Naevuszellnaevus excidiert werden oder nur jeder ab einer gewissen Größe? Soll bei einem Patienten mit multiplen Naevuszellnaevi eine den Patienten auch verängstigende Prozedur wiederholter Excisionen durchgeführt werden oder genügt eine bloße Verlaufskontrolle? – Muß bei einem Patienten, in dessen Familie ein Melanom vorkam, jeder größere, vielleicht noch nicht einmal auffällige, Naevus entfernt werden? – Richtet sich die Frage der Excisionsbedürftigkeit nach der Größe, Farbe, Wachstumsdynamik, Struktur oder Anamnese bzw. Familienanamnese?

Auf diese und andere Fragen wird es immer wieder unterschiedlich geäußerte und begründbare Antworten geben, so daß auch hier nicht der Versuch gemacht werden soll, die Eigenverantwortlichkeit des Arztes im Sinne einer standardisierten Empfehlung zu beeinflussen.

Auf mögliche schwerwiegende Folgen einer zu intensiven Excisionsstrategie sei hier ausdrücklich hingewiesen (s. Kap. 19).

In dem Bestreben, eine Frühdiagnose maligner Melanome zu realisieren und darüber die Anzahl fortgeschrittener Melanome mit ungünstiger Verlaufsprognose zu reduzieren, sind in Australien und New-Mexico bereits vor einigen Jahren Aufklärungsprogramme erstellt worden, welche sich direkt an die Bevölkerung wenden und mit mediengerechten Aktionen unter Zuhilfenahme publizistischer Modalitäten ein gegenüber der Melanomentwicklung sensibilisiertes

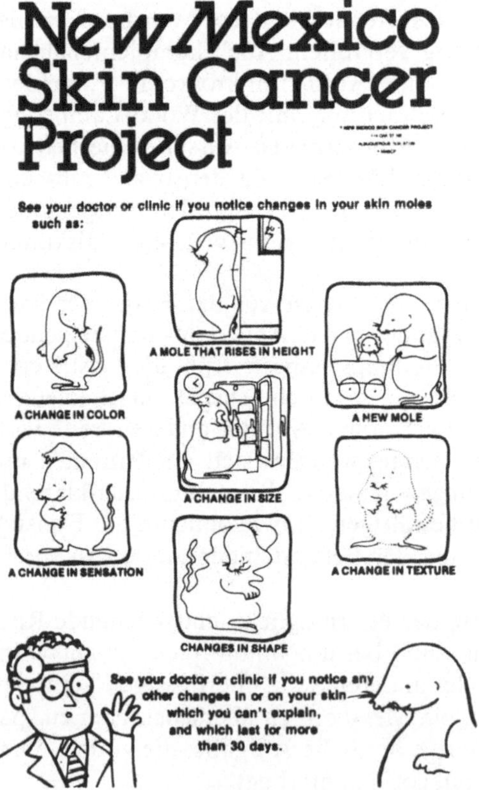

Abb. 2

Bewußtsein schaffen (Beispiel s. Abb. 2). Die mit Unterstützung des öffentlichen Gesundheitswesens und der Massenmedien durchgeführte Strategie hat die ursprüngliche Zielvorgabe voll erreicht: Trotz der höchsten Inzidenzquote der Welt ist die Mortalitätsrate in Australien weiter rückläufig [12, 30, 31].

Diesem Vorbild entsprechend wurden in verschiedenen Ländern ähnliche Aktionsprogramme initiiert [47, 61, 72, 91]. Für die Bundesrepublik Deutschland ist von Illig et al. Ende der 70er Jahre eine – ebenfalls mit Unterstützung der Massenmedien – erfolgende Aufklärungsaktion inauguriert worden, die innerhalb von 14 Monaten bei insgesamt 1000 ratsuchenden Patienten in 60 Fällen die Erstdiagnose eines Melanoms ermöglichte. Diese Aufklärungsaktion richtete sich an den medizinischen Laien, der in Form aufeinander aufbauender Flugblatt-Texte über Leitsymptome der Frühveränderungen maligner Melanome instruiert wurde. Diese Flugblätter wurden in der regionalen Presse verteilt und erreichten eine sehr weite, durchaus überregionale Verbreitung. Als Anlaufadresse wurde eine spezielle Beratungssprechstunde eingerichtet, aus der heraus notwendige diagnostische und/oder therapeutische Schritte in die Wege geleitet werden konnten [59].

Diese erstmals im deutschsprachigen Raum realisierte prospektive Aufklärungsaktion ist von der medizinischen, insbesondere der dermatologischen Öffentlichkeit widersprüchlich aufgenommen, z. T. vollständig abgelehnt worden. Doch steht außer Frage, daß sie bewiesen hat, daß Früherkennungsmaßnahmen beim Melanom erfolgreich sein können, ja intensiviert werden müssen, um eine nachhaltige Beeinflussung des epidemiologischen Quotienten zwischen kurablen und nicht-kurablen Melanomformen zu erzielen. Daß diese Tendenz richtig ist, zeigt sich auch daran, daß an einzelnen Institutionen, die eine Teilnahme an der Aktion ablehnten, eigene, z. T. überraschend ähnliche Programme konzipiert wurden, deren Resultate nicht oder noch nicht publiziert wurden. Ob die Aktivierung der Öffentlichkeit unter teilweiser Umgehung der Ärzteschaft, welche ja eine primäre Anlaufstelle für ratsuchende Patienten darstellt, der richtige Weg ist, bleibt sicher fraglich und wird wohl weiterhin kontrovers beurteilt werden. Eine Ärzteschaft, die mit dem Melanomproblem nur randständig in Berührung kommt, wird einer aktivierten, verunsicherten und ratsuchenden Bevölkerung kein guter Ratgeber sein können. Das Wissensdefizit unter den Ärzten selbst abzubauen, bleibt eine nach wie vor vordringliche Aufgabe.

Hmmm
1.2.3 4?
Look for a
NEW MOLE
a melanoma often shows up as a new
mole that looks different from the rest
of your moles."

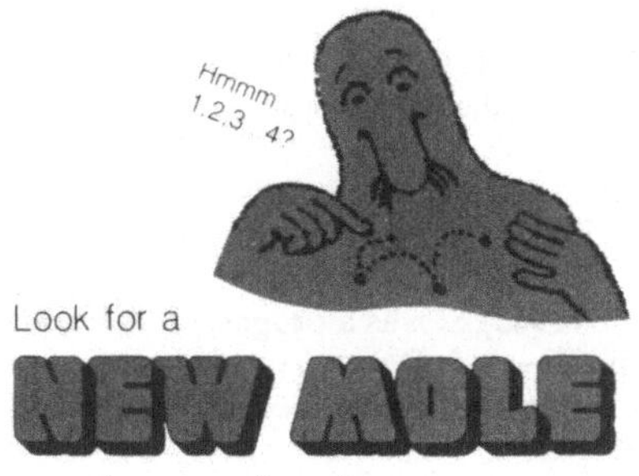

Abb. 3

Bei genauer Durchsicht der im Bereich der Bundesrepublik Deutschland erhältlichen Merkblätter zur Krebsfrüherkennung wird das defizitäre Arsenal besonders deutlich: Immer wieder finden sich – sofern von „Hautkrebs“ die Rede ist, Hinweise auf „Veränderungen eines Muttermals“, obwohl, wie Ackerman betont, eher darauf hingewiesen werden sollte, wie „de novo“-Melanome aussehen, denn diese sind es, die das Gros der Melanome ausmachen und am häufigsten verkannt werden. Informationen darüber sind in den Vereinigten Staaten und Canada zwischenzeitlich in den Informationsbroschüren zum *Kerninhalt* geworden („A-B-C-D-Regel“: Asymmetry – Border Irregularity – Color Variegation – Diameter), in den bundesrepublikanischen Materialien kaum oder gar nicht zu entdecken (Abb. 3). Auf diesem Gebiet sind noch viele Lücken zu füllen, deren notwendige Beseitigung die Gießener Aktion – trotz aller Vorbehalte – dringlich fordern läßt.

Literatur

1. Adam SA, Sheaves JK, Wright NH, Mosser G, Harris RW, Vessey MD (1981) A case-control study of the possible association between oral contraceptives and malignant melanoma. Br J Canc 44:45–50
2. Albert DM, Puliafito CA, Fulton AB, Robinson NL, Zakov ZN, Dryja TP, Smith AB, Esan E, Lefeinswell SS (1980) Inreased incidence of choroidal malignant melanoma occurring in a single population of chemical workers. Am J Ophtalmol 89:323–337
3. Anaise D, Steinitz R, Ben Hur N (1978) Solar radiation, a possible etiological factor in malignant melanoma in Israel. Cancer 42:299–304
4. Anderson DE (1971) Clinical characteristics of the genetic variety of cutaneous melanoma in man. Cancer 21:721–725
5. Bain C, Hennekens CH, Speizer FE, Rosner B, Willett W, Belanger C (1971) Oral contraceptive use and malignant melanoma. J Natl Canc Inst 68:537–539
6. Balch CM, Mettlin C (1985) Melanoma in the United States: A National Survey of 4,800 Patients. In: Balch CM, Milton GW, Shaw HM, Soong S (eds) Cutaneous Melanoma. Lippincott Comp, Philadelphia. S 389–395
7. Balch CM, Urist MM, Maddox WA, Soong S (1985) Melanoma in the Southern United States: Experience at the University of Alabama in Birmingham. In: Balch CM, Milton GW, Shaw HM, Soong S (eds) Cutaneous Melanoma. Lippincott Comp, Philadelphia, S 397–406
8. Balda BR, Hehlmann R, Cho JR, Spiegelman S (1975) Oncornavirus-like particles in human skin cancers. Proc Natl Acad Sci USA 72:3697–3700
9. Balda BR (1981) Onkovirologische Befunde bei malignen Melanomen. Hautarzt [Suppl V]:37–40
10. Balda BR (1981) Epidemiologie kutaner maligner Melanome. MMW 123:1923–1926
11. Barger BO, Acton RT, Soong SJ, Roseman JM, Balch CM, Crist W (1981) The association of HLA-DR-4 with malignant melanoma in a caucasian population from the southern U.S.A. Proc AACR 22:71–73
12. Beardmore GL (1972) The epidemiology of malignant melanoma in Australia. In: McCarthy WH (ed) Melanoma and Skin Cancer. VCN Blight, Government Printer, Sydney, S 39–64
13. Beattie CM, Shaw HM, McCarthy WH, Milton GW (1985) Sex as a prognostic factor in melanoma. 1st Internat. Conf. Skin Melanoma, Venice 6.–9. 5. 1985 (67)
14. Beral V, Ramcharan S, Faris R (1978) Malignant melanoma and oral contraceptive use among women in California. Br J Cancer 36:804–809
15. Beral V, Robinson N (1981) The relationship of malignant melanoma, basal and squamous skin cancers to indoor and outdoor work. Br J Cancer 44:886–891
16. Beral V, Evans S, Shaw H, Milton G (1982) Malignant melanoma and exposure to fluorescent lighting at work. Lancet II:290–292

17. Bozek J (1985) Melanoma malignum in children. 1st Internat Conf Skin Melanoma, Venice 6.–9. 5. 1985 (114)
18. Cascinelli N, Nava M, Vaglini M, Marolda R, Santinami M, Rovini D, Clemente C (1985) Melanoma in Italy: Experience at the National Cancer Institute of Milan. In: Balch CM, Milton GW, Shaw HM, Soong S (eds) Cutaneous Melanoma. Lippincott Comp, Philadelphia, S 447–459
19. Cesarini JP, Demenais F, Gony J, Montero C, Avril MF, Daveau M, Hors J (1985) Cutaneous malignant melanoma and precursor lesions: Search for a susceptibility gene linked to HLA. 1st Internat. Conf. Skin Melanoma, Venice 6.–9. 5. 1985 (21)
20. Clark DA, Neckeless TF, Nathanson L, Whitten D, Silverman E, Flowers A (1974) Apparent HLA-5 deficiency in human malignant melanoma. Is J Med Sci 10:836–846
21. Clark WHJ, Reimer RR, Greene MH, Ainsworth AM, Mastrangelo MJ (1978) Origin of familial malignant melanomas from heritable melanocytic lesions. Arch Dermatol 114:732–738
22. Cosman B, Heddles S, Crikelair GF (1976) The increasing incidence of melanoma. Plast Reconstr Surg 57:50–56
23. Cox EB, Vollmer RT, Seigler HF (1985) Melanoma in the Southeastern United States: Experience at the Duke Medical Center. In: Balch CM, Milton GW, Shaw HM, Soong S (eds) Cutaneous Melanoma. Lippincott Comp, Philadelphia, S 407–418
24. Crombie IK (1979) Racial differences in melanoma incidence. Br J Cancer 40:185–193
25. Crombie IK (1979) Variation of melanoma incidence with latitude in North America and Europe. Br J Cancer 40:774–781
26. Crombie IK (1981) Distribution of malignant melanoma on the body surface. Br J Cancer 43:842–849
27. Currie GA, Padua RA, Barrass N (1985) Transforming genes in malignant melanoma. 1st Internat. Conf. Skin. Melanoma, Venice 6.–9. 5. 1985 (15)
28. Cutchis P (1974) Stratospheric ozone depletion and solar ultraviolet radiation on earth. Science 184:13–19
29. Cutler SJ, Meyers MH, Green SB (1975) Trends in survival rates of patients with cancer. N Engl J Med 293:122–124
30. Davis NC (1976) Cutaneous melanoma, the Queensland experience. Curr Probl Surg 13:1–63
31. Davis NC, McLeod GR, Beardmore GL, Little JH, Quinn RL, Holt J (1976) Primary cutaneous melanoma: a report from the Queensland melanoma project. CA 26:80–107
32. Drzewiecki KT, Poulsen H, Vibe P, Ladefoged C, Andersen PK (1985) Melanoma in Denmark: Experience at the University Hospital, Odense. In: Balch CM, Milton GW, Shaw HM, Soong S (eds): Cutaneous Melanoma. Lippincott Comp, Philadelphia, S 461–468
33. Eklund G, Malec E (1978) Sunlight and incidence of cutaneous malignant melanoma: effect of latitude and domicile in Sweden. Scand J Plast Reconstr Surg 12:231–241
34. Elder DE, Greene MH, Bondi EE, Clark WHJ (1980) Acquired melanocytic nevi and melanoma, the dysplastic nevus syndrome. In: Ackerman AB (ed) Pathology of malignant melanoma. Masson, New York, S 185–215
35. Eldh J, Boeryd B, Suurküla M, Peterson LE, Holmström H (1985) Melanoma in Sweden: Experience at the University of Göteborg. In: Balch CM, Milton GW, Shaw HM, Soong S (eds) Cutaneous Melanoma. Lippincott Comp, Philadelphia, S 469–476
36. Elwood JM, Lee JAH, Walter SD, Mo T, Green A (1974) Relationship of melanoma and other skin cancer mortality to latitude and ultraviolet radiation in the United States and Canada. Int J Epidemiol 3:325–332
37. Elwood JM, Lee JAH (1979) Recent data on the epidemiology of malignant melanoma. In: Clark WH, Goldman LI, Mastrangelo MJ (eds) Human Malignant Melanoma. Clin Oncol Monographs. Grune & Stratton, New York San Francisco London, S 261–272
38. Elwood JM (1984) Pigmentation and Skin Reaction to Sun as Risk Factors for Cutaneous Melanoma: Western Canada Melanoma Study. Br Med J 288:99–102
39. Feibleman CE, Stoll H, Maize JC (1980) Melanomas of the palm, sole, and nailbed: a clinicopathologic study. Cancer 46:2492–2504
40. Fisher RI, Neifeld JP, Lippman ME (1976) Oestrogen receptors in human malignant melanoma. Lancet II:337–339

41. Gallagher R, Elwood JM, Hill HG, Coldman AJ (1985) Reproductive factors, oral contraceptives and malignant melanoma – Western Canada Melanoma Study. 1st Internat. Conf. Skin Melanoma, Venice 6.–9. 5. 1985 (273)
42. Garbe C, Stadler R, Orfanos CE (1985) Epidemiology of the malignant melanoma in the Federal Republic of Germany. 1st Internat. Conf. Skin Melanoma, Venice 6.–9. 5. 1985 (274)
43. Gordon LG, Lowry WS (1985) The pathogenesis of malignant melanoma in Northern Ireland. 1st Internat. Conf. Skin Melanoma, Venice 6.–9. 5. 1985 (275)
44. Green AES (1978) Ultraviolet exposure and skin cancer response. Am J Epidemiol 107:277–280
45. Greene MH, Young TI, Clark WH (1981) Malignant melanoma in renal-transplant recipients. Lancet I:1196–1199
46. Gutman M, Klausner JM, Inbar M, Rozin RR, Chaitchik S (1985) Malignant melanomas in Ashkenazi and Sephardic Jews in Tel Aviv population. 1st Internat. Conf. Skin Melanoma, Venice 6.–9. 5. 1985 (278)
47. Haagedoorn EL, Neering HMD, Oldhoff J (1985) An audiovisual cancer education program on cutaneous melanoma; produced by the Dutch National Cancer Education Project. 1st Internat. Conf. Skin Melanoma, Venice 6.–9. 5. 1985 (229)
48. Happle R, Traupe H (1982) Polygene Vererbung der familiären malignen Melanome. Hautarzt 33:106–111
49. Hawkins BR, Dawkins RL, Hockey A, Houliston JB, Kirk RL (1981) Evidence for linkage between HLA and malignant melanoma. Tissue Antigens 17:540–541
50. Heite HJ (1981) Epidemiologie und Prognose. In: Weidner F, Tonak J (Hrsg) Das maligne Melanom der Haut. Perimed, Erlangen, S 11–26
51. Heite HJ (1981) Ergebnisse der Arbeitsgemeinschaft Malignes Melanom der Deutschen Forschungsgemeinschaft. Hautarzt [Suppl] V:11–19
52. Hinds MW, Kolonel LN (1980) Malignant melanoma of the skin in Hawaii 1960–1977. Cancer 45:811–817
53. Holman CDJ, Mulroney CD, Armstrong BK (1980) Epidemiology of pre-invasive and invasive malignant melanoma in West Australia. Int J Cancer 25:317–324
54. Hoover R, Fraument JF (1975) Cancer mortality in US counties with chemical industries. Environ Res 18:196–201
55. Houghton AN, Munster EW, Viola MV (1978) Increased incidence of malignant melanoma after peaks of sunspot activity. Lancet I:759–760
56. Houghton AN, Flannery J, Viola MV (1980) Malignant melanoma in Connecticut and Denmark. Int J Cancer 25:95–104
57. Houghton AN, Flannery J, Viola MV (1981) Malignant melanoma of the skin during pregnancy. Cancer 48:407–410
58. Illeni MT, Rovini D, Mascheretti E, Cascinelli N, Pellegris G (1985) HLA and Familial Malignant Melanoma (FMM): Considerations on familial groups. 1st Internat. Conf. Skin Melanoma, Venice 6.–9. 5. 1985 (297)
59. Illig L, Paul E, Hundeiker M, Augst G, Scharfe G (1983) Public and professional melanoma education: Ein deutsches Modell zur Verbesserung der Melanom-Früherkennung bzw. -Erfassung mit publizistischen Methoden. Z Hautkr 58:73–112
60. Ingvar C, Jönsson PE, Brandt L, Olsson H, Möller T, Ranstam J (1985) Southern travelling habits with reference to tumor site in Swedish melanoma patients. 1st Internat. Conf. Skin Melanoma, Venice 6.–9. 5. 1985 (276)
61. Jerry LM, Jerry MB, Ashley P (1985) Psychological coping strategies in patients with malignant melanoma: A pilot study of the potential of neuro-linguistic programming for behavioural modelling. 1st Internat. Conf. Skin Melanoma, Venice 6.–9. 5. 1985 (226)
62. Jung HD (1985) An epidemiologic study of malignant melanoma in the German Democratic Republic (1953–1980). 1st Internat. Conf. Skin Melanoma, Venice 6.–9. 5. 1985 (277)
63. Johnston H (1971) Reduction of stratospheric ozone by nitrogen oxide catalysts from supersonic transport exhaust. Science 173:517–522
64. Kneier AW (1985) Coping Style, Immune Competence, and Prognosis in Malignant Melanoma. 1st Internat. Conf. Skin Melanoma, Venice 6.–9. 5. 1985 (255)

65. Kopf AW, Mintzis M, Grier WRN, Silvers DN, Bart RS (1976) Familial malignant melanoma. Cutis 17:873–876
66. Kopf AW, Bart RS, Hennessey P (1979) Congenital nevocytic nevi and malignant melanomas. J Am Acad Dermatol 1:123–130
67. Lam KH, Wong J (1985) Melanoma in Hong-Kong: Experience at the Queen Mary Hospital. In: Balch CM, Milton GW, Shaw HM, Soong S (eds) Cutaneous Melanoma. Lippincott Comp, Philadelphia, pp 495–498
68. Lamm LV, Kissmeyer-Nielsen F, Kjerbye KE, Morgensen G, Peterson NC (1974) HLA and AB0 antigens and malignant melanoma. Cancer 33:1458–1461
69. Lancaster HO (1956) Some geographical aspects of the mortality from melanoma in Europeans. Med J Aust I:1082–1087
70. Lancaster HO, Nelson J (1957) Sunlight as a cause of melanoma: a clinical survey. Med J Aust I:452–456
71. Landi G, Arcangeli F, Feliciangeli M (1985) 134 cases of malignant melanoma: Epidemiology, therapy, and evolution. 1st Internat. Conf. Skin Melanoma, Venice 6.–9. 5. 1985 (256)
72. Lawton GM, Discher DP, Schneider JS, Barbee MS (1985) Employee Melanoma Education and Secondary Prevention Program at the University of California Lawrence Livermore National Laboratory. 1st Internat. Conf. Skin Melanoma, Venice 6.–9. 5. 1985 (227)
73. Lee JAH, Carter AP (1970) Secular trends of mortality from malignant melanoma. J Natl Cancer Inst 45:91–97
74. Lee JAH, Hill GB (1970) Marriage and fatal malignant melanoma in females. Am J Epidemiol 91:48–51
75. Lee JAH, Merrill JM (1970) Sunlight and the etiology of malignant melanoma: a synthesis. Med J Aust 2:846–851
76. Lee JAH, Issenberg HJ (1972) A comparison between England & Wales and Sweden in the incidence and mortality of malignant skin tumors. Br J Cancer 26:59–66
77. Lee JAH (1973) The trend of mortality from primary malignant tumors of the skin. J Invest Dermatol 59:445–448
78. Lee JAH (1976) The current rapid increase in incidence and mortality from malignant melanoma in developed societies. In: Riley V (eds) Pigment Cell, Vol 2. Karger, Basel, S 414–420
79. Lee JAH (1978) Mathematical models of age and ultraviolet effects on the incidence of skin cancer among Whites in the United States. Am J Epidemiol 107:259–260
80. Lee JAH, Strickland D (1980) Malignant melanoma: social status and outdoor work. Br J Cancer 41:757–763
81. Lee JAH, Storer BE (1982) Further studies on skin melanomas apparently dependent on female sex hormones. Int J Epidemiol 11:127–131
82. Lee JAH (1982) Melanoma and exposure to sunlight. Epidemiol Rev 4:110–136
83. Lee JAH (1983) Epidemiology of Malignant Melanoma: 10 Years' Progress. In: MacKie R (ed) Pigment Cell, Vol 6. Karger, Basel, pp 1–21
84. Lee JAH (1985) The Causation of Melanoma. In: Balch CM, Milton GW, Shaw HM, Soong S (eds) Cutaneous Melanoma. Lippincott Comp, Philadelphia, pp 303–311
85. Lissaios B, Zabakos J, Thalasinos N, Kachrimanidis S, Kontjoglou K, Tzeferakos A (1985) Malignant melanoma (MM) in Greece. 1st Internat. Conf. Skin Melanoma, Venice 6.–9. 5. 1985 (279)
86. Loomis WF (1967) Skin-pigment regulation of vitamin-D biosynthesis in man. Science 157:501–506
87. Lynch HT, Frichot BC, Lynch JF (1978) Familial atypical multiple mole – melanoma syndrome. J Med Genet 15:352–356
88. Lyon JL, Gerchner JWL, Klouber MR (1976) Alcohol and cancer. Lancet I:1243–1246
89. MacKie RM (1981) The role of sunlight in the aetiology of cutaneous malignant melanoma. Exp Dermatol 6:407–410
90. MacKie RM, Hunter JAA (1982) Cutaneous Malignant Melanoma in Scotland. Br J Cancer 46:75–80

91. MacKie R for the WHO Melanoma Group Education Section (1985) Educational activities of members of the WHO Melanoma Group. 1st Internat. Conf. Skin Melanoma, Venice 6.–9. 5. 1985 (228)
92. MacKie R. Clark DH, Cochran AJ (1985) Melanoma in the West of Scotland, 1939–1981. In: Balch CM, Milton GW, Shaw HM, Soong S (eds) Cutaneous Melanoma. Lippincott Comp, Philadelphia, pp 477–482
93. Magnus K (1973) Incidence of malignant melanoma of the skin in Norway, 1955–1970: variations in time and space and solar radiation. Cancer 32:1275–1286
94. Magnus K (1977) Incidence of malignant melanoma of the skin in the five nordic countries: significance of solar radiation. Int J Cancer 20:477–485
95. Magnus K (1981) Habits of sun exposure and risk of malignant melanoma: an analysis of incidence rates in Norway 1955–1977 by cohort, sex, age and primary site. Cancer 48:2329–2335
96. Marshall CJ, Rigby PWJ (1984) Viral and cellular genes involved in oncogenesis. Cancer Surv 3:183–214
97. McCarthy WH, Shaw HM, Milton GW, McGovern VJ (1985) Melanoma in New South Wales, Australia: Experience at the Sydney Melanoma Unit. In: Balch CM, Milton, GW, Shaw HM, Soong S (eds) Cutaneous Melanoma. Lippincott Comp, Philadelphia, pp 371–378
98. McLeod GR, Davis NC, Little JH, Green A, Chant D (1985) Melanoma in Queensland, Australia: Experience of the Queensland Melanoma Project. In: Balch CM, Milton GW, Shaw HM, Soong S (eds) Cutaneous Melanoma. Lippincott Comp, Philadelphia, pp 379–387
99. Moore D (1985) Melanoma among employees at the Lawrence Livermore National Laboratory. 1st Insternat. Conf. Skin Melanoma, Venice 6.–9. 5. 1985 (283)
100. Morton DL, Roe DJ, Cochran AJ (1985) Melanoma in the Western United States: Experience with Stage II Melanoma at the UCLA Medical Center. In: Balch CM, Milton GW, Shaw HM, Soong S (eds) Cutaneous Melanoma. Lippincott Comp, Philadelphia, pp 419–430
101. Norman C (1981) Satellite data indicate ozone depletion. Science 213:1088–1089
102. Ohsumi T, Seiji M (1977) Statistical study on malignant melanoma in Japan (1970–1976). Tohoku J Exp Med 121:355–364
103. Ortonne JP, El Baze P, Lacour JP, Barety M (1983) Epidemiologie des melanomes malins. In: Le Melanome Malin, XVIIe Congr. de l'association des dermatologistes et syphiligraphes de langue française, Bruxelles, 2–4 Juin 1983, S 23–42
104. Østerlind A, Møller Jensen O (1985) Time trends in incidence of malignant melanoma of the skin in Denmark 1943–1982. 1st Internat. Conf. Skin Melanoma, Venice 6.–9. 5. 1985 (285)
105. Pack GT, Davis J, Oppenheim A (1963) The relation of race and complexion to the incidence of moles and melanomas. Ann NY Acad Sci 100:719–742
106. Pandey JP, Johnson AH, Fudenberg HH, Amos DB, Gutterman JU, Hersh EM (1981) HLA antigens and immunglobulin allotypes in a patient with malignant melanoma. Hum Immunol 2:185–190
107. Parsons PG, Klucis E, Gross P (1976) Oncornavirus-like particles in malignant melanoma and control biopsies. Int J Cancer 18:757–763
108. Rampen FH, Mulder JH (1980) Malignant melanoma: an androgen dependent tumor? Lancet I:562–565
109. Rauh M, Paul E (1985) The epidemiology of malignant melanoma in Central Hessen (FRG). 1st Internat. Conf. Skin Melanoma, Venice 6.–9. 5. 1985 (286)
110. Ray MC, Gately LE, Krementz ET (1985) Incidence of multiple primary malignant melanoma. 1st Internat. Conf. Skin Melanoma, Venice 6.–9. 5. 1985 (287)
111. Reimer RR, Clark WH, Greene MH, Ainsworth AM, Fraumeni JF (1978) Precursor lesions in familial melanoma. A new genetic preneoplastic syndrome. JAMA 239:744–746
112. Resseguie LJ, Marks SJ, Winkelmann RK, Kurland LT (1977) Malignant melanoma in the resident population of Rochester, Minnesota. Mayo Clin Proc 52:191–195

113. Rippey JJ, Rippey E, Giraud RMA (1974) Malignant melanoma in the Africans. 10th Internat. Congr. Internat. Acad. Pathol., Hamburg
114. Rovini D, Illeni MT, Pellegris G, Squicciarini P, Cascinelli N (1985) HLA and clinical follow-up in 1° stage melanoma patients. 1st Internat. Conf. Skin Melanoma, Venice 6.–9. 5. 1985 (18)
115. Rovini D, Illeni MT, Placucci M, Pellegris G, Cascinelli N (1985) HLA, SCE and malignant melanoma: Possible identification of high risk subjects by familial investigation. 1st Internat. Conf. Skin Melanoma, Venice 6.–9. 5. 1985 (19)
116. Sagebiel RW (1979) Histopathology of borderline and early melanomas. Am J Surg Pathol 3:543–552
117. Schaer B, Aapro M, Vassilakos P (1985) The melanoma epidemic: No decrease in depth of invasion. 1st Internat. Conf. Skin Melanoma, Venice 6.–9. 5. 1985 (288)
118. Schreiber MM, Bozzo PD, Moon TE (1981) Malignant melanoma in southern Arizona: Quadrupling incidence in decade 1969–1978. Arch Dermatol 177:6–11
119. Scotto J, Fraumeni JF, Lee JAH (1976) Melanoma of the eye and other noncutaneous sites: epidemiologic aspects. J Natl Cancer Inst 56:489–491
120. Scotto J, Fears T (1985) The association of solar ultraviolet and skin melanoma incidence among Caucasians in the United States. 1st Internat. Conf. Skin Melanoma, Venice 6.–9. 5. 1985 (289)
121. Shaw HM, Milton GW (1981) Smoking and the development of metastases from malignant melanoma. Int J Cancer 28:153–156
122. Sim FH, Taylor WF, Creagan ET, Woods JE, Soule EH (1985) Melanoma in the Midwestern United States: Experience at the Majo Clinic. In: Balch CM, Milton GW, Shaw HM, Soong S (eds) Cutaneous Melanoma. Lippincott Comp, Philadelphia, pp 431–436
123. Smyth J, Soutar DS, Calman K, Watson ACH, McLaren K, MacKie R, Hunter JAA, McGillivray JB, Rankin R, McPhie JL, Kemp I, Damato B (1985) Cutaneous malignant melanoma in Scotland 1970–1983. 1st Internat. Conf. Skin Melanoma, Venice 6.–9. 5. 1985 (290)
124. Sober AJ, Day CL, Koh HK, Lew RA, Mihm MC, Kopf AW, Fitzpatrick TB (1985) Melanoma in the Northeastern United States: Experience of the Melanoma Clinical Cooperative Group. In: Balch CM, Milton GW, Shaw HM, Soong S (eds) Cutaneous Melanoma. Lippincott Comp, Philadelphia, pp 437–446
125. Strickland D, Lee JAH (1981) Melanomas of eye: stability of rates. Am J Epidemiol 113:700–702
126. Suseelon AV, Gupta IM (1977) Malignant melanoma in Nigeria pathological studies. Afr J Med Sci 6:209–213
127. Swerdlow AJ (1979) Incidence of malignant melanoma of the skin in England and Wales and its relationship to sunshine. Br Med J 11:1324–1327
128. Takematsu H, Tomita Y, Kato T, Takahashi M, Abe R, Seji M (1985) Melanoma in Japan: Experience at Tohoku University Hospital, Sendhai. In: Balch CM, Milton GW, Shaw HM, Soong S (eds) Cutaneous Melanoma. Lippincott Comp Philadelphia, pp 499–506
129. Temoshok L, DiClemente RJ, Sweet DM, Blois MS, Sagebiel RW (1984) Factors related to patient delay in seeking medical attention for cutaneous malignant melanoma. Cancer 54:3048–3053
130. Temple WJ, Alexander F, Marx L, Jerry LM (1985) Melanoma in children and adolescents in Alberta, 1955–1985. 1st Internat. Conf. Skin Melanoma, Venice 6.–9. 5. 1985 (115)
131. Teppo L, Pakkanen M, Hakulinen T (1978) Sunlight as a risk factor of malignant melanoma of the skin. Cancer 41:2018–2027
132. Tille M, von Seebach HB (1985) Cutaneous malignant melanoma in the Saarland (W. Germany) Cancer Registry. 1st Internat. Conf. Skin Melanoma, Venice 6.–9. 5. 1985 (292)
133. Tonak J, Hermanek P, Weidner F, Guggenmoos-Holzmann I, Altendorf A (1985) Melanoma in Germany: Experience at the University of Erlangen–Nürnberg. In: Balch CM, Milton GW, Shaw HM, Soong S (eds) Cutaneous Melanoma. Lippincott Comp, Philadelphia, pp 483–494

134. Vasallo A, Levin R, Espasandin J, Garces N, Priario JC (1985) Malignant melanoma in Uruguay. 1st Internat. Conf. Skin Melanoma, Venice 6. – 9. 5. 1985 (293)
135. Wijck RV, Bouillenne C (1973) HLA antigen and susceptibility to malignant melanoma. Transplantation 15:371 – 380
136. Willecke K, Schäfer R (1984) Human Oncogenes. Human Genet 66:132 – 142
137. Williams RR (1976) Breast and thyroid cancer and malignant melanoma promoted by alcohol-induced pituitary secretion of prolactin, TSH, and MSH. Lancet I:996 – 999
138. Williams RR, Horm JW (1977) Association of cancer sites with tobacco and alcohol consumption and socioeconomic status of patients: Interview study from the Third National Cancer Survey. J Natl Cancer Inst 58:525 – 547
139. Wiskemann A (1974) Zur Melanomentstehung durch chronische Lichteinwirkung. Hautarzt 25:20 – 25

2. Klinik und Diagnose des cutanen Melanoms

H. Voigt

Einführung

Die klinische Diagnose maligner Melanome der Haut ist in den meisten Fällen mit charakteristischer morphologischer Ausprägung in der Regel nicht schwierig.

Retrospektive Statistiken an verschiedenen Behandlungszentren zeigen allerdings, daß selbst erfahrene und in der klinischen Diagnostik geübte Dermatologen eine Rate von 5 bis sogar 60% (!) falsch-negativer bzw. falsch-positiver Diagnosen stellen können. Diese z. T. erhebliche Streuung beruht zu einem großen Teil auf der morphologischen Heterogenität maligner Melanome, welche in ihrer klinischen Präsentationsform Strukturelemente verschiedener, histogenetisch wie biologisch differenter Hauttumoren in sich vereinigen können [6, 12 15, 29, 40].

Aus diesen Gründen ist die Stellung einer klinischen Diagnose „Melanom" zunächst einmal nur die Stellung einer *Verdachtsdiagnose*, deren histomorphologische Bestätigung *ausnahmslos* nachfolgen muß. An ihr werden zudem die für die weitere Versorgung wichtigen primär-prognostischen Parameter ermittelt (s. Kap. 5 A).

Da die Prognose mit zunehmender Invasionstiefe bzw. vertikaler Tumordikke ungünstiger wird [24, 28], ist nicht nur die Stellung der *Verdachtsdiagnose* eines Melanoms von erheblicher Bedeutung, sondern insbesondere die klinische Erfassung von *Frühformen* maligner Melanome, welche als *„Early Melanoma" (EM)* bzw. *Melanoma in situ* bezeichnet werden [1, 30, 39, 40].

Hinweisgebende Kennzeichen für derartige Frühformen werden in verschiedenen Präventionsprogrammen der Bevölkerung nahegebracht, welche auf diese Weise zu einem rechtzeitigen Arztbesuch motiviert werden kann (s. Kap. 1 und Tabelle 1).

Voraussetzung für die Erfassung suspekter pigmentierter Veränderungen ist die *umfassende Inspektion* des Integuments bei adäquaten Beleuchtungsverhältnissen. Hierzu gehört *immer* auch die genaue Inspektion von Handtellern, Fußsohlen, Anogenitalregion, Mundhöhle, Naseneingang, äußerer Gehörgang, Capillitium, Conjunctiven und Iris. Bei systematisiertem Ablauf der Inspektion ist diese nicht zeitaufwendiger als eine Auskultation der Lunge. Der Patient muß natürlich vollständig entkleidet sein, denn gerade in den Lokalisationen, die nicht immer beim Arztbesuch gezeigt werden (Fußsohlen, Interdigitalräume, Anogenitalregion), finden sich häufig die bereits zu einem prognostisch infausten Stadium *fortgeschrittenen* Melanome.

Tabelle 1. Klinische Verdachtsdiagnose eines Frühmelanoms (Early Melanoma = EM): A–B–C–D-Regel

A	Asymmetry	Asymmetrie[a]
B	Border Irregularity	Randunregelmäßigkeit[b]
C	Color Variegation	Farbtonunregelmäßigkeit[c]
D	Diameter	Durchmesser[d]

[a] Eine durch das Zentrum gelegte Linie ergibt ungleiche Hälften.
[b] Gebuchtete, z. T. zungenförmige Randkonturierung.
[c] Unterschiedliche Farbtongebung innerhalb einer braungefärbten Läsion.
[d] Durchmesser größer als 6 mm.

Anhand größerer Statistiken lassen sich für Männer und Frauen differente *Lokalisationsmuster* angeben, nach denen für die Verteilung bei männlichen Patienten in absteigender Reihenfolge Rücken, Rumpfvorderseite, obere Extremitäten, Kopf und Hals, bei weiblichen Patienten Rücken, Rückseite der unteren Extremitäten, obere Extremitäten, Kopf und Hals ermittelt wurden. Für Patienten in Australien zeigte sich bei Männern eine abnehmende Lokalisationshäufigkeit an Rücken, Gesicht und Unterschenkeln, bei Frauen demgegenüber an Unterschenkeln, oberen Extremitäten und Rücken [15]. Lokalisationsanalysen sind für epidemiologische Untersuchungen von Bedeutung und lassen verschiedene Einflußgrößen, die bei der Manifestation maligner Melanome beteiligt sind, erkennen (s. Kap. 1). Für die klinische Diagnosestellung sei an dieser Stelle darauf hingewiesen, daß trotz präferentieller Manifestation bestimmter Melanomformen in speziellen topographischen Lokalisationen atypische Verteilungen bzw. hinsichtlich ihrer Lokalisation ungewöhnliche Manifestationen vorkommen können.

Bei der Beurteilung pigmentierter Hautveränderungen zur Klärung der Dignität und der darauf fußenden Therapie muß das gesamte Spektrum differentialdiagnostischer Möglichkeiten berücksichtigt werden.

In vielen Fällen kann es hilfreich sein, sich zusätzlicher apparativer Verfahren zu bedienen, doch lassen sich durch diese in den meisten Fällen lediglich weitere Indizien für oder gegen eine bereits gedanklich erwogene Verdachtsdiagnose sammeln. Thermographie, Auflichtmikroskopie (Incident Light Microscopy = ILM) und Sonographie (s. Kap. 10) machen eine *histomorphologische Abklärung* letztlich nicht entbehrlich.

Die Entnahme einer *Probeexcision* i. S. einer *Incisionsbiopsie* wird im allgemeinen *abgelehnt*, obwohl im Vergleich zu primär adäquat chirurgisch versorgten Patienten *kein* nachteiliger Einfluß auf die 10-Jahres-Überlebensrate nachgewiesen werden konnte [12, 15]. Incisionsbiopsien sind – von seltenen Ausnahmen abgesehen, z. B. bei sehr großflächigen pigmentierten Tumoren, deren Dignität klinisch nicht abgeschätzt werden kann – schon allein deshalb nicht vertretbar, weil sie das für die weitere prognostische Einschätzung erforderliche repräsentative Material nicht liefern können und möglicherweise sogar die exakte Diagnose nicht zulassen (s. a. Kap. 5 A u. 7).

Excisionsbiopsien stellen demgegenüber eine primär *diagnostische* Maßnahme dar, die bei einigen Frühformen maligner Melanome sowie benignen Hautveränderungen zugleich *therapeutische* Dimensionen hat, im Falle histologisch nachgewiesener invasiver Melanome in Verbindung mit einer spätestens innerhalb einer Woche durchgeführten Nachexcision eine adäquate therapeutische Versorgung aber immer noch zuläßt.

Im Zweifelsfall sollte eine pigmentierte Hautveränderung, deren Dignität nicht eindeutig beurteilt werden kann, stets einem in der Diagnostik und Therapie erfahrenen Dermatologen vorgestellt werden, der die Indikation zur Durchführung einer Excisionsbiopsie oder aber auch zur Durchführung einer primären Melanomoperation (s. Kap. 8) rasch und kompetent stellen kann.

Differentialdiagnose

Die klinische Differentialdiagnose pigmentierter Hautveränderungen umfaßt eine große Gruppe histogenetisch und biologisch differenter Tumoren sowie verschiedene exogene oder endogene Dyschromien in umschriebener oder tumoröser Anordnung (Tabelle 2). Bei der ersten klinischen Einschätzung können Lokalisationsfaktoren für die Differentialdiagnose hinweisgebend sein, doch ist ihre Bedeutung stets nur mittelbar, da das Melanom in seinen unterschiedlichen Varianten auch atypische topographische Manifestationen zeigen kann.

An dieser Stelle sei darauf hingewiesen, daß stets auch bei *nicht* pigmentierten Hautveränderungen auffälliger Morphologie an das Vorliegen eines Melanoms gedacht werden sollte, insbesondere wenn Sekundärveränderungen wie Pyodermisation, Blutung oder Ulceration die primäre Morphologie der Läsion verändern.

Tabelle 2. Differentialdiagnose des cutanen Melanoms

Naevuszellnaevus	Fremdkörpergranulom
Naevoide Lentigo	Angiokeratom
Lentigo benigna/maligna	Angiom
Dysplastischer Naevus	Merkelzellcarcinom
Pseudomelanom (Naevusregenerat)	Hämatom, z. B. subungual oder Nagelsplitterblutung
Spitz-Naevus	Intra-/Subcorneale Einblutung mit umschriebener Hämosiderose
Naevus bleu	Onychomykose
Pigmentierte Keratosis seborrhoica	Ixodes ricinus (Zecke)
Pigmentierte Keratosis actinica	Argyrie (umschriebene exogene Amalgam-Tätowierung)
Pigmentierter Morbus Bowen	Externes Koprom (perianal)
Pigmentiertes Spinaliom	Thrombose (perianal)
Pigmentiertes Basaliom	Analcarcinom
Pigmentiertes Histiocytom	Plantarwarze
Pigmentierter Spindelzelltumor	
Pigmentiertes Cystadenom	
Granuloma pyogenicum	

Einteilung und Klassifikation

Die klinisch-morphologische Einteilung der verschiedenen Melanommanifestationen ist in Tabelle 3 (in Anlehnung an Gartmann [14]) dargestellt.

Diese heute allgemein gebräuchliche Einteilung ist erweitert durch klinische und histomorphologische *Sonderformen*, deren Kenntnis zur Abgrenzung untereinander wie auch zu ähnlichen, aber benignen Hautveränderungen notwendig ist.

In einer derartigen Einteilung werden klinische, biologische *und* morphologische Kriterien integriert.

Feingewebliche Kriterien sind insbesondere für das Verständnis und die diagnostische Erfassung von *Frühformen* maligner Melanome von Bedeutung. Da maligne Melanome *maligne Tumoren transformierter Melanocyten* sind, ist es für die Diagnosestellung entscheidend, Frühveränderungen auf *melanocytärer* Ebene zu erkennen. Dieses ist klinisch kaum, histologisch bereits frühzeitig möglich. Erlaubt der klinische Befund die Formulierung einer vorläufigen Ver-

Tabelle 3. Einteilung maligner Melanome von Haut und Schleimhaut. (Modif. nach [14])

Melanome
Superfiziell spreitendes Melanom (SSM)
Primär noduläres Melanom (PNM)
Lentigo maligna Melanom (LMM)
Akrolentiginöses Melanom (ALM) = Palmar-plantar-mucöses Melanom (PPMM)
Unklassifizierbares Melanom (UCM)
Occultes Primärmelanom (OPM)
Maligner blauer Naevus (MBN)
Sonderformen
Multiple Primärmelanome (MM)
Hereditäre (familiäre) Melanome
BK-Mole-Syndrome (Precursor-Mole-Syndrome)
Familial atypical multiple mole-melanoma syndrome (FAMMM-Syndrome)
Histologische Melanomimitatoren
Spitz-Tumor (sog. „juveniles“ Melanom, Spindelzellnaevus, Epitheloidzellennaevus)
Pigmentierter Spindelzelltumor (PSCT)
Halo-Naevus (Sutton)
Naevuszellnaevi mit atypischer Melanocytenhyperplasie (AMH)
Naevuszellnaevi, die aus naevoider Lentigo entstehen (lentiginöse melanocytische Naevi)
Pseudomelanom (Naevusregenerat)
Histologische Melanomvarianten
Minimal deviation melanoma (MDM)
Desmoplastisches Melanom (DM)
Spindelzelliges malignes Melanom
Spitz-simulating Melanoma
Melanocytenmorphologie
Einfache Melanocytenhyperplasie
Atypische Melanocytenhyperplasie AMH
Schwere atypische Melanocytenhyperplasie SMH (“Early Malignancy”)
Schwere Melanocytendysplasie SMD = Melanoma in situ (MIS)

dachtsdiagnose, so ist es letztendlich doch der histomorphologische Befund, der eine eindeutige Aussage und Einordnung erst ermöglicht. Hierbei ist nicht so sehr der *cytologische Aspekt* der Melanocyten, sondern vielmehr das generelle *Atypie- bzw. Proliferationsmuster* („Pattern") von Bedeutung. So können Einzelzellatypien („Single Units") in disseminierter bzw. regelloser intraepidermaler Anordnung bereits lange Zeit *vor* nestartiger Aggregation („Clustering") eine *definitive* neoplastische Transformation anzeigen, weshalb Ackerman vorschlägt, diese Befunde bereits als Melanoma in situ zu bezeichnen ([1] u. Kap. 5 B).

Demgegenüber werden von anderen Arbeitsgruppen in der atypischen Morphologie der Melanocyten verschiedene Stufen zunehmender Transformations*bereitschaft* gesehen, wobei zusätzlich das Proliferationsmuster in Koppelung mit der zellulären Atypie bzw. Dysplasie als Kriterium herangezogen wird [14, 18, 21, 30].

Wenn auch hinsichtlich dieser Frühveränderungen auf histomorphologischer Ebene derzeit durchaus kontroverse Auffassungen bestehen, so dient doch eine exakte Analyse der melanocytären Morphologie im Bereiche suspekter pigmentierter Läsionen einer verläßlicheren und reproduzierbaren Einordnung von Grenzfällen, welche früher (oftmals fälschlich) als definitive Melanome oder sog. „prämaligne" Naevuszellnaevi eingestuft wurden (s. Kap. 5 A u. B).

Klinische Manifestationsformen maligner Melanome

Superfiziell spreitendes Melanom (SSM)

Das superfiziell spreitende Melanom (SSM) stellt das Hauptkontingent der klinischen Manifestationsformen dar. Etwa 45–60% aller definitiv diagnostizierten Melanome der Haut sind superfiziell spreitende Melanome [42, 43]. Superfiziell spreitende Melanome weisen eine *protrahierte* Wachstumsdynamik auf. Sie beginnen in Form unscheinbarer bräunlicher Pigmentflecken ohne größere Auffälligkeiten und benötigen bis zur Entwicklung einer nodulären Komponente Monate bis Jahre.

Katamnestische Untersuchungen unter Verwendung photographischen Materials von Paul [33] konnten zeigen, daß viele Patienten die langsam erfolgende Vergrößerung eines von ihnen als „Muttermal" betrachteten Pigmentfleckes überhaupt nicht bemerkten und eine Vorstellung beim Arzt erst nach Einsetzen einer Tumorbildung oder Schwarzfärbung erfolgte.

Da die initiale Veränderung klinisch von einem „gewöhnlichen" Naevuszellnaevus nicht zu unterscheiden war, muß es sich hierbei offenbar bereits um ein definitives Melanom gehandelt haben. Melanome entstehen größtenteils *„de novo"* und nur gelegentlich in Assoziation mit einem präexistenten Naevuszellnaevus [1, 33, 40], wobei es dann zu einer Transformation von Melanocyten im Bereich der den Naevus bedeckenden epidermalen Anteile, nicht jedoch von Naevuszellen kommt. Eine Melanomentstehung aus ausgereiften, corial zu organoiden Strukturen aggregierten Naevocyten wird heute allgemein abgelehnt [33]. Auch bei den dysplastischen Naevi sind es die epidermalen Melanocyten, welche einer malignen Transformation unterliegen.

Die klinische Frühdiagnose, insbesondere des superfiziell spreitenden Melanoms, ist realisierbar, wenn die nachfolgend aufgeführten (und auch in Früherkennungsprogrammen genutzten) Charakteristika beachtet werden:

Das superfiziell spreitende Melanom beginnt als im Hautniveau befindlicher brauner *Pigmentfleck*, dessen Größe einen *Durchmesser von mehr als 6 mm* aufweist („Diameter").

Im Zuge des weiteren Wachstums kommt es zu einer *asymmetrischen Flächenzunahme* („Asymmetry").

Die initial scharfe *Randbegrenzung* wird *unscharf*. Die anfänglich regelmäßige Randkontur wird *unregelmäßig*, Einbuchtungen und zungenförmige Ausläufer werden erkennbar („Border Irregularity").

Mit der Größenzunahme ist eine *Farbänderung* verbunden. Der initial homogene Braunton wird an einzelnen Stellen in eine braunschwarze Tönung verstärkt, so daß zunächst ein *geschecktes*, aber *unregelmäßiges Muster* der Braunfärbung entsteht.

Bei weiterer Flächenzunahme werden *farbliche Zwischentöne* erkennbar: Neben braunen und braunschwarzen Anteilen sind jetzt rosabraune, violettfarbene und auch weißlichblaue Abschnitte vertreten („Color Variegation"). Der Rand der Veränderung ist als *zarte Stufenbildung tastbar.*

Bei den meisten superfiziell spreitenden Melanomen setzt jetzt eine partielle Regression innerhalb des Tumorareals ein, erkenntlich an einer Rückbildung zuvor pigmentierter Anteile unter Hinterlassung einer hypo- oder sogar vollständig *depigmentierten weißen Zone.*

Zeitgleich mit dem Auftreten eines insgesamt bunten Aspektes werden einzelne Bereiche der Veränderung gegenüber ihrer direkten Umgebung als flach erhabene Anteile tastbar. Zunächst einzeln, später oft auch an mehreren Stellen, setzt eine *Knotenbildung* ein.

Bei weiterem knotigen Wachstum kommt es zu *Sekundärveränderungen:* Erosion, Ulceration, Hämorrhagien, entzündliche Umgebungsreaktion etc. Dabei können die Anteile mit Regression an Fläche weiter zunehmen.

Peritumorale, lymphogene *Satellitenmetastasen* können im weiteren Verlauf hinzutreten.

Der klinische Verlauf im Früh- und fortgeschrittenen Stadium ist in den Abb. 1 und 2 dargestellt. *Zusammengefaßt* ergibt sich folgende *Progressionsdynamik:*

Die *Entwicklung* superfiziell spreitender Melanome kann in zwei unterschiedliche Wachstumsphasen unterteilt werden:

- Der z. T. jahrelangen, oberflächlich-radialen Ausbreitung (*Radial Growth Phase = RGP*) folgt dann
- die vertikale, nodös-tumoröse Phase (*Vertical Growth Phase = VGP*), in der das superfiziell spreitende Melanom die Eigenschaften primär nodulärer Melanome (s. d.) übernimmt.

Die in der oberflächlich-radialen Phase stattfindende Tumorausdehnung kann zeitrafferähnlich mit der Ausbreitung eines Tintenfleckes auf einem Löschpapier verglichen werden. *Histologisch* entspricht dem Unscharfwerden der Randbegrenzung eine inhomogene intraepidermale Melanocytenproliferation. An die Epidermisoberfläche gelangende Melanocyten mit z. T. unterschiedlich intensiver Melaninbildung und -ausschleusung (transepidermale Melaninelimination) bedingen den unterschiedlichen Schwarzton innerhalb der braun pigmentierten Areale. Im Bereich regressiver Anteile, klinisch als hypo- und depigmentierte Abschnitte zu erkennen, finden sich auch histologisch regressive Veränderungen mit Untergang von Melanocyten bzw. Melanomzellen sowie dermal-entzündliche Reaktionen und eine reparative Fibrose. Blaue Farbtöne werden durch tiefliegende Pigmentablagerungen und rosafarbene Anteile durch dilatierte Gefäße hervorgerufen. Periläsional-entzündliche Veränderungen, klinisch als „roter Randsaum" erkennbar, sind ebensowenig echte *Früh*veränderungen wie das Verschwinden der Hautfelderung [23, 29].

Bei der direkten Auflichtmikroskopie (s. Kap. 10) zeigt sich im Bereich der dermo-epidermalen Junktionszone eine aufgehobene retikuläre Pigmentzeichnung als verläßliches frühdiagnostisches Kriterium. Thermographie und Sonographie ersetzen die histomorphologische Befundung frühzeitig excidierter, suspekter Hautveränderungen nicht, können aber zusätzliche, die Excisionsindikation erhärtende Informationen ermöglichen (s. Kap. 10).

Primär noduläres Melanom (PNM)

Das primär noduläre Melanom ist der zweithäufigste Vertreter der klinischen Manifestationsformen maligner Melanome und macht etwa 25–35% der diagnostizierten cutanen Melanome aus [42, 43]. Viele der klinisch zur Diagnose kommenden Fälle sind allerdings sehr spät erkannte, weit fortgeschrittene primär superfiziell spreitende Melanome, bei denen die vertikale Wachstumsphase nach und nach das gesamte Tumorareal eingenommen hat und manchmal nur noch randständig ein kleiner Bezirk des ehemals planen Tumoranteils zu erkennen ist. Dieser Abschnitt ist allerdings für die klinische Diagnose hinweisgebend. Auch histologisch läßt sich oftmals bei klinisch als „primär nodulär" bezeichneten Melanomen eine Randzone erkennen, in der die histomorphologischen Merkmale eines superfiziell spreitenden Melanoms vollständig erhalten sind (*„adjacent component"*). All diese Fälle gehören *nicht* zu den *primär* nodulären Melanomen, bei denen histomorphologisch definitionsgemäß dieser Randbezirk fehlen muß. Das *echte* primär noduläre Melanom entsteht primär in Form einer eruptiven Knotenbildung mit meist *schneller* Proliferationsgeschwindigkeit. Es bildet sich zumeist auf zuvor unveränderter Haut „de novo", oft an Rumpf oder Kopf. Bestand vorher an der betreffenden Stelle ein Naevuszellnaevus, so war *dieser* oftmals bereits das Melanom oder es sind gerade diejenigen Melanocyten neoplastisch transformiert und proliferiert, die in der den Naevus bedeckenden Epidermis ohnehin angelegt sind. Jedenfalls ist es nicht wahrscheinlich, daß eine weit ausdifferenzierte Naevuszelle zu einer anaplastischen Tumorstammzelle dedifferenzieren könnte. Etwas anders liegen die Ver-

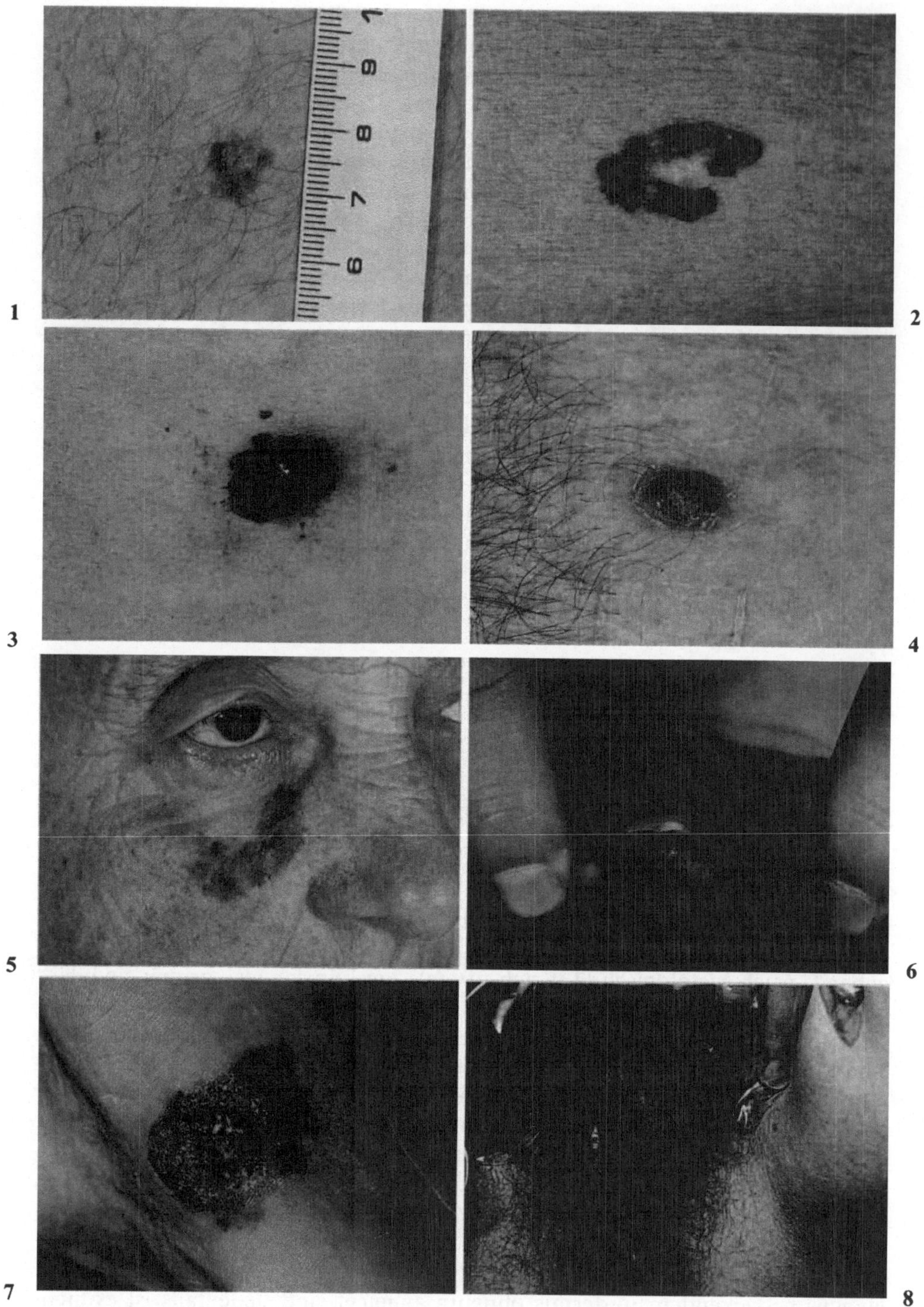
1
2
3
4
5
6
7
8

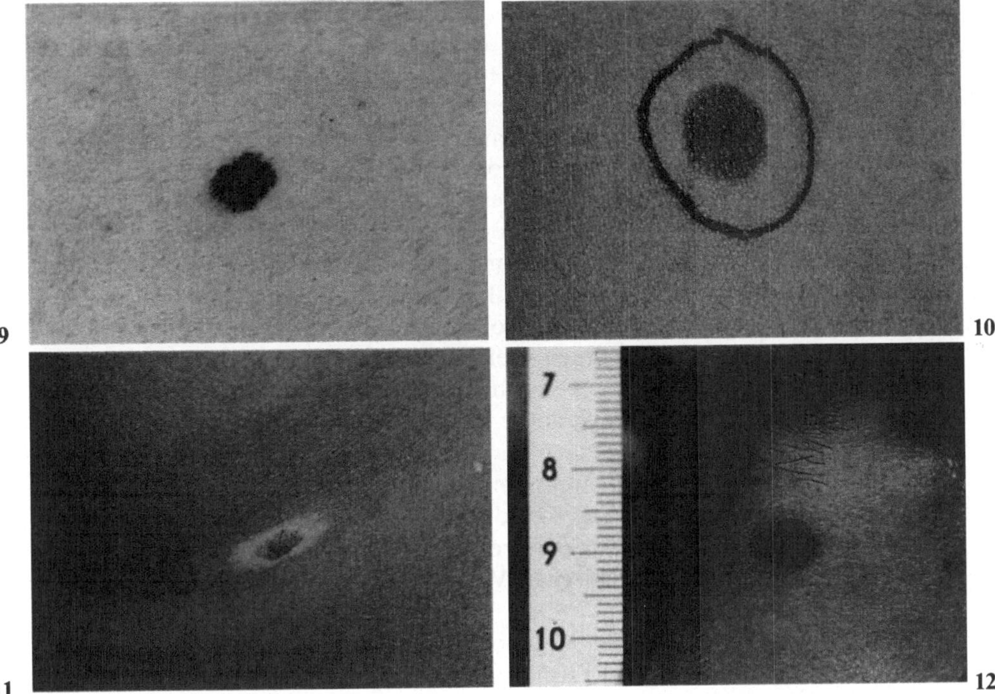

Abb. 1–8. Klinik und Diagnose des cutanen Melanoms. *Melanom-Manifestationsformen*
1 Superfiziell spreitendes Melanom (SSM), Frühphase
2 Superfiziell spreitendes Melanom (SSM), fortgeschritten
3 Primär noduläres Melanom (PNM), peritumorale Satelliten
4 Primär noduläres Melanom (PNM), amelanotisch
5 Lentigo maligna-Melanom (LMM), histologisch Clark level II
6 Akrolentiginöses Melanom (ALM), subungual[1]
7 Akrolentiginöses Melanom (ALM), seitlicher Fußrand
8 Palmar-plantar-mucöses Melanom (PPMM), Vulva

Abb. 9–12. *Nicht-Melanome*
9 Compound Naevus
10 Dysplastischer Naevus[2]
11 Halo-Naevus (Sutton)
12 Naevus bleu[3]

---

[1] Für die Überlassung der Abbildung sei Herrn Dr. K. Meißner, Hamburg, gedankt.
[2] Für die Überlassung der Abbildung sei Frau Dr. Ch. Kühnl-Petzoldt, Freiburg, gedankt.
[3] Für die Überlassung der Abbildung sei Herrn Professor Dr. M. Jänner, Hamburg, gedankt.

hältnisse in einem Compound-Naevus (mit Anteilen sog. „junktionaler Aktivität"), bei dem Melanocytennester im Bereich der dermo-epidermalen Junktionszone noch zu Melanomzellen transformieren können. Um allen eventuellen Fehldeutungen aus dem Wege zu gehen, sollte man sicherheitshalber in derartig gelagerten Fällen von einem „Melanom in Assoziation an einen vorbestehenden Naevuszellnaevus" sprechen. Formalpathogenetisch kann allerdings gegenüber der definitionsgemäßen Forderung eines *„primär-nodulären"* Wachstums eingewandt werden, daß jeder knotige Tumor zunächst aus einem „Nicht-Knoten" entsteht und auch für das primär noduläre Melanom initial eine vorangehende intraepidermale Phase postuliert werden muß.

Für die klinische und histomorphologische Einordnung nodulärer Melanome ist es wichtig, nur diejenigen Melanome als primär noduläre Melanome zu bezeichnen, für die die o. g. klinischen *und* histologischen Kriterien zutreffen. Alle anderen nodulären Melanome müssen demzufolge als *sekundär* noduläre Melanome von den erstgenannten abgegrenzt werden. Diese Unterscheidung dürfte allerdings in dem routinemäßigen Ablauf von Diagnose und Therapie cutaner Tumoren bei einem Teil der beteiligten Krankenhäuser und Institutionen nicht sehr exakt angestellt werden, wie Nachbefundungen immer wieder ergeben. Ein Teil der statistischen Variationen des Patientengutes wäre damit erklärbar.

Der *Pigmentgehalt* nodulärer Melanome kann großen Schwankungen unterworfen sein (Abb. 3 und 4), im Primärtumor selbst zwischen einzelnen Tumorzellklonen wie auch im Verhältnis Primärtumor zu Metastase. Amelanotische Primärtumoren können tiefschwarz pigmentierte Metastasen hervorrufen und umgekehrt. Bei multiplen Metastasen können amelanotische und melanotische gemeinsam auftreten. Durch die hohe Proliferationsgeschwindigkeit neigen primär noduläre Melanome zu oberflächlicher Ulceration und Blutung. Sie können mit Hautkeimen kontaminiert werden und ihre wahre Natur unter dem Aspekt einer Pyodermie oder eines Ulcus verbergen. Derartige Fälle haben dann eine noch schlechtere Prognose, da sie häufig nicht erkannt und daher oft über einen langen Zeitraum fehlbehandelt werden.

Differentialdiagnostisch müssen primär noduläre Melanome häufig gegenüber Gefäßtumoren oder reichlich vaskularisierten Tumoren anderer Histogenese abgegrenzt werden. In dieser Situation ist die Durchführung einer histologischen *Schnellschnittuntersuchung* geeignet, die Diagnose zu sichern, wohingegen sie bei der Differenzierung melanocytärer Veränderungen untereinander zugunsten der Excisionsbiopsie mit üblicher histomorphologischer Aufarbeitung zurücktritt.

Klinische Kriterien zur Differenzierung von benignen Veränderungen sind häufig trügerisch, auch wenn sie sich in der klinischen Praxis bei einzelnen Untersuchern bewährt haben [13, 23]. Es ist deshalb im Zweifelsfall *immer* eine rasche Klärung durch Excisionsbiopsie und Histologie anzustreben.

Lentigo maligna-Melanom (LMM)

Das Lentigo maligna-Melanom (LMM) hat eine Häufigkeit von etwa 9–13% [42, 43]. Diese Melanomvariante entsteht *langsam* auf dem Boden einer vorbestehenden Lentigo (= braunfarbiger, linsenartiger Pigmentfleck) im Bereich sonnenlichtexponierter Haut, fast ausschließlich im Gesicht.

Die intraepidermale Vorstufe ist identisch mit dem historischen Terminus *Melanosis praeblastomatosa circumscripta Dubreuilh* und stellt eine obligate Präkanzerose dar (*Lentigo maligna*). Sie entwickelt sich histologisch – immer begleitet von einer solaren Elastose – zu einem Melanoma in situ, d. h. einer malignen Transformation und Proliferation dysplastischer Melanocyten innerhalb der Epidermis noch ohne erkennbare Tiefeninvasion (s. Kap. 5A).

Der klinische Aspekt zeigt einen unscharf und unregelmäßig begrenzten, braunschwarzen Fleck mit inselförmig-konfluierenden schwarzpigmentierten Anteilen. Obwohl palpatorisch alle Anteile den Anschein erwecken, im Hautniveau zu liegen, kann dennoch bereits die Basalmembran durchbrochen sein und der Invasionsgrad II nach Clark vorliegen (Abb. 5). Sind *klinisch* bereits elevierte Abschnitte vorhanden, ist die Diagnose eines Lentigo maligna-Melanoms so gut wie sicher. Differentialdiagnostisch ist insbesondere die flache Form der pigmentierten seborrhoischen Warze (Abb. 17) abzugrenzen.

Akrolentiginöses Melanom (ALM)/Palmar-plantar-mucöses Melanom (PPMM)

Akrolentiginöse Melanome haben eine Häufigkeit von etwa 6% [42, 43]. Sie werden häufig in Morbiditätsstatistiken *nicht* geführt und anderen Melanommanifestationsformen subsummiert. Dies führt sicherlich zu einer gewissen Verzerrung epidemiologischer und klinischer Angaben, zumal die Bedeutung dieser Melanomvariante erst in den letzten Jahren erkannt wurde [7, 8, 32, 41].

Akrolentiginöse Melanome repräsentieren eine eigenständige Gruppe von Melanomen der palmaren/plantaren Lokalisation sowie subungual und im Schleimhautbereich gehäuft bei Farbigen auftretender Melanome. Sie werden aus Gründen der Lokalisationsbindung von einzelnen Autoren auch als *„Palmar-plantar-mucöse Melanome" (PPMM)* bezeichnet.

Bei weitgefaßter Auslegung dieser Definition wären Melanome im Anogenitalbereich sowie der Schleimhäute von Mund- und Nasenhöhlen ebenfalls als akrolentiginöse Melanome zu bezeichnen, worüber allerdings keine Einigkeit herrscht (s. Kap. 4).

Akrolentiginöse Melanome bleiben lange Zeit unerkannt oder werden diagnostisch falsch eingeschätzt (z. B. subunguales Hämatom Abb. 21: Differentialdiagnose subunguales akrolentiginöses Melanom Abb. 6). Weil diese Verzögerung oft mit einer die Diagnostik weiter hinausschiebenden (Fehl-)behandlung verknüpft ist, haben diese Melanomformen eine sehr ungünstige Prognose. Hinzu kommt, daß sie histomorphologisch bei Ausprägung unterschiedlicher Merkmale, die teils superfiziell spreitenden, teils Lentigo maligna-Melanomen ähneln, weiter fortgeschritten und tiefer invadiert sind, als dies dem klinischen Aspekt entspricht (s. Kap. 5A).

Bei akraler Lokalisation (Abb. 6 und 7) kommen zusätzlich mechanisch-traumatische Faktoren hinzu, die zwangsläufig zu *Sekundärveränderungen* führen und eine Diagnosestellung eigentlich ermöglichen sollten. Doch auch in dieser Phase, in der die Prognose bereits infaust ist, werden immer noch eine Vielzahl akrolentiginöser Melanome übersehen.

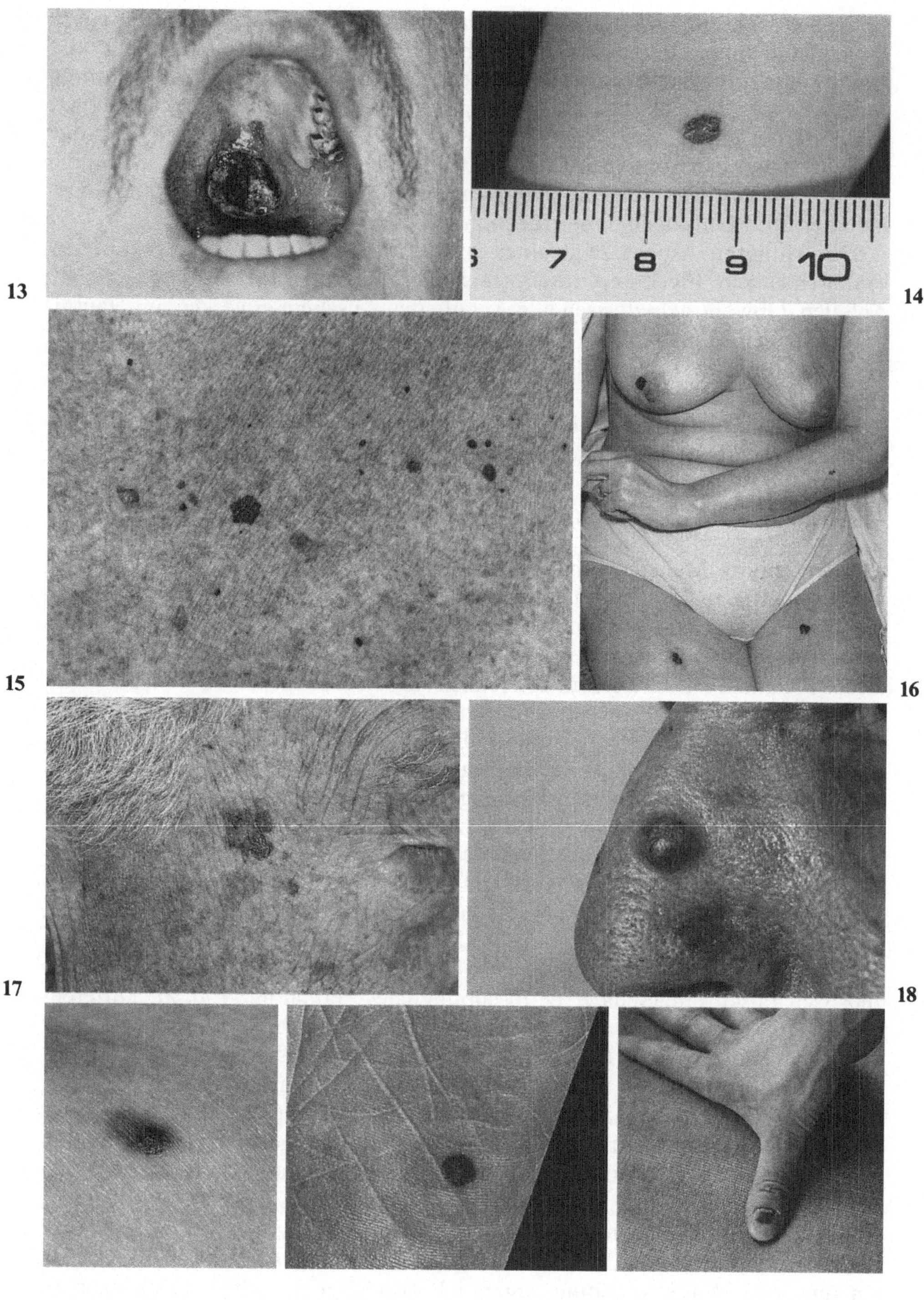

13 14

15 16

17 18

19 20 21

Das akrolentiginöse Melanom mit palmar-plantar-mucösem Sitz ist der häufigste Melanomtyp bei Farbigen [7, 8, 15]. Dies hat zu einer Reihe verschiedenster ätiopathogenetischer Spekulationen Anlaß gegeben, zumal die betreffenden Haut- und Schleimhautareale nicht oder gering pigmentierte Lokalisationen darstellen. Ethnische Faktoren dürften in ihrer Rolle für die Ätiopathogenese des Melanoms allerdings sehr viel komplexere Zusammenhänge beinhalten, als es das bei farbigen Patienten nachweisbare Lokalisationsmuster akrolentiginöser Melanome anzeigt (s. Kap. 1).

Melanome im Bereich der Schleimhäute des Anogenitalbereiches (Abb. 8) sowie der Mund- und Gaumenschleimhaut (Abb. 13) werden in der gebräuchlichen Nomenklatur der jeweiligen Fachdisziplinen zumeist nicht als PPMM bzw. akrolentiginöse Melanome, sondern eigenständig geführt. Melanome im Bereich des Nagelbettes bzw. der Nagelumgebung (Abb. 6), gesondert als *subunguale Melanome (SUM)* bezeichnet, unterstreichen immer wieder die Bedeutung differentialdiagnostischer Abgrenzung gegenüber den gutartigen Befunden einer pigmentierten Onychomykose oder eines subungualen Hämatoms (Abb. 21) bzw. einer Splitterblutung im Bereich der Nagelplatte. Eine streifige Pigmentanordnung im Nagel (*Melanonychia striata longitudinalis*), wie sie z. B. bei pigmentbildenden Naevi vorkommt, muß im Zweifelsfall durch histologische Untersuchung der Nagelplatte von einem beginnenden Melanom abgegrenzt werden. Demgegenüber ist das *Hutchinsonsche Zeichen* als saumförmige, periunguale Pigmentierung bereits ein wichtiger Hinweis auf ein bereits bestehendes subunguales Melanom [15, 18].

Im Bereich der Druckaufnahmezonen des Fußes kann sich auch unter dem Aspekt einer Plantarwarze ein akrolentiginöses – *verrucöses* – Melanom verbergen, weshalb auch hier ggf. eine unverzügliche histomorphologische Klärung anzustreben ist [27]. Punktförmige oder auch linsenförmige, traumatisch induzierte intra- und subcorneale Einblutungen mit umschriebener Hämosiderose – einem Melanom ähnlich – können prinzipiell an jeder Hautlokalisation, sehr viel häufiger allerdings im Palmar- und Plantarbereich gefunden werden (Abb. 20).

Pigmentierte Mundschleimhautveränderungen erfordern ebenso eine histologische Abklärung, wenn sie plötzlich aufgetreten sind und als umschrieben tumorförmig oder auch plane Veränderungen mit einer Wachstumstendenz ein-

---

Abb. 13–16. Klinik und Diagnose des cutanen Melanoms. *Melanom-Manifestationsformen*
13 Palmar-plantar-mucöses Melanom (PPMM), Gaumenschleimhaut.
14 Childhood-Melanoma (CMM) auf kongenitalem Naevuszellnaevus, klinisch wie ein superfiziell spreitendes Melanom aussehend.
15 Melanoma in situ/Early Melanoma (EM) in Altershaut.
16 Multiple Melanoma (MM), multiple superfiziell spreitende Melanome.

Abb. 17–21. *Nicht-Melanome.*
17 Keratosis seborrhoica.
18 Pigmentiertes Basaliom.
19 Angiokeratom.
20 Subcorneale Einblutung mit umschriebener Hämosiderose.
21 Subunguales Hämatom.

hergehen. Neben vaskulären Veränderungen kommen differentialdiagnostisch auch umschriebene exogene Pigmentablagerungen, z. B. als intramurale Amalgamincorporation, in der Abgrenzung zum Melanom in Betracht [16, 44].

Unklassifizierbares Melanom (UCM)

Diese Gruppe ist vorgesehen für Melanomformen, die nicht einer der vorgenannten Melanommanifestationen zugeordnet werden können.

Occultes Primärmelanom (OPM)

Diese Sondergruppe kann zahlenmäßig nicht genau erfaßt werden. Es handelt sich um vollständig rückgebildete Primärmelanome, deren vorbestehende Existenz an der Diagnose von Melanommetastasen postuliert wird. Trotz subtilster diagnostischer Methoden gelingt in diesen Fällen der Nachweis eines noch bestehenden Primärtumors nicht. Nur diese Fälle wären als occulte Primärmelanome zu bezeichnen [22, 45].

Die Häufigkeit occulter Primärmelanome (OPM) wird von Das Gupta [9] mit 3,7% auf 992 Fälle, von Smith und Stehlin [38] mit 8,7% auf 461 Fälle angegeben.

Definitionsgemäß liegt eine *Spontanregression* (partiell oder vollständig) eines Tumors vor, wenn bei Fehlen einer den natürlichen Verlauf der Tumorerkrankung beeinflussenden Therapie eine partielle oder vollständige Tumorrückbildung zu beobachten ist. Diese feststellbare Regression kann allerdings streng genommen nur so lange als „spontan" bezeichnet werden, als wir über die auslösenden ätiopathogenetischen Mechanismen keine weiteren Erkenntnisse erlangen können. Wenn also entzündliche oder immunologische Reaktionen histomorphologisch oder immuncytologisch bzw. -serologisch nachweisbar sind, müssen dementsprechend auch diese auslösende Vorgänge vorangegangen sein.

Aus dem klinisch geläufigen Befund einer bei superfiziell spreitenden Melanomen häufig zu dokumentierenden *partiellen Regression* im Bereich des bestehenden Tumorareals kann geschlossen werden, daß es auch Melanome geben muß, die sich einer diagnostischen Erfassung durch *vollständige Regression* entziehen.

Regressionsphänomene sind in der humanpathologischen und klinischen Onkologie ein verbreitetes Phänomen und eine wissenschaftliche Herausforderung. Nach dem Hypernephrom (18%) und dem Neuroblastom (16%) nimmt das Melanom mit einer Häufigkeit von 11% dokumentierter Tumorregressionen innerhalb der soliden Tumoren den dritten Rang ein [4, 45].

Die Regressionsphänomene beziehen sich allerdings – im Gegensatz zu den beiden anderen genannten Tumoren – in erster Linie auf den *Primärtumor*, obwohl auch für das *metastasierende* Melanom klinisch und histologisch verifizierte Tumorregressionen beschrieben wurden.

Bei einer Regression, für deren Zustandekommen bis heute noch keine beweisgebenden kausalpathogenetischen Konzepte existieren, werden Tumorzellen nach und nach zerstört und durch fibrotisches Gewebe ersetzt.

Histologisch finden sich in diesen Bezirken folgende Merkmale:

1. Fehlen von Melanomzellen in den basalen Abschnitten der Epidermis sowie relative Vermehrung von „clear cells" beiderseits der dermo-epidermalen Junktionszone.
2. Superfiziell-dermale entzündliche Reaktion mit lymphohistiocytärer Infiltration, degenerativ veränderten Melanocyten und Melanophagen.
3. Reaktive dermal-vaskuläre Proliferation, ein interstitielles Ödem und
4. eine reparative Fibrose [45].

Gleichartige histomorphologische Veränderungen wurden auch im Bereich regressiv veränderter, zuvor eindeutig dokumentierter Lebermetastasen eines malignen Melanoms gefunden. Ein ähnliches feingewebliches Substrat zeigen auch Metastasen, die zuvor intraläsional mit BCG therapiert wurden [31].

Auch die benignen Halo-Naevi (Abb. 11) zeigen entsprechende *entzündliche* Veränderungen.

Das Auftreten einer *partiellen* Regression im Bereich primärer Melanome wird in der Literatur mit einer Häufigkeit von 20–35% angegeben [4].

Im Bereich operativ entfernter Primärtumoren können in etwa 15% histomorphologisch Regressionsanteile gefunden werden, auch wenn dieses klinisch nicht sehr auffällig oder gar nicht zu erkennen war.

Je tiefer der Primärtumor in die einzelnen Hautschichten invadiert ist, desto seltener sind regressive Veränderungen feststellbar. Dies steht in Übereinstimmung mit der klinisch geläufigen Erfahrung, daß eine partielle Regression zumeist *vor* Eintritt der vertikalen Wachstumsphase auftritt.

Eine auch histologisch verifizierbare Regression von Melanom*metastasen* ist sehr viel seltener zu beobachten und wird von Nathanson et al. [31] sowie Bodurtha et al. [4] übereinstimmend mit einer Häufigkeit von 0,22% bzw. 0,25% angegeben.

Eine zu beobachtende „Spontanregression" – ob partiell oder vollständig – ist *kein* Indikator einer günstigeren Verlaufsprognose [45].

Für die Gruppe occulter Primärmelanome, die ja nur anhand ihrer Metastasen zu diagnostizieren sind, zeigt sich dies bereits an ihrem Manifestationsmodus: Es sind *trotz* Regression des Primärtumors Metastasen aufgetreten.

Auch für partiell regressiv veränderte superfiziell spreitende Melanome gilt *keine* bessere prognostische Verlaufseinschätzung. In diesem speziellen Fall kann überdies eine durch den Regressionsvorgang bedingte (scheinbar) niedrigere Tumordicke das Vorliegen eines „Low Risk"-Melanoms vortäuschen.

Die Problematik regressiver Veränderungen im Verlauf der Primärmanifestation maligner Melanome ist klinisch besonders in denjenigen Fällen von weitreichender Bedeutung, in denen es zu einer *vollständigen* Regression des Primärtumors *ohne Wissen des Patienten* gekommen ist und erst bei dem Auftreten von Melanommetastasen die Diagnose eines occulten Primärmelanoms gestellt werden kann.

Tabelle 4. Differentialdiagnose umschriebener Depigmentationen

Leukoderma acquisitum:
Entzündliche Schädigung von Melanocyten
chemisch-toxisch: Hydrochinon-Derivate
entzündlich: Erythematodes, Lues etc.

Leukoderma acquisitum centrifugum:
Halo-Naevus (Sutton)

Leukoderma lenticulare disseminatum:
Hypomelanosis guttata idiopathica
(kausal nicht geklärte Melanosomenverarmung mit Verminderung der Melaningranula im Stratum basale)

Vitiligo
Immungenetisch determiniertes Sistieren der Melaninbildung mit Untergang von Melanocyten

Naevus anaemicus
Angeborene umschriebene Stimulation der Vasoconstriction

Naevus achromicus
Angeborene umschriebene Depigmentation, wird nach mechanischem Anreiben rot

Narbe

Pseudoleukoderm
Vorgetäuschte Minderpigmentierung aufgrund Pigmentierungsdifferenz zur umgebenden Haut
- nach Cignolin-Behandlung psoriatischer Herde
- bei Pityriasis versicolor
- bei Pityriasis alba faciei

Durch subtile anamnestische Exploration sowie inspektorische Untersuchungsverfahren lassen sich allerdings in vielen Fällen residuale Veränderungen auffinden, die einer rückgebildeten melanocytären Läsion entsprechen und histologisch zu sichern sind.

Grundsätzlich muß bei jeder diagnostizierten depigmentierten Hautveränderung die Frage der differentialdiagnostischen Einordnung aufgeworfen und geklärt werden (Tabelle 4).

Multiple Primärmelanome

Eine seltene klinische Sonderform stellt das Auftreten multipler Primärmelanome in syn- oder metachroner Abfolge dar (Abb. 16). Multiple Primärmelanome können familiär gebunden sowie in Assoziation mit anderen Neoplasien vorkommen [3]. Bei ihrer Manifestation dürften immungenetische Faktoren wesentlich beteiligt sein.

Melanome im Kindesalter: Childhood Malignant Melanoma (CMM)

Melanome im Kindesalter galten bis vor kurzem als ausgesprochene Raritäten (Abb. 14). Heute ist bekannt, daß auch ihre Zahl im Steigen begriffen ist. In den meisten Fällen liegen den Melanomen im Kindesalter *congenitale Naevi* [z. B. auch in Form der Melanophakomatosis Virchow-Rokitansky-Touraine oder ausgedehnter congenitaler Naevi pigmentosi et pilosi vom sog. „bathing trunk nevus" bzw. „garment nevus"-Typ als Vertreter des *Giant congenital nevus (GCN)*] zugrunde. Einige dieser Varianten sind mit weiteren neuroektodermalen Mißbildungen assoziiert.

Darüber hinaus gibt es aber auch eine zunehmende Anzahl „echter" de novo entstehender Melanome im Kindesalter, deren Prognose in Abhängigkeit histomorphologischer Parameter ebenso ungünstig ist wie die der entsprechenden Formen bei erwachsenen Patienten [34].

Maligner blauer Naevus (MBN)

Der maligne blaue Naevus stellt die sehr seltene Variante eines maligne transformierten Naevus bleu (Abb. 12) dar.

Naevi

Dermo-epidermale Naevuszellnaevi, Compound-Naevi, Coriale Naevuszellnaevi

Naevuszellnaevi stellen neuroektodermale Hamartome dar, die im Zuge ihrer evolutionären Ansiedlung und Ausreifung eine transjunktionale Migration in die cranialen Anteile des Coriums durchmachen und hier in Form organoider Zellnester oder neuroider Zellstränge ihre endgültige morphologische und topographische Ausprägung erhalten. Auf diesem Entwicklungsweg werden aus den noch als *Melanocyten* zu bezeichnenden Zellelementen, die sich an den Reteleistenpolen zu („junktional aktiven", [2]) Zellnestern formieren, die ausdifferenzierten *Naevocyten* der corialen Naevi. Je nach Entwicklungsphase lassen sich Naevi mit sog. junktionaler Aktivität (Junktionsnaevi), solche mit beginnender organoider Formation im Corium (*„Compound-Naevi"*) und die endgültigen corialen Naevuszellnaevi unterscheiden. Lediglich Naevuszellnaevi, die noch junktional aggregierte Melanocyten aufweisen, dürften hinsichtlich einer potentiellen Melanomentstehung eine Bedeutung haben [33]. Prinzipiell handelt es sich bei allen Evolutionsformen der Naevuszellnaevi zunächst um *benigne* Tumoren; ihre maligne Transformation ist statistisch gesehen ein seltenes Ereignis. Differentialdiagnostisch kann die klinische Abgrenzung von der *naevoiden Lentigo* (s. Kap. 5 A) sowie vom Frühmelanom (Abb. 15), insbesondere bei intensiver Pigmentierung, Schwierigkeiten bereiten (Abb. 9), weshalb suspekt erscheinende Naevuszellnaevi excidiert und histologisch abgeklärt werden sollten.

Dysplastische Naevi

Dysplastische Naevi sind erworbene Pigmenttumoren der Haut, die sich *klinisch* wie *histologisch* von anderen Naevi unterscheiden. Sie sind mit einem Durchmesser von 5 – 12 mm größer als normale Naevuszellnaevi. Sie zeigen zentral zumeist papulöse Anteile bei unregelmäßig pigmentierten und unscharf begrenzten Randabschnitten. Ihre Farbe ist hellbraun, manchmal etwas rosa bis rötlich braun, wobei die unterschiedlichen Farbtöne zuweilen einen ausgesprochen gescheckten Aspekt ausmachen (Abb. 10.)

Die *histologischen* Veränderungen (s. Kap. 5 A u. B) überlagern zumeist einen Compound-Naevus. Sie sind nicht identisch mit denen eines Melanoma in situ [21, 36].

DNS-Syndrome – FAMMM-Syndrome – BK-Mole-Syndrome

Während die meisten Menschen durchschnittlich etwa 25 Naevuszellnaevi aufweisen, können Patienten mit einem *Naevus-Dysplasie-Syndrom (DNS)* („Syndrom des dysplastischen Naevus“) mehr als 100 derartiger Veränderungen besitzen. Das Risiko einer malignen Transformation ist auf 10% erhöht und steigt weiter an, sofern der betreffende Patient in der Familie einen Verwandten besitzt, der an einem Melanom erkrankt war [11].

DNS-Syndrome werden in *familiäre* und *sporadischen Formen* unterteilt.

Familiäre Formen sollen autosomal vererbt werden und weisen dysplastische Naevi bei mehreren Familienmitgliedern auf. Es finden sich zudem u. U. auch Melanome in der Familie (*Familial atypical multiple mole/melanoma syndrome = FAMMM-Syndrome*) [25, 26, 35].

Sporadische Formen zeigen keine Beziehungen zwischen auffälligen Naevuszellnaevi und Melanomen in der Familienanamnese [10].

Nach einer von Kraemer et al. vorgeschlagenen Unterteilung unterschiedlicher DNS-Formen [20] anhand ihrer Assoziation mit in der Familie vorkommenden Melanomen (A = nicht-familiär/B = familiär/C = nicht-familiär + Melanom/ D_1 = familiär + Melanom/D_2 = familiär + familiäre Melanome) läßt sich das prognostische Risiko bzw. die Transformationsbereitschaft unterschiedlicher Kombinationen abschätzen.

Dabei wird die unter D_2 geführte Variante als sog. *BK-Mole-Syndrome* (nach den Initialen der erstmals beschriebenen Patienten) bezeichnet [5].

Dieses 1978 erstmals beschriebene Syndrom ist gekennzeichnet durch eine familiäre Häufung maligner, z. T. multipler Melanome und das Vorhandensein multipler, unterschiedlich gefärbter und konfigurierter dysplastischer Naevi.

Bei Patienten mit (insbesondere multiplen) dysplastischen Naevi sollte stets eine genaue Familienanamnese erhoben werden. Bei Hinweisen auf eine familiäre Häufung auffälliger Naevi oder gar von Melanomen muß eine *Familienuntersuchung* angeschlossen werden. Klinisch auffällige Naevi sollte man bei diesen Patienten prophylaktisch excidieren.

Congenitale Naevi (CN)

Congenitale Naevi (CN) werden nach ihrer Größe unterteilt in

1. *kleine* congenitale Naevi: Durchmesser < 1,5 cm
2. *mittelgroße* congenitale Naevi: Durchmesser 1,5–20 cm
3. *große* congenitale Naevi: Durchmesser > 20 cm.

Große congenitale Naevi haben eine unregelmäßige Oberfläche und sind mitunter intensiv pigmentiert und behaart (Naevi pigmentosi et pilosi). *Kleine* congenitale Naevi sind *klinisch* von erworbenen Naevuszellnaevi schwer oder gar nicht abgrenzbar (Anamnese!).

Congenitale Naevi zeigen *histologisch* eine Anordnung von Naevuszellen, die von dem unteren Drittel der Dermis bis tief in die Subcutis reichen kann, wobei die tiefgelegenen Naevuszellen nicht in Nestern, sondern als Einzelzellen diffus zwischen den Kollagenfasern verstreut liegen [21]. Dieser Umstand hat *therapeutische* Konsequenzen, insbesondere bei großflächig angelegten congenitalen Naevi vom *„garment type“*, bei denen zur Entfernung ausreichend tiefe operativ-plastische Eingriffe erforderlich werden [46]. *Im Bereich congenitaler Naevi können Melanome entstehen.* Das Risiko zur malignen Transformation ist insbesondere für die großen congenitalen Naevi erhöht, wohingegen das der kleinen congenitalen Naevi derzeit noch kontrovers beurteilt wird [17, 19, 37]. Eine prophylaktische Excision sollte deshalb insbesondere bei den großen congenitalen Naevi angestrebt werden.

Spitz-Naevi

Spitz-Naevi sind – zumeist im Gesicht lokalisiert – schnell wachsende Naevi von rotbrauner bis dunkelbrauner Farbe. Sie entsprechen dem benignen, *sog.* juvenilen Melanom [2, 6, 14, 15], welches histomorphologisch (s. Kap. 5A) den Eindruck einer malignen Neoplasie vortäuschen kann. Wichtig ist, daß es auch *echte* Melanome gibt, die feingeweblich wiederum einen Spitz-Naevus simulieren (*Spitz-simulating Melanoma*).

Literatur

1. Ackerman AB (1980) Malignant Melanoma – A unifying concept. Hum Pathol 11:591–595
2. Allen AC, Spitz S (1953) Malignant Melanoma. Cancer 6:1–27
3. Beardmore GL, Davis NC (1975) Multiple primary cutaneous melanomas. Arch Dermatol 111:603–609
4. Bodurtha AJ (1979) Spontaneous regression of malignant melanoma. In: Clark WH, Goldman LI, Mastrangelo MJ (eds) Human Malignant Melanoma. Clinical Oncology Monographs. Grune & Stratton, New York San Francisco London, pp 227–241
5. Clark WH, Reimer RR, Greene M, Ainsworth AM, Mastrangelo MJ (1978) Origin of Familial Malignant Melanomas From Heritable Melanocytic Lesions, "The BK Mole Syndrome". Arch Dermatol 114:732–738
6. Clark WH, Ainsworth AM, Mihm MC (1979) The clinical manifestations of primary cutaneous malignant melanomas. In: Clark WH, Goldman LI, Mastrangelo MJ (eds) Human Malignant Melanoma. Grune & Stratton, New York San Francisco London, pp 33–53

7. Clark WH, Bernardino EA, Reed RJ, Kopf AW (1979) Acral lentiginous melanomas including melanomas of mucous membranes. In: Clark WH, Goldman LI, Mastrangelo MJ (eds) Human Malignant Melanoma. Grune & Stratton, New York San Francisco London, pp 109–124
8. Coleman WP, Loria PR, Reed RJ, Krementz ET (1980) Acral lentiginous melanoma. Arch Dermatol 116:773–776
9. Das Gupta T, Bowden L, Berg JW (1963) Malignant melanoma of unknown primary origin. Surg Gynecol Obstet 117:341–345
10. Elder DE, Goldman LI, Green SC, Clark WH (1980) The dysplastic nevus syndrome: a phenotypic association of sporadic cutaneous melanoma. Cancer 46:1787–1794
11. Elder DE, Greene MH, Bondi EE, Clark WH (1981) Aquired melanocytic nevi and melanoma: the dysplastic nevus syndrome. In: Ackerman AB (ed) Pathology of Malignant Melanoma. Masson, New York, pp 185–215
12. Epstein E, Bragg K, Linden G (1969) Biopsy and prognosis of malignant melanoma. JAMA 208:1369–1371
13. Fitzpatrick TB, Gilchrest BA (1977) Dimple sign to differentiate benign from malignant pigmented cutaneous lesions. N Engl J Med 296:1518
14. Gartmann H (1982) Differentialdiagnose von Frühformen des malignen Melanoms. Z Hautkr 57/2:471–472
15. Gilgor RS (1982) Dermatologic manifestations of melanoma. In: Seigler HF (ed) Clinical Management of Melanoma. Martinus Nijhoff Publ, The Hague Boston London, pp 405–433
16. Jänner M, Marschelke I, Voigt H (1980) Lokalisierte intramurale Silberimprägnation der Zunge als Differentialdiagnose zum malignen Melanom. Hautarzt 31:510–512
17. Kaplan EN (1974) The risk of malignancy in large congenital nevi. Plast Reconstr Surg 53:421–428
18. Kerl H, Hödl S (1983) Frühformen maligner Melanome. In: Braun-Falco O, Burg G (Hrsg) Fortschritte der praktischen Dermatologie und Venerologie, Bd 10. Springer, Berlin Heidelberg New York Tokyo, S 257–263
19. Kopf AW, Bart RS, Hennessey P (1979) Congenital nevocytic nevi and malignant melanomas. J Am Acad Dermatol 1:123–130
20. Kraemer KH, Greene MH, Tarone R, Elder DE, Clark WH, Guerry D (1983) Dysplastic nevi and cutaneous melanoma risk [Letter]. Lancet II:1076–1077
21. Kühnl-Petzoldt C (1985) Bericht über die NIH Consensus Development Conference "Precursors to Malignant Melanoma". Akt Dermatol 11:73–76
22. Landthaler M, Braun-Falco O (1981) Maligne Melanome mit unbekanntem Primärtumor, Bericht über 12 Patienten und Übersicht. Hautarzt 32:339–344
23. Lederman S, Fitzpatrick TB, Sober AJ (1984) Skin Markings in the Diagnosis and Prognosis of Cutaneous Melanoma. Arch Dermatol 120:1449–1452
24. Lopansri S, Mihm MC (1979) Clinical and pathological correlation of malignant melanoma. J Cutan Pathol 6:180–194
25. Lynch HT, Krush AJ (1968) Heredity and malignant melanoma: implications for early detection. Can Med Assoc J 99:17–21
26. Lynch HT, Frichot BC, Lynch JF (1978) Familial atypical multiple mole-melanoma syndrome. J Med Genet 15:352–356
27. McBurney EI, Herron CB (1979) Melanoma mimicking plantar wart. J Am Acad Dermatol 1:144–146
28. Mihm MC, Clark WH, From L (1971) The clinical diagnosis, classification and histogenetic concepts of the early stages of cutaneous malignant melanomas. N Engl J Med 284:1078–1082
29. Mihm MC, Clark WH, Reed RJ (1975) The clinical diagnosis of malignant melanoma. Semin Oncol 2:105–118
30. Mihm MC, Fitzpatrick TB (1976) Early detection of malignant melanoma. Cancer 37:597–603
31. Nathanson L (1976) Spontaneous regression of malignant melanoma. A review of the literature on incidence, clinical features and possible mechanisms. Natl Cancer Inst Monogr 44:67–76

32. Paladugu RR, Winberg CD, Yonemoto RH (1983) Acral Lentiginous Melanoma. A Clinicopathologic Study of 36 Patients. Cancer 52:161–168
33. Paul E (1984) Malignant Melanoma and Nevocellular Nevi. Histogenesis and Relationships – Fluorescence-microscopic and Catamnestic Photographic Studies. Normal and Pathological Anatomy, Vol 48. Thieme, Stuttgart New York
34. Pratt CB, Palmer MK, Thatcher N, Crowther D (1981) Malignant Melanoma in Children and Adolescents. Cancer 47:392–397
35. Reimer RR, Clark WH, Greene MH, Ainsworth AM, Fraumeni JF (1978) Precursor Lesions in Familial Melanoma, A New Genetic Preneoplastic Syndrome. JAMA 239:744–746
36. Rhodes AR, Harrist TJ, Mihm MC, Day CL, Sober AJ (1982) Dysplastic nevi in histologic association with 234 cutaneous melanomas. Lab Invest 46:69 A
37. Rhodes AR, Sober AJ, Day CL, Melski JW, Harrist TJ, Mihm MC, Fitzpatrick TB (1982) The malignant potential of small congenital nevi. J Am Acad Dermatol 6:230–241
38. Smith JL, Stehlin J (1965) Spontaneous regression of primary malignant melanoma with regional metastases. Cancer 18:1399–1415
39. Sober AJ, Fitzpatrick FB, Mihm MC, Wise TG, Pearson BJ, Clark WH, Kopf AW (1979) Early recognition of cutaneous melanoma. JAMA 242:2795–2799
40. Sober AJ, Fitzpatrick TB, Mihm MC (1980) Primary melanoma of the skin: Recognition and management. J Am Acad Dermatol 2:179–197
41. Taylor DR, South DA (1980) Acral lentiginous melanoma. Cutis 26:35–36
42. Voigt H (1982) Das maligne Melanom der Haut: Diagnose, Verlaufsdiagnose und Nachsorge. Inform Arzt 10/16:41–51
43. Voigt H, Kleeberg UR (1983) Herausforderung Melanom: Eine Übersicht über Frühdiagnose, Diagnostik, Therapie und Nachsorge aus dermatologischer und internistisch-onkologischer Sicht. Hamb Ärztebl 2:41–48
44. Voigt H, Jänner M, Hajen E (1985) Lokalisierte und generalisierte Formen der Argyrose. Akt Dermatol 11:2–7
45. Voigt H, Goos M (1986) Partielle und komplette Regression maligner Melanome: Klinisch-prognostische Aspekte. Akt Dermatol 12:36–40
46. Zitelli JA, Grant MG, Abell E, Boyd JB (1984) Histologic patterns of congenital nevocytic nevi and implications for treatment. J Am Acad Dermatol 11:402–409

3. Maligne Melanome im Bereich des Auges

D. Hallermann

In der folgenden Abhandlung wird das vielschichtige Problem der Diagnostik und Therapie des malignen Melanoms aus der Sicht des Augenarztes dargestellt, wobei insbesondere drei klinische Manifestationen hervorzuheben sind.

Malignes Melanom der Lider

Gegenüber den aus der allgemeinen Dermatologie bekannten Formen des cutanen Melanoms unterscheiden sich Lidmelanome nur unwesentlich. Bei einer primär operativen Behandlung als Methode der Wahl ist eine *Exzision im Gesunden* mitunter problematisch, da vor allem bei ausgedehnteren Prozessen mit größerer Eindringtiefe ein raumfordernder, plastisch-rekonstruktiver Eingriff zur Erhaltung der Lidfunktion notwendig ist. Wie bei Hautmelanomen verschlechtert sich die Prognose mit zunehmender Eindringtiefe des Tumors.

Malignes Melanom der Conjunctiva

Das primäre maligne Melanom der Bindehaut entsteht im Rahmen einer Genese de novo (50%), aber auch im Verlauf einer malignen Transformation eines zunächst gutartigen Bindehautnaevus oder nach einer erworbenen Melanose (50%).

An therapeutischen Maßnahmen werden diskutiert: *chirurgische Exzision* [14, 37], *Kryokoagulation* [39] und die *Strahlentherapie mit Beta-Applikatoren* (Strontium-90, Ruthenium-106) [27]. Bei einer täglichen Gabe von 1000 rad werden zur Rückbildung der Tumoren insgesamt 15000 bis 20000 rad benötigt. Hierbei empfiehlt es sich, vor der Bestrahlung den Patienten umfassend über zu erwartende Komplikationen aufzuklären, da auch noch Jahre später im Anschluß an eine Strahlentherapie eine radiogene Linsentrübung die Sehfähigkeit beeinträchtigen kann. Die Schädigung der funktionell wichtigen Anteile im Bereich des Kammerwinkels vermag aber auch eine Behinderung des Kammerwasserabflusses und damit ein radiogenes Sekundärglaukom auszulösen, dessen Prognose weitaus ungünstiger zu bewerten ist im Vergleich zur Strahlenkatarakt, die sich in aller Regel jederzeit und ohne größeres Risiko extrahieren läßt.

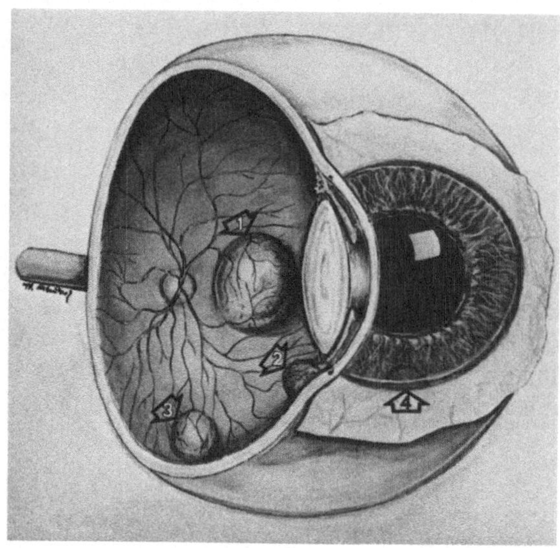

Abb. 1. Lokalisation und Verteilung maligner Melanome innerhalb der Uvea: *1* im Bereich des hinteren Augenpols ca. 60%; *2* Ziliarkörpermelanome ca. 20%; *3* im Bereich der mittleren und äußeren Peripherie ca. 20%; *4* Irismelanome ca. 10%

Intraoculare Melanome

Lokalisation

Innerhalb des Auges werden Iris, Ziliarkörper und Chorioidea dem uvealen Gewebsverband zugerechnet. Uveamelanome sind zu 60% überwiegend am hinteren Augenpol lokalisiert, etwa 30% entfallen auf die mittlere und äußere Fundusperipherie, der Rest verteilt sich auf den Ziliarkörper und die Iris (10%): Abb. 1.

Häufigkeit, Alter

Im augenärztlichen Krebsregister steht das maligne Melanom der Aderhaut als häufigster intraocularer Primärtumor an erster Stelle. Nach epidemiologischen Untersuchungen erkranken im mitteleuropäischen Raum ca. drei bis fünf Menschen pro Jahr, bezogen auf eine Population von einer Million Individuen [39].

Nach Untersuchungen aus den Vereinigten Staaten liegt das Erkrankungsrisiko für die weiße Bevölkerung etwa 15× höher im Vergleich zu Angehörigen der farbigen Rassen. Die skandinavischen Länder liegen im europäischen Vergleich bezüglich der Morbiditäts- und Mortalitätsraten an erster Stelle, demgegenüber ist die Diagnose eines Aderhautmelanoms in den Mittelmeerländern eine Rarität.

Man findet somit ein deutliches „Nord-Süd-Gefälle", ein Hinweis für das Gewicht ethnischer Faktoren in der Ätiologie des malignen Melanoms der Aderhaut.

Das Erkrankungsrisiko steigt mit dem Alter, der Häufigkeitsgipfel liegt zwischen dem 50. und 70. Lebensjahr, wobei etwa zwei Drittel aller Patienten zum

Zeitpunkt der Diagnose das 50. Lebensjahr bereits überschritten haben. Die jährlichen Inzidenzraten bei Patienten zwischen dem 60. und 69. Lebensjahr werden mit 20,1 pro Million pro Jahr angegeben, im Vergleich dazu lag die jährliche Inzidenzrate bei den Patienten in der Altersgruppe zwischen 80 und 89 Jahren bei 4,5 pro Million pro Jahr.

In jüngster Zeit finden sich Hinweise auf eine Zunahme des Erkrankungsrisikos [39]. Auch die eigenen Beobachtungen am Krankengut der Hamburger Augenklinik deuten auf eine Zunahme der Inzidenz, insbesondere bei jüngeren Menschen. Die ansteigende Tendenz liegt möglicherweise aber auch begründet in einer verbesserten augenärztlichen Versorgung und in einer generell höheren Lebenserwartung der Bevölkerung gegenüber früheren Jahrzehnten.

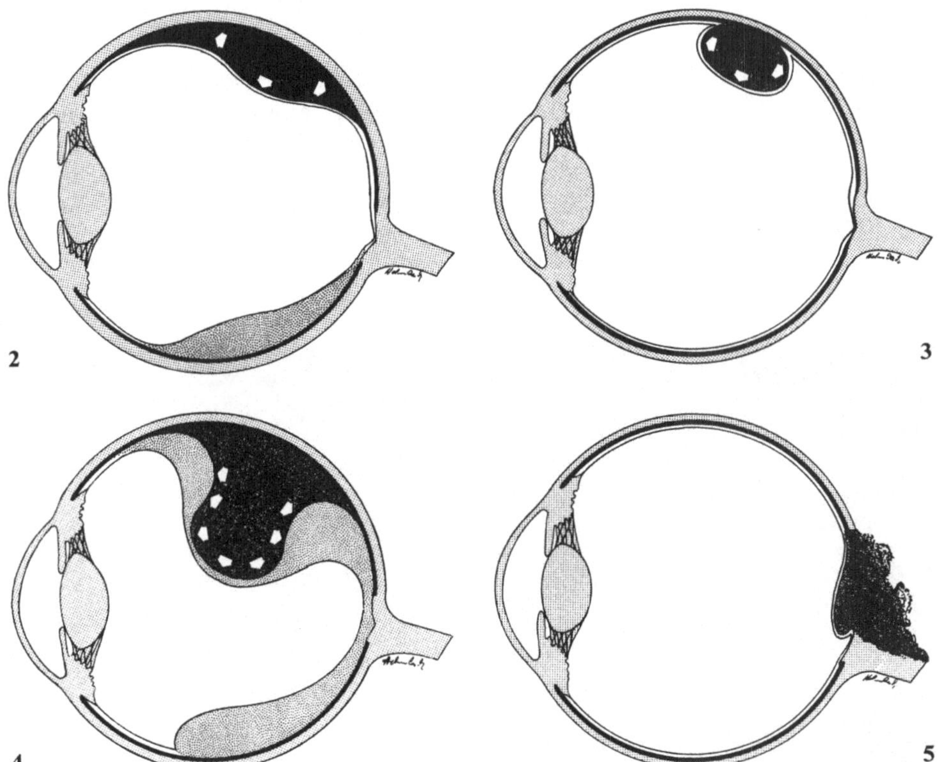

Abb. 2. Graphische Darstellung eines flachen Aderhautmelanoms in der mittleren Fundusperipherie oberhalb der Papille, flächenhafte Ausdehnung, tumorferne Amotio in der unteren Zirkumferenz

Abb. 3. Kleines Aderhautmelanom, wobei die Bruchsche Membran durchbrochen ist, typische Pilz- oder Kragenknopf-Form

Abb. 4. Ausgedehntes Tumorwachstum in der oberen Zirkumferenz mit kollateraler und breitflächig nach unten auslaufender Amotio retinae. Nach Perforation der Bruchschen Membran ist das Melanom weit in den Glaskörper vorgedrungen

Abb. 5. Parapapillär gelegenes Aderhautmelanom mit Perforation der Sklera und Einwachsen in den retrobulbären Raum

Symptome

Aderhautmelanome werden häufig erst spät entdeckt und sind zum Teil ophthalmologische Zufallsbefunde. Je weiter der Tumor an seiner Basis sich dem hinteren Augenpol und damit der Macula nähert, um so frühzeitiger wird der Patient eine Visusveränderung bemerken und einen Augenarzt konsultieren. Liegt das Melanom im Bereich der mittleren oder äußeren Funduspheripherie weit von der optischen Achse entfernt, wird sich der Patient erst dann in seinem Sehvermögen beeinträchtigt fühlen, wenn der Tumor durch sein Vordringen in Richtung auf die Macula zu einer zentralen Visusminderung oder zu Störungen im Bereich des Gesichtsfeldes geführt hat (Abb. 2–5).

Diagnostik

Auch für den klinisch erfahrenen Ophthalmologen kann vom morphologischen Aspekt die differentialdiagnostische Abgrenzung eines Aderhautmelanoms Schwierigkeiten bereiten. In den vergangenen Jahren konnte die Diagnostik jedoch wesentlich verbessert werden. So ergänzen eine Reihe neuartiger Diagnoseverfahren die Biomikroskopie: Die *Fluoreszenzangiographie* liefert ein wichtiges differentialdiagnostisches Kriterium; die Verteilung des intravenös verab-

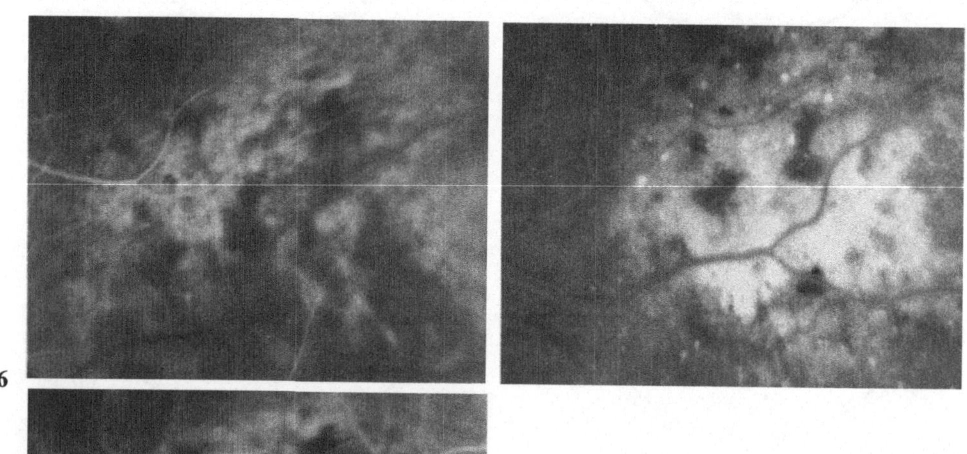

6

7

8

Abb. 6–8. Fluoreszenzangiographie eines 2 mm prominenten Aderhautmelanoms am hinteren Pol bei einem 56 Jahre alten Patienten. In der Frühphase (Abb. **6**) feinfleckige Anfärbung am Rand mit allmählicher Anfärbung der zentralen Tumoranteile, wobei die kleinen weißen punktförmigen Erscheinungen bereits auf Defekte der Bruchschen Membran hinweisen (Abb. **7**). In Abb. **8** füllen sich die Venen zum Abtransport des Fluoreszeins

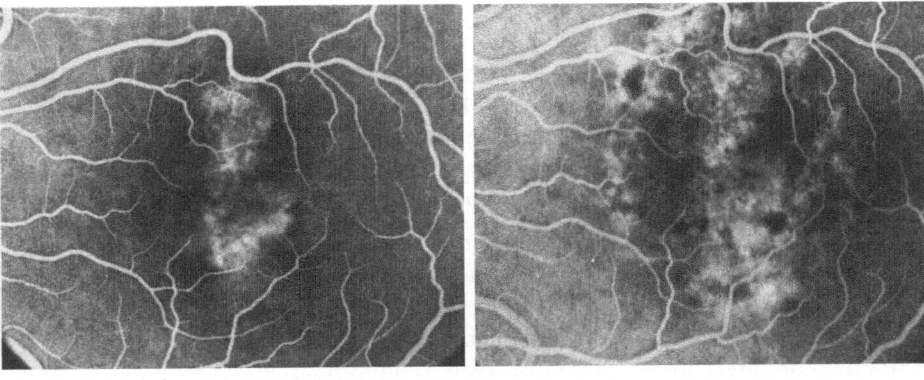

9 10

Abb. 9, 10. Fluoreszenzangiographische Darstellung eines Aderhautnaevus im Gebiet der Macula bei einer 43 Jahre alten Patientin; die im Netzhautniveau gelegene Veränderung ist charakterisiert durch zunehmende Pigmentepitheldefekte während eines Beobachtungszeitraumes von 10 Jahren (Abb. **9** = 1970, Abb. **10** = 1980). Dieser Fall bedarf einer sorgfältigen Verlaufskontrolle, bislang bestehen jedoch keine Anzeichen einer malignen Transformation

reichten Farbstoffes Fluoreszein im retinalen beziehungsweise choriodialen Kreislauf, die Verweildauer in den einzelnen Tumorabschnitten geben Hinweise zur Einordnung pathologischer Netzhaut-Aderhautveränderungen (Abb. 6–10). Ein subretinaler Aderhautprozeß läßt sich unter Verwendung der *Ultraschall-Echographie* als solide Gewebsvermehrung an Hand charakteristischer Schalleigenschaften darstellen. Diese Methode ist dann von besonderem Wert, wenn der Einblick infolge einer Trübung der vorderen Augenabschnitte behindert ist, etwa durch eine postentzündliche Hornhautnarbe oder durch eine senile Linsentrübung. Darüber hinaus haben die Infrarotdokumentationen und die Isotopenanwendungen, insbesondere der *Phosphor-32 Mehrspeicherungstest* in jüngster Zeit zur hohen Sicherheit bei der differentialdiagnostischen Abgrenzung gegenüber vasculären, entzündlichen und degenerativen Netzhaut- und Aderhautveränderungen beigetragen.

Metastasierung

Prognostisch ungünstig ist ein Befall der episkleralen Venen oder eine Perforation der Sklera mit nachfolgendem Einwachsen von Tumorgewebe in den retrobulbären Raum. Bei einer Sklera-Ruptur mit Einbruch des Tumors in die Orbitaspitze besteht hohe Wahrscheinlichkeit auf eine generalisierte Ausbreitung. Leber, Gehirn und Knochenmark sind die bevorzugten Organe einer metastatischen Absiedlung. Das Durchschnittsintervall zwischen Enukleation und der Diagnose von Metastasen beträgt etwa zwei bis drei Jahre. Es sind Extremfälle bekannt, in denen Patienten mit kleinen Tumoren frühzeitig verstarben, dagegen Patienten mit ausgedehnten und somit prognostisch sehr viel ungünstigeren Tumoren lange Zeit überlebten. Die Ursachen liegen hierfür in der unterschiedlichen Charakteristik des jeweiligen Zelltyps.

Histologie

Das Tumorvolumen, insbesondere aber der histologische Zelltyp bestimmen die Lebenserwartungen der Patienten. In einer größeren Studie aus den Vereinigten Staaten wurden an 2652 histologisch aufgearbeiteten Melanomen erste quantitative Angaben über die prognostische Relevanz des pathohistologischen Zelltyps formuliert [39]. Hiernach beträgt die

15-Jahres-Überlebensrate nach Enukleation
81,2% bei Patienten mit Spindel-A-Tumoren
73,6% bei Patienten mit Spindel-B- und faszikulären Tumoren
40,6% bei Patienten mit gemischtzelligen und nekrotischen Melanomen
28,0% bei Patienten mit epitheloidzelligen Melanomen.

Die *mittlere Überlebenszeit nach Enukleation* beträgt:
9,3 Jahre bei Patienten mit gemischtzelligen und nekrotischen Melanomen
4,3 Jahre bei Patienten mit epitheloidzelligen Melanomen.

Therapie

Die histopathologische Einordnung des Zelltyps mit unterschiedlichen Wachstums- und Metastasierungseigenschaften erfordert eine angepaßte Therapie, wobei die verschiedenen Möglichkeiten immer wieder neue Diskussionen entfacht haben, so daß auch heute noch konträre Auffassungen einander gegenüberstehen.

Die eigentliche *Problematik* läßt sich wie folgt definieren:

- Unklarheiten über die *Entstehung eines Tumors.*
- die im einzelnen noch nicht aufgeklärte *Funktion eines immunspezifischen Abwehrsystems.*
- ein klinisch nicht vorhersehbarer und insgesamt unberechenbarer Verlauf im Hinblick auf die *Wachstumseigenschaften des Primärtumors.*
- Ungewißheiten über die auslösenden *Faktoren beim Übergang in das Stadium einer generalisierten Metastasierung,* und schließlich die sich aus all diesem ergebende generelle
- Unsicherheit in der *Beurteilung therapeutischer Maßnahmen*

Die Entfernung des Auges galt bis vor wenigen Jahren noch immer als Therapie der Wahl (Fünfjahresüberlebensrate 50–60%). Im Rahmen einer zunehmend kontrovers geführten Diskussion wird die sofortige Enukleation in jüngster Zeit angezweifelt, teilweise sogar strikt abgelehnt. Im Zwischenfeld dieser konträren Auffassungen hat sich die bulbuserhaltende Strahlentherapie als kurative Behandlungsmethode mit guten Ergebnissen bewährt und an einigen Zentren durchgesetzt.

Die *Prinzipien einer modernen Melanombehandlung* lassen sich wie folgt ordnen:

- *Enukleation* des Auges bei größeren Tumoren, die einer bulbuserhaltenden Behandlung nicht mehr zugänglich sind, gegebenenfalls kombiniert mit einer prä- bzw. postoperativen Radiatio [15, 43].

- *Xenon- oder Laserkoagulation* bei kleineren Aderhautmelanomen unterhalb einer Prominenz von etwa 1–2 mm [41].
- *Chirurgische Exstirpation* im vorderen Augenabschnitt gelegener Ziliarkörper- oder Iristumoren (*Blockexzision*).
- *Bulbuserhaltende Strahlentherapie* mit radioaktiven Strahlenträgern (Strontium-90, Kobalt-60, Jod-125, Ruthenium-106) bzw. Teilchenbestrahlung mit Linearbeschleunigern oder Zyklotron (Protonen, Helium).

Historie der Strahlenbehandlung maligner Melanome

Der Engländer Moore (1930) war der erste Ophthalmologe, dem es im Jahre 1930 am Moorfields-Eye-Hospital in London gelang, die bis dahin geltende Auffassung von der Strahlenresistenz des Aderhautmelanoms zu widerlegen. Er bediente sich speziell geformter Radiumnadeln („radon seeds"), die nach Art einer Spickung von den rückwärtigen Anteilen des Bulbus transskleral in Richtung auf den Tumor eingebracht wurden [33]. Sein Schüler Stallard (1932) entwickelte daraus in den folgenden Jahren konsequent die eigentliche Applikatortechnik zunächst mit Radium, später jedoch mit dem Gamma-Isotop Kobalt-60 [40]. Stallard entwarf eine Reihe verschiedenartig geformter Strahlenträger, die mittels kleiner Ösen auf der Sklera verankert wurden und dort bis zum Erreichen einer vorberechneten Tumorvernichtungsdosis verblieben (Abb. 11).

An Bemühungen, diese Technik zu modifizieren, hat es nicht gefehlt. Fossati (1964) implantierte Kobaltdrähte intraskleral über der Tumorbasis [13], Rosengren und Tengroth (1963) entwickelten eine kugelförmige Kobaltquelle zur Bestrahlung kleinerer Aderhautmelanome am hinteren Pol [38].

Erwähnt sei auch das Verfahren von Boniuk (1979), der über 40 Patienten berichtete nach Behandlung mit radioaktivem Gold-198 [2]. Er klebte Goldnadeln auf einen vorgefertigten Plastikapplikator, der nach der jeweiligen Topographie in Anlehnung an die Tumormasse modelliert wurde.

Packer (1979) modifizierte die Applikatortechnik durch Einführung des Isotops Jod-125. Es handelt sich hierbei ebenfalls um einen Gammastrahler, dessen Charakteristik der des Kobalt-60 offenbar überlegen ist. Packer hat kürzlich vor der American Academy in Chicago hierüber seine Erfahrungen während der vergangenen 5 Jahre mitgeteilt [35, 36].

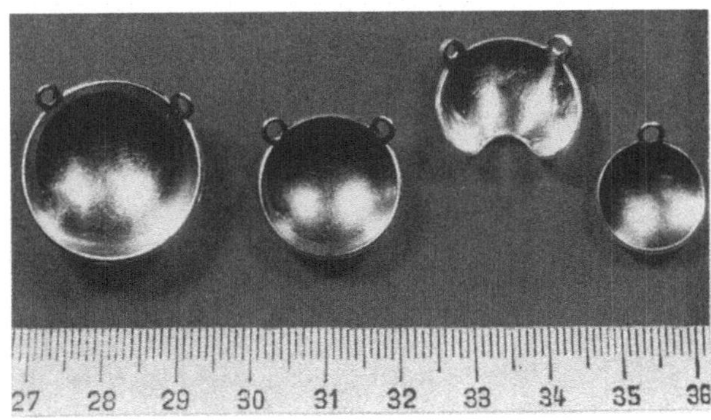

Abb. 11. Rutheniumapplikatoren im Größenvergleich

Aus dem Helmholtz-Institut in Moskau berichtete Brovkina (1983) über die Strahlenbehandlung intraocularer Tumoren mit dem Radioisotop Strontium-90 [4]. Das englische Krankengut hat McFaul (1977) retrospektiv aufgearbeitet und insgesamt kritisch bewertet [31]. Die Gammastrahlung des Kobalt-60 erfaßte nicht nur den Tumor selbst, sondern auch die vorderen Anteile des Auges. So kam es zu einer Reihe schwerwiegender Komplikationen: In erster Linie sind zu erwarten radiogene Obliterationen der größeren Gefäße im Bereich des Papillenkopfes, Arterienverschlüsse oder auch Zentralvenenthrombosen mit nachfolgendem Übergang in ein irreversibles Sekundärglaukom. Die Linse entwickelte mitunter als Folge der Bestrahlung eine radiogene Katarakt. Die in ihrer Funktion eingeschränkten Tränendrüsen führten zu ausgedehnten Sicca-Syndromen, diese wiederum nicht selten zu trophischen Störungen der Hornhaut mit Ausbildung sekundärer Ulcerationen. Genauere Angaben über die Verteilung unerwünschter radiogener Nebenwirkungen finden sich bei Shields [39]. Etwa in einem Drittel der mit Kobalt behandelten Melanompatienten fand sich eine ausgedehnte Strahlenretinopathie mit nachfolgender Amaurose. Vergleichbare Ergebnisse beschrieben 1983 Zografos und Gailloud [44]. Von insgesamt 100 mit Kobalt behandelten Patienten überlebten 57 Patienten fünf Jahre und länger. Hierunter befanden sich 19 Augen, die wegen verschiedener Komplikationen enukleiert werden mußten.

Strahlentherapie mit Ruthenium-106

Eine entscheidende Wende brachte 1964 Lommatzsch durch Einführung des Beta-Strahlers Ruthenium-106 [25, 26]. Für die Augenheilkunde eignet sich dieses Isotop zur Bestrahlung intraokularer Melanome besser wegen einer im Vergleich zu Kobalt-60 günstigeren Strahlencharakteristik. Dies drückt sich im Verhalten der Isodosen aus. Wir finden gegenüber Kobalt einen steileren Dosisabfall über dem Gewebe (Abb. 12). Lommatzsch hat 1983 über 205 Patienten, die er in Ost-Berlin bzw. in Leipzig während der vergangenen 16 Jahre behandeln konnte, eine detaillierte Übersicht über seine Resultate, insbesondere über die radiogenen Komplikationen vorgelegt [27–29].

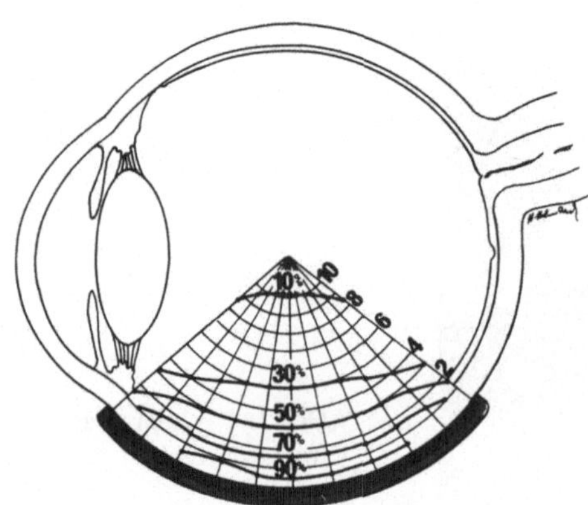

Abb. 12. Isodosenverlauf bei Ruthenium-106. ^{106}Ru/^{106}Rh-Behandlung des Melanoms der Aderhaut

Indikation

Nach Sicherung der Diagnose eines malignen Melanoms der Aderhaut durch die herkömmlichen Verfahren wie Biomikroskopie, Fluoreszenzangiographie, Infra-Rot-Photographie, Ultraschall-Echographie und gegebenenfalls auch noch durch den P-32-Test ist die Entscheidung zu einer bulbuserhaltenden Strahlentherapie mit Ruthenium-106-Applikatoren in erster Linie von der Prominenz und von der Lokalisation des Tumors abhängig. Grundsätzlich können alle Tumoren bis zu einer Prominenz von etwa 5–7 mm bestrahlt werden, wobei der Tumordurchmesser an der Basis entsprechend der Strahlengeometrie des Applikators nicht mehr als 15 mm betragen sollte. Gehen die basalen Anteile des Tumors in den Ziliarkörper über, läßt sich dieser also gegenüber dem Tumor nicht mehr exakt abgrenzen, ist eine Strahlentherapie mit Beta-Applikatoren nicht mehr indiziert. In solchen Fällen würde die Strahlung durch gesundes Ziliarkörpergewebe erheblich abgeschwächt.

Vor der Behandlung sollte der Patient über das Risiko einer möglichen oder wahrscheinlichen Sehverschlechterung genau in Kenntnis gesetzt werden. Hierbei besteht eine klare Beziehung zwischen dem Sitz des Tumors und zu erwartenden funktionellen Einbußen. Die noch verbleibende Sehschärfe nach der Bestrahlung hängt im wesentlichen von der Lokalisation und Ausdehnung des Tumors ab. Liegt der Prozeß im Bereich des hinteren Pols, bzw. ragt der periphere Anteil des Tumors bis an die zentralen Fundusabschnitte heran, ist nach einem kürzeren oder auch längeren Zeitraum mit einer radiogenen Macula- oder auch Opticus-Schädigung zu rechnen. Die Indikation ist daher auf Tumoren im Bereich der mittleren Fundusperipherie zu beschränken, wobei die peripheren Areale des Tumors nicht näher als bis 1,5 mm an den Opticus heranragen sollten.

Handelt es sich um ein „letztes Auge", ist die Indikation der individuellen Situation des Patienten jeweils anzupassen, gegebenenfalls zu erweitern [22].

Dosierung

Die jeweilige Dosisleistung des Applikators ist eine vorgegebene Größe, die der Dosimetrie aktuell zugrunde gelegt wird. Eigene Erfahrungen haben gezeigt, daß eine Strahlentherapie maligner Melanome der Aderhaut im Leistungsbereich zwischen 400–700 rad/h am günstigsten liegt. Die Dauer der Bestrahlung orientiert sich an der Prominenz, die Tumorvernichtungsdosis ist dann erreicht, wenn auf die Tumorspitze ca. 15000–20000 rad entfallen. Zur Erzielung eines optimalen Protrahierungseffektes sollte die Bestrahlungsdauer etwa 5–10 Tage betragen. Tumoren mit einer Prominenz von mehr als 3 mm sollten grundsätzlich höher dosiert bestrahlt werden als kleinere Tumoren; in jedem Fall über 15000 rad, bezogen auf die Tumorspitze. Hierbei empfiehlt sich von vornherein die Wahl eines Applikators mit hoher Dosisleistung (über 400 rad/h) [20, 23].

Zur Vermeidung einer unerwünscht hohen Strahlenreaktion sollte nach Möglichkeit die Bestrahlungsdauer von ca. 3 Tagen nicht unterschritten werden.

Bei längeren Bestrahlungszeiten, die sich über 2 Wochen erstrecken, ist bei größeren Tumoren über 5 mm Ausgangsprominenz in der Regel keine befriedigende Tumorrückbildung zu erwarten. Hierbei empfiehlt sich von vornherein die Wahl eines Applikators mit höherer Dosisleistung (bis zu 1000 rad/h), gegebenenfalls kombiniert mit einer ergänzenden Xenon-Koagulation oder auch einer erneuten fraktionierten Strahlenbehandlung nach einem zeitlichen Intervall von 6–9 Monaten.

Spezielle operationstechnische Gesichtspunkte

Für die Gewebsstrukturen des Auges und deren jeweilige Funktion bedeutet eine radiogene Belastung immer ein Risiko, das gegen den möglichen Nutzen abgewogen werden sollte. Das Abschätzen der Nebenwirkungen und der zu erwartenden Folgen muß dem Patienten gegenüber in einem ausführlichen Gespräch mit allen Konsequenzen vergegenwärtigt werden. Gegenüber einer primären Enukleation des Auges reagiert der Patient positiv, wenn ihm die Möglichkeit eines bulbuserhaltenden Verfahrens eröffnet wird. Dies sollte jedoch unter strenger Einhaltung der o. g. Indikationsgrenzen erfolgen.

Wünschenswert, aber nicht obligat, ist eine allgemeine Intubationsnarkose. Nach zirkulärer Bindehauteröffnung am Limbus und Präparation der Skleraoberfläche über dem Tumorareal wird unter diaphanoskopischer Kontrolle die Tumorbasis auf der Sklera markiert. Dieses gelingt nicht in allen Fällen, insbesondere dann nicht, wenn die Tumoren am hinteren Augenpol lokalisiert sind. Projiziert sich die Tumorbasis auf den Ansatz eines Augenmuskels, muß derselbe möglichst dicht an der Sklera abgetrennt werden. Eine gründliche Kauterisation aller präparierten Areale ist unbedingt zu fordern, bevor man den Applikator auf der Sklera verankert. Sofern die Diagnose nicht bereits von vornherein abgesichert ist, wird zur Bestätigung des Verdachtes ein P-32-Mehrspeicherungstest durchgeführt. Je weiter die Tumoren im vorderen Augenabschnitt gelegen sind, um so einfacher läßt sich unter Sichtkontrolle die Meßsonde auf das Tumorareal aufsetzen. Liegt der Prozeß am hinteren Augenpol, muß binocularophthalmoskopisch mit Hilfe des Eindellungseffektes die Lokalisation der Meßsonde überwacht werden. Bei positivem Ausgang des P-32-Testes wird dann ein geeigneter Applikator ausgewählt, der in Projektion auf das Tumorareal episkleral mit zwei „Suturamidnähten" verankert wird. Hierbei ist darauf zu achten, daß der Tumor 1 mm über seine volle Ausdehnung hinaus überlappend abgedeckt wird. Andernfalls kann er bei insuffizienter Bestrahlung in die jeweilige Richtung der nicht ausreichend erfaßten Areale weiter wachsen (Abb. 13).

Die Applikatoren werden in den strahlenschutzsicheren Tresoren der Radiologischen Klinik gelagert und von dort unter Angabe der aktuellen Dosisleistung unmittelbar vor der Operation abgerufen. Die Überbringung in den Operationsraum hat durch einen fachkundigen strahlenschutzverantwortlichen Physiker der Radiologie in einem Blei-Transportbehälter zu erfolgen.

Beim Umgang mit umschlossenen Radionukliden, unabhängig von den jeweilig emittierten Strahlenenergien, müssen *grundsätzlich* die einschlägigen Strahlenschutzbestimmungen beachtet werden. Hiernach gilt die unmittelbare Umgebung des Patienten als „Kontrollbereich".

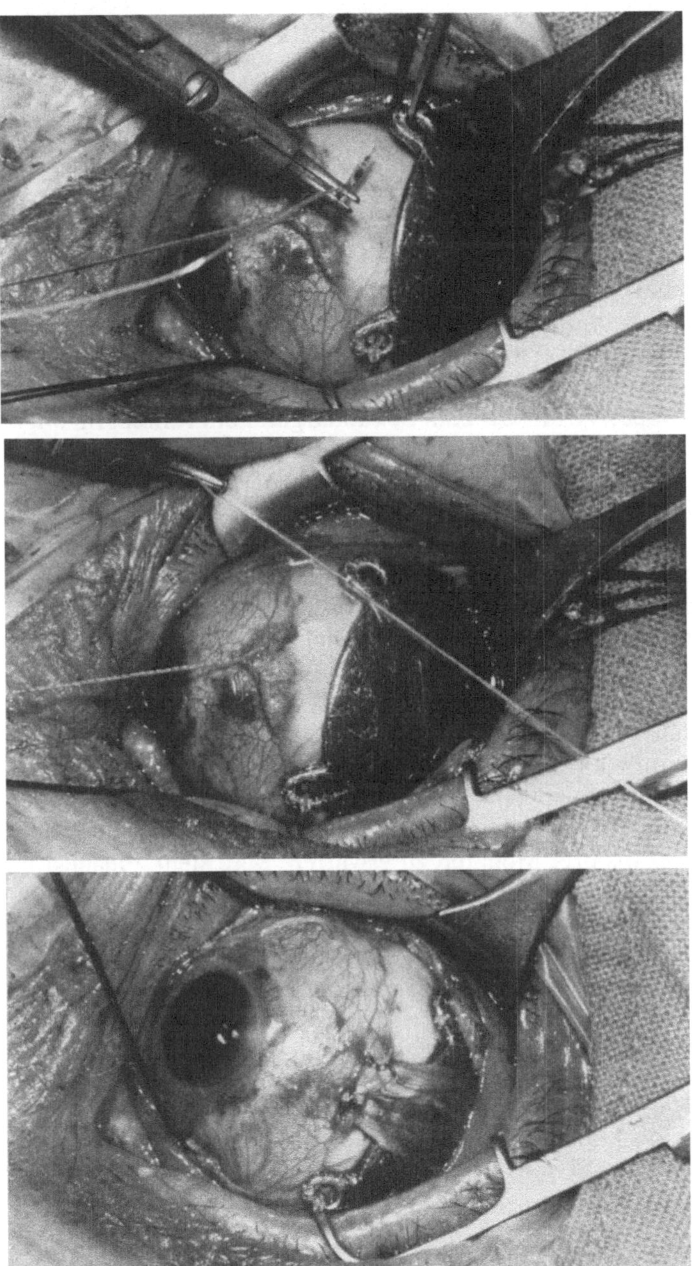

Abb. 13. Ein Applikator wird in Projektion auf das Tumorareal episkleral mit zwei „Suturamidnähten“ verankert

Nach der Applikatoraufnähung wird der Patient im Anschluß an die Aufwachphase auf die Radiologische Station verlegt und dort konsiliarisch durch den behandelnden Ophthalmologen betreut. Nach Erreichen der vorberechneten Tumorvernichtungsdosis kann der Applikator wieder entfernt werden, was unter den gleichen Bedingungen wie seine Aufnähung geschieht.

Klinischer Verlauf nach Strahlentherapie mit Ruthenium-106

Im Anschluß an die Applikatorentfernung ist die Dauer der stationären Nachbehandlung vom Ausmaß der radiogenen Uveitis bestimmt. Bei allen Patienten beobachtet man eine akut-exsudative Phase durch Ausbildung einer Uveitis anterior et posterior innerhalb der ersten Tage nach Applikatorentfernung. Die im vorderen Augensegment ablaufenden entzündlichen Erscheinungen können zu Synechien, zu einer Rubeosis iridis bis zum Sekundärglaukom führen. Im allgemeinen läßt sich aber diese initiale Strahlenexsudation durch den Einsatz von Steroiden, lokal und subconjunctival verabreicht, gut beherrschen [22, 23].

Bei einer Rutheniumbehandlung maligner intraocularer Melanome werden bis zu 100000 rad auf die Skleraoberfläche appliziert. Die radiogene Belastung der sehr viel strahlensensibleren Aderhaut in dieser Größenordnung führt zu einer erheblichen chorioretinalen Zirkulationsstörung und damit zur Beeinträchtigung des intraocularen hämodynamischen Gleichgewichtes.

Am hinteren Augenabschnitt findet man – abhängig von der Lokalisation des Strahlenträgers – nicht selten radiogene Opticus- oder Maculaschäden, Venen- oder auch Arterienverschlüsse.

Das initiale Netzhautödem klingt nach einigen Wochen ab. Im Bestrahlungsfeld findet man zunehmend eine charakteristische Pigmentverschiebung mit Rückgang der kollateralen und tumorfernen Amotio. Eine Tumorabflachung ist erst nach zwei bis drei Monaten zu erwarten. Man sieht zunächst im Bereich der peripheren Anteile des Tumors eine beginnende Atrophie der Netzhaut und Aderhaut. Diese regressiven Veränderungen im Tumor selbst erstrecken sich auf einen Zeitraum von 1½ bis 2 Jahren.

Nach den jetzt vorliegenden Langzeitergebnissen einer bulbuserhaltenden Strahlentherapie intraocularer Ziliarkörper- und Aderhautmelanome mit Ruthenium-106 bietet die Strahlentherapie gegenüber der primären Enukleation entscheidende Vorteile, da nicht nur das Auge als solches mit einer gewissen Restfunktion für den Patienten erhalten bleibt, sondern darüber hinaus die Lebenserwartung bestrahlter Melanompatienten gegenüber den primär enukleierten deutlich höher liegt [24, 29]. Letztere Autoren bestätigen nach einer statistischen Analyse, daß die lokale Bestrahlung mit Ruthenium-106 „mehr Überlebenszeit" für den Durchschnitt der Patienten bedeutet. Die Berechnungen bringen zum Ausdruck, daß für die Patienten im Mittel ein Gewinn von 0,7 Jahren = 8 Monate resultiert und diese Patienten dieses „Mehr" an Zeit mit beiden Augen und teilweise sogar mit verbessertem Visus erleben.

Eigene Untersuchungen 1975–1984

Die Strahlentherapie des malignen Melanoms der Aderhaut hat nur dann einen bleibenden Erfolg, wenn unter einer Tumorvernichtungsdosis die malignen Gewebsformationen im subretinalen Raum irreversibel unter weitgehender Schonung der gesunden, nicht betroffenen Anteile des Auges zerstört werden. Daß dieses Ziel grundsätzlich erreichbar ist, zeigen unsere eigenen Resultate der vergangenen 9 Jahre: Insgesamt wurden 215 Patienten mit malignen Melanomen der Aderhaut bestrahlt, in 21 Fällen war die Sehrschärfe auf dem Partnerauge mehr oder weniger gegenüber dem betroffenen Auge funktionell eingeschränkt. Nach der Altersverteilung überwiegen in Übereinstimmung mit der Literatur die älteren Patienten zwischen dem 50. und 70. Lebensjahr. Auffällig war in den letzten Jahren allerdings eine deutliche Zunahme der Inzidenzraten bei jüngeren Frauen zwischen dem 30. und 50. Lebensjahr.

Die Effektivität einer Strahlentherapie maligner Melanome der Aderhaut läßt sich frühestens nach 1½ Jahren beurteilen. So wurden in der vorliegenden Analyse 142 Patienten hinsichtlich der Langzeitergebnisse genauer analysiert (Tab. 2). Die durchschnittliche Beobachtungsdauer bei diesen 142 Patienten (66%) betrug 36,7 Monate.

Die Wirksamkeit der Strahlenbehandlung mit Ruthenium-106 ist durch charakteristische Regressionabläufe gekennzeichnet. Neben der Prominenzabnahme liefert die von Guthoff 1980 angegebene Methode zur echographischen Bestimmung des Tumorvolumens ein wichtiges Kriterium [19]. Genauere Angaben hierzu sind kürzlich veröffentlichten Arbeiten zu entnehmen [20, 23]. Das Verhalten der Tumorprominenzen und Volumina im Gefolge einer Rutheniumbestrahlung kann sehr unterschiedlich sein, wobei die Gründe der Strahlenresistenz im einzelnen noch nicht geklärt sind. Weitere Untersuchungen über Dosisleistungen und -effekte sind erforderlich. Abhängig vom Ausgangsvolumen verbleibende Restprominenzen über 3 mm sollten einer ergänzenden Xenon- oder Laserkoagulation oder einer erneuten fraktionierten Strahlentherapie zugeführt werden, wobei die maximale radiogene Belastungsgrenze der Sklera zu berücksichtigen ist. Diese beträgt nach eigenen Erfahrungen etwa 150000 rad.

Entsprechend dem gehäuften Auftreten größerer Aderhautmelanome am hinteren Pol beträgt die noch verbleibende Restsehschärfe in 49% aller bestrahlten Fälle 0,2–1,0. In der überwiegenden Mehrzahl ist die funktionelle Entwicklung durch eine radiogene Opticus- und Maculaschädigung gekennzeichnet. Unter diesem Aspekt muß für einen Anteil weiterer, jetzt noch gut sehender Patienten ebenfalls eine Visusminderung erwartet werden, die zur Zeit im Rahmen der noch ablaufenden radiogenen Fibrose fortschreitet. Im allgemeinen läßt sich aus der Verlaufsbeobachtung ablesen, daß die regressiven Veränderungen der Netz- und Aderhaut nach etwa 1½–2 Jahren abgeschlossen sind.

Unter den aufgetretenen Komplikationen, die wir bei den über 1,5 Jahren und länger beobachteten Fällen gesehen haben, sind der Anteil von Rezidiven (n = 10) und der Anteil sekundärer Enukleationen (n = 11) hervorzuheben. 10 Patienten sind in der Zwischenzeit verstorben, 8 davon an den Folgen einer histologisch nachgewiesenen Melanommetastasierung. Unter den behandelten Fällen gelang es aber immerhin zu einem Drittel, den ehemaligen Tumor in eine flache chorioatrophische Narbe umzuwandeln. In einem weiteren Drittel des jetzt überschaubaren Krankenguts haben wir ebenfalls berechtigte Hoffnung auf eine für die Patienten günstige Entwicklung.

In 26 Fällen mußten wir infolge unzureichender Tumorrückbildung erneut bestrahlen, die momentanen Befunde lassen hierüber noch keine verbindliche prognostische Aussage zu.

Innerhalb des europäischen Raumes ist eine Rutheniumbestrahlung an folgenden Universitäten möglich: Stockholm, Helsinki, Basel, Wien, Berlin, Leipzig, Hamburg, Essen, München, Mainz, Münster.

Es dürften mittlerweile etwa 1500 Patienten mit Ruthenium behandelt worden sein.

Bestrahlungsreaktionen sind dosisabhängig und in gewissem Maße auch vorhersehbar. Allein eine verbindliche Definition der Dosiswirkungsbeziehung wird am Beispiel von Ruthenium-106 gegenwärtig noch diskutiert. Die Schwierigkeit liegt darin begründet, daß Tumoren in ihrem histologischen Aufbau different sind. Die Strahlensensibilität der Zellen wächst bekanntlich mit ihrer reproduktiven Aktivität und nimmt mit ihrem Differenzierungsgrad ab. Wäre der betreffende Zelltyp vor der Behandlung bekannt, ließe sich u. U. die Strahlendosierung danach ausrichten. Somit wäre eine histologische Klassifizierung *vor* der Bestrahlung durchaus wünschenswert – wie in der allgemeinen Strahlentherapie üblich – sie ist aber in diesem Fall nicht durchführbar.

Neuere Techniken (Protonen-Helium-Bestrahlung)

Eine Übersicht zur aktuellen therapeutischen Situation in der Strahlenbehandlung des intraocularen Melanoms wäre unvollständig ohne Erwähnung der in den USA entwickelten allerneuesten Techniken, die sich im klinischen Einsatz hinsichtlich der Langzeitresultate allerdings noch zu bewähren haben. Nach den jetzt vorliegenden Ergebnissen erscheint jedoch die von Gragoudas 1978 vorgestellte Protonenbestrahlung, insbesondere bei größeren Tumoren, der Ruthenium-Technik überlegen [18]. Dies trifft offenbar in gleicher Weise zu für die Heliumbestrahlung [7].

Die relative biologische Wirksamkeit (RBW) von Alpha-, Beta- und Gammastrahlen wird üblicherweise in der Strahlentherapie auf die von Kobalt-60 bzw. einer vergleichbaren konventionellen Röntgenstrahlung von 220 kV bezogen. Ruthenium hat gegenüber Kobalt eine geringere relative biologische Wirksamkeit. Protonen und Helium ionisieren im Gewebe auf Grund ihrer schwereren Masse dichter als Beta- und Gammastrahlen.

Die Protonenbestrahlung ist charakterisiert durch die Entfaltung ihrer maximalen radiobiologischen Wirkung in einer definierten Gewebetiefe. Das davor liegende Gewebe wird weitgehend geschont. Heliumionen verfügen strahlenphysikalisch über eine noch günstigere Dosisverteilung im Vergleich zu Protonen. Die relative biologische Wirksamkeit liegt unterhalb der von Protonen und Helium, ebenso finden wir deutliche Unterschiede in bezug auf den linearen Energietransfer. Insgesamt erscheint zum jetzigen Zeitpunkt die Protonenbestrahlung hinsichtlich der Dosiswirkungsbeziehungen für unsere Zwecke den konventionellen Applikatortechniken überlegen, da es offenbar gelungen ist, die Energie schärfer auf das Zielvolumen zu konzentrieren, ohne dabei die gesunden Gewebsabschnitte des Auges oder die rückwärtigen Anteile des Bulbus zu gefährden.

Als Lieferant für die Protonen bzw. für das Helium dient ein Zyklotron. Es handelt sich hierbei um eine aufwendige Beschleunigeranlage, die einen ganzen Stab von speziell ausgebildeten Nuklearphysikern und Elektronikern erfordert, um die Sicherheit im Bereich der medizinischen Anwendung zu gewährleisten.

In Kürze wird auch in Zürich eine Protonenbestrahlung intraocularer Melanome unter Aufsicht von Prof. Gailloud (Lausanne) möglich sein.

Schlußfolgerungen

Immer noch werden auch hierzulande Patienten mit ausgedehnten Aderhautmelanomen und hochblasigen exsudativen Netzhautabhebungen schlicht beobachtet, so daß man sich fragen muß, worauf die hierfür Verantwortlichen noch warten. Wir wissen zwar, daß Patienten mit größeren Melanomen oft viele Jahrzehnte überleben; wir wissen aber auch, daß Patienten mit kleinvolumigen Tumoren innerhalb kurzer Zeit in das Stadium einer generalisierten Metastasierung geraten und daran sterben.

Bei klinisch gesicherter Diagnose, was in etwa 95% der Fälle gelingt, ist ein *aktives* therapeutisches Handeln angezeigt. Ein Abwarten ist nur dann gerechtfertigt, wenn wir über zuverlässige quantitativ-immunologische Parameter verfügen, die uns über die biologische Dynamik der jeweils vorliegenden Erkrankung sichere Argumente für ein konservativ-abwartendes Behandlungskonzept liefern würden. Dies ist bis heute weder möglich noch absehbar. Eine

Tabelle 1. Zusammenfassende Darstellung der Strahlentherapie des Aderhautmelanoms in der Literatur

Literatur		Pat. *n*	Therapie	Max. Beobachtungszeit (Jahre)	Indikationsgrenzen		Signifikante Tumorrückbildung (%)
					Tu-Prom.	Basis ∅	
Stallard	1968	107	Ko-60	27	5 mm		70
Bedford	1973	130	Ko-60	15	5 mm		20
Zografos	1983	100	Ko-60	14	3 mm	10 mm	60
Shields	1983	100	Ko-60	7	8 mm	13 mm	60
Boniuk	1979	40	Aur-198	10	4 mm	10 mm	88
Packer	1983	ca. 50	Jod-125	5	5 mm	13 mm	
Brovkina	1983	278	Sr-90	11	4 mm	13 mm	75
Lommatzsch	1983	205	Ru-106	16	5 mm	15 mm	64
Foerster	1983	110	Ru-106	4	10 mm	15 mm	ca. 70
Hallermann	1983	215	Ru-106	9	6 mm	15 mm	62
Char	1983	40	Helium	5	7 mm	14 mm	85
Gragoudas	1983	150	Protonen	8	10 mm	15 mm	60

Tabelle 2. Langzeitresultate und Komplikationen nach Strahlentherapie mit Ruthenium-106, erhoben an 142 Patienten (durchschnittl. Beobachtungszeit: 36,7 Monate)

Jahre	Pat.	%	Visus unverändert	Visus schlechter	Rezidive	Sek. Enukl.	Metast.	Verstorben	
								Metast.	andere Ursachen
1,5–2	43	(30)	30	13	6	3	1	1	–
2 –4	71	(50)	50	21	–	5	3	3	–
4 –6	23	(16)	5	18	3	3	6	4	2
6 –9	5	(4)	2	3	1	–	–	–	–
Gesamt 36,7 Mon.	142	(100)	87 (61%)	55 (39%)	10 (7%)	11 (8%)	10 (7%)	8 (6%)	2 (1%)

defensive Haltung zulasten des Patienten ist zum jetzigen Zeitpunkt ärztlich nicht vertretbar.

Eine Zusammenfassung der Literaturdaten bezgl. der Strahlentherapie des Aderhautmelanoms ist in Tabelle 1, der Behandlung mit Ruthenium-106 bei 142 Patienten in Tabelle 2 dargestellt.

Literatur

1. Bedford MA (1973) The use and abuse of cobalt plaques in the treatment of choroidal malignant melanomata. Trans Ophthalmol Soc UK 93:139–143
2. Boniuk M, Cohen JS (1978) Combined use of radiation plaques and photocoagulation in the treatment of choroidal melanomas. In: Jakobiec FA (ed) Ocular and adnexal tumors.
3. Blodi FC, Foerster M, Hallermann D, Lund O-E, Meyer-Schwickerath G, Straatsma B, Zimmerman LE (1983) Rundtischgespräch: Therapie des Melanoma uveae. Fortschr Ophthalmol 80:443–447
4. Brovkina AF (1983) Personal communication
5. Bujara K, Hallermann D (1984) Netzhaut-Aderhautnarbe nach Bestrahlung eines malignen Melanoms der Aderhaut mit dem Ruthenium-106-Applikator. Ophthalmologica 188:29–34
6. Char DH, Lonn LI, Margolis LW (1977) Complications of cobalt plaque therapy of choroidal melanomas. Am J Ophthalmol 83:536–541
7. Char DH et al. (1980) Helium ion charged particle therapy for choroidal melanoma. Arch Ophthalmol 87:565–570
8. Char DH, Castro JR (1982) Helium ion therapy for choroidal melanoma. Arch Ophthalmol 100:935
9. Davidorf FH, Makley TA, Lang JR (1976) Radiotherapy of malignant melanoma of the choroid. Trans Am Acad Ophthalmol Otolaryngol 81:849–861
10. Federman JL, Sarin LK, Shields JA, Felberg NT (1979) Tumor associated antibodies in the serum of patients with ocular melanomas. II. Variation in antibody level after xenon arc photocoagulation. Arch Ophthalmol 97:253–255
11. Flocks M, Gerende JH, Zimmerman LE (1955) The size and shape of malignant melanomas of the choroid and ciliary body in relation to the prognosis and histological characteristics: a statistical study of 210 tumors. Trans Am Acad Ophthalmol Otolaryngol 59:740–758
12. Foerster MH, Fried M, Wessing A, Meyer-Schwickerath G (1983) Strahlenretinopathie nach Behandlung von Aderhautmelanomen mit 106-Ru/106-Rh-Applikatoren. Fortschr Ophthalmol 80:418–421

13. Fossati F (1964) Die Behandlung von Retinoblastomen und Melanoblastomen der Uvea mit Implantation radioaktiver Kobaltdrähte. Strahlentherapie 124:180
14. Foulds WS (1974) Local excision of choroidal melanomas. Trans Ophthalmol Soc UK 93:343–346
15. Gass JDM (1980) Observation of suspected choroidal and ciliary body melanomas for evidence of growth prior to enuclation. Arch Ophthalmol 87:523–528
16. Gragoudas ES et al. (1978) Protein irradiation of choroidal melanomas. Arch Ophthalmol 96:1583–1591
17. Gragoudas ES et al. (1980) Proton beam irradiation: an alternative to enucleation for intraocular melanomas. Arch Ophthalmol 87:571–581
18. Gradoudas ES, Goitein M, Verhey L, Munzenreider J, Urie M, Suit H, Koehler A (1982) Proton Beam Irradiation of Uveal Melanomas. Results of 5½-year Study. Arch Ophthalmol 100:928
19. Guthoff R (1980) Modellmessungen zur Volumenbestimmung des malignen Aderhautmelanoms. Albrecht v. Graefes Arch Ophthalmol 214:139
20. Guthoff R, Hallermann D (1983) Ruthenium irradiation of choroidal melanomas – methods of planning and controlling therapy. International Symposium on Intraocular Tumors under the Auspices of the European Ophthalmological Society. In: Lommatzsch PK, Blodi FC (eds) Springer, Berlin Heidelberg New York Tokyo pp 302–305
21. Hallermann D, Lommatzsch PK (1979) Langzeitbeobachtungen nach Strahlentherapie des malignen Melanoms der Aderhaut mit dem Ru-106/Rh-106-Applikator. Ber Dtsch Ophthalmol Ges 76:177
22. Hallermann D (1981) Behandlung des malignen Melanoms der Aderhaut mit ionisierenden Strahlen. Z Prakt Augenheilkd 2:103–108
23. Hallermann D, Guthoff R (1983) Retrogression of choroidal melanoma after beta-irradiation with Ruthenium-106/Rhodium-106. International Symposium on Intraocular Tumors under the Auspices of the European Ophthalmological Society. In: Lommatzsch PK, Blodi FC (eds) Springer, Berlin Heidelberg New York Tokyo, pp 307–315
24. Kiehl H, Kirsch I, Lommatzsch P (1984) Das Überleben nach Behandlung des malignen Melanoms der Aderhaut: Vergleich von konservativer Therapie (106-Ru/106-Rh-Applikator) und Enukleation ohne und mit postoperativer Orbitabestrahlung, 1960 bis 1979. Klin Mbl Augenheilkd 184:2–14
25. Lommatzsch P, Vollmar R (1966) Ein neuer Weg zur konservativen Therapie intraocularer Tumoren mit Betastrahlen (106-Ru/106-Rh) unter Erhaltung der Sehfähigkeit. Klin Monatsbl Augenheilkd 148:682
26. Lommatzsch P (1974) Treatment of choroidal melanomas with 106-Ru/106-Rh beta-ray applicators. Surv Ophthalmol 19:85–100
27. Lommatzsch P (1977) Die therapeutische Anwendung von ionisierenden Strahlen in der Augenheilkunde. Thieme, Leipzig
28. Lommatzsch P, Hallermann D, Domarus Dv (1981) Treatment of bilateral choroidal malignant melanoma. Dev Ophthalmol 2:105–113
29. Lommatzsch P (1983) Beta-irradiation of choroidal melanoma with 106-Ru/106-Rh-applicators. 16 years' experience. Arch Ophthalmol 101:713–717
30. Manschot WA, van Peperzeel HA (1980) Choroidal melanoma: enucleation or observation? A new approach. Arch Ophthalmol 98:71–77
31. McFaul PA (1977) Local radiotherapy in the treatment of malignant melanoma of the choroid. Trans Ophthalmol Soc UK 97:421–427
32. Menapace RM, Gnad HD, Heckenthaler W (1983) Interstitielle Radiotherapie maligner Aderhautmelanome: Spickung mit dem Goldkorn-Applikator nach Hodt. Klin Mbl Augenheilkd 182:560–564
33. Moore RF (1930) Choroidal sarcoma treated by Intraocular Insertion of Radon Seeds. Br J Ophthalmol 14:145
34. Naumann GOH, Yanoff M Zimmermann LE (1966) Histogenesis of malignant melanomas of the uvea. I. Histopathologic characteristics of nevi of the choroid and ciliary body. Arch Ophthalmol 76:784–796
35. Packer S, Rotman M (1980) Radiotherapy of choroidal melanoma with iodine-125. Arch Ophthalmol 87:582–590

36. Packer S, Rotman M, Fairchild R, Albert DM, Atkins HL, Chan B (1980) Irradiation of choroidal melanoma with iodine-125 ophthalmic plaque. Arch Ophthalmol 98:1453–1457
37. Peyman GA, Apple DJ (1974) Local excision of a choroidal melanoma, full-thickness eye wall resection. Arch Ophthalmol 92:216–218
38. Rosengren BHO, Tengroth B (1963) A modified Co-60-applicator for the treatment of the retinoblastoma. Acta Radiol [Oncol] 1:305
39. Shields JA (1983) Diagnosis and management of intraocular tumors. Mosby, St. Louis
40. Stallard HB (1966) Radiotherapy for malignant melanoma of the choroid. Br J Ophthalmol 50:147–155
41. Vogel MH (1972) Treatment of malignant melanomas with photocoagulation: evaluation of 10 year follow-up data. Am J Ophthalmol 74:1–11
42. Zimmerman LE, McLean IW, Foster WP (1978) Does enucleation of an eye containing a malignant melanoma prevent or accelerate the dissemination of tumor cells? Br J Ophthalmol 62:420–425
43. Zimmerman LE, McLean IW (1979) An evaluation of enucleation in the management of uveal melanomas. AM J Ophthalmol 87:741–760
44. Zografos L, Gailloud CL (1983) Conservative Treatment of Choroidal Melanoma by Cobalt 60 Applicators. International Symposium on Intraocular Tumors under the Auspices of the European Ophthalmological Society. In: Lommatzsch PK, Blodi FC (eds) Springer, Berlin Heidelberg New York Tokyo, pp 286–289

4. Maligne Melanome im HNO-Bereich

J. KELLNER

Im Kopf- und Halsbereich findet man die höchste Flächendichte bösartiger Pigmentgeschwülste. Nach Untersuchungen der Erlanger Studie (1967–1978) wird die Häufigkeit maligner Melanome im Kopf- und Halsbereich bei Männern mit 10% und bei Frauen mit 9,8% angegeben [8]. Bei einer Untersuchung von 660 Melanompatienten fand Conley eine Verteilung der Melanome im Gesicht mit 32,3%, Skalp 19,7%, Ohr 18,6%, Hals 13,6% und Melanome der Schleimhaut mit 8,9% [1]. Von Fitzpatrick werden Gesichtshautmelanome mit 43%, Skalp 12,6%, Ohr und postauriculäre Region 26,6%, Hals 16,5% und Schleimhautmelanome mit 10% angegeben [23]. Donnellan beschreibt 119 Hautmelanome des Kopf- und Halsgebietes und fand dabei in 31% der Fälle das superfiziell spreitende Melanom (SSM), welches sich bekanntermaßen in zunächst oberflächlich-horizontaler Wachstumsphase ausbreitet. Das sich von vornherein vertikal invasiv ausbreitende noduläre Melanom (NM) wurde in größerer Häufigkeit mit 49% gefunden. 19% der Fälle konnten dem Lentigo maligna-Melanom (LMM) zugeschrieben werden [22]. Das LMM entsteht nach jahrelangem horizontalen in situ-Wachstum aus einer Melanosis circumscripta praeblastomatosa (Dubreuilh) bzw. Lentigo maligna (Hutchinson). Bemerkenswert ist, daß hierbei besonders Jochbein und Wangenregion (also die am stärksten lichtexponierten Regionen) bei älteren Menschen befallen werden. Hals, Skalp und Wange sind nach Batsakis die häufigsten Hautlokalisationen maligner Melanome im Kopf-Halsbereich. Nase und Kinn werden seltener befallen [24]. 36 maligne Melanome des Ohres, von Sylven zusammengestellt, waren im Bereich der Concha, des Tragus, des Antitragus, des äußeren Gehörganges, der prä- und infraauriculären sowie retroauriculären Region lokalisiert [32]. Auch das Gebiet der Anthelix kann betroffen sein.

Melanome der Schleimhaut stellen neben dem SSM, NM und LMM eine Sonderform dar. Sie können pigmentiert, auch amelanotisch im Bereich der Nasenhöhle, den Nasennebenhöhlen, der Mundhöhle und in selteneren Fällen auch an den Schleimhäuten des Larynx und des Pharynx auftreten [31 a]. Häufigkeiten einzelner Lokalisationen verschiedener Untersuchungsgruppen sind in den Tabellen 1 und 2 dargestellt.

Bemerkenswert ist, daß die Melanome der Nasenhaupthöhle, des Nasenrachenraumes und der Nebenhöhlen oft sehr spät entdeckt werden, da sie relativ symptomarm auftreten, kaum Schmerzen verursachen und sich in versteckten Körperregionen ausdehnen. Freedman berichtet bei Nasen- und Nebenhöhlenmelanomen gehäuft über Epistaxis, danach folgen Zeichen der nasalen Obstruktion, Schmerzen, Gesichtsschwellung, nasale Schwellung, polypoide Mas-

Tabelle 1. Kopf- und Halsmelanome

Autor	Haut	Schleim-haut	% (Anteil d. Schleim-hautmel.)
Conley	608	52	8,9
Ballantyne	405	13	3,2
Eneroth u. Lundberg	460	41	8
Fitzpatrick	79	8	10

Tabelle 2. Schleimhautlokalisationen maligner Melanome im Kopf- und Halsbereich (in % der ges. Schleimhautmelanome)

Autor	Nase und Neben-höhlen (%)	Mund-höhle (%)	Pharynx u. Larynx (%)
Conley	34	50	15
Eneroth u. Lundberg	60	40	
Shah	60	27	8
Snow	42	50	
Scherer	60	30	10

sen in der Nase und Epiphora [17]. Der gleiche Autor fand bei Melanomen der Nasenhaupthöhle einen bevorzugten Sitz am Septum, der lateralen Nasenwand und der unteren Muschel, in weit geringerem Maße fanden sich Melanome an der mittleren Muschel [17].

Unter den Melanomen der Mundhöhle finden sich gehäufte Lokalisationen am Gaumen und am oberen und unteren Alveolarkamm (Abb. 1). Ein Befall der Lippe, der buccalen Mucosa und des Mundbodens ist seltener. Die Mundhöhlenmelanome können für den Untersucher durch eine sich langsam ausdehnende symptomlose Pigmentation in Erscheinung treten. Im weiteren Verlauf können sich die pigmentierten Areale durch Aufgerauhtheit, Knötchenbildung, Bröckeligkeit und Hämorrhagie bemerkbar machen [19]. Greene postulierte drei Kriterien für die Diagnose eines malignen Melanoms der Mundhöhle:

1. Klinisch und histologisch darstellbarer Tumor.
2. Intraepitheliale junctionale Aktivität.
3. Keine andere Primärtumorlokalisation [34].

Die durch Eneroth untersuchten Gaumenmelanome imponierten als pigmentierte, blutende und oft auch ulcerierte Gebiete, die durch eine Melanose der Schleimhaut auffielen [30].

Primäre Melanome des Nasopharynx und auch Metastasen dieser Körperregion sind eine Seltenheit [1, 14]. Sie treten klinisch recht spät u. a. mit behinderter Nasenatmung, Rhinolalia clausa, Tubenventilationsstörungen, Schalleitungsschwerhörigkeit und Druckgefühl im Ohr in Erscheinung (Abb. 2a, b).

Abb. 1. Schleimhautmelanom (Level IV) des oberen Alveolarkammes

Abb. 2. **a** Amelanotische Metastase im linken Nasopharynx (die linke Choane und der Tubenwinkel sind verschlossen). Der Primärtumor befand sich am Rücken. 42jährige Patientin. **b** CT-Nachweis der amelanotischen Melanommetastase im li. Nasopharynx (Patientin der Abb. 2a)

Abb. 3. Immunhistochemischer Nachweis einer amelanotischen Metastase des Nasopharynx. Positive S-100 Reaktion. (Mit freundlicher Genehmigung durch Prof. A. J. Cochran, UCLA, Californien)

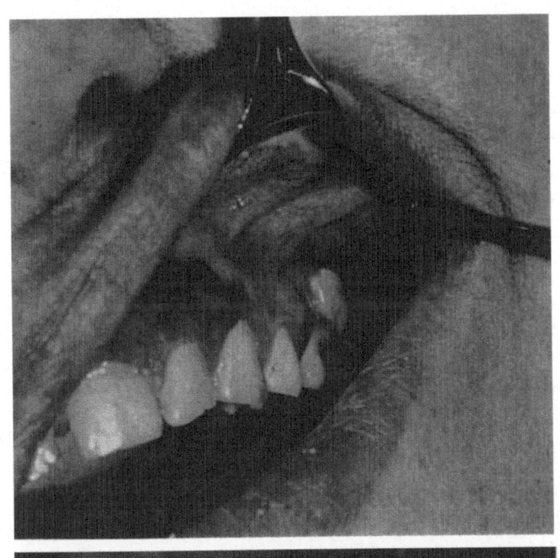

1

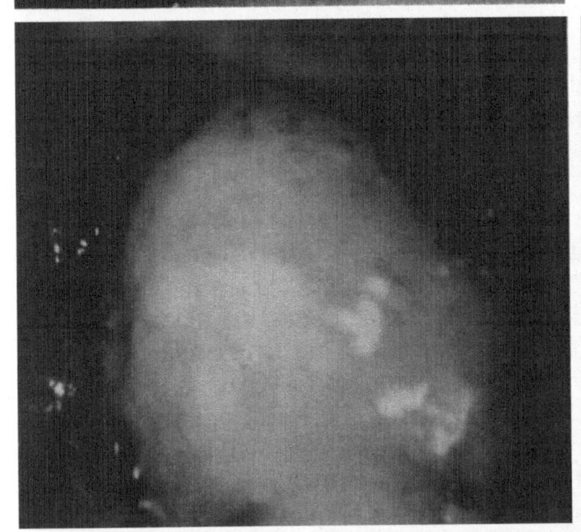

2a

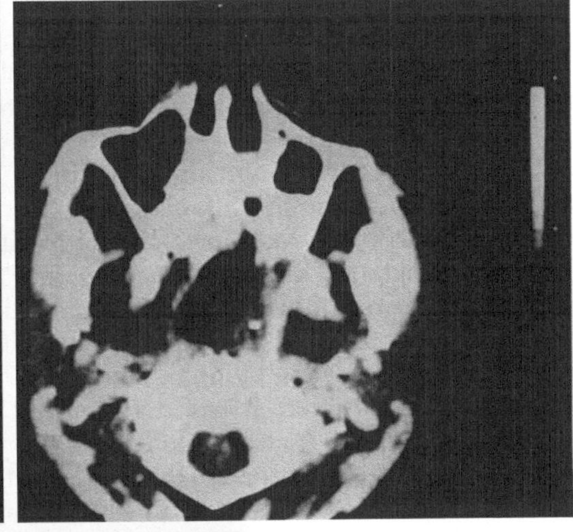

2b

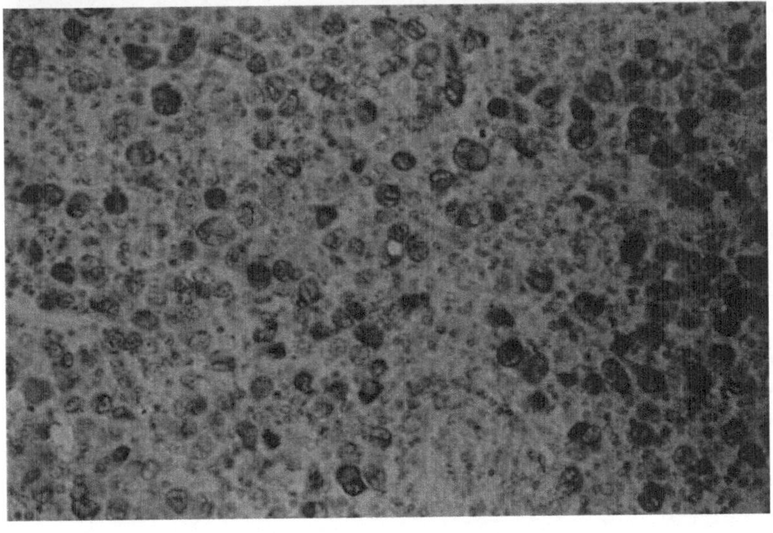

3

Die malignen Schleimhautmelanome haben eine sehr schlechte Prognose. Von Chaudhry [35] wird eine 5-Jahresüberlebensrate von 2%, bei Allen 5,9% [43] und bei Eneroth von 17% angegeben [2]. Im Einzelfall ist der klinische Verlauf auch nach wiederholten Operationen der Lokalrezidive und der regionalen Lymphknotenmetastasen nicht sicher voraussehbar. Aus diesen Gründen ist eine sorgfältige und lebenslange Überwachung dieser Patienten nötig.

Primäre Melanome und Metastasen der Speicheldrüsen

Ein primäres Melanom der Ohrspeicheldrüse eines 22jährigen Patienten wird von Brocherion angegeben [16], Greene gibt 5 Fälle von primären Speicheldrüsenmelanomen bekannt [40]. Neben diesen Seltenheiten treten Tumoren der Glandula parotis und auch der Glandula submandibularis als Melanommetastasen in Erscheinung [31 b]. In solchen Fällen sollte unbedingt eine Untersuchung des Lympheinzugsgebietes der Parotisloge vorgenommen werden. Die Nasenwurzel-Glabella-Region hat die Schaltstelle ihres Lymphabflußgebietes in den 1 – 2 cm vor der Ohrmuschel gelegenen subfascialen Lymphknoten. Von dieser Stelle gelangen Lymphgefäßverbindungen zum unteren Parotispol und zu superfiziellen Halslymphknoten. Die mittlere Stirn- und Schläfenbeinregion wird in die subfascialen und die im Drüsenparenchym gelegenen Lymphknoten drainiert. Lymphgefäße aus der oberen Stirn und vorderen Scheitelregion schließen sich der Vena temporalis an und gelangen zu den präauriculären Lymphknoten, die zwischen hinterem Parotisrand und Gehörgangswand liegen. Der Lymphabfluß in Scheitelhöhe wird durch die Vena temporalis und die Vena auricularis posterior ermöglicht. Die vorderen Lymphstraßen erreichen die tiefen cervicalen Lymphknoten über die präauriculären und superfiziellen Halslymphknoten. Hinter der Ohrmuschel gelangen die posterioren Lymphabflußwege mit oder durch Umgehung der auf dem Mastoid gelegenen Lymphknoten zu tiefen Halslymphknoten. Dabei kann dieser Weg entlang des vorderen Kopfnickerrandes, unter Durchbrechung der Kopfnickerfasern und entlang des hinteren Kopfnickerrandes erfolgen. Unsachgemäße „kleinere Eingriffe“ ohne onkologisch chirurgische Richtlinien im Stirn- und Scheitelbereich können Metastasierungen auch im oben genannten Parotisgebiet und anderen Lymphabflußwegen hervorrufen und so durch Ausbildung einer Lymphangiosis melanoblastica das Schicksal des Patienten besiegeln.

Maligne Melanome bei Kindern im Kopf- und Halsbereich

Weniger als 1% aller Melanome treten vor der Pubertät auf. Bis 1970 wurden 21% aller malignen Melanome im Kindesalter im Kopf- und Halsbereich gefunden [25]. In einer Untersuchung vom Skov-Jensen konnten 12 von 43 malignen Melanomen im Kindesalter in dieser Körperregion in der Weltliteratur festgestellt werden [26]. Die meisten treten bis zum 11. Lebensjahr auf. Das jüngste Kind war 4 Monate alt. Skov-Jensen teilt die malignen Melanome des Kindesalters in drei Kategorien ein:

1. Konnatales malignes Melanom, das durch transplacentare Übertragung des Tumors von der Mutter entsteht.
2. Maligne Melanome, die sich vor der Pubertät entwickeln.
3. Maligne Melanome, die sich während der Kindheit aus einem kongenitalen Riesen-Pigmentzellnaevus entwickeln [26].

Klinisch sind die malignen Melanome im Kindesalter umschriebene, pinkfarbene bis tiefpigmentierte Pigmenttumoren mit weicher Oberfläche, gewöhnlich ohne Haare [25]. Der Tumor wird oft im Gesicht gefunden, speziell an der Wange. Er entwickelt sich innerhalb von Monaten. Ulcerationen und Parästhesien sind selten bemerkt worden. Das noduläre Melanom soll das häufigste Melanom bei Kindern im Kopf- und Halsbereich sein [25]. Die 5-Jahresüberlebensrate beträgt nach Skov-Jensen 17%. Der kongenitale Riesen-Pigmentzellnaevus (giant nevus, Tierfellnaevus) sollte als Melanomrisikofaktor operativ behandelt werden [18].

Seltene Lokalisationen maligner Melanome im Kopf- und Halsbereich

Primäre Melanome der Zunge sowie Solitärmetastasen der Zunge (eigene Beobachtung) sind in der Weltliteratur bisher Einzelbeobachtungen [1]. Wenige Fälle von primären Melanomen der Siebbeine [1] und eine Metastase in der Keilbeinhöhle [29] sind bekannt geworden. Da auch Melanozyten in der Larynxschleimhaut vorhanden sind, wurde über primäre Melanome des Larynx mit vorwiegendem Befall der Aryregion, der supraglottischen Gebiete, der Taschenfalten und seltener im Sinus piriformis, der Epiglottis und des Sinus Morgagni berichtet [24]. Die oft als graurote oder himbeerartig gekörnt dargestellten Larynxmelanome zeigen eine rasche regionale und hämatogene Metastasierung [41]. Ebenso ist die Tonsille eine seltene Lokalisation für primäre Melanome und Metastasen [1]. 20 Tonsillenmelanome wurden von Carducci et al. in der Literatur gefunden [42]. Primäre Melanome der Trachea, des Bronchialbaumes und des Ösophagus sowie Melanome des Mittelohres sind Raritäten [15, 36].

Amelanotische maligne Melanome im Kopf- und Halsgebiet

Von 660 malignen Melanomen wurden in einer Studie 30 (4,5%) amelanotische maligne Melanome im Kopf- und Halsbereich registriert [1]. In der Pack Medical Group, New York City, wird über eine Zunahme amelanotischer Melanome im Kopf- und Halsgebiet berichtet. Diese Melanome sind oft nicht in der Lage, Melanin zu bilden [20]. Manchmal wird bei einer Lymphknotenexstirpation eine amelanotische Metastase gefunden, ohne daß auch nach sorgfältigster Untersuchung des Patienten ein Primärtumor auffindbar ist [14]. In solchen Fällen ist es unter Umständen nötig, die histopathologischen Routineuntersuchungen mit der Elektronenmikroskopie und Immunhistochemie zu kombinieren [14],

Abb. 3), um z. B. durch Darstellung von Melanosomen oder eine positive S-100 Proteinbestimmung zur Sicherung der Diagnose beizutragen. Dieses Vorgehen ist nötig, um z. B. maligne Lymphome und anaplastische Karzinome auszuschließen.

Differentialdiagnose maligner Melanome im Kopf- und Halsgebiet

Im Kindesalter ist das maligne Melanom manchmal histologisch vom benignen sog. juvenilen Melanom (Spitz-Tumor, Spindelzellnaevus), das sich meist im Gesicht mit rötlicher Farbe und hellbräunlichem Hof manifestiert, schwer abgrenzbar (Abb. 4). Die Abgrenzung der malignen Melanome zur senilen Lentigo, zum pigmentierten Basaliom, zur „Verruca" seborrhoica und zum Naevuszellnaevus ist auch für den geübten Dermatologen oftmals nicht einfach. Der sog. blaue Naevus imponiert auch im Kopf- und Halsbereich als tiefblauschwärzliches oder blaugraues Knötchen mit einem Durchmesser von nur wenigen Millimetern.

Im Gebiet der Schleimhaut des Oropharynx sollten die Melanome abgegrenzt werden von exogenen Pigmenteinlagerungen z. B. durch Blei, Silber, Arsen und Quecksilber. Ablagerungen von Amalgam (amalgam tattoo) und Graphit (pencel tips) sollen durch den HNO-Arzt und den Zahnarzt Beachtung finden! Endogene Melaninpigmentierungen sind als normale Variante bekannt, aber auch der Morbus Addison, die Neurofibromatose Recklinghausen und der Morbus Albright kommen in Frage [28]. Besondere spritzer-artige Pigmentflekken der Mundschleimhaut und der perioralen Gesichtshaut sind für das Peutz-Jeghers-Klostermann-Syndrom charakteristisch.

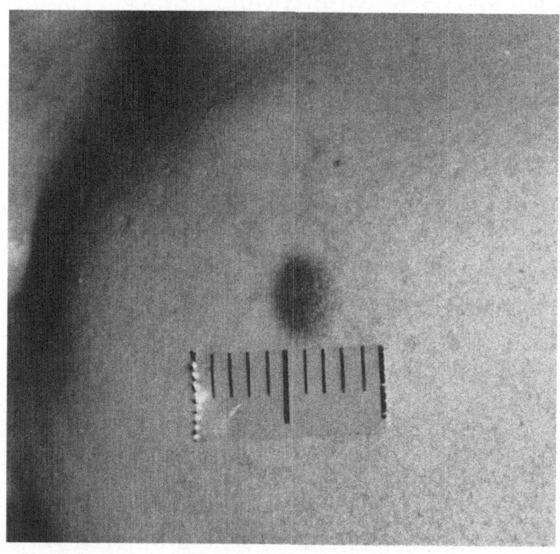

Abb. 4. „Juveniles" Melanom (Spitz-Tumor) der Wange eines Kindes

Stadieneinteilung

Das klinische Stadium als wesentlicher Faktor für die Prognose ist für den Kopf- und Halschirurgen wichtig, um vor der Bestimmung des Invasionslevels [4] eine Therapieplanung zu ermöglichen. Eine enge Zusammenarbeit mit dem Dermatologen ist nötig. Das Stadium I ist definiert als lokalisierte Erkrankung des Primärtumors. Das Stadium II beinhaltet den Primärtumor mit regionären Lymphknotenmetastasen. Der Primärtumor mit lymphogener und hämatogener Metastasierung stellt das Stadium III dar.

Von Ballantyne wurde für den Kopf- und Halsbereich eine erweiterte Stadieneinteilung eingeführt [6]:

Tabelle 3. Stadieneinteilung für den Kopf- und Halsbereich

Stadium I	Lokale Erkrankung
I A	Primär intakter oder incidierter oder excidierter Tumor
I B	Rezidiv des Primärtumors
Stadium II	Regionale Lymphknotenmetastasen
II A	Primär intakter oder incidierter oder excidierter Tumor
II B	Primär kontrollierter Tumor
II C	Rezidiv des Primärtumors
II D	Primär excidierter Tumor, Excision eines oder mehrerer Lymphknoten
II E	Primär unbekannter Tumor
Stadium III	Fernmetastasen

Probleme der Therapie für den Kopf- und Halschirurgen

Durch umfangreiche Studien unterschiedlicher Melanomstadien, des klinischen Verlaufes und der Prognose, konnten in den letzten Jahren Richtlinien für die onkologisch-chirurgischen Behandlungsmöglichkeiten erarbeitet werden. Eine große klinische Bedeutung haben die Untersuchungen von Clark, der 1969 den Begriff des „level of invasion“ prägte [4]. Zur Beurteilung der Therapieergebnisse des Melanoms wurden von Hermanek die Mikrostadien angegeben und von Breslow (1975) wurde die Tumordicke als Prognosekriterium untersucht [3]. Nach einigen Untersuchungen [38] soll die Incisionsbiopsie oder Teilentfernung keine Gefahren für den Patienten mit sich bringen, und soll sich die Prognose nicht verschlechtern, wenn die Nachexcision innerhalb einer Woche erfolgt [7]. Von Weidner und Tonak wird diese Auffassung nicht geteilt und eine Prognoseverschlechterung durch Incisionsbiopsie nachgewiesen [8]. Auch in Zukunft sollten geplante Incisionen bei Melanomverdacht auch im Kopf- und Halsbereich unterbleiben. Die Problematik für den Operateur besteht darin, daß das Mikrostadium und der Invasionslevel erst im Kryostat-Schnellschnitt oder auch im Paraffin-Schnitt festgestellt werden kann. Die Excisionsbiopsie wird dabei vorerst nach der Stadieneinteilung vorgenommen. Sie sollte möglichst in Allgemein- oder Leitungsanästhesie erfolgen. Bei der Invasionstiefe ist das Hauptproblem die Durchbrechung der epidermalen Basalmembran – danach können die Melanozyten über die Lymphbahnen abtransportiert werden.

In der Tabelle 4 sind no risk-, low risk-, medium risk-, high risk-Melanome mit ihrer Eindringtiefe, der entsprechenden 10-Jahresüberlebensrate sowie den zugehörigen gewünschten Excisionsbereichen aufgezeigt:

Tabelle 4. (Nach Illig [7])

No risk	<0,6 mm	100%	1–2 cm
Low risk	0,5 – 0,76 mm	>80%	2–3 cm
Medium risk	0,76 – 1,5 mm	50–80%	5 cm
High risk	>1,5 mm	<50%	>5 cm

Diese Forderungen sind im Kopf- und Halsbereich nicht immer realisierbar. Die Excision mit dem Elektrokauter oder auch dem Laserskalpell ist im Gesicht manchmal aber nur bis zu einem Sicherheitsabstand von 3 cm auch bei high risk-Melanomen möglich! Die Tiefenpräparation muß bis zur mimischen Muskulatur und bei entsprechender Lokalisation bis auf die Facialisebene durchgeführt werden. Ist die Bestimmung des Invasionslevels nicht gegeben, muß ein zweizeitiges Vorgehen innerhalb von 48 Stunden erfolgen und temporär eine provisorische Wundversorgung vorgenommen werden [5]. Nach Gall soll hierbei im Stadium I keine Verschlechterung der Prognose bestehen [9]. Nach der Excision wird der Primärtumordefekt durch freie Hauttransplantation verschlossen (Davis, Drepper). Nahlappenplastiken, gestielte Regionallappen [11] und auch myocutaneous flaps werden empfohlen, obwohl hierbei Spannungen und Stauungen in der Umgebung auftreten und Satelliten- und Transitmetastasen in stärkerem Maße nachweisbar sein sollen [5]. Die Frage der elektiven Lymphknotendissektion bei Melanomen des Stadium I wird oft diskutiert [6]. Dabei ist die Unterteilung in low risk- und high risk-Melanome entscheidend. Bei low risk-Melanomen (Gall, Breslow) soll keine elektive Lymphknotendissektion vorgenommen werden, da nur in 5% der Fälle okkulte Lymphknotenmetastasen [9] vorkommen. Alle high risk-Melanome zeigen in 10% der Fälle okkulte Lymphknotenmetastasen. Mit zunehmendem Invasionslevel steigt ihre Häufigkeit auf 20% bis 40% [5]. In diesen Fällen ist eine elektive Neck dissection notwendig. Bei Sitz des Tumors in den vorderen ⅔ des Kopfes, den Ohren und der seitlichen hinteren Wangenregion muß neben der Neck dissection auch eine radikale Parotidektomie (mit Resektion des Nervus facialis) erfolgen, da nachgewiesen werden konnte, daß der Nervus facialis mit seinen Ästen durch Lymphknoten hindurch verlaufen kann [5, 20, 37]. High risk-Melanome über 4 mm Tumordicke benötigen keine Behandlung durch elektive Neck dissection, da oft schon Fernmetastasen gefunden werden [6]. Die radikale Neck dissection ist im Stadium II angezeigt. Bei zentralen Skalp- und Stirnmelanomen sollte die bilaterale radikale Neck dissection empfohlen werden. Ariel empfiehlt die Entfernung des Platysma bei Melanomen mit dem Level 3–5 wegen der superfiziellen Lymphstraßenverbindungen [20]. Occipitale und vordere Halsmelanome, die die Mittellinie erreichen, sollten eine bilaterale hintere Neck dissection und/oder eine radikale Neck dissection nach sich ziehen. Bei Melanomen der Nase und Nasennebenhöhlen gelangen die Lymphbahnen über den retromaxillären Raum (wobei dieser keine Lymphknoten enthält) in Begleitung der A. maxillaris zu cranialen Halslymphknoten. Diese Lymphknoten liegen in der Fossa retromandibularis an der Schädelbasis. Die Ausräumung des retromaxillären Raumes ist wegen der Gefahr einer Lymphangiosis carcinomatosa nötig [12]. Will man die Lymphknoten an der Schädelbasis erreichen, muß der M. digastricus reseziert und die Parotis angehoben werden. Sollten hier Lymphknoten zurückbleiben, kann es zur Metastasierung in die Nackenregion kommen [12]. Melanome der Wange, des Gaumens und des Alveolarkammes sollten so behandelt werden, daß auch die Lymphknoten entlang der V. facialis reseziert werden.

In manchen Fällen findet man nach Exstirpation eines Lymphknotens oder nach einer Neck dissection Melanommetastasen, wie schon im vorhergehenden Teil berichtet wurde. Findet man nun nach eingehender Untersuchung keinen Primärtumor, so ist zu bedenken, daß eine spontane Regression eines Melanoms stattgefunden haben kann. Solche Phänomene können mit dem Auftreten eines Halo-Naevus oder einer symmetrischen Vitiligo in Erscheinung treten [10, 13].

Literatur

1. Conley J, Pack GT (1974) Melanoma of the mucous membranes of the head and neck. Arch Otolaryngol 99:315
2. Eneroth CM, Lundberg C (1975) Mucosal malignant melanomas of the head and neck. Acta Otolaryngol 80:452
3. Breslow A (1975) Tumor thickness, level of invasion and node dissection in stage I cutaneous melanoma. Ann Surg 182:572–575
4. Clark HW et al. (1969) The histogenesis and biologic behavior of primary human malignant melanomas of the skin. Cancer Res 29:705–726
5. Hass E (1982) Onkologische Grundlagen der Behandlung von Gesichtshautmalignomen. Laryngol Rhinol Otol 61:611
6. Ballantyne AJ (1970) Malignant melanoma of the skin of the head and neck. Am J Surg 120:425
7. Illig L (1983) Zur Notwendigkeit einer Excisionsbiopsie im Gesunden bei Melanom-Verdacht an der Haut. Dtsch Ärzteblatt 80:39
8. Weidner F, Tonak J (1981) Das maligne Melanom der Haut. Perimed, Erlangen
9. Gall FP (1981) Diskussion. Das maligne Melanom der Haut. In: Weidner F, Tonak J (Hrsg) Perimed, Erlangen, S 139–142
10. Landthaler M, Braun-Falco O (1981) Maligne Melanome mit unbekanntem Primärtumor. Hautarzt 32:339–344
11. Kastenbauer ER (1984) Operative Behandlungsmöglichkeiten des malignen Melanoms im Kopf- und Halsbereich. Laryngol Rhinol Otol 63:3–8
12. Scherer H (1984) Behandlungsmöglichkeiten des malignen Melanoms des Gaumens, der Nasenhöhle und der Nasennebenhöhlen. Laryngol Rhinol Otol 63:9–10
13. Schultz-Coulon HJ, Peter H (1984) Melanommetastasen im Halsbereich bei unbekanntem Primärtumor. Laryngol Rhinol Otol 63:17–20
14. Kellner J, Jundt G, Hundeiker M, Nakajima T (1984) Zur Differentialdiagnose der malignen Melanome im Kopf- und Halsbereich. Laryngol Rhinol Otol 63:11–13
15. Gephardt GN (1981) Malignant melanoma of the bronchus. Hum Pathol 12:671

16. Brocherion C (1978) Melanoma malin primitif de la parotide. Rev Stomatol Chir Maxillofac 79:61
17. Friedmann HM et al. (1973) Malignant melanoma of the nasal cavity and paranasal sinusis. Arch Otolaryngol 97:322
18. Drepper H, Tilkorn H, Voss W (1983) Der Giant-Naevus im Kindesalter – Entartungsgefahr und Behandlungsmöglichkeiten. In: Kley W, Naumann C (Hrsg) Regionale und plastische und rekonstruktive Chirurgie im Kindesalter. Springer, Berlin Heidelberg New York Tokyo
19. Milton GW, McGovern VJ, Lewis MG (1977) Malignant melanoma of the skin and mucous membrane. Churchill, Livingstone Edinburgh London New York
20. Ariel IM (1981) Malignant melanoma. Appleton-Century-Crofts, New York
21. Hundeiker M (1979) Pigmentierte Hautgeschwülste. Dtsch Ärzteblatt 76:2233
22. Donnellan MJ et al. (1972) Clinicopathologic study of cutaneous melanoma of the head and neck. Am J Surg 142:451
23. Fitzpatrick IJ et al. (1972) Malignant melanoma of the head and neck: a clinicopathological study. Can J Surg 15:90
24. Batsakis J (1979) Melanomas (cutaneous and mucosal) of the head and neck. In: Tumors of the head and neck. 2nd Ed. Williams and Wilkins, Baltimore
25. Greer RO, Mierau G, Favara BE (1983) Malignant melanoma. In: Tumors of the head and neck in children. Praeger Publishers, New York
26. Skov-Jensen T et al. (1966) Malignant melanoma in children. Cancer 19:620
27. Eneroth CM, Moberger G (1973) Über die Malignität der Melanocytenblastome. HNO 21:208
28. Shklar G, McCarthy PL (1983) The oral manifestations of systemic disease, Chapter 14: Pigmentary changes of the oral mucosa. Butterworths, London Boston
29. Shah JP et al. (1977) Mucosal melanomas of the head and neck. Am J Surg 134:531
30. Eneroth CM (1958) Maligne Melanome des Gaumens. HNO 16:136
31a. Snow GS et al. (1975) Mucosal melanomas of the head and neck. Head and Neck 1:24
31b. Bartholomè W (1976) Melanommetastasen unter dem Bilde eines Parotistumors. HNO 24:383
32. Sylven B, Hamberger CA (1950) Malignant melanoma of the external ear. Ann Otol Rhinol Laryngol 59:631
33. Cochran AJ, Wen DR, Herschman R, Gaynor RB (1982) Detection of S-100-Protein as an aid to the identification of melanocytic tumors. Int J Cancer 30:295
34. Greene GW, Haynes JW, Dozier M et al. (1954) Primary malignant melanoma of the oral mucosa. Oral Surg 6:1435
35. Chaudhry AP (1958) Primary melanoma of the oral cavity. Cancer 11:923
36. Cordes C, Masing H (1953) Primary melanoma of the middle ear. Arch Ohr-Nas, Kehlkopf-Heilk 162:553
37. Eisel I, Günther A (1982) Der Verlauf des Nervus facialis und seine Beziehungen zum lymphatischen Gewebe in der Ohrspeicheldrüse. Diss., Giessen
38. Veronesi U, Cascinelli N (1979) Ergebnisse der WHO International Melanoma Group, In: Das Melanom der Haut. Schweizerische Krebsliga
39. Drepper H (1977) Chirurgische Behandlung von Melanomen. In: Konz B, Burg G (Hrsg) Dermatochirurgie in Klinik und Praxis. Springer, Berlin Heidelberg New York
40. Greene GW, Bernier JL (1961) Primary malignant melanomas of the parotid gland. Oral Surg 14:108
41. Kleisasser O (1983) Bösartige Geschwülste des Kehlkopfes und des Hypopharynx. In: Hals-Nasen-Ohren-Heilkunde in Praxis und Klinik, Band 4, Teil 2. Thieme Stuttgart New York
42. Çarducci A, Mazzilli G (1965) Su un caso di melanoma maligno della tonsilla palatina. Otorhinolaringol (Ital) 34:507
43. Allen AC, Spitz S (1953) Malignant melanoma, a clinicopathology analysis of the criteria for diagnosis and prognosis. Cancer 6:1–27

5 A. Histologie des cutanen Melanoms

F. VAKILZADEH

In den letzten Jahren hat sich die Histologie der malignen Melanome vom einfachen diagnostischen Werkzeug zu einem wichtigen prognostischen Parameter entwickelt. Es hat sich gezeigt, daß die genauere Typisierung der Melanome [4] mit Differenzierung der Eindringtiefe [4, 13] und koordiniert mit Dickenmessung des Primärtumors nach Breslow [1, 2] eine zuverlässige Basis für die Beurteilung der Prognose bietet. Dazu kommen noch andere Kriterien wie Ulzeration des Tumors, Mitoserate [10, 12], prognostischer Index [18], Regression des Tumors, Verteilung des entzündlichen Infiltrates im Tumor und anderes mehr.

Die Bewertung der genannten Merkmale durch verschiedene Histopathologen führt aber nicht immer zu kongruenten Ergebnissen, da sie zum Teil von der subjektiven Beurteilung des Beobachters abhängen, wie die Mitoserate, unter Umständen die Eindringtiefe nach Clark oder die Wahl der dicksten Tumorstelle zur Messung der Tumordicke.

Wachstumsphasen der Melanome

Das primäre maligne Melanom läßt zwei Wachstumsphasen erkennen, eine radiäre (horizontale) und eine vertikale. Die Prognose des malignen Melanoms ist relativ günstig, solange der Tumor sich in horizontaler Ebene ausbreitet. Sie wird schlagartig schlechter, wenn das vertikale Wachstum einsetzt.

Zellform

Das Melanom besitzt hauptsächlich drei Zellformen: epitheloide, spindelförmige und kleine (schmale) Zellen [13].

Epitheloide Zellen sind bis 20 μ große Zellen mit reichlich Zytoplasma und vorwiegend feingranuliertem Pigment sowie einem großen Kern mit prominenten Nukleoli, meistens zwei an der Zahl. Spindelzellen sind mehr gestreckte, fibroblastenähnliche Zellen mit vorwiegend verklumptem, unregelmäßig verteiltem Pigment. Die Unterscheidung dieser zwei Zelltypen in der Dermis ist nicht schwer; in der Epidermis dagegen kann sie Schwierigkeiten bereiten.

Die kleinen Tumorzellen, auch naevusähnliche Melanomzellen genannt, sind 6–8 μ große Zellen mit einem chromatinreichen Kern und schmalem Zytoplasmasaum. Sie sind entweder gering oder gar nicht pigmentiert.

Eine Differenzierung der Melanome nur aufgrund der Zellform ist unzuverlässig. Viele Melanome weisen mehrere Zellformen auf (Abb. 1).

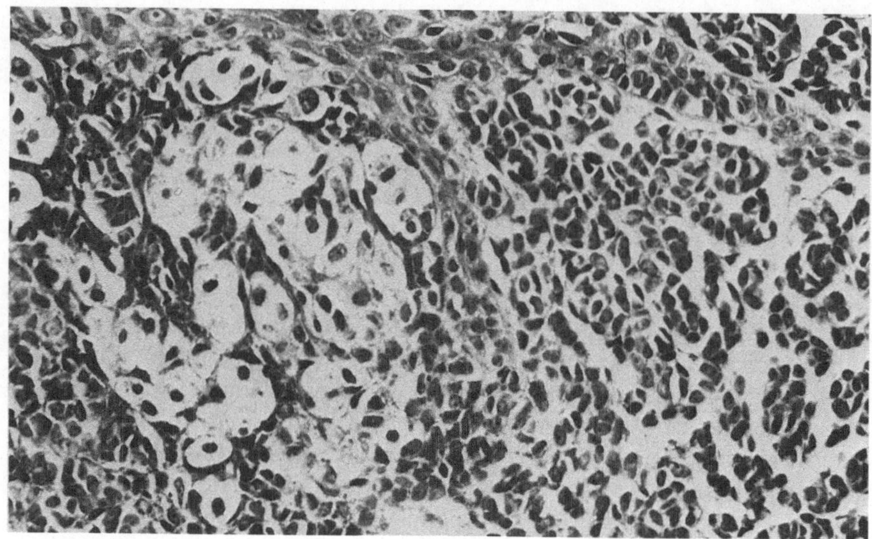

Abb. 1. Links zeigen sich Nester von epitheloiden Melanomzellen mit hellem Cytoplasma und kleinem Kern; rechts Nester von kleinen Melanomzellen mit schmalem Cytoplasmasaum und chromatinreichem Kern

Klassifikation der Melanome

Aufgrund ihrer klinischen und histologischen Aspekte werden die Melanome in vier Typen eingeteilt:

Superfiziell spreitendes Melanom (SSM)
Lentigo maligna-Melanom (LMM)
Akral lentiginöses Melanom (ALM)
Noduläres Melanom (NM).

Eine kleine Gruppe der Melanome läßt sich nicht unter den o. g. Typen einordnen. Sie werden als nicht klassifizierbare Melanome bezeichnet.

Bis auf eine geringe Anzahl lassen sich die Melanome durch die klinische und histologische Untersuchung diagnostizieren. Reichen diese Methoden nicht aus, dann sind weitere aufwendige Untersuchungen notwendig.

Elektronenmikroskopie (EM)

Die EM ist eine aufwendige, für die Routine-Diagnostik des Melanoms nicht geeignete Methode. Bei der Suche nach Melaninpigment bei einem melanomverdächtigen Tumor ist sie jedoch als zusätzliche Methode nützlich. Da die Melanosomen auch in formalinfixiertem Gewebe elektronenmikroskopisch nachweisbar sind, läßt sich bei Bedarf im Anschluß an eine histologische Untersuchung das gleiche fixierte Gewebe elektronenmikroskopisch auf Melanosomen untersuchen.

Fluoreszenz

Mit der Fluoreszenzmethode nach Falk und Hillarp werden die Orte der Melaninsynthese sichtbar gemacht [14]. Die Methode basiert auf dem Prinzip der Fluoreszenz der Verbindungen von Formaldehyd mit Vorstufen des Melanins in pigmentbildenden Zellen. Es ist eine wertvolle zusätzliche Methode für das Studium der pigmentbildenden Zellen. Ihre Anwendung in der Routinediagnostik des malignen Melanoms bleibt aber beschränkt, zumal die Methode spezielle Vorbereitung des Gewebes voraussetzt.

Immunhistologie

Obwohl die Immunhistologie des malignen Melanoms noch am Anfang ihrer Entwicklung steht, verspricht sie in naher Zukunft gute Dienste auf diesem Gebiet zu leisten. Schon heute ist es möglich, durch Einsatz monoklonaler Antikörper wertvolle Informationen für die Diagnose und vor allem für die Prognose des malignen Melanoms zu erhalten (s. Kap. 11).

Superfiziell spreitendes Melanom (SSM)

Das SSM ist in der horizontalen Wachstumsphase gekennzeichnet durch dysplastische, vorwiegend epitheloide Melanozyten in allen Lagen der Epidermis, an der Epidermis-Corium-Grenze und im oberen Stratum papillare corii. Intraepidermal sind die Melanomzellen häufig pagetoid verteilt, können aber auch in kleineren Nestern zusammenliegen. Sie zeigen selten Mitosen. Die Epidermis ist immer verdickt. Die Abgrenzung des SSM zur Peripherie hin ist scharf.

Bei Eintritt des vertikalen Wachstums dringen die Tumorzellen in das Corium ein. Sie behalten oft ihre epitheloide Form bei (Abb. 2), können aber auch kleinzellig werden. Nicht selten findet man in einem sekundär knotigen SSM zwei oder drei Zellklone verschiedener Morphologie.

Ein entzündliches Infiltrat, bestehend aus Lymphozyten, Histiozyten, Plasmazellen, Mastzellen und Melanophagen, ist unterhalb des Tumors im Corium vorhanden. Je dicker der Tumor, desto geringer ist in der Regel das Infiltrat. Gelegentlich dringt das Infiltrat in die Tumornester ein. Untersuchungen von Bröcker et al. haben gezeigt, daß das Verteilungsmuster des Infiltrates innerhalb und unterhalb der Epidermis deutlich mit der Prognose des malignen Melanoms korreliert (s. Kap. 11).

Lentigo maligna-Melanom (LMM)

Dieser Melanomtyp entsteht auf dem Boden einer Lentigo maligna (Melanosis circumscripta praeblastomatosa Dubreuilh). Während der horizontalen Wachstumsphase breitet es sich hauptsächlich in den unteren Epidermisschichten und

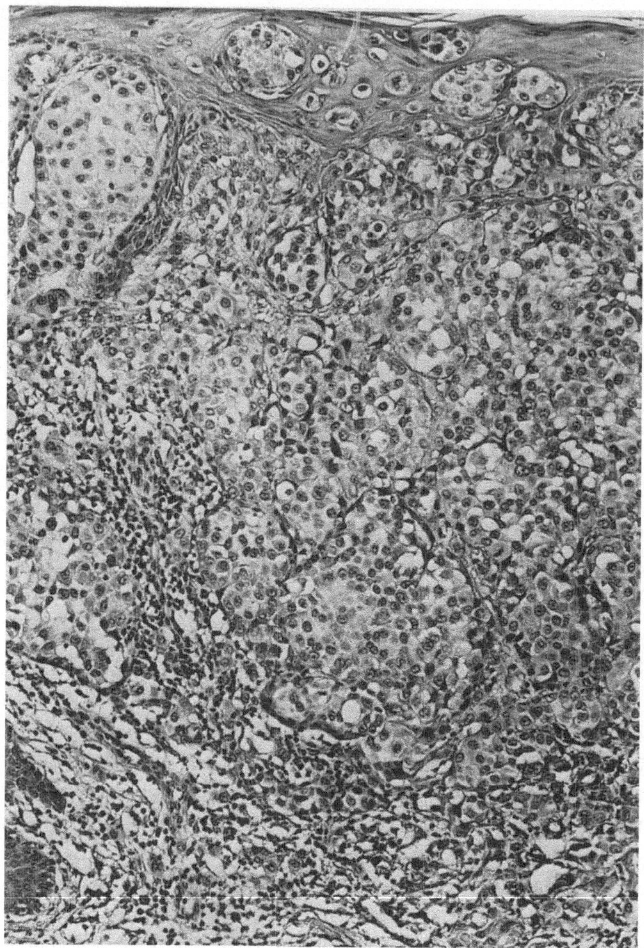

Abb. 2. Superfiziell spreitendes Melanom. In der Epidermis sind die Tumorzellen pagetoid verteilt. Im Corium finden sich Nester von epitheloiden Melanomzellen

an der Epidermis-Corium-Grenze aus. Die Tumorzellen sind vorwiegend spindelförmig und hängen wie kleine Schwalbennester unter der Epidermis (Abb. 3). Das Pigment ist oft grob und unregelmäßig in der Tumorzelle verteilt. In der Routinefärbung werden durch Schrumpfung schmale, optisch leere Spalten zwischen den Tumorzellen bzw. zwischen diesen Zellen und benachbarten Keratinozyten sichtbar. Die Epidermis ist atrophisch. Zur Peripherie hin ist die Grenze der epidermalen Veränderung nicht scharf. Bei vertikalem Wachstum behalten die Tumorzellen oft ihren spindelförmigen Charakter bei, können aber in tieferen Schichten des Coriums kleinzellig werden.

Unterhalb des Tumors bildet sich ein ähnliches entzündliches Infiltrat wie beim SSM. Das LMM begleitet fast immer eine solare Keratose im oberen Corium.

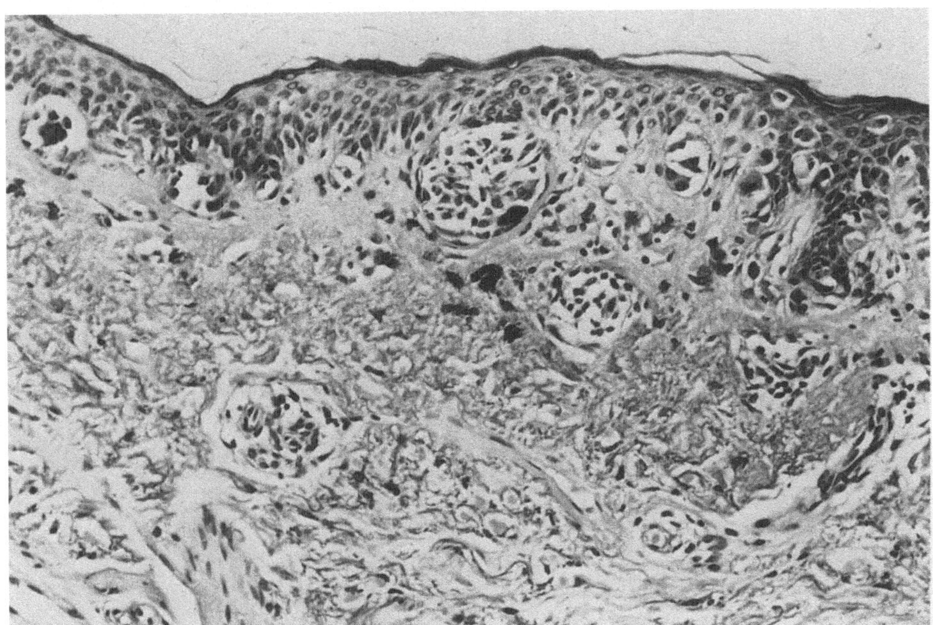

Abb. 3. Lentigo maligna. Die Epidermis ist verdünnt. Die Tumorzellen hängen unterhalb der Epidermis wie „Schwalbennester". Das Corium weist eine solare Elastose auf

Differentialdiagnose

Das SSM ist vom LMM durch die pagetoide Anordnung der Zellen in allen Schichten der Epidermis und durch seine epitheloide Zellform zu unterscheiden. Im Gegensatz zum LMM, wo eine atypische melanozytäre Hyperplasie und Pigmentierung der Basalzellschicht weit über die dermalen Anteile des Primärtumors hinweg zu verfolgen sind, ist die periphere Grenze der epidermalen Anteile beim SSM scharf abgesetzt. Das LMM wird fast immer von einer solaren Elastose und einer atrophischen Epidermis begleitet.

Akral lentiginöses Melanom (ALM)

Wegen der Lokalisation dieses Tumors zeigt die Epidermis eine starke Akanthose und Hyperkeratose mit Verlängerung der Reteleisten, die oft verzweigt sind. Die intraepidermalen Tumorzellen imponieren in der Basal- und Suprabasalzellschicht als große helle Zellen, die einen großen Kern mit deutlichen Nukleolen besitzen. Sie haben einen runden, spindel- oder birnenförmigen Zellleib und besitzen lange, pigmentierte, in Fontana-Färbung gut sichtbare Fortsätze, die über 2–3 benachbarte Keratinozyten hinwegreichen (Abb. 4). Auch pagetoide Anordnung dieser Zellen kommt vor.

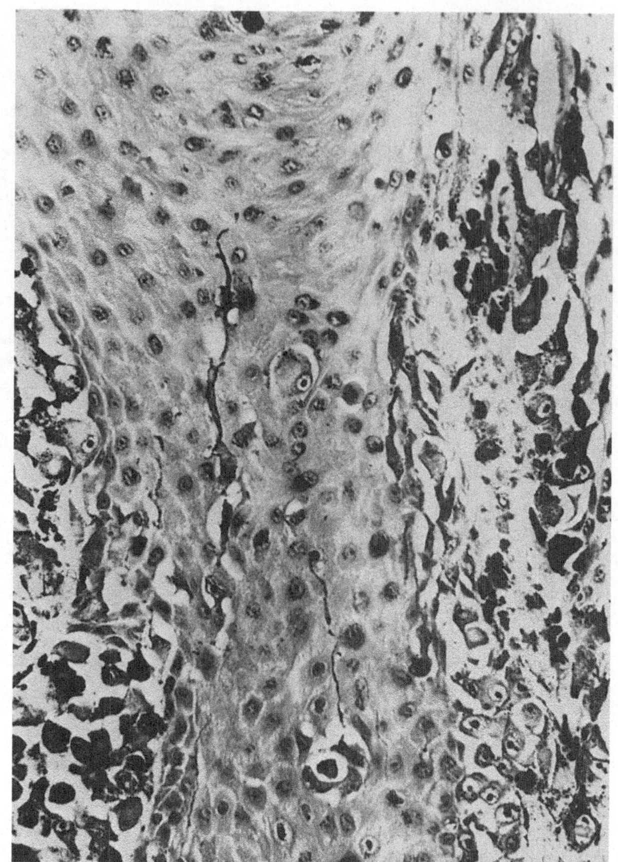

4

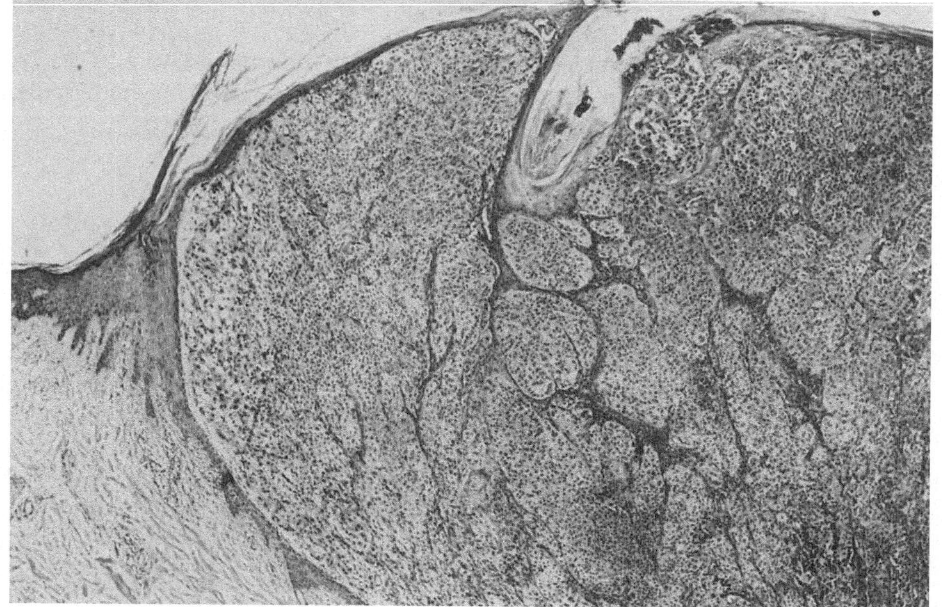

5

Das horizontale Wachstum ist schwer erkennbar. Man sieht lediglich eine Hyperplasie atypischer Melanozyten in der Basalzellschicht und ein lymphozytäres Infiltrat. Bei vertikalem Wachstum können die Melanomzellen spindelförmig und z. T. pigmentfrei sein. An den Akren kommen jedoch auch die anderen obengenannten Melanomtypen vor.

Noduläres Melanom (NM)

Eine radiäre (horizontale) Wachstumsphase ist beim nodulären Melanom offenbar so kurz, daß sie als solche nicht erkannt wird. Das vertikale Wachstum setzt sehr früh ein und charakterisiert den Tumor klinisch wie histologisch.

Der Tumor baut sich aus atypischen Melanozyten auf, die eine Tendenz zur Nestbildung aufweisen. Die epidermale Besiedlung ist oft gering. Es können aber epitheloide Tumorzellen in pagetoider Anordnung in der verdünnten Epidermis und an der Epidermis-Corium-Grenze vorkommen. Sie überschreiten definitionsgemäß die dermalen Anteile des Tumors nicht mehr als *drei* Reteleisten peripherwärts (Abb. 5). Bei einer Überschreitung wird der Tumor als SSM klassifiziert.

Das entzündliche Infiltrat ist ähnlich wie bei den anderen Melanomtypen (s. o.).

Eindringtiefe

Die Eindringtiefe des malignen Melanoms wird nach Clark u. Mitarb. in fünf Stufen (Level) unterteilt [4, 5, 13].

Level I

Dysplastische Melanozyten sind in der Epidermis und an der Epidermis-Corium-Grenze vorhanden, die Basalmembran ist noch nicht durchbrochen. Melanome dieser Entwicklungsstufe werden als Melanoma in situ [1] oder als schwere melanozytäre Dysplasie [8, 12] bezeichnet.

Im histologischen Befund sollte klar zum Ausdruck kommen, daß es sich bei Level-I-Melanomen um einen in situ liegenden, mit der Entfernung sicher beseitigten und damit „geheilten" Tumor handelt.

Abb. 4. Akral lentiginöses Melanom. In stark akanthotischer Epidermis sind pagetoid angeordnete Tumorzellen zu sehen, deren lange pigmentierte Fortsätze über mehrere benachbarte Keratinozyten hinwegreichen

Abb. 5. Noduläres Melanom. Oft reicht eine epidermale Reteleiste tief ins Corium hinein und bildet so die periphere Grenze des Tumors. Diese Grenze wird selten vom epidermalen Teil des Tumors überschritten

Level II

Einzelne Tumorzellen sind in das Stratum papillare corii durchgebrochen, die Basalmembran ist nicht mehr intakt.

Level III

Die Tumorzellen füllen und verbreitern einzelne Papillen des Stratum papillare corii, sind aber noch nicht ins Stratum reticulare eingedrungen.

Level IV

Die Tumorzellen haben das Stratum reticulare corii erreicht und breiten sich zwischen den Kollagenbündeln aus.

Level V

Die Tumorzellen sind in das Fettgewebe eingedrungen.

Eine klare Unterscheidung zwischen Level II und III sowie zwischen Level III und IV kann in manchen Fällen Schwierigkeiten bereiten.

Dickenmessung nach Breslow

Es ist das Verdienst von Breslow [2, 3], durch die Dickenmessung des Primärtumors einen standardisierbaren, mit der Prognose des malignen Melanoms gut korrelierenden Parameter herausgearbeitet zu haben.

Man mißt mit dem Okularmikrometer an der dicksten Stelle des Primärtumors von der tiefsten im Corium gelegenen, noch als Melanomzelle erkennbaren Tumorzelle senkrecht zur Oberfläche des Tumors, und zwar bis zur obersten Zelle des Stratum granulosum. Ist der Tumor ulzeriert, wird bis zum Ulkusgrund gemessen. Die Dicke wird in Millimetern angegeben.

Mitotische Aktivität, prognostischer Index, Ulzeration

Die mitotische Aktivität des Primärtumors beeinflußt die Prognose des malignen Melanoms [10, 12]. Es ist daher von Nutzen, wenn man die Mitoserate des

Abb. 6. Pigmentierter Spindelzelltumor. Zwischen den verlängerten Reteleisten der Epidermis sind spindelzellige Tumornester vorhanden, die oft miteinander fusionieren. Im oberen Corium wird ein lymphoides Infiltrat mit starker Beteiligung der Melanophagen deutlich

Abb. 7. Dysplastischer Naevus. Die Reteleisten der Epidermis sind verlängert, miteinander anastomosiert und oft kolbenförmig verdickt. Hier liegen dysplastische Melanozyten mit reichlich granuliertem Cytoplasma. Ein lymphohistiozytäres Infiltrat mit einigen Melanophagen ist im oberen Corium vorhanden

Abb. 8. Naevoide Lentigo. Die Reteleisten sind verlängert, stark pigmentiert und liegen dicht nebeneinander. Sie zeigen eine melanozytäre Hyperplasie. Im oberen Corium sind reichlich Melanophagen vorhanden; das Pigment wird transepidermal ausgeschleust

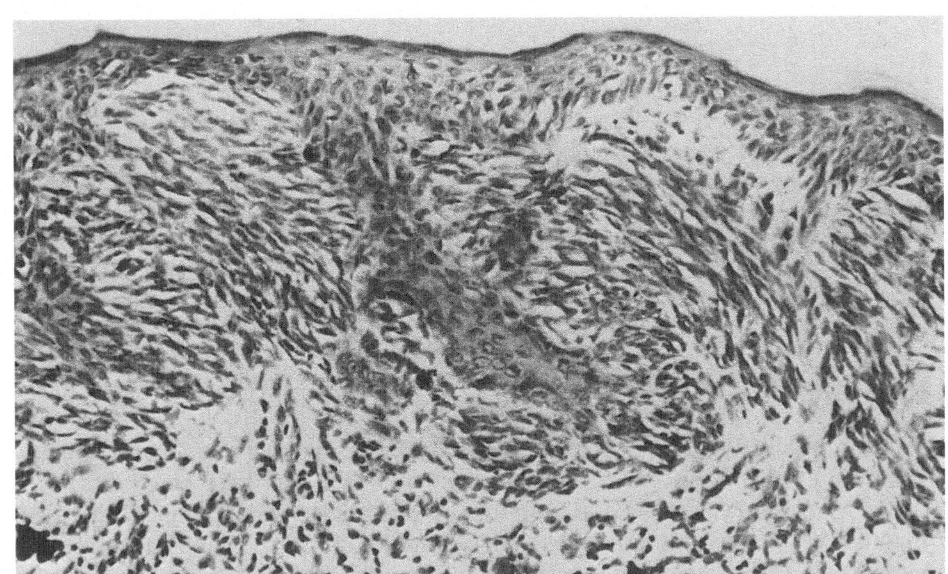
6

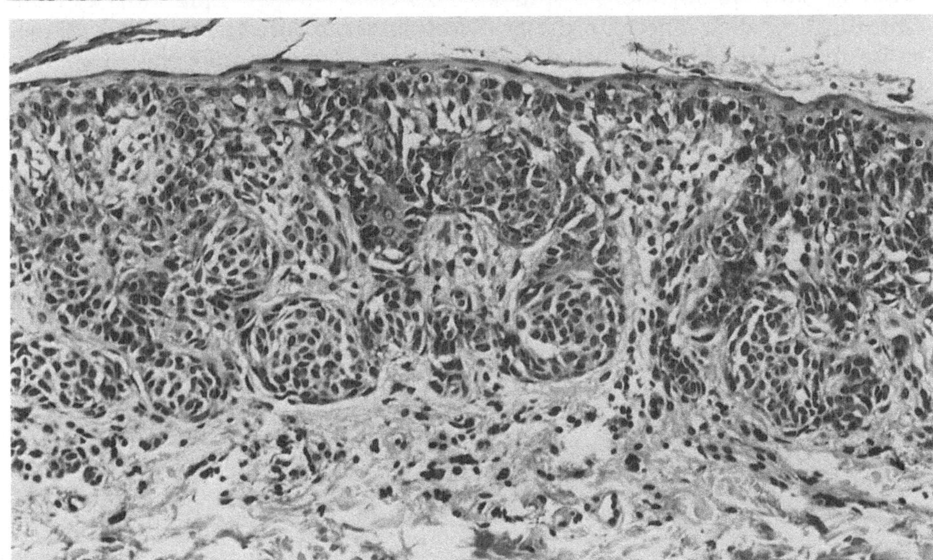
7

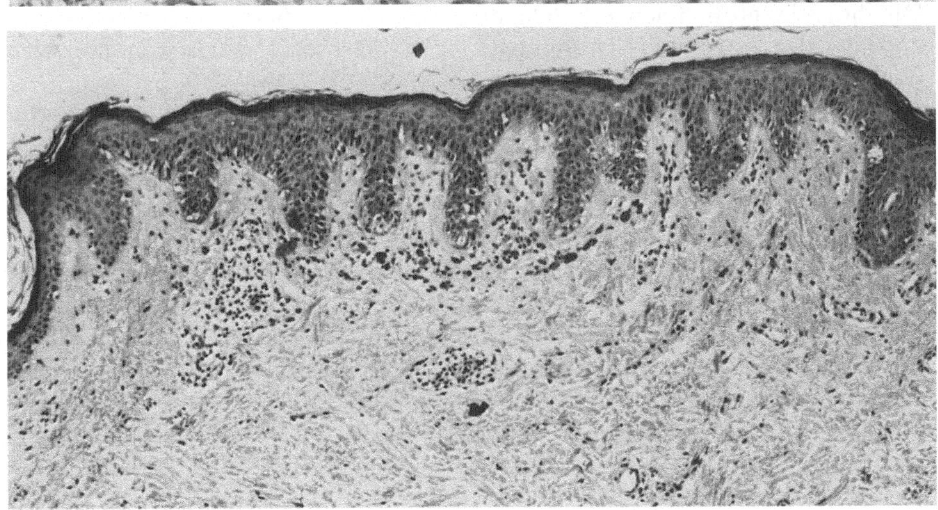
8

Tumors bestimmt. Praktisch ist aber die Standardisierung dieses Parameters schwierig, da die mitotische Aktivität von Feld zu Feld sehr schwanken kann und die Erkennung der Mitosen von der Präparation, vom Beobachter, von der Pigmentierung der Tumorzellen und von der Färbung des Präparates abhängt. Ähnliches gilt auch für den prognostischen Index.

Die Ulzeration des Tumors signalisiert eine schlechtere Prognose.

Pigmentierter Spindelzelltumor (PSCT)

Dieser Tumor erweckt durch eine melanozytäre Hyperplasie und durch aggregierte, an der Epidermis-Corium-Grenze lokalisierte spindelförmige Zellen oft den Verdacht der Malignität und kann sowohl klinisch als auch histologisch als malignes Melanom mißdeutet werden. Charakteristisch ist die nestförmige Anordnung stark pigmentierter spindeliger Zellen an der Epidermis-Corium-Grenze. Die Zellen innerhalb dieser Nester erwecken oft den Eindruck, als seien sie fusioniert (Abb. 6). Zellen und Zellkerne sind monomorph, sie wachsen nicht invasiv, sondern schieben das Stratum reticulare corii vor sich her, wenn sie das Stratum papillare aufgefüllt haben [16]. Ihr intraepidermaler Anteil läßt in der Regel eine pagetoide Anordnung vermissen. Über die Malignität dieses Tumors ist noch nicht das letzte Wort gesprochen. Aufgrund eigener Erfahrung ist der Tumor prognostisch den dysplastischen Naevi vergleichbar.

Dysplastischer Naevus

Schon seit langem versucht man durch verschiedene Namensgebung die Eigenständigkeit eines pigmentierten Tumors herauszustellen, von dem man annimmt, daß er fakultativ in ein Melanom übergehen kann und somit als Risiko-Naevus anzusehen ist. Dieser Naevus ist braun bis rotbraun, oft mischfarben mit einem wenig scharfen, hellbraunen Randsaum, der häufig kleine zungenförmige Ausläufer oder bogige Begrenzung aufweist. Er ist bis 1 cm im Durchmesser groß, flach erhaben mit einem vergröberten Oberflächenrelief und zuweilen sehr feiner Schuppung. Der dysplastische Naevus kommt sowohl familiär [6, 7] als auch sporadisch vor.

Histologisch zeigt die Epidermis verlängerte, z. T. kolbenförmig aufgetriebene Reteleisten, die zum Teil miteinander anastomosieren. In der Basal- und Suprabasalzellschicht sind atypische Melanozyten einzeln oder in kleinen Gruppen zu zwei bis vier Zellen lokalisiert. Die Melanozyten haben charakteristischerweise ein reichlich granuliertes, fein pigmentiertes helles Zytoplasma und einen blassen Kern mit deutlichen Nukleolen (Abb. 7). Sie können verschiedene Grade der Dysplasie zeigen [8, 12] und an der Epidermis-Corium-Grenze als mononukleäre Riesenzellen imponieren. Im Corium können auch Naevuszellnester vorhanden sein. Ein mäßig ausgeprägtes lymphohistiozytäres Infiltrat mit Melanophagen ist unterhalb der Epidermis lokalisiert. Unter Umständen findet man diese Veränderungen am Rande eines Compound-Naevus.

Diese Naevi wurden je nach der Stärke der atypischen melanozytären Hyperplasie mit verschiedenen Namen belegt wie Naevus incipiens [15], B-K-Mole [6], dysplastischer Naevus [7], precursor nevus [9, 17], melanoma incipiens u.a.m.

Differentialdiagnose

Die dysplastischen Naevi können differentialdiagnostisch mit initialen Melanomen verwechselt werden. Die streng intraepidermale Lage der dysplastischen und zytoplasmareichen Melanozyten, die verlängerten und anastomosierenden Reteleisten und die evtl. vorhandenen Naevuszellen im oberen Corium lassen eine Trennung zu. Die naevoide Lentigo (s. u.) läßt sich makroskopisch durch den Größenunterschied und histologisch durch das Fehlen einer Dysplasie vom dysplastischen Naevus trennen.

Naevoide Lentigo

Die naevoide Lentigo [11] ist eine bis 0,5 cm große, dunkelbraun bis schwarze, im Hautniveau liegende, scharf begrenzte Läsion, die in der Regel nach stärkerer UV-Bestrahlung auftritt.

Histologisch zeigt die Epidermis verlängerte, dicht nebeneinanderliegende, schmale, gelegentlich miteinander anastomosierende Reteleisten, die stark pigmentiert sind und eine Melanozytenhyperplasie aufweisen. Im oberen Corium sind zahlreiche Melanophagen sowie geringe Entzündung zu sehen (Abb. 8). Oft besteht eine transepidermale Melanineliminierung.

Naevus Spitz

Die Zellen des Naevus Spitz sind groß, oft spindelförmig und monomorph. Sie sind mitosenreich und besitzen eine zarte, deutliche Zellmembran. Der Kern ist oval, hat ein lockeres Chromatingerüst und einen deutlichen Nukleolus [16]. In der Epidermis kommen solche Zellen in der Basal- und Suprabasalzellschicht vor. Subepidermal findet man oft mehrkernige Naevuszellen. Im Corium drängen die Spindelzellen bündelförmig zusammenliegend, zwischen die kollagenen Fasern [16] (Abb. 9). So erwecken sie den Eindruck eines invasiven Wachstums. Die Pigmentierung des Tumors ist insgesamt spärlich, die lymphozytäre Infiltration mäßig ausgeprägt und oft zwischen den Zellnestern gelegen, auch im oberen Corium. Zu den weiteren Merkmalen des Naevus Spitz gehören erweiterte Kapillaren und in der Silbernitrat-Färbung ein gut sichtbares Retikulinfasergerüst.

Differentialdiagnose

Durch Mitosenreichtum, insbesondere aber durch invasiv erscheinendes Wachstum und entzündliches Infiltrat wird der Naevus Spitz leicht mit einem

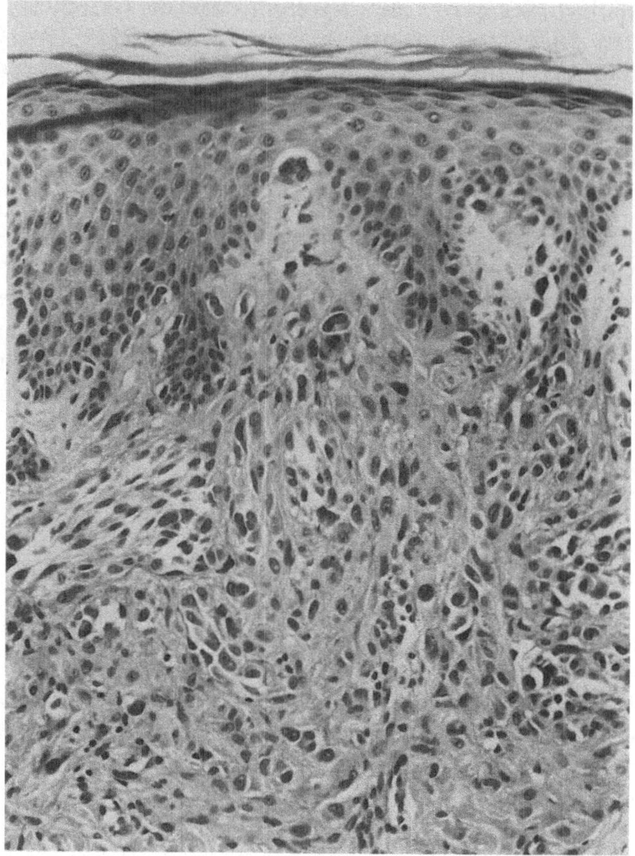

Abb. 9. Naevus Spitz. An der Epidermis-Corium-Grenze befinden sich einige große mehrkernige Naevuszellen. Im Corium drängen in Bündeln zusammenliegende Spindelzellen zwischen den kollagenen Fasern nach unten

malignen Melanom verwechselt. Durch die geringere Zahl der intraepidermal gelegenen Zellen, durch die deutliche, feine Membran der Zellen, durch die Monomorphie der Zellformationen, durch die mehrkernigen, oft runden großen Naevuszellen subepidermal, durch das Retikulinfasergerüst und nicht zuletzt wegen seines Vorkommens vorwiegend bei Jugendlichen läßt sich der Naevus Spitz in der Regel von einem Melanom unterscheiden. Zu betonen ist aber, daß nach unseren Beobachtungen, die sich mit den Erfahrungen von McGovern decken, auch bei Jugendlichen und Kindern metastasierende Melanome vorkommen, die einen Naevus Spitz simulieren können.

Literatur

1. Ackerman AB (1981) Pathology of malignant melanoma. Masson, New York
2. Breslow A (1970) Thickness, cross-sectional areas and depth of invasion in the prognosis of cutaneous melanoma. Ann Surg 172:902–908

3. Breslow A (1975) Tumor thickness, level of invasion and node dissection in stage I cutaneous melanoma. Ann Surg 182:572–575
4. Clark WJ Jr, From L, Bernardino EA, Mihm MC (1969) The histogenesis and biologic behavior of primary human malignant melanomas of the skin. Cancer Res 29:705–726
5. Clark WJ Jr, Ainsworth AM, Bernardino EA, Yang ChH, Mihm MC Jr, Reed RJ (1975) The developmental biology of primary human malignant melanomas. Semin Oncol 2:83–103
6. Clark WJ Jr, Reimer RR, Greene M, Ainsworth AM, Mastrangelo MJ (1978) Origin of familial malignant melanomas from heritable melanocytic lesions. "The B-K mole syndrome". Arch Dermatol 114:732–738
7. Elder DE, Goldman LI, Goldman SC, Greene MH, Clark WH Jr (1980) Dysplastic nevus syndrome: a phenotypic association of sporadic cutaneous melanoma. Cancer 46:1787–1794
8. Gartmann H (1978) Zur Dignität der naevoiden Lentigo. Ein Beitrag zur Früherkennung und -erfassung des malignen Melanoms und seiner Vorstufen. Z Hautkr 53:91–100
9. Greene MH, Clark WH Jr, Tucker MA, Elder DE, Kraemer KH, Fraser MC, Bodin EE, Guerry D, Tuthill R, Hamilton R, LaRossa D (1980) Precursor naevi in cutaneous malignant melanoma: a proposed nomenclature. Lancet II:1024
10. Little JH (1972) Histology and prognosis in cutaneous malignant melanoma. In: Melanoma and Skin Cancer. Proceedings of the International Cancer Conference, Sydney, 1972, Australia. V.C.N. Blight, Goverment Printer, pp 107–120
11. Lund HZ, Kraus JM (1962) Atlas of tumor pathology. Sect. 1, Fasc. 3. Armed Forces Inst Pathol, pp 22–23
12. McGovern VJ (1970) The classification of melanoma and its relationship with prognosis. Pathologe 2:85–98
13. McGovern VJ, Mihm MC Jr, Bailly C, Booth JC, Clark WH Jr, Cochran AJ, Hardy EG, Hicks JD, Levene A, Lewis MG, Little JH, Milton GW (1973) The classification of malignant melanoma and its histologic reporting. Cancer 32:1446–1457
14. Paul E (1984) Malignant melanoma and nevocellular nevi. Thieme, Stuttgart New York
15. Pinkus H, Mehregan AH (1969) A guide to dermatohistopathology. Butterworth, London p 371
16. Reed RJ, Ichinose H, Clark WH Jr, Mihm MC Jr (1975) Common and uncommon melanocytic nevi and borderline melanomas. Semin Oncol 2:119–147
17. Reimer RR, Clark WH Jr, Greene MH, Ainsworth AM, Fraumeni JF Jr (1978) Precursor lesions in familial melanoma. A new genetic preneoplastic syndrome. JAMA 239:744–746
18. Schmoeckel Ch, Braun-Falco O (1978) Prognostic index in malignant melanoma. Arch Dermatol 114:871–873

Manuskriptabgabe Oktober 1984

5B. Beobachtungen, Überlegungen und Fragen zu dysplastischen Naevi

S. L. DIXON und A. B. ACKERMAN

Einführung

Wohl kaum ein Thema hat auf der diagnostischen Szene der Pathologie der Haut soviel Resonanz gefunden wie das der sogenannten *dysplastischen Naevi*. Es ist das Verdienst von Wallace H. Clark jr., David Elder, Mark Greene, Du-Pont Guerry und ihrer Mitarbeiter, daß sie die Aufmerksamkeit auf die dysplastischen Naevi und die Bedeutung dieser Fehlbildungen lenkten und damit bei den Kollegen aus Dermatologie, Pathologie und der Allgemeinmedizin insgesamt einen revolutionären Umdenkungsprozeß in Gang gebracht haben in bezug auf die Einschätzung melanocytärer Proliferationen in der Haut. Die Beiträge der genannten Autoren sind enorm und in ihrer Bedeutung noch nicht vollständig ausgewertet. Seit der ersten Beschreibung dysplastischer Naevi als „B-K-Naevi" (1978) ist viel an Erkenntnissen zu diesem Thema gewonnen und noch viel mehr publiziert worden. Jedoch gibt es trotz des erreichten Fortschritts noch ungelöste Probleme, offene Fragen und eine beträchtliche Verwirrung selbst hinsichtlich der fundamentalen Aspekte dieser Naevi. Deshalb möchten wir im folgenden einige der ungelösten Probleme und Fragen, die mit den Entdeckungen und Veröffentlichungen zum Thema der dysplastischen Naevi zusammenhängen, erörtern. Indem wir einige der Probleme, mit denen sich die Wissenschaftler bei diesem Thema nach wie vor konfrontiert sehen, näher beleuchten, möchten wir dazu anregen, nach weiteren Ergebnissen zu suchen, die ein besseres Verständnis des faszinierenden Phänomens dieser Naevi und eine bessere Behandlung der betroffenen Patienten ermöglichen werden.

Definition des Begriffs Dysplasie

Die Behandlung der Themen des dysplastischen Naevus und des dysplastischen Naevus-Syndroms ist von Beginn an erschwert durch die grundlegende Uneinigkeit über die Bedeutung des Begriffs *Dysplasie*. Offensichtlich wird der Begriff Dysplasie von Allgemeinpathologen und Organpathologen nicht als standardisierter Fachterminus verwendet. Einige Pathologen, wir selbst eingeschlossen, benutzen den Begriff Dysplasie überhaupt nicht, da dieser *verschiedenen* Personen *verschiedene* Bedeutungen übermittelt und infolgedessen, wie wir meinen, für die Kommunikation unzweckmäßig ist. So definiert z. B. Rywlin die Dysplasie als „Mißbildungen, die von einer Anomalie der Embryonalanlage verursacht sind" [1], Christopherson verwendet den Begriff als Synonym für „Atypie" [2] und Sagebiel als „gestörte Hyperplasie" [3]. Clark, Greene, Elder et al. dagegen haben für die Dysplasie eine Reihe unterschiedlicher Definitionen gegeben, z. B. „Kernatypie" [4] „nukleärer Pleomorphismus der Melanozyten, Hyperchromasie, Unregelmäßigkeiten der Kernmembranen, Zellvergrößerungen, Änderung des Kernplasma-Zytoplasma-Verhältnisses, Fibrose und Lymphozyteninfiltration" [5], „gestörte Wachstumsmuster" [6], „Dysplasie ist hier gemeint als Vorliegen von Merkmalen, die ein erhöhtes Risiko für die Entwicklung einer manifesten Neoplasie implizieren" [7, 8], sowie „die Kombination einer bestehenden lentiginösen Melanozytenhyperplasie (fehlerhafte Differenzierung) und einer Kernatypie der Melanozyten ist als Melanozytendysplasie zu betrachten" [9]. Tatsächlich werden von Clark u. Mitarb. die Begriffe *Dysplasie* und *dysplastisch* nahezu in jeder ihrer Arbeiten *anders* definiert.

Diagnose

Klinische Kriterien

Clark u. Mitarb. wiesen kürzlich darauf hin, daß „im Unterschied zu gewöhnlichen erworbenen Naevi dysplastische Naevi häufig unregelmäßige Ränder, eine zufällige Mischung aus gelblichen, braunen, dunkelbraunen und rosa Farbtönen sowie eine unscharfe Begrenzung, die mit den benachbarten normalen Hautpartien verfließt, aufweisen" [10]. Leider werden die gleichen Kriterien auch zur Erkennung des malignen Melanoms verwendet. In der Tat kann ein Teil der dysplastischen Naevi mit den gebräuchlichen klinischen Kriterien klinisch nicht vom malignen Melanom unterschieden werden [11].

Auch lassen sich dysplastische Naevi nicht immer leicht von gewöhnlichen Naevi unterscheiden. Kieselige Oberfläche und Erythem, die für dysplastische Naevi als charakteristisch gelten, sind bei gewöhnlichen Naevi nicht aufmerksam genug überprüft worden. Gegenwärtig wäre es noch verfrüht, diese Merkmale als *zuverlässige* Kriterien zur Unterscheidung zwischen dysplastischen und gewöhnlichen Naevi zu betrachten. Obwohl in der Literatur darauf hingewiesen wird, daß dysplastische Naevi im allgemeinen großflächig sind, beginnen sie doch gewiß nicht als großflächige Fehlbildungen.

Wie also ist ihr klinisches Erscheinungsbild solange sie klein sind, und lassen sie sich in diesem Stadium von gewöhnlichen Naevi unterscheiden?

Außerdem werden, wie wir meinen, viele gewöhnliche Naevi mit leicht unscharfen Rändern klinisch wie histologisch als dysplastische Naevi fehlinterpretiert, wobei die Ursache hierfür in einem falschen Verständnis der Entwicklungsgeschichte gewöhnlicher Naevi zu sehen ist. Im Hinblick auf den Übergang der Naevi vom „Junktions-" zum „Compound-" Stadium stellen Greene, Clark, Tucker et al. fest, „wenn das laterale Wachstum des Naevus aufhört, beginnen die Zellen in das darunter liegende Corium einzudringen; ..." [10]. Dies bedeutet, daß die *scharfe* Begrenzung des intraepidermalen Teils über dem intradermalen Teil beim Compoundnaevus die Regel ist, während eine unscharfe Begrenzung, die histologisch als Ausdehnung des intraepidermalen Teils des

Naevus über den intradermalen Teil hinaus nachweisbar ist, eine Fehlbildung darstellt, also dysplastisch ist. Wir glauben, daß viele Compoundnaevi ein fortgesetztes Wachstum von Melanozyten innerhalb der Epidermis auch dann zeigen, wenn die Ausdehnung der Melanozyten in das Corium im zentralen Anteil bereits im Gang ist. Daher kann bei wachsenden Compoundnaevi hinsichtlich der intraepidermalen Komponente eine Ausdehnung über den intradermalen Anteil hinaus in Form einer makulösen peripheren Zone erwartet werden, was bei diesen Naevi zu relativ unscharfer Randbegrenzung führt.

Histologisch entspricht die unscharf begrenzte makulöse Zone der beim dysplastischen Naevus beschriebenen „Schulter", d. h. der junctionalen Komponente des Naevus, der sich über den intradermalen Teil hinaus ausdehnt. Gemäß unserer Erfahrung weisen die meisten melanocytären Naevi, die nur leicht erhaben und pigmentiert sind und nur die Epidermis und die Papillarschicht betreffen, diesen Schultereffekt auf und erfüllen die für dysplastische Naevi gegebenen histologischen Kriterien. Handelt es sich hier wirklich um dysplastische Naevi? Wir vermuten, daß ein Teil der Patienten, bei denen der sporadische Typus des dysplastischen Naevus-Syndroms als Befund erhoben wird, in Wirklichkeit wachsende Compoundnaevi mit unscharfer Randbegrenzung aufweist.

Zusammenfassend ist festzustellen, daß eindeutige klinische Kriterien, anhand derer klinisch dysplastische Naevi von malignen Melanomen und wachsenden gewöhnlichen Compoundnaevi unterschieden werden können, noch nicht vorliegen.

Histologische Kriterien

Clark u. Mitarb. schreiben, daß zusammfassend betrachtet melanocytäre Naevi mit Dysplasie fünf charakteristische histologische Merkmale aufweisen:

- persistierende lentiginöse Melanozyten-Hyperplasie
- atypische Melanozyten-Hyperplasie (Melanozyten-Kernatypie)
- lamellöse Fibroplasie
- konzentrische eosinophile Fibroplasie
- vereinzelte fleckige lymphozytäre Infiltrate [9].

Die bei den Melanozyten dysplastischer Naevi beobachtete Atypie wird als „zufällige zytologische Atypie" [9] beschrieben. Wie Clark und Mitarbeiter ausführen, bedeutet dies, daß atypische Melanozyten „keine einheitliche Form besitzen und gewöhnlich relativ weit verstreut sind" [9]. Die zufällige zytologische Atypie wird als eine Beobachtung bewertet, die so subtil ist, daß „multiple Stufenschnitte erforderlich werden können, um sie [als atypische Melanozyten] nachzuweisen" [12]. In der Tat können wir weder auf veröffentlichten Fotos, auf denen eine Kernatypie abgebildet sein soll, noch unter der großen Mehrzahl der Naevi, die üblicherweise als dysplastisch bezeichnet werden, eine Kernatypie feststellen. Nach unserer Auffassung ist die „zufällige zytologische Atypie" in der Form eines leichten Pleomorphismus bei den meisten junktionalen und Compoundnaevi zu beobachten. Obwohl einige dysplastische Naevi in der Tat atypische Kerne aufweisen, liegt eine schwach ausgeprägte „zufällige zytologische Atypie" für melanocytäre Naevi im allgemeinen im normalen Bereich.

Leider mangelt es den anderen Kriterien, die als wesentlich für die histologische Diagnose dysplastischer Naevi gelten, an Spezifität. „Persistierende lentiginöse Melanozyten-Hyperplasie" ohne signifikante Atypie ist ein Hauptmerkmal einfacher Lentigines und früher Junktionsnaevi und ist häufig bei frühen, sich entwickelnden in-situ-Melanomen zu beobachten. Lamellöse Fibroplasie und konzentrische eosinophile Fibroplasie sind bei einfachen Lentigines und Junktionsnaevi häufig, bei malignen Melanomen gelegentlich zu finden. Lymphozyten-Infiltrate gehören zu den gewöhnlichen Merkmalen maligner Melanome und sind bei junktionalen und Compoundnaevi, insbesondere beim Naevus Spitz und bei Halo-Naevi, häufig zu beobachten.

Zusammenfassend sei darauf hingewiesen, daß *eindeutige* histologische Kriterien, anhand derer histopathologisch dysplastische Naevi von einzelnen malignen Melanomen und Compoundnaevi unterschieden werden können, ebenfalls noch nicht vorliegen.

Das dysplastische Naevus-Syndrom

1978 berichteten Clark u. Mitarb. über ihre Untersuchungen bei sechs Familien mit familiärem malignem Melanom [12–14]. Sie stellten fest, daß 15 von 17 Familienmitgliedern mit malignem Melanom zwischen 1 und mehr als 100 auffällige Naevi aufwiesen, die überwiegend am Oberkörper und an den Extremitäten angesiedelt waren. Diese Naevi waren im Durchmesser 5–15 mm groß, leicht unregelmäßig in der Form und zeigten farblich eine zufällige Mischung aus gelblichen, braunen, dunkelbraunen und rosa Tönen. Wie berichtet wird, hatten sie ein spezifisches histologisches Erscheinungsbild. Zusätzlich wiesen 22 von 41 Verwandten der Patienten mit malignem Melanom klinisch und histologisch identische Naevi in der gleichen Verteilung auf. Zehn Ehepartner, die als Kontrollgruppe untersucht wurden, zeigten keine auffälligen Naevi. Die maligne Transformation von zwei auffälligen Naevi zu malignen Melanomen wurde in einer Fotoserie dokumentiert. Clark und Mitarbeiter bezeichneten dieses Phänomen als „B-K-Naevus-Syndrom", wobei zur Benennung die Initialen von zwei der Patienten gewählt wurden [12]. Sie wiesen darauf hin, daß der „B-K-Naevus" leichter zur malignen Entartung neigt als gewöhnliche erworbene Naevi. Von anderen Autoren wurden diese Ergebnisse bei einer größeren Anzahl von Familien mit familiärem malignem Melanom bestätigt [15, 16]. 1980 berichteten Elder, Goldman, Goldman et al. über den B-K-Naevus-Phänotyp bei sieben von 79 Patienten mit nicht-familiengebundenem kutanem malignem Melanom, die im Rahmen einer prospektiven Studie untersucht worden waren [8]. Sie kamen zu dem Ergebnis, daß klinische und histologische Erscheinungsbilder der auffälligen Naevi bei Patienten mit familiären malignen Melanomen (B-K-Naevus-Syndrom), bei Patienten mit sporadischen (nicht-familiengebundenen) malignen Melanomen und bei Patienten ohne maligne Melanome identisch waren. Diese Autoren bezeichneten diese auffälligen Naevi als „dysplastische" Naevi und schlugen vor, bei Patienten mit mindestens einem dysplastischen Naevus vom „dysplastischen Naevus-Syndrom" zu sprechen, wobei zwischen dem „familiären" und dem „sporadischen" Typ unterschieden wurde in Abhängigkeit vom Auftreten bzw. Fehlen maligner Melanome und dysplastischer Naevi bei anderen Familienmitgliedern [8]. So bilden, gemäß Elder, Clark, Greene et al. Patienten mit *einem* solitären dysplastischen Naevus, in deren Familien ansonsten keine Fälle von dysplastischen Naevi oder malignen Melanomen aufgetreten sind, das eine Ende des Spektrums des dysplastischen Naevus-Syndroms, während Patienten mit Hunderten von dysplastischen Naevi, mehreren malignen Melanomen und einer positiven Familiengeschichte sowohl in bezug auf dysplastische Naevi als auch auf maligne Melanome am anderen Ende des Spektrums stehen [5, 8]. Das von den National Institutes of Health im Oktober 1983 veranstaltete Consensus-Meeting über Vorstufen maligner Melanome kam zu einer *anderen* Definition des dysplastischen Naevus-Syndroms. Der Konferenzbericht schließt mit der Feststellung, daß „das Auftreten von multiplen dysplastischen Naevi bei zwei oder mehr Mitgliedern einer Familie als dysplastisches Naevus-Syndrom definiert wurde" [17]. Andere Ärzte verwenden den Begriff dysplastisches Naevus-Syndrom nur bei Patienten, die sowohl ein familiäres malignes Melanom als auch familiäre dysplastische Naevi (ursprüngliches B-K-Naevus-Syndrom) aufweisen. Diese unterschiedlichen Definitionen des dysplastischen Naevus-Syndroms haben zu Verwirrung geführt.

Bezeichnungen in der Fachliteratur

Trotz ihres unpräzisen und zur Verwirrung Anlaß gebenden Charakters wurde die Bezeichnung „dysplastisches Naevus-Syndrom" zum allgemein anerkannten und akzeptierten Begriff. Es wurden jedoch auch viele andere Bezeichnungen für dieses Syndrom vorgeschlagen, wie z. B. „familial atypical multiple mole-melanoma syndrome" (FAMMM) [16, 18–22], „expanded and activated melanocyte syndrome" [23], „nevoid melanoma syndrome" [24], „precursor nevi" [25], „sporadic atypical mole syndrome" [26], „large atypical nevus syndrome" [27], „B-K-mole Syndrome" [12]. Während die meisten dieser Bezeichnungen von den Autoren jüngerer Publikationen nicht mehr verwendet werden, ist insbesondere der Begriff FAMMM weiter in Gebrauch. Wissenschaftler, die sich mit dem dysplastischen Naevus-Syndrom befassen, müssen diese Parallelität der Begriffe berücksichtigen.

Grundlegende Untersuchungen

Arbeiten von Reimer, Clark, Greene et al. (1978) werden von weiten Kreisen als die grundlegenden Untersuchungen zum dysplastischen Naevus-Syndrom anerkannt [12–14]. Fusaro, Lynch und Kimberling bestreiten dies und führen an, daß „der erste Bericht zu diesem Syndrom 1968 von Lynch und Krush veröffentlicht wurde..." [28]. In einem Brief an den Herausgeber rückten die Autoren später zwar etwas von ihrem früheren Anspruch ab, hielten jedoch weiterhin an der „gleichzeitigen Aufklärung" des dysplastischen Naevus-Syndroms durch Lynch und Mitarbeiter fest [29]. In einem Artikel von Lynch und Krush aus dem Jahr 1968 [30] werden diese Naevi nur beiläufig erwähnt. In ähnlicher Weise wurde bereits in zahlreichen früheren Untersuchungen auf das Vorhandensein einer großen Anzahl auffälliger Naevi bei manchen Patienten mit malignem Melanom hingewiesen [31–36]. In der Tat haben mehrere Ärzte – beginnend mit Sir William Norris im Jahre 1820 – Melanompatienten mit Naevi, die den heute als dysplastisch bezeichneten entsprechen, beschrieben; allerdings wurde diesen Naevi keine besondere Bedeutung beigemessen. Erst Greene, Clark und ihre Mitarbeiter haben diese Naevi kritisch untersucht, die ersten gründlichen klinischen und histologischen Beschreibungen erstellt und die Bedeutung dieser Naevi als Symptome und potentielle Vorstufen maligner Melanome erkannt [12–14]. Frichot, Lynch, Guirgis et al. bestätigten die ursprünglichen Beobachtungen von Clark und Mitarbeitern. Dieser Sachverhalt wurde von ihnen auch anerkannt, wie das folgende Zitat zeigt: „Die *Beobachtungen von Clark* lassen in Verbindung mit *unserem* eigenen *Nachweis* eines Phänotyps der Haut, der mit dem BK-Syndrom [sic] übereinstimmt, darauf schließen, daß zumindest in einigen Familien mit Neigung zur Entwicklung von Melanomen wichtige Anhaltspunkte zum Erkennen der Anfälligkeit für diese Krankheit und für bestimmte damit in Verbindung stehende maligne Neoplasmen greifbar sind.“ [Kursivsetzung durch uns] [15].

Der sporadische Typ

Dysplastische Naevi wurden zuerst bei Patienten mit dem familiären Typ des malignen Melanoms beschrieben [1–3, 16].

1980 wurden dann dysplastische Naevi bei Patienten mit malignen Melanomen beschrieben, die keine Familienanamnese mit malignen Melanomen aufwiesen [8, 37]. Elder und Mitarbeiter prägten den Begriff des dysplastischen Naevus-Syndroms für Patienten mit dysplastischen Naevi und unterteilten die Patienten in einen sporadischen und einen familiären Subtyp, wobei sie vom Vorhandensein bzw. Fehlen dysplastischer Naevi und/oder maligner Melanome bei anderen Familienmitgliedern ausgingen [8].

Seit 1980 ist zum Thema der sporadischen Form des dysplastischen Naevus-Syndroms leider mehr Hitze als Licht entfacht worden. Einerseits schätzen Kraemer und Mitarbeiter die Zahl der Amerikaner mit dysplastischen Naevi auf 4,6 Millionen, von denen der überwiegende Teil dem sporadischen Typ zuzurechnen sein dürfte [38]. Andererseits stellte ein auf dem Gebiet der dysplastischen Naevi führendes Forschungsteam noch 1984 fest, „ein sporadischer Fall muß uns erst noch begegnen ...“[29].

Wir sind der Meinung, daß in Anbetracht des noch zu geringen Wissens zu diesem Thema die Diagnose der sporadischen Form des dysplastischen Naevus-Syndroms nur mit Vorsicht gestellt werden sollte. Die NIH-Konferenz zur Abstimmung des Erkenntnisstandes über Vorstufen des malignen Melanoms definierte die sporadischen dysplastischen Naevi als „Naevi, die auftreten, ohne daß bei Familienmitgliedern dysplastische Naevi gefunden wurden“ [17]. Diese Definition erscheint nicht adäquat, da sie zu vage ist. Lynch und Mitarbeiter fordern, daß bei Studien von Patienten mit dysplastischem Naevus-Syndrom zur genetischen Minimalinformation ein „modifizierter Stammbaum der Kernfamilie" gehören sollte, der in einer Untersuchung der Kernfamilie, der Großeltern väterlicherseits und mütterlicherseits sowie aller Onkel und Tanten besteht [39]. Sie weisen darauf hin, daß sog. sporadische Fälle mehrere verschiedene Ursachen haben können, wie z. B. Neumutation, unvollständige Penetranz, falsche Vaterschaft (Vater unsicher), Phänokopie, Genokopie. Drei oder möglicherweise vier dieser Faktoren sind genetischen Ursprungs [39]. Zum Problem des Risikos eines malignen Melanoms bei Patienten mit sporadischem dysplastischen Naevus-Syndrom liegen keine zuverlässigen Ergebnisse vor. In der Tat muß die Gültigkeit des Konzepts des sporadischen dysplastischen Naevus noch durch umfassende genetische Prospektivstudien an Patienten, die in diese Kategorie passen, bestätigt werden.

Häufigkeit der malignen Transformation dysplastischer Naevi zu malignen Melanomen

Es ist bekannt, daß Personen mit dysplastischem Naevus-Phänotyp in Familien mit familiärem malignem Melanom ein wesentliches höheres Risiko im Hinblick auf die Entwicklung von malignen Melanomen tragen als Familienmitglieder ohne dysplastische Naevi. Greene, Kraemer, Clark et al. untersuchten in einer Prospektivstudie über 400 Personen aus 14 Familien mit familiären malignen Melanomen. Während der siebenjährigen Follow-up-Untersuchungen wurden 39 maligne Melanome prospektiv diagnostiziert. In allen 39 Fällen traten die malignen Melanome bei Patienten mit dysplastischen Naevi auf. In der etwas größeren Gruppe von Familienmitgliedern ohne dysplastische Naevi kam es nicht zur Entwicklung von Melanomen [6]. Bei erblicher Disposition zu malignen Melanomen bilden dysplastische Naevi also sichere Anzeichen zur Erkennung von Familienmitgliedern, bei denen ein erhöhtes Risiko der Entwicklung von malignen Melanomen besteht. Wesentlich umstrittener ist die Rolle der dysplastischen Naevi als Vorstufe des malignen Melanoms.

Alle Pathologen stimmen darin überein, daß maligne Melanome in Verbindung mit erworbenen und angeborenen melanocytären Naevi auftreten können. Ungeklärt ist jedoch noch, ob sich die Mehrzahl der malignen Melanome aus vorher „stabilen" dysplastischen Naevi bei Patienten mit malignen Melanomen in der Familienanamnese entwickelt oder ob diese Melanome gewöhnlich de novo entstehen. Welche Ergebnisse liegen hierzu vor und wie hoch ist ihre Zuverlässigkeit?

Die berichtete Häufigkeit des Befundes eines erworbenen melanocytären Naevus mit histologisch assoziiertem malignem Melanom schwankt zwischen 18 und 83% in Abhängigkeit von den den Untersuchungen zugrundegelegten Kriterien [40]. Die unterschiedlichen Schätzungen der Häufigkeit eines histologischen Zusammenhangs von dysplastischen Naevi und malignen Melanomen spiegeln eine ähnliche Disparität wider. Clark und Mitarbeiter berichten, daß bei 36% von unselektierten malignen Melanomen des oberflächlich spreitenden Typs [41] und bei 70% von 111 primären malignen Melanomen bei Patienten mit familiären dysplastischen Naevi [6] histologisch dysplastische Naevi nachweisbar sind. Leider sind die histologischen Kriterien, auf denen diese Zahlen basieren, nicht genannt. Rhodes und Mitarbeiter beobachteten eine „atypische Melanozyten-Hyperplasie auf einem lentiginösen Epidermismuster“ bei 21,8% von 225 primären malignen Melanomen, die prospektiv in das Harvard Melanom Register aufgenommen worden waren. Sie folgerten daraus, daß „dadurch die Hypothese bekräftigt wird, daß zumindest ein Teil der kutanen Melanome sich möglicherweise aus dysplastischen Melanozyten-Naevi entwikkelt [42]. Wir möchten auf die Zurückhaltung von Rhodes und Mitarbeitern bei der Bewertung ihrer Ergebnisse ausdrücklich hinweisen. Unserer Meinung nach wird die „atypische Melanozyten-Hyperplasie auf lentiginösem Muster“ am Rand eines malignen Melanoms häufig als Beweis für einen zugehörigen dysplastischen Naevus überinterpretiert, während es sich dabei in Wirklichkeit häufig nur um ein Anzeichen für die Ausbreitung eines Melanoma in situ in der Epidermis handelt.

Friedman, der für die Diagnose von dysplastischen Naevi mit zugehörigen malignen Melanomen strengere Kriterien verwendet, kam zu dem Ergebnis, daß nur 0,52% der Melanome (1 von 194 durch Stufenschnitte untersuchte maligne Melanome) mit einem dysplastischen Naevus zusammen auftraten [43]. MacKie konnte nur bei 2 von 21 primären malignen Melanomen, die bei Patienten mit dysplastischen Naevi auftraten, einen histologischen Nachweis für einen zugehörigen Naevus beliebigen Typs erbringen [23]. Diese bemerkenswerten Unterschiede in den Ergebnissen bedeutender Pathologen verdeutlichen das Fehlen von festgelegten Kriterien zur Erkennung von dysplastischen Naevi mit zugehörigen malignen Melanomen. Die Entwicklung adäquater reproduzierbarer Kriterien zur Erkennung des Zusammenhangs zwischen dysplastischen Naevi und malignen Melanomen erscheint schwierig in Anbetracht des relativ unspezifischen Charakters der heute zur Diagnose dysplastischer Naevi verwendeten klinischen und histologischen Kriterien. Sichtbar wird hier auch, daß es den Pathologen kaum möglich ist, zuverlässige Ergebnisse vorzulegen – selbst wenn festgelegte Kriterien zur Verfügung ständen – da die erkennbaren Merkmale dysplastischer Naevi in einer unbekannten Anzahl von Fällen durch sich entwickelnde maligne Melanome verwischt werden können.

Die beste Methode zur Bestimmung der Zahl der malignen Melanome, die de novo entstehen, und der Zahl der malignen Melanome, die sich in Zusammenhang mit bereits bestehenden dysplastischen Naevi entwickeln, besteht in einer sorgfältigen klinisch-pathologischen Korrelation. Große Gruppen von Patienten mit familiären und sporadischen Formen des dysplastischen Naevus-Syndroms sind in Prospektivstudien zu untersuchen. Maligne Melanome, die fokal in zuvor „stabilen“ dysplastischen Naevi entstehen, sollten als *mit den Naevi in Zusammenhang stehende Vorgänge* betrachtet werden. Melanome, die sich auf zuvor normaler Haut entwickeln, sowie Melanome, die bei der Excision wachsender Läsionen entdeckt werden und die irrtümlicherweise zunächst für dysplastische Naevi gehalten wurden, sollten als maligne Melanome *de novo* betrachtet werden. Stufenschnitte solcher Veränderungen könnten dazu beitragen, die klinischen Befunde zu bestätigen oder zu verwerfen, insbesondere in Fällen, die klinisch schwierig zu beurteilen sind.

Zum gegenwärtigen Zeitpunkt sind keine klinisch-pathologischen Prospektivstudien bekannt. In einer Familienanamnese mit familiären malignen Melanomen gelten dysplastische Naevi allgemein zur Identifizierung von Patienten, die eine ungewöhnlich starke Disposition zur Entwicklung von malignen Melanomen aufweisen. Jedoch liegen bisher einfach keine zuverlässigen Daten vor, die es ermöglichen würden, zu unterscheiden, welcher Anteil dieser Melanome de novo entsteht und welcher Anteil sich aus vorbestehenden dysplastischen Naevi entwickelt. Über die Tendenz sporadischer dysplastischer Naevi zur späteren Entwicklung maligner Melanome sind keine Aussagen möglich.

Häufigkeit dysplastischer Naevi in der Gesamtbevölkerung

Es mehren sich die Anhaltspunkte dafür, daß dysplastische Naevi häufiger auftreten, als nach der ersten Beschreibung des B-K-Naevus-Syndroms zunächst angenommen worden war. Greene und Mitarbeiter waren überrascht, als sie bei 3 von 90 Ehepartnern, die als Kontrollgruppe in ihrer Studie von 14 Familien mit Anamnesen familiärer maligner Melanome dienten, dysplastische Naevi entdeckten [7]. Es wurden keine Angaben gemacht über die Zahl der festgestellten Naevi, über ein etwaiges atypisches Erscheinungsbild und darüber, ob eine Biopsie vorgenommen wurde. In einem Abstract berichteten Rhodes und Mitarbeiter über atypische Naevi, die durch Großflächigkeit, scheckige Farbtöne und unregelmäßige Ränder charakterisiert waren, bei 30,4% der Patienten mit malignen Melanomen gegenüber 1,8% bei 217 Kontrollpersonen [44], was eine Verbreitung der dysplastischen Naevi in der Gesamtbevölkerung in einer Größenordnung von ca. 2% bedeuten würde. Leider fehlen Angaben dazu, welche Größe als Kriterium diente und ob die Diagnosen histologisch erhärtet wurden. Kraemer und Greene zitieren eine unveröffentlichte Studie von Cooke und Mitarbeitern, in der klinische Fotos von 380 Einwohnern von Milton, Neuseeland, überprüft wurden [45]. Diese Patienten, die in zwei Altersgruppen von 30–39 und 50–59 Jahren aufgeteilt waren, wiesen pigmentierte Veränderungen der Haut von mindestens 4 mm Durchmesser auf. Die Studie ergab, daß 8% dieser Patienten mindestens einen Naevus aufwiesen, der gemäß den klinischen Kriterien als dysplastisch gelten kann, und daß die Hälfte der Patienten mehr als einen dysplastischen Naevus besaß. Da keine histologische Untersuchung der Naevi vorgenommen wurde und die zugrundegelegten klinischen Kriterien von Kraemer und Greene nicht angegeben wurden, muß diese Studie wohl eher als Überprüfung von Fotografien denn als Untersuchung lebender Personen verstanden werden. Außerdem erschweren die verwendeten Kriterien für Alter und Größe eine sinnvolle Interpretation dieser Studie. Crutcher und Sagebiel äußerten sich in einem Brief an den Herausgeber zur Häufigkeit von dysplastischen Naevi bei Patienten in einer dermatologischen Praxis einer Landgemeinde [46]. Bei 4,9% der 881 Patienten wurden dysplastische Naevi klinisch diagnostiziert und histologisch bestätigt. Welche klinischen und histologischen Kriterien zur Diagnose der dysplastischen Naevi verwendet wurden, war zunächst nicht angegeben [46], jedoch wurden diese Kriterien kürzlich in einem Abstract veröffentlicht [3]. Über Nordlund, Kirkwood, Forget et al. wurde berichtet, daß sie „ungewöhnliche pigmentierte Naevi" bei 30% einer Gruppe von Patienten mit malignen Melanomen und bei 5% der Kontrollgruppe festgestellt hatten [47]. Zum Zeitpunkt der Veröffentlichung der Studie war die Zahl der Kontrollpersonen mit „atypischen" Naevi auf 7% gestiegen [48]. Die „atypischen (dysplastischen) Naevi" wurden klinisch definiert als Naevi mit „einem Durchmesser von mehr als 5 mm, unregelmäßigen Rändern und einer zufälligen Mischung von Farbtönen." Bei einigen dieser „atypischen" Naevi wurde eine histologische Untersuchung durchgeführt. Der größte Teil dieser Studien kann bestenfalls als Vorinformation betrachtet werden. Insgesamt gesehen, lassen sie jedoch darauf schließen, daß vermutlich 2–5% der weißen erwachsenen Bevölkerung Naevi besitzen, die ähnliche morphologische Merkmale aufweisen wie die Naevi von Patienten mit familiärem malignem Melanom. Diese Ergebnisse sind nicht signifikant.

Dysplastische Naevi und Häufigkeit interner Neoplasien

In einer Studie an vier Familien mit familiärem dysplastischen Naevus-Syndrom stellten Lynch et al. fest, daß Karzinome in allen anatomischen Regionen – selbst nach Ausschluß maligner Melanome der Haut und des Auges – bei Genträgern fünfmal so häufig auftraten, wie in der Gesamtbevölkerung unter Berücksichtigung des Lebensalters zu erwarten waren. Lungen-, Brust- und Pankreaskarzinome waren in ihrer Häufigkeit signifikant erhöht [20]. Greene dagegen stellte bei den von ihm untersuchten 14 Familien mit familiärem dysplastischen Naevus-Syndrom keinen Anstieg in der Häufigkeit interner Karzinome fest [7]. Zu der Frage, ob Patienten mit dem „sporadischen" Typ des dysplastischen Naevus-Syndroms einem erhöhten Risiko in bezug auf die Entwicklung interner Karzinome unterliegen, gibt es bislang keine Erkenntnisse. Weitere Studien zu diesem Thema sind notwendig, um entscheiden zu können, ob bei den betroffenen Familien aktive Screening-Tests auf bestimmte maligne Neoplasien angezeigt sind.

Dysplastische Naevi und maligne Melanome innerhalb des Auges

Gelegentlich wurde in der Literatur über maligne Melanome innerhalb des Auges im Zusammenhang mit dem dysplastischen Naevus-Syndrom berichtet [19, 20, 49, 50]. Viele Autoren sind der Ansicht, daß maligne Melanome innerhalb des Auges zum Spektrum des dysplastischen Naevus-Syndroms gehören, und empfehlen deshalb bei Patienten mit familiärem dysplastischen Naevus-Syndrom eine gründliche ophthalmologische Untersuchung und Nachuntersuchung [19, 20, 49, 51–53]. Andererseits konnten Greene et al. keinen eindeutigen Zusammenhang zwischen dem malignen Melanom innerhalb des Auges und dysplastischen Naevi nachweisen und vertreten die Auffassung, daß die in der Literatur berichteten Fälle durch reine Koinzidenz zu erklären sind [50, 54–56].

Sie empfehlen für Patienten mit dysplastischem Naevus-Syndrom die gleiche augenmedizinische Betreuung wie für die allgemeine Bevölkerung. Das Problem ist nicht geklärt und sollte weiter verfolgt werden.

Familiärer Typ des dysplastischen Naevus-Syndroms

Während die meisten Studien von Familienanamnesen des familiären malignen Melanoms angeblich den autosomal-dominanten Vererbungsweg bestätigen [22, 57, 58], sind in einigen Untersuchungen auch Hinweise auf einen polygenen Vererbungsweg des familiären malignen Melanoms enthalten [59–61]. Wie sind aber nun die Ergebnisse genetischer Studien von Patienten mit familiärem dysplastischen Naevus-Syndrom? Lynch et al. führten bei vier Familien von Patienten mit familiärem dysplastischen Naevus-Syndrom Trennungsanalysen durch und erhielten ein Trennungsverhältnis von 0,47, das mit einem autosomal-dominanten Vererbungsweg „vereinbar" ist [22]. Offensichtlich wurde nicht nachgeprüft, ob die Ergebnisse dieser vier Familiengeschichten mit einem polygenen Vererbungsweg vereinbar sind oder nicht, eine Möglichkeit, die in einer ihrer früheren Arbeiten diskutiert worden war [58]. Greene, Clark, Elder et al. weisen in ihren Arbeiten häufig darauf hin, daß dysplastische Naevi autosomal-dominant vererbt werden, und berufen sich in diesem Zusammenhang auf ihre eigene Studie über Trennungsanalyse und Koppelungsanalyse bei den von ihnen untersuchten 14 Familienanamnesen mit familiärem dysplastischen Naevus-Syndrom [62]. Unserer Meinung nach sind die Anhaltspunkte für eine autosomal-dominante Vererbung des Genotyps des dysplastischen Naevus-Syndroms in diesen 14 Familien nicht überzeugend; durch die Bezugnahme auf die eigene Studie wird auf etwas irreführende Weise impliziert, daß der autosomal-dominante Vererbungsweg eindeutig nachgewiesen sei. In der Tat ergaben Trennungsanalysen von Patienten aus Familien mit malignen Melanomen, dysplastischen Naevi oder mit beiden Befunden, bei denen das Vorliegen des Genotyps des dysplastischen Naevus-Syndroms vermutet wurde, daß „sowohl die *dominante* als auch die rezessive *Einzelgen-Hypothese nachdrücklich verworfen* wurde" [62]. In der gleichen Arbeit führen Greene und Mitarbeiter aus, daß „das genetische Modell verworfen wurde, weil es in den untersuchten Familien *zu viele* betroffene Personen gab." Anstatt alternative genetische Modelle, wie z. B. die polygene Vererbung, zu erforschen, um so eine Erklärung für die unerwartete „nachdrückliche Verwerfung" des autosomal-dominanten Modells zu finden, bemühten sich die Autoren, ihre ursprüngliche Hypothese zu verteidigen durch den Hinweis auf eine mögliche, jedoch relativ unwahrscheinliche (LOD-Wert nur 1,56) Koppelung eines mutmaßlichen Gens für das dysplastische Naevus-Syndrom und des Rh-Gens auf dem kurzen Arm des Chromosoms Nr. 1 sowie durch die Vermutung, daß die extrem hohe Zahl von Patienten mit dysplastischem Naevus-Syndrom in den 14 Familienanamnesen auf „Phänokopien" zurückzuführen sei" [62].

Auch wenn schließlich nachgewiesen werden sollte, daß das familiäre dysplastische Naevus-Syndrom autosomal-dominant vererbt wird, sollten, wie es die „überraschenden" Ergebnisse von Greene, Goldin, Clark et al. nahelegen, *alternative* genetische Hypothesen, z. B. die polygene Vererbung, durch eine genetische Analyse der Familiengeschichten verworfen oder bestätigt werden.

Therapie bei dysplastischen Naevi

Zur Behandlung von Patienten mit dysplastischen Naevi ist viel publiziert worden [6, 7, 10, 20, 27, 41, 63–68]. Elder, Greene, Bondi und Clark haben ihre Therapie von Patienten mit der familiären Form des dysplastischen Naevus-Syndroms ausführlich dargelegt [41].

Wegen des Mangels an Befunden zum sporadischen Typ dysplastischer Naevi verfügen wir einfach nicht über genug Informationen zur Entwicklung eines sinnvollen Behandlungskonzeptes. Nach unserer Erfahrung neigen viele Ärzte dazu, die meisten dysplastischen Naevi chirurgisch zu entfernen, auch wenn die Diagnosen des dysplastischen Naevus-Syndroms oder des malignen Melanoms ausgeschlossen werden können. In einem kürzlich veröffentlichten Leitartikel stellte Rhodes die Frage „Wie kann man es rechtfertigen (zu Forschungszwecken) zu belassen, was als Vorstufe des Melanoms der Haut ein hohes Risiko darstellt, insbesondere wenn bei einem Patienten nur eine oder zwei Veränderungen vorhanden sind und eine Exzision zur Bestätigung der Diagnose erforderlich ist? Schon aus einem einzigen dysplastischen Naevus kann sich ein Melanom entwickeln" [67]. Wie wir meinen, zeigen die heute zu diesem Thema vorliegenden Erkenntnisse, daß die für die Patienten beste Therapie in einer Anwendung der von Elder, Greene, Bondi und Clark entwickelten Richtlinien besteht und nicht in der totalen Entfernung aller als dysplastisch verdächtigen Naevi. 5-Fluorouracil [27] und Dermabrasion [68] sind eindeutig *keine* akzeptablen Therapieformen bei dysplastischen Naevi. Die zweckmäßige Therapie für die betroffenen Patienten wird besser bestimmt werden können, wenn eine genauere Definition der dysplastischen Naevi vorliegt und der Begriff des sporadischen Typs des dysplastischen Naevus-Syndroms geklärt ist.

Viele weitere Aspekte dieses Themas sind nach wie vor verwirrend und kontrovers, und viele Fragen sind noch offen. Unsere Ansichten zu diesem „rätsel"-haften Thema haben sich in den letzten sieben Jahren zweifellos geändert. So schrieb einer von uns (A.B.A.) früher einmal: „Ob die ungewöhnlichen Veränderungen der Melanozyten an den Rändern der [dysplastischen Naevi] sich in situ entwickelnde Melanome darstellen oder nicht, ist noch zu klären. Es ist anzunehmen, daß einige der auffälligen Melanozyten in der Epidermis an den Rändern dieser Compoundnaevi biologisch maligne sind, da innerhalb einiger dieser Veränderungen schließlich maligne Melanome auftreten. Ob es im Laufe der Zeit im Bereich jedes einzelnen dieser Compoundnaevi zur Entwicklung von malignen Melanomen kommt, muß ebenfalls noch erforscht werden" [24].

Heute sind wir der Ansicht, daß allzu häufig dysplastische Naevi histologisch nicht von sich entwickelnden Melanozyten-Naevi unterschieden werden können und daß, solange keine sichereren klinischen und histologischen Kriterien zur Definition dysplastischer Naevi formuliert werden können, viele der in diesem Aufsatz angesprochenen Probleme ungelöst bleiben werden.

Zusammenfassend kann als Folgerung aus der Arbeit von unseren Kollegen an der Universität von Pennsylvania, am National Institute of Health, an der Creighton Universität und anderenorts festgehalten werden, daß für Patienten mit ungewöhnlichen Melanozyten-Naevi und malignen Melanomen in der Familienanamnese ein erhöhtes Risiko der Entwicklung maligner Melanome besteht. Diese Beobachtung bildet einen wichtigen Beitrag zur Erhaltung menschlichen Lebens einerseits und zum Verständnis von Neoplasien andererseits. Es ist jedoch wichtig, sich bewußt zu sein, wieviel zu diesem Thema noch unerforscht oder nur mangelhaft und unvollständig bekannt ist.

Literatur

1. Rywlin AM (1981) Dysplasia: On the terminology of atypical intraepithelial proliferations. Am J Dermatopathol 3:183–185
2. Christopherson WM (1983) Questions to the Editorial Board: Do you use the term dysplasia? If so, what do you mean by it, and if not, why not? [A Response]. Am J Dermatopathol 5:199–200
3. Sagebiel RW (1985) Histopathology of precursor melanocytic lesions. Am J Surg Pathol [Suppl] 9:41–52
4. Kraemer KH, Greene MH (1985) Dysplastic nevus syndrome: familial and sporadic precursors of cutaneous melanoma. Dermatol Clin 3:225–237
5. Elder DE, Kraemer KH, Greene MH, Clark WH Jr, Guerry D (1982) The dysplastic nevus syndrome: our definition. Am J Dermatopathol 4:455–460
6. Greene MH, Clark WH Jr, Tucker MA, Kraemer KH, Elder DE, Fraser MC (1985) High risk of malignant melanoma in melanoma-prone families with dysplastic nevi. Ann intern Med 102:458–465
7. Greene MH (1984) Dysplastic nevus syndrome. Hosp Pract 19:91–108
8. Elder DE, Goldman LI, Goldman SC, Greene MH, Clark WH Jr (1980) Dysplastic nevus syndrome: a phenotypic association of sporadic cutaneous melanoma. Cancer 46:1787–1794
9. Clark WH Jr, Elder DE, Guerry D IV, Epstein MN, Greene MH, Van Horn M (1984) A study of tumor progression: the precursor lesions of superficial spreading and nodular melanoma. Hum Pathol 15:1147–1165
10. Greene MH, Clark WH Jr, Tucker MA, Elder DE, Kraemer KH, Guerry D IV, Witmer WK, Thompson J, Matozzo I, Fraser MC (1985) Acquired precursors of cutaneous malignant melanoma: The familial dysplastic nevus syndrome. N Engl J Med 312:91–97
11. Friedman RJ, Heilman ER, Rigel DS, Kopf AW (1985) The dysplastic nevus: Clinical and pathologic features. Dermatol Clin 3:239–249
12. Clark WH Jr, Reimer RR, Greene MH, Ainsworth AM, Mastrangelo MJ (1978) Origin of familial malignant melanomas from heritable melanocytic lesions: the B-K mole syndrome. Arch Dermatol 114:732–738
13. Reimer RR, Clark WH Jr, Greene MH, Ainsworth AM, Fraumeni JF Jr (1978) Precursor lesions in familial melanoma: A new genetic preneoplastic syndrome. JAMA 239:744–746
14. Greene MH, Reimer RR, Clark WH Jr, Mastrangelo MJ (1978) Precursor lesions in familial melanoma. Semin Oncol 5:85–87
15. Frichot BC III, Lynch HT, Guirgis HA, Harris RE, Lynch JF (1977) New cutaneous phenotype in familial malignant melanoma [Letter]. Lancet I:864–865
16. Lynch HT, Frichot BC III, Lynch JF (1978) Familial atypical multiple mole-melanoma syndrome. J Med Genet 15:352–356
17. Consensus conference (1984) Precursors to malignant melanoma [Conclusions]. JAMA 251:1864–1866

18. Lynch HT, Fusaro RM, Pester J, Lynch JF (1980) Familial atypical multiple mole-melanoma (FAMMM) syndrome: genetic heterogeneity and malignant melanoma. Br J Cancer 42:58–70
19. Lynch HT, Fusaro RM, Pester J, Oosterhuis JA, Went LN, Rumke P, Neering H, Lynch JF (1981) Tumour spectrum in the FAMMM syndrome. Br J Cancer 44:553–560
20. Lynch HT, Fusaro RM, Danes BS, Kimberling WJ, Lynch JF (1983) A review of hereditary malignant melanoma including biomarkers in familial atypical multiple mole melanoma syndrome. Cancer Genet Cytogenet 8:325–358
21. Lynch HT, Fusaro RM, Albano WA, Pester J, Kimberling WJ, Lynch JF (1983) Phenotypic variation in the familial atypical multiple-mole-melanoma syndrome (FAMMM). J Med Genet 20:25–29
22. Lynch HT, Fusaro RM, Kimberling WJ, Lynch JF, Danes BS (1983) Familial atypical multiple mole-melanoma (FAMMM) syndrome: segregation analysis. J Med Genet 20:342–344
23. MacKie RM (1982) Multiple melanoma and atypical melanocytic naevi – evidence of an activated and expanded melanocytic system. Br J Dermatol 107:621–629
24. Ackerman AB, Kamino H (1981) The problems of interpreting the meaning of atypical melanocytes and unusual patterns of melanocytes within the epidermis. In: Ackerman AB (ed) Pathology of Malignant Melanoma. Masson, New York, pp 139–146
25. Greene MH, Fraumeni JF Jr (1979) The hereditary variant of malignant melanoma. In: Clark WH Jr, Goldman LI, Mastrangelo MJ (eds) Human Malignant Melanoma. Grune and Stratton, New York, pp 139–166
26. Rahbari H, Mehregan AH (1981) Sporadic atypical mole syndrome: a report of five nonfamilial B-K syndrome-like cases. Arch Dermatol 117:329–331
27. Bondi EE, Clark WH Jr, Elder DE, Guerry D IV, Greene MH (1981) Topical chemotherapy of dysplastic nevi with 5% fluorouracil. Arch Dermatol 117:89–92
28. Fusaro RM, Lynch HT, Kimberling WJ (1983) Familial atypical multiple mole melanoma syndrome (FAMMM) [Letter]. Arch Dermatol 119:2–3
29. Fusaro RM, Lynch HT, Kimberling WJ, Pester J (1984) For the record: the history of precursors to malignant melanoma, in reply [Letter]. Arch Dermatol 120:20–21
30. Lynch HT, Krush AJ (1968) Heredity and malignant melanoma: Implications for early cancer detection. Can Med Assoc J 99:17–21
31. Norris W (1820) A case of fungoid disease. Edinb Med Surg J 16:562–565
32. Cawley EP (1952) Genetic aspects of malignant melanoma. Arch Dermatol 65:440–450
33. Turkington RW (1965) Familial factor in malignant melanoma. JAMA 192:77–82
34. Katzenellenbogen I, Sandback M (1966) Malignant melanomas in twins. Arch Dermatol 94:331–332
35. Anderson DE (1971) Clinical characteristics of the genetic variety of cutaneous melanoma in man. Cancer 28:721–725
36. Greene MH, Fraser MC, Clark WH Jr, Elder DE, Guerry D IV, Kraemer KH (1984) For the record: The history of precursors to malignant melanoma [Letter]. Arch Dermatol 120:18–20
37. Bovet R, Bachmann B, Delacrétaz J (1980) Le B-K mole est-il toujours de transmission autosomique dominante? Ann Dermatol Venereol 107:1173–1178
38. Kraemer KH, Greene MH, Tarone R, Elder DE, Clark WH Jr, Guerry D IV (1983) Dysplastic nevi and cutaneous melanoma risk [Letter]. Lancet II:1076–1077
39. Lynch HT, Fusaro RM, Lynch JT (1984) The NIH consensus report on precursors to malignant melanoma: A different perspective. Am J Dermatopathol 6:117–179
40. Lopansri S, Mihm MC Jr (1979) Clinical and pathological correlation of malignant melanoma. J Cutan Pathol 6:180–194
41. Elder DE, Greene MH, Bondi EE, Clark WH Jr (1981) Acquired melanocytic nevi and melanoma: The dysplastic nevus syndrome. In: Ackerman AB (Hrsg) Pathology of Malignant Melanoma. Masson, New York, pp 185–215
42. Rhodes AR, Harrist TJ, Day CL, Mihm MC Jr, Fitzpatrick TB, Sober AJ (1983) Dysplastic melanocytic nevi in histologic association with 234 primary cutaneous melanomas. J Am Acad Dermatol 9:563–574
43. Rigel DS, Friedman RJ, Kopf AW, Rogers GS, Heilman ER (1985) Precursors of malignant melanoma: Problems in computing the risk of malignant melanoma arising in dysplastic and congenital nevocytic nevi. Dermatol Clin 3:361–365

44. Rhodes AR, Sober AJ, Mihm MC, Fitzpatrick TB (1980) Possible risk factors for primary cutaneous malignant melanoma [Abstract]. Clin Res 28:252A
45. Cooke KR, Spears GFS, Skegg DCG (in press) Frequency of moles in a defined population. J Epidemiol Comm Health
46. Crutcher WA, Sagebiel RW (1984) Prevalence of dysplastic nevi in a community practice [Letter]. Lancet I:729
47. Scheibner A, Milton GW, McCarthy WH, Shaw H (1981) Clinical features, prognosis, and incidence of multiple primary malignant melanoma [Abstract]. Aust NZ J Surg 51:386
48. Nordlund JJ, Kirkwood J, Forget BM, Scheibner A, Albert DM, Lerner E, Milton GW (1985) Demographic study of clinically atypical (dysplastic) nevi in patients with melanoma and comparison subjects. Cancer Res 45:1855–1861
49. Abramson DH, Rodriguez-Sains RS, Rubman R (1980) B-K mole syndrome: Cutaneous and ocular malignant melanoma. Arch Ophthalmol 98:1397–1399
50. Greene MH, Sanders RJ, Chu FC, Clark WH Jr, Elder DE, Cogan DG (1983) The familial occurrence of cutaneous melanoma, intraocular melanoma, and the dysplastic nevus syndrome. Am J Ophthalmol 96:238–245
51. Folberg R (1983) The familial occurrence of cutaneous melanoma, intraocular melanoma, and the dysplastic nevus syndrome [Letter]. Am J Ophthalmol 96:815
52. Fusaro RM, Lynch HT, Oosterhuis JA, Went LN (1984) The familial occurrence of cutaneous melanoma, intraocular melanoma, and the dysplastic nevus syndrome [Letter]. Am J Ophthalmol 97:802–803
53. Rodriguez-Sains RS (1984) The familial occurrence of cutaneous melanoma, intraocular melanoma, and the dysplastic nevus syndrome [Letter]. Am J Ophthalmol 97:114–115
54. Taylor MR, Guerry D IV, Bondi EE, Shields JA, Augsburger JJ, Lusk EJ, Elder DE, Clark WH Jr, Van Horn M (1984) Lack of association between intraocular melanoma and cutaneous dysplastic nevi. Am J Ophthalmol 98:478–482
55. Greene MH, Sanders RJ, Chu FC, Clark WH Jr, Elder DE, Cogan DG (1984) The familial occurrence of cutaneous melanoma, intraocular melanoma, and the dysplastic nevus syndrome [Letter]. Am J Ophthalmol 97:115–117
56. Greene MH, Sanders RJ, Chu FC, Clark WH Jr, Elder DE, Cogan DG (1983) The familial occurrence of cutaneous melanoma, intraocular melanoma, and the dysplastic nevus syndrome [Letter]. Am J Ophthalmol 96:816
57. Anderson DE, Smith JL Jr, McBride CM (1967) Hereditary aspects of malignant melanoma. JAMA 200:741–746
58. Lynch HT, Krush AJ (1968) Hereditary and malignant melanoma: implications for early cancer detection. Can Med Assoc J 99:17–21
59. Wallace DC, Beardmore GL, Exton LA (1973) Familial malignant melanoma. Ann Surg 177:15–20
60. Duggleby WF, Stoll H, Priore RL, Greenwald P, Graham S (1981) A genetic analysis of melanoma: Polygenic inheritance as a threshold trait. Am J Epidemiol 114:63–72
61. Happle R, Traupe H, Vakilzadeh F, Macher E (1982) Arguments in favor of a polygenic inheritance of precursor nevi [Editorial]. J Am Acad Dermatol 6:540–543
62. Greene MH, Goldin LR, Clark WH Jr, Lovrien E, Kraemer KH, Tucker MA, Elder DE, Fraser MC, Rowe S (1983) Familial cutaneous malignant melanoma: Autosomal dominant trait possibly linked to the Rh locus. Proc. Nat Acad Sci USA 80:6071–6075
63. Dixon SL (1983) The dysplastic nevus syndrome: a review. J Assoc Milit Dermatol 9:3–8
64. Dixon SL (1985) Dysplastic nevus syndrome: A clinical review. Curr Concepts Skin Dis 6:5–10
65. Rigel DS, Friedman RJ (1985) The management of patients with dysplastic and congenital nevi. Dermatol Clin 3:251–255
66. Tucker MA, Greene MH, Clark WH Jr, Kraemer KH, Fraser MC, Elder DE (1983) Dysplastic nevi on the scalp of prepubertal children from melanoma-prone families. J Pediatr 103:65–69
67. Rhodes AR (1985) Acquired dysplastic melanocytic nevi and cutaneous melanoma: Precursors and prevention [Editorial]. Ann Intern Med 102:546–547
68. Hagstrom WJ, Faibisoff B, Soltani K, Robson MC (1983) Dysplastic nevus syndrome (B-K mole syndrome). Plast Reconstr Surg 71:219–224

6. Stadieneinteilung und Prognose

H. VOIGT und U. R. KLEEBERG

Einführung

Grundlage einer jeden onkologischen Therapie ist die genaue Kenntnis der Ausdehnung der Tumorkrankheit. Nur wenn die organbezogene Beteiligung im Sinne einer *klinischen Stadieneinteilung* definiert bzw. ausgeschlossen ist (*Staging*), lassen sich verläßliche prognostische Einschätzungen durchführen, auf deren Grundlage differente Therapiemodalitäten zum Einsatz gelangen.

Stadieneinteilung: Microstaging – Macrostaging

Eine klinische Stadieneinteilung setzt die Erhebung mikromorphologischer Befundparameter (*Microstaging incl. Grading*) am Primärtumor voraus (s. Kap. 5A) und *kombiniert* diese Angaben mit den Befunden einer klinischen, laborchemischen sowie radiodiagnostischen Durchuntersuchung (*Macrostaging*) zu einer reproduzierbaren Aussage bezüglich der initialen oder verlaufsbezogenen (*Restaging*) Ausdehnung der Tumorerkrankung.

Die dabei zum Einsatz gelangenden Untersuchungsverfahren sind in Kap. 10 ausführlich dargestellt.

Für das maligne Melanom ergeben sich hinsichtlich der klinischen Stadienzuordnung allerdings einige Probleme:

Die Notwendigkeit einer umfassenden, initialen Staging-Untersuchung wird unterschiedlich beurteilt. Zwischen extensiver Primäruntersuchung des Patienten sowie überhaupt nicht stattfindender Durchuntersuchung lassen sich an den einzelnen Behandlungszentren alle Zwischenstufen einer unterschiedlich gehandhabten Vorgehensweise finden. Kardinalbeispiel für diese Tatsache ist das Melanom des Auges, für welches nur an wenigen Zentren ein umfassendes Staging- sowie Nachsorgeprogramm praktiziert wird: Immer wieder kommen Patienten mit Lebermetastasen in die onkologische Sprechstunde, welche nie zuvor sonographisch untersucht worden waren.

Untersuchungen zur Festlegung des klinischen Stadiums sind zwangsläufig mit therapeutischen Interventionen verknüpft:

Eine definitive Aussage zur Beteiligung von Lymphknotenstationen läßt sich weder klinisch noch lymphographisch oder sonographisch anstellen. Allein die histomorphologische Aufarbeitung zuvor resezierter Lymphknoten – wie sie als Staging-Maßnahme für zahlreiche andere Neoplasien *verbindliche Voraus-*

setzung jeglicher nachfolgender Therapiekonzepte ist (z. B. Mamma-Carcinom u. a.) – vermag diese Auskunft zu geben.

Bei Extremitätenmelanomen ist überdies die *regionale* Lymphknotendissektion allein *nicht* ausreichend, da in zahlreichen Fällen bereits die *iuxtaregionalen* Lymphknotenstationen befallen sind (selbst bei histologisch *negativem* Befund der regionalen Lymphknoten!).

Immunhistochemische Untersuchungen unter Verwendung monoclonaler Antikörper zeigen nach Cochran, daß selbst bei histomorphologisch negativem Befund immuncytologisch ein positiver Melanomzellnachweis in einem Großteil des untersuchten Lymphknotenmaterials geführt werden kann [2].

Da die Durchführung einer elektiven regionalen bzw. iuxtaregionalen Lymphknotendissektion in der Behandlungsstrategie der Extremitätenmelanome kontrovers beurteilt wird, ergibt sich die Frage, ob die Patienten des klinischen Stadiums I an Zentren, die eine Lymphknotendissektion primär *nicht* durchführen, sich überhaupt im Stadium I befinden. Eigene Befunde anhand von Patienten, die aus diesen Zentren zur weiteren Behandlung zugewiesen wurden, lassen erkennen, daß oftmals bereits ein histomorphologisch dokumentierbares Stadium III (!) vorlag, was erst anläßlich einer isolierten Extremitätenperfusion festgestellt wurde (s. Kap. 14). Es läßt sich leicht ermessen, welche Verzerrung im statistischen Datenmaterial bezüglich der Verlaufsprognose allein durch diesen Umstand zu erklären wäre. Bedenken gegenüber einer vermeintlich zu radikalen Primärtherapie sind insofern zurückzustellen, als es sich bei einem High-Risk-Melanom der Extremitäten um einen Tumor von hoher Metastasierungstendenz handelt und primär nicht durchgeführte Lymphknotendissektionen ohnehin später als dann palliative Therapiemaßnahme doch durchgeführt werden müssen.

Für die klinische Stadieneinteilung maligner Melanome ist an vielen Behandlungszentren derzeit immer noch eine historisch begründete, allein auf klinischen Kriterien beruhende Unterscheidung dreier Progressionsphasen in Gebrauch, deren Stadium I den Primärtumor, Stadium II vorhandene regionale Lymphknotenmetastasen und Stadium III Fernmetastasen in syn- oder metachroner Abfolge bezeichnet (Tabelle 1). Diese Einteilung ist zwischenzeitlich durch die nachfolgend erläuterten und zudem auf morphologischen Kriterien beruhenden Klassifikationen abgelöst worden.

Die 1978 von der *U.I.C.C.* (*Union Internationale Contre le Cancer*) inaugurierte Stadieneinteilung (Tabelle 2) unterteilt die klinisch-morphologische Befundkonstellation maligner Melanome in 4 Stadien [8]. Bei der Unterteilung des Sta-

Tabelle 1. Klinische Stadieneinteilung maligner Melanome

I	Lokal:	Primärtumor[a]	T
II	Regional:	Regionale Lymphknotenmetastasen	N
III	Disseminiert:	Fernmetastasen	M

[a] I A = Lokalrezidiv
Lokale Satelliten

Tabelle 2. U.I.C.C.-Klassifikation 1978

I	I A	Primärtumor mit Invasion der papillären Dermis *ohne* Infiltration der reticulären Dermis (level II und III) mit ≦ 1,50 mm vertikaler Tumordicke
	I B	Primärtumor mit Invasion der reticulären Dermis oder der Subcutis (level IV oder V) und ≧ 1,51 mm vertikaler Tumordicke
II		Befall der regionalen Lymphknoten
III		Befall der iuxtaregionalen Lymphknoten
IV		Fernmetastasen

dium I werden unterschiedliche Risikostufen anhand histomorphologischer Parameter differenziert. Die von Clark und Breslow erstellten Korrelationen hinsichtlich Invasionstiefe und vertikaler Tumordicke sind in dieser Klassifikation berücksichtigt (s. Kap. 5A).

Die klinischen Stadien II und III spiegeln die bereits dargestellte Problematik des okkulten Lymphknotenbefalls wider.

Im Stadium IV sind Fernmetastasen aller Art zusammengefaßt, was der klinischen Situation sicher nicht dienlich ist. Prognostisch und damit auch hinsichtlich therapeutischer Ansätze entscheidend ist bei Fernmetastasen das zugrundeliegende *Metastasierungsmuster,* welches in die Kategorien *Limited Disease* und *Extensive Disease* eingeteilt werden sollte (s. Kap. 13).

Die Stadieneinteilung des *M. D. Anderson-Hospitals* in Houston, USA (Tabelle 3), berücksichtigt insbesondere den locoregionären Befund hinsichtlich der Indikationsstellung zur Durchführung einer isolierten Extremitätenperfusion (s. Kap. 14). Im Stadium IV werden Haut-/Weichteilmetastasen von visceralen Fernmetastasen unterschieden.

1983 wurde vom *American Joint Committee on Cancer* eine weiter spezifizierte und für die biologisch-prognostischen Erfordernisse maligner Melanome geeignete Klassifikation erarbeitet, deren internationale Verwendung sich zunehmend durchsetzt (Tabelle 4, [1]).

Tabelle 3. M.D. Anderson–Klassifikation

I	*Primäres Melanom*	
	I A	Primäres, unversehrtes Melanom
	I B	Lokal entferntes primäres Melanom
	I C	Multiple Primärmelanome
II	*Lokale Metastasierung innerhalb 3 cm Entfernung vom Primärtumor*	
III	*Regionale Metastasierung*	
	III A	Weichteile *ohne* Lymphknoten
	III B	Lymphknotenbefall
	III AB	Weichteile *und* Lymphknotenbefall
IV	*Fernmetastasen*	
	IV A	Ausschließlich Hautmetastasen
	IV B	Viscerale Metastasen

Tabelle 4. Stadieneinteilung des American Joint Committee on Cancer 1983

1. Primär-Tumor (T)

T X	Kein Primärtumor nachweisbar (unbekannter Primärtumor oder entfernter, aber nicht histologisch untersuchter Primärtumor)
T 0	Atypische Melanocytenhyperplasie (Clark level I); nicht maligne
T 1	Invasion des Stratum papillare (Clark level II) oder Tumoren ≦0,75 mm vertikaler Tumordicke
T 2	Invasion des Übergangbereiches Stratum papillare/Stratum reticulare (Clark level III) oder Tumoren mit vertikaler Tumordicke 0,76 mm–1,50 mm
T 3	Invasion des Stratum reticulare (Clark level IV) oder Tumoren mit vertikaler Tumordicke 1,51 mm–4,00 mm
T 4	Invasion der Subcutis (Clark level V) oder Tumoren mit vertikaler Tumordicke ≧4,01 mm oder Satellitenbildung innerhalb von 2 cm Entfernung zum Primärtumor

2. Lymphknoten (N)

N X	Die Minimalerfordernisse zur Bestimmung einer Lymphknotenbeteiligung sind nicht gegeben
N 0	Keine Beteiligung der regionalen Lymphknoten
N 1	Lymphknotenbefall *einer einzigen* regionalen Lymphknotenstation; Lymphknoten beweglich und nicht größer als 5 cm Längsdurchmesser *oder* negative regionale Lymphknoten *und* weniger als 5 In-Transit-Metastasen innerhalb von 2 cm Entfernung zum Primärtumor
N 2	Beteiligung von *mehr als einer* regionalen Lymphknotenstation *oder* Befall regionaler Lymphknoten größer als 5 cm in Längsdurchmesser oder fixiert *oder* 5 oder mehr In-Transit-Metastasen oder In-Transit-Metastasen *außerhalb* von 2 cm Entfernung zum Primärtumor zusammen mit regionalem Lymphknotenbefall

3. Metastasen (M)

M X	Die Minimalerfordernisse zur Dokumentation einer Fernmetastasierung sind nicht gegeben
M 0	Kein Nachweis von Fernmetastasen
M 1	Metastatischer Befall von Haut oder subcutanem Gewebe *außerhalb* des lymphatischen Drainageareals des Primärtumors
M 2	Viscerale Fernmetastasen (außer Haut und subcutanem Gewebe)

Klinische Stadieneinteilung aufgrund der TNM-Kategorien

Stadium I A	Lokalisiertes Melanom ≦0,75 mm oder Clark level II T 1, N 0, M 0
Stadium I B	Lokalisiertes Melanom 0,76 mm–1,50 mm oder Clark level III T 2, N 0, M 0
Stadium II A	Lokalisiertes Melanom 1,50 mm–4,00 mm oder Clark level IV T 3, N 0, M 0
Stadium II B	Lokalisiertes Melanom >4,00 mm oder Clark level V T 4, N 0, M 0

Tabelle 4. (Fortsetzung)

Stadium III	Begrenzter Lymphknotenbefall lediglich einer einzigen regionalen Lymphknotenstation *oder* weniger als 5 In-Transit-Metastasen *ohne* Lymphknotenbefall Jedes T, N 1, M 0
Stadium IV	Fortgeschrittene Lymphknotenmetastasierung *oder* Fernmetastasen Jedes T, N 2, M 0 Jedes T, Jedes N, M 1 oder M 2
Anmerkung:	Die vertikale Tumordicke nach Breslow hat Vorrang gegenüber der relativen Tiefeninvasion nach Clark im Falle divergierender Angaben

Auch wenn nicht alle klinischen Situationen bzw. Befundkonstellationen mit dieser Stadieneinteilung erfaßt werden können, läßt sich doch für den Großteil der Fälle eine exakte Stadienzuordnung als Basis zur Verlaufsdokumentation und Therapie mit diesem System erstellen (s. Kap. 10).

Prognostische Faktoren

Zwischen dauerhafter Heilung und foudroyanter, letal endender Dissemination – selbst nach jahrelanger Latenz noch möglich – gibt es alle Möglichkeiten und Übergänge des postoperativen Erkrankungsverlaufes maligner Melanome. Angesichts dieser dem Melanom eigentümlichen Unberechenbarkeit, die eine sichere prognostische Auskunft kaum zuläßt, wurde in den letzten Jahren intensiv nach Faktoren und Einflußgrößen gesucht, die eine prospektive Verlaufseinschätzung ermöglichen könnten.

So läßt sich beispielsweise – wie bei anderen neoplastischen Erkrankungen – eine enge Korrelation zwischen stadienbezogener Progression und Überlebenszeit nachweisen: Patienten mit Fernmetastasen im Stadium IV überleben nur in Einzelfällen den Zeitpunkt der Diagnosestellung dieses Stadiums um mehr als 12 Monate. Dabei spielt allerdings auch wiederum das *Metastasierungsmuster* eine Rolle: Melanompatienten im klinischen Stadium IV mit *resezierbaren* Fernmetastasen haben nach operativer Intervention eine mediane Überlebenszeit von 16 Monaten im Unterschied zu Patienten, deren Metastasen nicht resezierbar waren und nur 5 Monate im Mittel überlebten [5].

Die Verlaufsprognose für Patienten im klinischen Stadium II und III ist deutlich besser, wenngleich quoad vitam ebenfalls infaust:

Während immerhin etwa 30% der Patienten mit histologisch gesichertem Lymphknotenbefall noch 5 Jahre überleben, sinkt dieser Anteil nach 10 Jahren auf einen Wert weit unter 10%, d. h. auch nach Erreichen der 5-Jahres-Grenze tritt bei einem Großteil der Patienten noch eine Tumorprogression mit letztlich letalem Ausgang auf [4]. Aus diesem Grunde gilt allgemein, daß eine Aussage hinsichtlich einer potentiellen Heilung frühestens nach 8 oder gar 10 Jahren möglich wird; denn erst zu diesem Zeitpunkt stabilisieren sich erstmals die Verlaufskurven für Erscheinungsfreiheit und Überlebenszeit [6].

Für Patienten mit malignem Melanom im klinischen Stadium I läßt sich eine orientierende prognostische Aussage bereits aus den histomorphologischen Daten des Primärtumors selbst ableiten, wobei sich als wichtigster prognostischer Faktor die *vertikale Tumordicke* erwiesen hat (s. Kap. 5A). Entgegen der ursprünglichen Annahme einer linearen Beziehung zwischen zunehmender Tumordicke und Prognoseverschlechterung zeigte sich zwischenzeitlich allerdings, daß die bei wachsender Tumordicke feststellbare Verschlechterung der Prognose innerhalb eines mehrstufigen Bereiches zunächst kaum, dann aber rasch zunimmt: So fanden Day et al. bei Patienten, deren Tumordicke ≤ 0,85 mm betrug, eine 8-Jahres-Überlebensrate von 99 ± 1%, bei einer Tumordicke zwischen 0,85 mm und 1,69 mm eine 8-Jahres-Überlebensrate von 93 ± 2%, bei Werten zwischen 1,70 mm und 3,60 mm eine 8-Jahres-Überlebensrate von nur noch 69 ± 5% und bei Patienten mit Tumoren, deren Dicke mehr als 3,60 mm betrug und die die Subcutis infiltrierten, einen Anteil von 38 ± 6% 8 Jahre überlebender Patienten [4].

Bei zusätzlicher Berücksichtigung des *Lokalisationsmusters* als weitere prognostisch relevante Einflußgröße konnte von der o. g. Arbeitsgruppe gezeigt werden, daß die Lokalisation des Primärtumors nur dann eine führende prognostische Größe darstellt, wenn sie in Zusammenhang mit der vertikalen Tumordicke analysiert und ausgewertet wird.

So ließ sich nachweisen, daß Melanome an den prognostisch ungünstigen Lokalisationen der sog. *BANS-Regionen* (Upper *B*ack – Posterolateral Upper *A*rm – Posterior and Lateral *N*eck – Posterior *S*calp = Oberer Rücken – Hinterseite der Oberarme – Hinterseite und Seitabschnitte des Halses – Hinteranteil des Kopfes) eine sehr ungünstige Prognose auch bei niedriger Tumordicke haben und dieses Lokalisationsmuster den Einfluß einer gleichzeitig vorhandenen ungünstigen Tumordicke verstärkt. Tumoren außerhalb der BANS-Regionen sowie außerhalb der Hand-/Fußregion haben trotz höherer Tumordicke eine bessere Verlaufsprognose als Melanome im Bereich der Hand-/Fußregion (zumeist akrolentiginöse Melanome) oder der BANS-Lokalisationen. Für letztere könnte eine elektive Lymphknotendissektion auch bei niedrigerer Tumordicke von Vorteil sein.

Neben der Kombination von vertikaler Tumordicke und Lokalisationsmuster, deren prognostische Relevanz von erheblicher Bedeutung ist, sind eine Vielzahl unterschiedlicher Faktoren als mögliche Verlaufsprädiktoren analysiert worden (s. Tabelle 5, [3, 7]).

Auf *histomorphologischer* Ebene kommt neben dem jeweilig vorliegenden *Melanomtyp,* dem Fehlen oder Vorhandensein einer *Ulceration* bzw. eines *lymphohistiocytären subtumoralen Infiltrates* eine prognostische Bedeutung zu, wohingegen *Invasionstiefe* und *Regressionsphänomene* eher in ihrer prognostischen Relevanz zurücktreten (s. Kap. 5A, 11).

Endokrine und *genetische* Einflüsse sind schwer zu präzisieren, doch zeigt sich allgemein eine kumulativ günstigere Verlaufsprognose bei weiblichen Patienten (s. Kap. 12).

Tabelle 5. Prognostische Faktoren maligner Melanome[a]

Klinik
Klinisches Stadium
Lokalisation
Geschlecht
Alter
Rasse
Metastasenlokalisation, wenn vorhanden
Zeit zwischen Entstehung, Diagnose und Behandlung
Histopathologie
Histomorphologisches Stadium
Anzahl befallener Lymphknoten (histologisch)
Histologischer Typ
Invasionstiefe (Clark level)
Vertikale Tumordicke (Breslow)
Ulceration
Regression
Lymphohistiocytäre Infiltratbildung
Pigmentierung
Mitotische Aktivität
Immunologie
Melanom-assoziierte Antigene oder antigene Determinanten
Anti-Melanom-Antikörper
Unspezifische immunologische Reaktivität
Therapie
Falsche Erstbehandlung
Elektive Lymphknotendissektion
Adjuvante Therapieansätze
Sonstiges
Psychologische Faktoren
Soziale Faktoren
Umweltfaktoren
Begleittherapie

[a] In Anlehnung an Cox [3], modifiziert.

Prognostische Faktoren lassen nach heutigem Kenntnisstand zwar eine prospektive Verlaufseinschätzung in vielen Fällen möglich erscheinen, doch gibt es immer wieder Verlaufsentwicklungen, die sich unserem Verständnis entziehen und anhand der zuvor determinierten Einflußgrößen nicht erklärbar sind. Da sämtliche heute untersuchten Faktoren niemals einzeln, sondern stets in wechselseitiger Abhängigkeit vorliegen, ergeben sich hier – wie auch bei der Analyse epidemiologischer Daten zur Erforschung der Ätiopathogenese maligner Melanome – zahlreiche offene und bislang unbeantwortete Fragen (s. Kap. 1).

Literatur

1. Beahrs OH, Myers MH (1983) Manual for Staging of Cancer/American Joint Committee on Cancer. Lippincott, Philadelphia, p 117
2. Cochran AJ (1985) Immunological Aspects of Melanoma. 1st Internat. Conf. Skin Melanoma, Venice 6.–9. 5. 1985
3. Cox B (1982) Prognostic factors in malignant melanoma. In: Seigler HF (ed) Clinical Management of Melanoma. Developments in Oncology, vol 5. Martinus Nijhoff, The Hague Boston London, pp 279–330
4. Day CL, Mihm MC, Lew RA, Kopf AW, Sober AJ, Fitzpatrick TB (1982) Cutaneous Malignant Melanoma: Prognostic Guidelines for Physicians and Patients. CA 32:113–122
5. Feun LG, Gutterman J, Burgess MA, Hersh EM, Mavligit G, McBride CM, Benjamin RS, Richman SP, Murphy WK, Bodey GP, Brown BW, Mountain CF, Leavens ME, Freireich EJ (1982) The Natural History of Resectable Metastatic Melanoma (Stage IV A Melanoma). Cancer 50:1656–1663
6. Heite HJ (1981) Epidemiologie und Prognose. In: Weidner F, Tonak J (eds): Das maligne Melanom der Haut. Perimed, Erlangen, pp 11–26
7. Mastrangelo MJ, Bellet RE, Berd D (1985) Prognostic factors. In: Clark WH, Goldman LI, Mastrangelo MJ (eds) Human Malignant Melanoma. Clinical Oncology Monographs. Grune & Stratton, New York San Francisco London, pp 273–282
8. U.I.C.C. (1979) International Union Against Cancer/Union Internationale Contre le Cancer) TNM-Classification, Geneva 1978, Springer, Berlin Heidelberg New York Tokyo

7. Zytodiagnostik von Melanommetastasen

U. R. Kleeberg und H. Voigt

Einführung

Die Diagnose des malignen Melanoms (MM) wird nach Exzision des Tumors *histologisch* gesichert, wobei gleichzeitig relative und absolute Invasionstiefe, vertikaler Tumordurchmesser, Mitosenzahl und ulceröse Veränderungen zu ermitteln sind [3, 6, 22, 25].

Durch diese Daten kann die Prognose des MM weitgehend definiert werden.

Die Bedeutung der *Zytodiagnostik* des MM liegt in der frühen Verifikation von Melanommetastasen durch eine gezielte Feinnadelaspirationszytologie [5, 11, 12, 15, 16, 23, 27, 28]. In Ergänzung zu indirekten diagnostischen Verfahren wie röntgenologischen, sonographischen, nuklearmedizinischen oder laborchemischen Untersuchungen stellt sie in der Verlaufsdiagnostik des MM einen nicht mehr verzichtbaren Bestandteil dar [25], wie dies gleichermaßen auch für andere Tumoren gilt [5]. Sie hat den besonderen Vorteil, durch einen direkten Tumorzellnachweis in kürzester Zeit zugleich auch den ätio- sowie histopathogenetischen Beweis einer suspekten Läsion zu erbringen [12, 17, 21].

Angesichts der begrenzten Effektivität einer systemischen Chemotherapie gewinnt die zytologische Diagnostik für die Tumorstadien II, III und IV besondere praktische Bedeutung, insbesondere für die klinische Verdachtsdiagnose vor Beginn der sogenannten „Indikator-Therapie" [17] (vgl. auch Kap. 9, 13).

Bis in jüngste Zeit werden immer wieder Bedenken vor einer möglichen *iatrogenen Tumorzelldissemination* durch die Punktion des Tumors geäußert.

Auf gelegentlichen Beobachtungen von Implantationsmetastasen nach percutaner Nadelbiopsie von Prostata- und Bronchialkarzinomen fußend, wurde diese Technik z. T. kategorisch abgelehnt [4, 24, 26]. Obwohl sich eine Förderung der Metastasierung nicht mit letzter Sicherheit ausschließen läßt [8, 9], spricht die Mehrzahl der hierzu bisher veröffentlichten Untersuchungen gegen einen nachteiligen Effekt der Feinnadelbiopsie auf die Überlebenszeit der Patienten [2, 7, 10, 15, 17–20, 29].

Bei der hier beschriebenen zytologischen Technik handelt es sich um eine Punktion mit einer sehr feinen Nadel mit äußerem Durchmesser von 0,45 mm. Dagegen berichteten frühere Publikationen teils über *histologische* Untersuchungen nach Probeexstirpation und Silverman-Nadelbiopsien, teils über Feinnadelpunktionen mit Nadeln von 0,6–0,8 mm ∅ [15, 24, 26].

Insgesamt blieben die offenen chirurgischen sowie die perkutanen Nadelpunktionen in *kontrollierten* Studien ohne nachteiligen Effekt auf die Heilungsraten und Überlebenszeiten [2, 9, 10, 19, 29]. Eigene Verlaufsbeobachtungen stützen sich auf 310 Patienten mit metastasierendem Melanom der Stadien II bis IV. Teils zur Sicherung der Tumorprogredienz, teils aus therapeutischen Gründen (Aszites, Pleuritis exsudativa) mußten die Patienten z. T. mehrmals punktiert werden, ohne daß bei retrograder Analyse über einen Zeitraum von bis zu 6 Jahren eine Implantationsmetastasierung oder auch allgemein Hinweise für eine Akzeleration der Tumorausdehnung aufgefallen wären [17].

Die Indikationsstellung zur Feinnadelpunktion umfaßt alle die punktionstechnisch erreichbaren, topographisch definierten suspekten Befunde, speziell subkutane Tumoren, Lymphome und viscerale Raumforderungen, bei denen die Frage nach einer Melanommetastasierung bzw. deren Ausschluß von vorrangiger Bedeutung ist.

In der Regel folgt dabei unmittelbar auf die Punktion der operative Eingriff zur Resektion der Metastasen oder auch eine regionale oder systemische Zytostatikatherapie.

Kontraindiziert bleibt unseres Erachtens die Punktion des Primärtumors, obwohl auch hierbei kein nachteiliger Effekt für den Patienten beschrieben wurde [27]. Ansonsten gibt es *in der Hand des Geübten* so gut wie keine Kontraindikationen. Bei einer nur geringen Belastung des Kranken bringt diese Technik, lege artis und kritisch eingesetzt wie bewertet, ein Optimum an diagnostischer Ausbeute. Damit ist für die Verlaufsdiagnostik des Melanoms zu empfehlen, die Patienten bei unklaren Befunden einem in dieser Technik und Diagnostik erfahrenen Onkologen vorzustellen. Auf diese Weise können die Frage nach einer Melanommetastasierung rasch geklärt und ohne Verzug therapeutische Konsequenzen ergriffen werden.

Die *richtige Technik* und eine *strenge Indikationsstellung* vorausgesetzt, ist die Feinnadelaspirationszytologie nach den zitierten Publikationen, eigenen Erfahrungen sowie einem Urteil der ad hoc-Kommission des wissenschaftlichen Beirates der Bundesärztekammer [13, 14] heute als gefahrlose Methode mit hoher diagnostischer Wertigkeit anzusehen.

Methodik

Die Feinnadelaspirationszytologie wird mit dem einhändig zu bedienenden Spritzengriff (z. B. Cameco Ltd., Enebyberg, Schweden) und unter manueller Fixation der zu punktierenden Läsion mit einer Nadel von 0,42 × 60 mm (30/42) auf einer 20 ml Spritze durchgeführt. Das Punktat befindet sich nach der Punktion in der Kanüle und wird anschließend auf einen Objektträger ausgespritzt und vorsichtig ausgestrichen [12, 17, 29]. Nach Lufttrocknung erfolgt die panoptische May-Grünwald-Giemsa-Färbung nach Pappenheim.

Eine Lokalanaesthesie ist nicht erforderlich. Punktiert werden kutane und subkutane Resistenzen, unklare Narben- und Weichteilbefunde, Lymphknoten. Auch intrathorakale und intraabdominale Raumforderungen können nach Ultraschallkontrolle z. B. in der Leber oder nach lymphographischer Markierung z. B. im Bereich des Retroperitoneums gezielt punktiert werden. Bei Pleuraergüssen oder Aszites wird das Material anläßlich entsprechender therapeutischer Eingriffe gewonnen. Hierbei werden neben den üblichen serologischen und mikrobiologischen Analysen Sedimentausstriche zur weiteren Zytodiagnostik erstellt.

Bei der Abklärung von Osteolysen oder einer möglichen Knochenmarksinfiltration z. B. bei leukoerythroblastischem peripherem Blutbild, läßt sich eine Knochenbiopsie (Jamshidi-Nadel in der Ulmer Variation) mit Abtupfzytologie, histologischer Aufarbeitung und in gleicher Sitzung ein Knochenmarksaspirat zur hämatologisch-zytologischen Diagnostik entnehmen.

Zytomorphologische Kriterien

Melanomzellen lassen sich zumeist eindeutig anhand der nachfolgenden Kriterien von den ortansässigen Normalzellen abgrenzen:

Sie weisen *allgemein* die *Kennzeichen von Tumorzellen* auf [12, 16, 21, 23, 28, 29], sind also pleomorph und in Vielzahl vorhanden, ihre Zellkerne sind hyperchromatisch und oftmals ungleich groß (Anisonukleose). Die in den Kernen befindlichen Nukleolen sind prominent und können in Mehrzahl vorhanden sein. Die Kern-Plasma-Relation ist zugunsten des Zellkerns verschoben, Zell- und Kernatypien werden häufig gefunden genauso wie atypische Mitosen und mehrkernige Tumorzellen (Abb. 1). Neben diesen allgemeinen Tumorzellkriterien zeigen sich die *Melanomzellen zytodiagnostisch* in zwei morphologischen Varianten [16], die je nach Differenzierungsgrad mehr oder weniger deutlich unterschieden werden können:

1. Der plasmaarme spindelzellige Typ (Abb. 2), (in ca. 10% unserer Präparate)
2. der epithelartige, globoide Zelltyp (Abb. 3) mit exzentrischer Kernlagerung in einem blaßbasophilen Zytoplasma.

Nicht selten findet sich ein Gemisch beider Zelltypen mit Überwiegen der epitheloiden Population (Abb. 1). In Ergüssen und Lymphknoten ist der spindelzellige Typ nicht vertreten.

Melanomzellen liegen in der Regel isoliert; wurden sie in dichten Verbänden aspiriert, lassen sie organoide wie z. B. pseudofollikuläre oder -papilläre Strukturen vermissen. Bei der Zellteilung polyploider Melanomzellen kommt es in den Tochterzellen des öfteren zu zytoplasmatischen Kerninklusionen, die dann als deutlich strukturierte Kernvakuolen zu erkennen sind und nicht mit Nukleolen verwechselt werden dürfen [1]. Unterbleibt die zytoplasmatische Abschnürung, so treten hyperploide mehrkernige Riesenzellen auf (Abb. 4 u. 5).

Unter zytostatischer Therapie sind initial vermehrt derartige Polyploidisierungen und Kerninklusionen zu beobachten, ein Befund, der für die Verlaufskontrollen von Bedeutung sein kann (Abb. 6 u. 7). Einschlüsse von Melaninpigment (Abb. 8) zeigen sich in der Pappenheim-Färbung als blaue Niederschläge, die je nach Intensität und Dichte die Kernstrukturen überlagern oder ganz verdecken können. Schwierigkeiten können sich hier bei der Abgrenzung gegenüber (Melanin-)pigmenthaltigen Makrophagen ergeben. In zweifelhaften Fällen kann das Melaninpigment durch die DOPA-Färbung gesichert werden. Tabelle 1 gibt einen Überblick über die zytomorphologischen Kriterien von Melanomzellen.

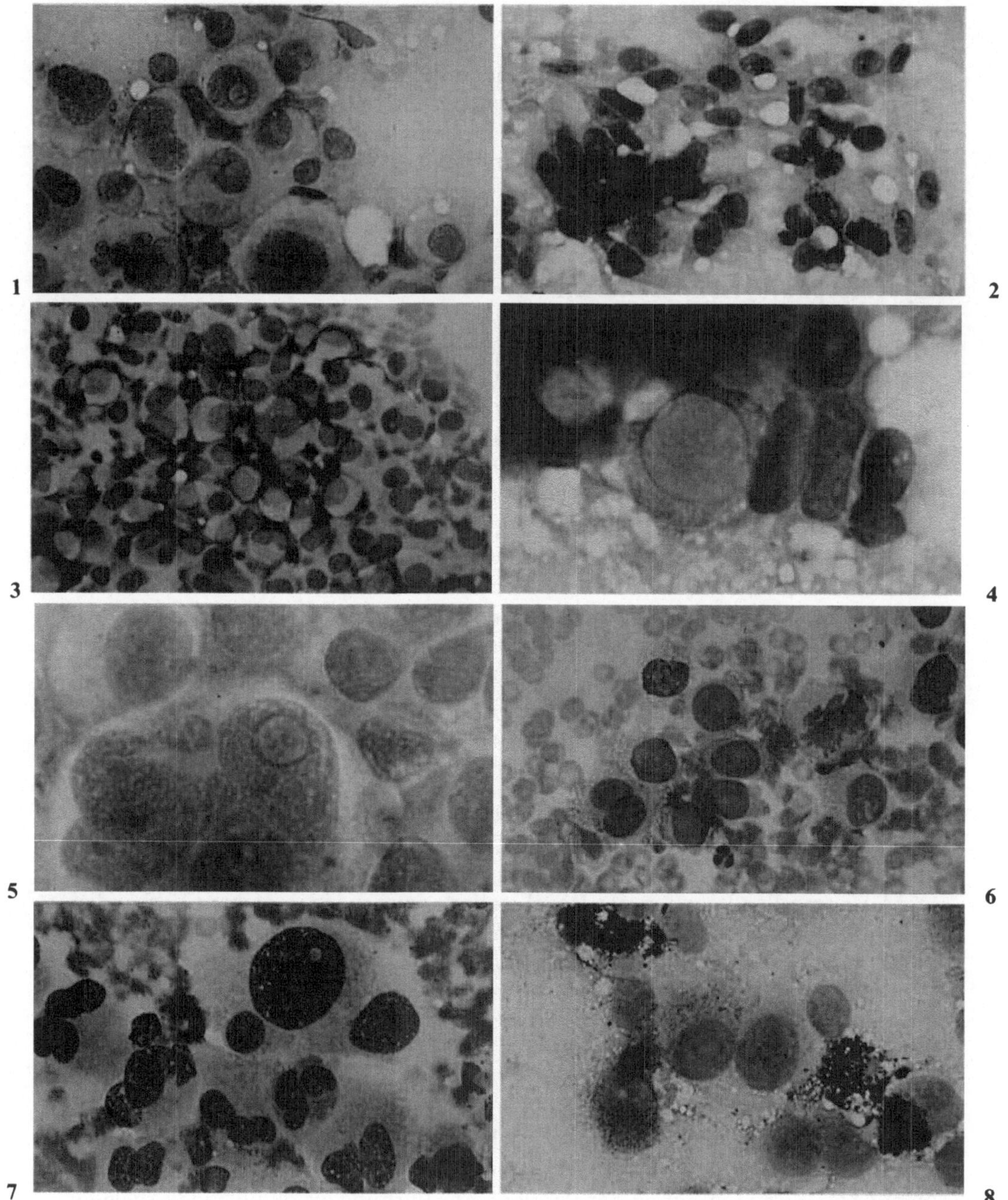
1
2
3
4
5
6
7
8

Tabelle 1. Zytomorphologie von Melanomzellen

Zellstruktur	Zytoplasma	Nukleus
Epithelartig	Umschriebene Zellgrenzen	Exzentrisch, Kernindentionen
Spindelzellig		
Mischtypen	Globoid, basophil	Rund o. oval
Mangel an Kohäsion	Reichlich, feingranuliert	Anisonukleose
Riesenzellen		Doppel- u. Mehrkernigkeit
Phagozytose	Dunkles u. grobes Pigment (DOPA pos.)	Riesennukleolen Zytoplasma-invagination
	Feine, diffuse Pigmentschatten	Grobes, retikuläres Chromatin

In Einzelfällen, so bei Aspiraten aus intrakutanen Knoten oder bei spärlichem Material bereiten Makrophagen und Gefäßendothelien und bei Höhlenpunktaten auch regressiv veränderte z. T. pigmenthaltige Mesothelien differentialdiagnostische Schwierigkeiten. Sie begründen falsch positive Beurteilungen, die sich mit knapp 1% jedoch im Vergleich zur üblichen Rate zytologischer Fehldiagnosen in Grenzen halten.

Diskussion und Beurteilung

Die zytologische Diagnostik des metastasierenden Melanoms stellt als Feinnadelaspiration bei richtiger Technik eine für den Patienten unbelastende, atraumatische Methode dar:

Sie erlaubt rasch und kostengünstig, das Ausmaß der Metastasierung zu definieren und liefert so die Grundlage für die Planung invasiver operativer oder systemischer Behandlungsmaßnahmen.

Abb. 1. Punktionszytologie (Melanommetastase): Globoider Zelltyp, mehrkernige Tumorzellen. Pappenheim, Vergr.: × 600

Abb. 2. Punktionszytologie (Melanommetastase): Spindelzelltyp. Pappenheim, Vergr.: × 600

Abb. 3. Punktionszytologie (Melanommetastase): Globoider Zelltyp, exzentrische Kerne. Pappenheim, Vergr.: × 400

Abb. 4. Punktionszytologie (Melanommetastase): Zytoplasmatische Kerninvagination in mehrkerniger Tumorriesenzelle. Pappenheim, Vergr.: × 1000

Abb. 5. Punktionszytologie (Melanommetastase): Mehrkernige Tumorriesenzelle, Kerninvagination. Pappenheim, Vergr.: × 1000

Abb. 6. Punktionszytologie (Melanommetastase): Globoider Zelltyp, atypische Mitose, vor Zytostatikatherapie. Pappenheim, Vergr.: × 600

Abb. 7. Punktionszytologie (Melanommetastase): gleicher Patient wie Abb. 6 nach Zytostatika-Therapie: Vermehrt Polyploidisierungen, mononukleäre Riesenzellen, regressive Veränderungen. Pappenheim, Vergr.: × 600

Abb. 8. Punktionszytologie (Melanommetastase): Melanin in Melanomzellen. Pappenheim, Vergr.: × 600

Insbesondere läßt sich durch eine „Indikator-Therapie" nach zytologischer Diagnosesicherung die chemotherapiesensible von der -resistenten Patientenpopulation unterscheiden, so daß derzeit der Mehrzahl der Patienten eine ineffektive palliative oder sekundär adjuvante Zytostatikatherapie erspart werden kann.

Sie ist *nicht indiziert* bei der initialen Diagnostik des Primärtumors, bei der allein der histologische Befund mit genauer Darstellung der Invasionstiefe neben qualitativen und quantitativen morphologischen Kriterien für die Definition des Tumorstadiums und Abschätzung der Prognose ausschlaggebend bleibt. Die Bedenken vor einer möglichen iatrogenen Tumorzelldissemination mit Akzeleration des Krankheitsverlaufes durch den diagnostischen oder therapeutischen Eingriff sind, teils wie zuvor ausgeführt durch experimentelle, teils durch kontrollierte, wenn auch retrospektive Studien, ausgeräumt worden.

Eigene Ergebnisse an etwa 500 Punktaten von 300 Melanomkranken sprechen gleichfalls gegen die Annahme eines nachteiligen Effektes auf Überlebenszeiten und Heilungsraten.

Die zytomorphologischen Kriterien des Melanoms entsprechen denen von Tumorzellen. Sie weisen darüber hinaus eine Reihe von besonderen Charakteristika auf, die durchaus eine Differenzierung gegenüber anderen Malignomen epithelialer, lymphatischer und mesenchymaler Genese erlauben. Nur in Ausnahmefällen werden differentialdiagnostisch auch Tumoren anderer Genese diskutiert, und umgekehrt trägt die aspirationszytologische Beurteilung von Tumoren ungeklärter Provenienz wiederholt zur Klärung der Diagnose bei.

Die Seltenheit falsch positiver und bei erfolgreicher Aspiration des Zellmaterials auch falsch negativer Befunde läßt diese Technik bei sorgfältiger Indikationsstellung in geübter Hand zu einer wichtigen, den Patienten schonenden Ergänzung in der Diagnostik des metastasierenden malignen Melanoms werden.

Literatur

1. Apitz K (1937) Über die Pigmentbildung in den Zellkernen melanotischer Geschwülste: I. Beitrag zur Pathologie des Zellkerns. Virchows Arch 300:89–112
2. Berg JW, Robbins GF (1962) A Late Look at the Safety of Aspiration Biopsy. Cancer 15:826–827
3. Breslow A (1970) Thickness, cross-sectional areas and depth of invasion in the prognosis of cutaneous melanoma. Ann Surg 172:902–908
4. Burkholder GV, Kaufman IJ (1966) Local implantation of carcinoma of the prostate with percutaneous needle biopsy. J Urol 95:801
5. Chu E, Hoye R (1973) The clinician and the cytopathologist evaluate fine needle aspiration cytology. Acta Cytol 17:413–417
6. Clark WH, From L, Bernardino EA, Mihm MC (1969) The histogenesis and biologic behavior of primary human malignant melanomas of the skin. Cancer Res 29:705–726
7. Cranmer LG (1978) Biopsy of malignant melanoma. JAMA 239:239
8. Engel HC (1955) Cancer cells in the circulating blood: A clinical study on the occurence of cancer cells in the peripheral blood and in venous blood draining the tumour area at operation. Acta Chir Scand [Suppl] 201
9. Engzell U, Esposti L, Rubio C, Sigurdson Ä, Zajicek J (1971) Investigation on Tumour Spread in Connection with Aspiration Biopsy. Acta Radiol Oncol 10:385–398

10. Epstein E, Bragg K, Linden G (1969) Biopsy and prognosis of malignant melanoma. JAMA 208:1169–1371
11. Fontanière B, Noe P, Meyer M, Colon J, Bailly C, Facon M (1976) The place of cytodiagnosis in black tumors of the skin; its value and limits. In: Riley V (ed) Pigment Cells vol. 2. Karger, Basel, pp 239–245
12. Freudenberg N (1980) Zytopathologie. FK Schattauer, Stuttgart New York
13. Grundmann E (1979) Keine Metastasenförderung durch Biopsien. Dtsch Ärzteblatt 11:699–702
14. Bekanntmachung der Bundesärztekammer (1980) Metastasenförderung durch diagnostische Gewebsentnahme (Biopsie)? Dtsch Ärzteblatt 22:1460–1467
15. Hafström L, Hugander A, Jönsson P-E, Lindberg L-G (1980) Fine-Needle-Aspiration Cytodiagnosis of Recurrent Malignant Melanoma. J Surg Oncol 15:229–234
16. Van Heerde P, Rümke Ph (1979) Cytology of Malignant Melanoma. EORTC-Melanoma Symposium Amsterdam 24. 10. 1979
17. Kleeberg UR, Voigt H, Erdmann H (1984) Die Zytodiagnostik von Melanommetastasen und ihre Bedeutung für die Wahl der Therapie. Tumor Diagn Ther 2:49–54
18. Kopf AW, Mintzis M, Bort RS (1975) Diagnostic accuracy in malignant melanoma. Arch Dermatol 111:1291
19. Meyerson LB (1978) Biopsy of malignant melanoma. JAMA 239:928–929
20. Pereira FA (1978) Biopsy of melanoma. JAMA 240:2434
21. Ruocco V (1980) Cytodiagnosis in Dermatology. CLU Napoli 1980, pp 54–59
22. Schmoeckel C, Braun-Falco (1978) Prognostic index in malignant melanoma. Arch Dermatol 114:871–873
23. Schour L, Chu EW (1974) Fine needle aspiration in the management of patients with neoplastic disease. Acta Cytol (Baltimore) 18:472–476
24. Tjernberg B, Zajicek J (1965) Cannulation of lymphatics leaving cancerous nodules in studies on tumor spread. Acta Cytological [A] 197
25. Voigt H, Kleeberg UR (1983) Herausforderung Melanom. Hamburger Ärzteblatt 2:41–48
26. Wolinsky A, Lischner MW (1969) Needle Track Implantation of Tumor after percutaneous Lung biopsy. Ann Intern Med 71:359–362
27. Woyke S, Domagala W, Czerniak B, Strokowska M (1980) Fine Needle Aspiration Cytology of Malignant Melanoma of the Skin. Acta Cytol (Baltimore) 24:529–538
28. Yaamada T, Itou U, Watanabe Y, Ohashi S (1972) Cytologic diagnosis of malignant melanoma. Acta Cytol (Baltimore) 16:70–76
29. Zajicek J (1974) Aspiration biopsy cytology. Monographs in Clinical Cytology vol 4. Karger, Basel München Paris London New York Sydney, pp 21–29

8. Chirurgische Therapie des malignen Melanoms

K. R. Aigner, K.-H. Link und H. Walther

Die Prognose hängt beim Melanom, abgesehen von der Frühdiagnose, auch ganz wesentlich von der frühzeitigen Festlegung des richtigen therapeutischen Vorgehens ab. Voraussetzung ist die Kenntnis der stadienabhängigen *Metastasierungsmuster*. Diese sind beeinflußt von der topographischen Lokalisation des Primärtumors, dessen Eindringtiefe (Clark-Level) und größten vertikalen Ausdehnung (Breslow-Dicke). Die Tumordicke stellt den wichtigsten Parameter bei der Festlegung einer stadiengerechten Therapie nach Risikogruppen dar [7]. Nach dem Prozentsatz der 10-Jahres-Überlebensraten werden hierbei vier Risikogruppen unterschieden (Tabelle 2). Noduläre und akrale Melanome ab 0,76 mm Dicke sind wegen der frühen Metastasierungstendenz vorneweg der hohen Risikogruppe zuzuordnen.

Vorgehen bei Melanomverdacht

Kann die Verdachtsdiagnose „Melanom" vom erstuntersuchenden erfahrenen Fachkollegen nicht ausgeschlossen werden, so muß der sogenannte „verdächtige Naevus" im Gesunden excidiert werden. Bei dringendem Melanomverdacht wird primär zur diagnostischen Excision schon ein Sicherheitsabstand von 1 cm nach allen Seiten gewählt. Sofern kein dringender Melanomverdacht besteht, wird der Sicherheitsabstand zur Erleichterung des primären Wundverschlusses knapper gewählt. Bei flammenförmig angelegter Schnittführung (Abb. 1) entsteht ein besseres kosmetisches Ergebnis, da sich trotz der relativ kurzen Narbe zipfelige Ausziehungen an den Wundrändern vermeiden lassen. Die anschließende histologische Untersuchung erfolgt am ganzen Tumor. Incisionsbiopsien oder Teilexcisionen zur histologischen Untersuchung sind unzulässig, weil der Histologe nur am ganzen Tumor die größte vertikale Ausdehnung finden kann. Die Incisionsbiopsie birgt die Gefahr der zu niedrigen Einschätzung der Risi-

Tabelle 1. Vorgehen bei Melanomverdacht

1. „Verdächtiger Naevus"
2. Lokale Excision im 5–10 mm Abstand
3. Histologie (Clark, Breslow)
4. Adäquate Therapie in Abhängigkeit von Primärtumorlokalisation, histol. Typ, Clark Level und Breslow Dicke

Tabelle 2. Einteilung der Melanom-Risikogruppen in Abhängigkeit von Tumordicke und Eindringtiefe (modif. nach Illig [7]. Noduläre und akrale Melanome ab 0,76 mm Dicke stellen grundsätzlich ein hohes Risiko dar

Risikogruppe	10-Jahres-Überlebensrate (%)	Definition	
		Clark-Lev.	Breslow-Dicke (mm)
Kein Risiko	100	I–II	< 0,5
Niedriges Risiko	> 80	II	0,51 – 0,75
Mittleres Risiko	50 – 80	≧ III	0,76 – 1,5
Hohes Risiko	< 50	≧ III	> 1,5

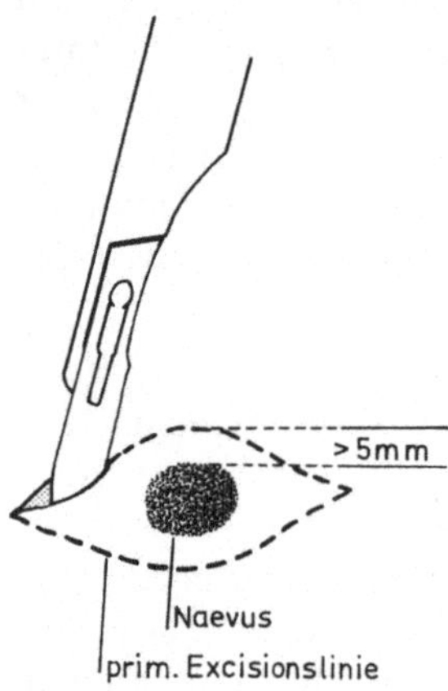

Abb. 1. Flammenförmige Schnittführung zur Excision eines verdächtigen Naevus. Der seitliche Abstand soll nicht unter 5 mm betragen

kogruppe und somit einer Fehlplanung der Therapie. Die adäquate Therapie richtet sich nach Lokalisation des Primärtumors, histologischem Typ, Level und Schichtdicke (Tabellen 1 u. 2).

Nach Risikogruppen gestuftes chirurgisches Vorgehen am Primärtumor (klinisches Stadium I)

Kein Risiko und niedriges Risiko

In der Gruppe „kein Risiko" (Tabelle 2) wird nach histologischer Sicherung der Tumordicke von unter 0,5 mm die Melanom-Excisionsstelle nochmals im Abstand von gut 1 cm nachexcidiert, so daß ein primärer Wundverschluß möglich ist.

Liegt die Tumordicke zwischen 0,5 und 0,75 mm (niedriges Risiko) wird eine Nachexcision mit allseitigem Sicherheitsabstand von nochmals 3 cm angeschlossen. Das subcutane Fettgewebe muß sauber von der Muskelfascie abpräpariert werden. Die Fascie wird belassen. Ein primärer Wundverschluß kann in dieser Gruppe, sofern technisch möglich, erfolgen. Ansonsten wird der Defekt mit Spalthaut abgedeckt.

Mittleres Risiko

Zeigt sich am diagnostisch excidierten Primärtumor eine Dicke von 0,76 bis 1,5 mm, so muß bei der Nachexcision ein Sicherheitsabstand von allseitig 5 cm eingehalten werden. Das subcutane Fettgewebe wird bis zur Fascie abgetragen und auch unter den Wundrändern konusförmig excidiert (Abb. 2). Beim Niedernähen der Hautränder auf die Fascie entsteht dadurch keine Stufe und das kosmetische Spätergebnis wird besser. Die 0,5 mm dicke Spalthaut sollte stets fern von der Primärtumorregion, bei Extremitäten am kontralateralen Oberschenkel entnommen werden. Deckt man die Spalthautentnahmestelle mit Opsite-Folie (B. Braun-Dexon) und beläßt diese für fünf bis sieben Tage, bzw. wechselt sie im Falle von Undichtigkeiten, so wird ein schmerzhaftes Austrocknen der Wunde mit Fissuren im Schorf oder Ankleben von Verbandmaterial verhindert. Keloide treten nach primärer Behandlung unter dem Folienverband weit seltener auf als nach herkömmlichen Verfahren. Die Spalthaut kann primär oder verzögert [1] aufgetragen werden. Es empfiehlt sich, die entnommenen Spalthautstreifen direkt aufzulegen und mit wenigen Nähten rutschfest zu fixieren (Abb. 3). Eine Fettgaze und mehrere Lagen Kompressen unter einem leichten Druckverband garantieren das Anwachsen der Transplantate mit kompletter Wunddeckung innerhalb weniger Tage. Die Meshgraft-Technik ist bei kleinen Defekten nicht zu empfehlen, da die Epithelialisierung der dadurch entstandenen Gitterstrukturen einen längeren Heilungsprozeß erfordert.

Befindet sich der Primärtumor in der Nähe einer Lymphabflußregion, wie Leiste oder Axilla, so besteht die Indikation zur sogenannten Blockdissektion, d. h. Dissektion der regionären Lymphknoten und Nachexcision des Tumorareals in einem Stück. Abbildung 4 zeigt einen intraoperativen Situs mit bereits dissezierter Axilla und im Sicherheitsabstand von 5 cm umschnittener Primärtumor-Excisionsstelle (Narbe). Der Primärtumor lag präscapulär, das Axillendissektat ist zur lateralen Thoraxwand am seitlich gelagerten Patienten hochgeschlagen. Die auf der Abbildung nicht sichtbare Incision über der Axilla wird primär vernäht, der dorsale Defekt an der ehemaligen Primärtumor-Loka-

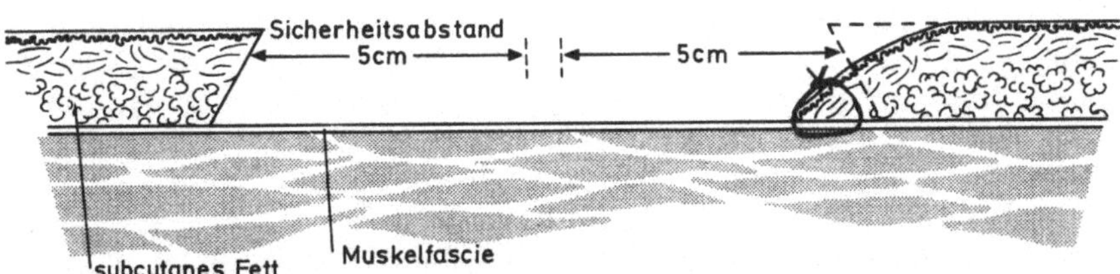

Abb. 2. Seitliche Ansicht einer konusförmigen Excision im allseitigen Sicherheitsabstand von 5 cm. Die Fascie ist erhalten, die Hautränder werden mit Einzelknopfnähten auf die Fascie niedergenäht (s. schematisiert in der rechten Bildhälfte)

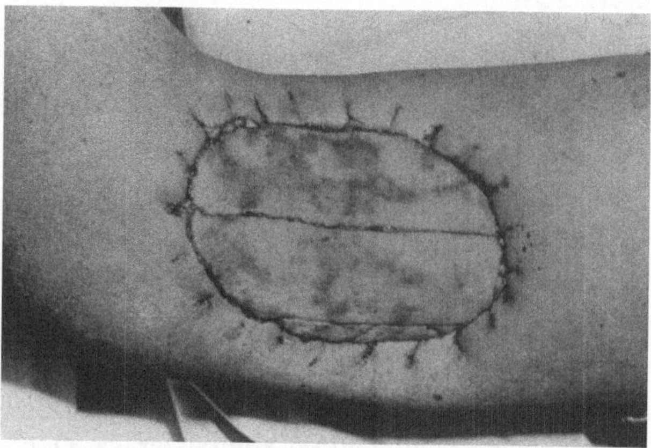

Abb. 3. Zustand nach Melanomexcision und Nachexcision im Sicherheitsabstand mit simultaner Spalthautverpflanzung (sechster postoperativer Tag). Die Hautränder sind mit Einzelknopfnähten auf die Fascie genäht

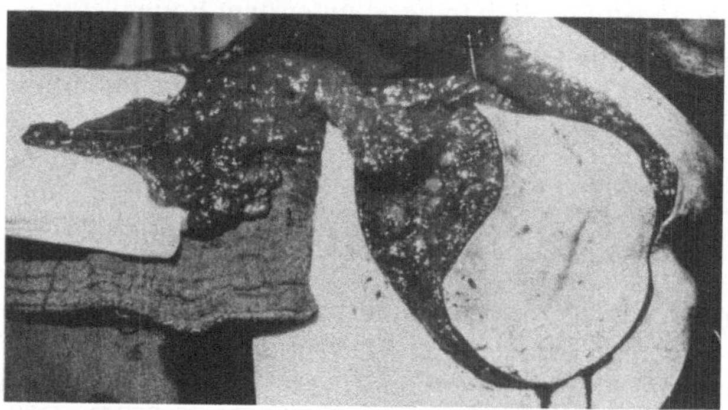

Abb. 4. Block-Dissektion an der Axilla: Die primäre Melanomexcisionsstelle wurde im weiten Sicherheitsabstand umschnitten und die Axilla zunächst „en bloc" disseziert. Das axilläre Fettgewebe liegt auf der lateralen Thoraxwand und wird in einem Stück mit der Melanomexcisionsstelle herausgeschält

lisation muß mit Spalthaut gedeckt werden. Verschiebelappenplastiken mit der Intention der primären Wunddeckung sind kontraindiziert. Sie erschweren die Früherkennung von lokalen Rezidiven unter dem Weichteilmantel. Wir führen sie nur durch, wenn der Patient aus kosmetischen Gründen jeden anderen Eingriff ablehnt.

Hohes Risiko

Bei Extremitäten- und Rumpfmelanomen wird grundsätzlich im Sicherheitsabstand von allseits 5 cm excidiert. Die Tumorlokalisation in Nähe eines Lymphabflußgebietes bedeutet die Indikation zur Blockdissektion. Eine lokale prätherapeutische Lymphoszintigraphie [8] zeigt das Metastasenabflußgebiet in

Tabelle 3. Chirurgisches Vorgehen in Abhängigkeit von der Melanomlokalisation

Lokalisation	Therapie
Stamm	Excision nach WHO (5 cm)
Schulter, Hüfte	Blockdissektion mit regionaler Lymphknotenstation
"Midline" Melanome	Doppelte Blockdissektion nach Ariel
Extremitäten	Excision (5 cm), evtl. Blockdissektion u. isolierte Perfusion
Aderhaut	Enucleation; Cave Leberfiliae!
	Chemoembolisation und intraarterielle Infusion der Leber (u. U. mit Zytostatikafiltration)

seiner ganzen Bandbreite auf und erlaubt die präoperative Festlegung der späteren Resektionslinien zur Mitnahme von Intransit-Metastasen zwischen Primärtumor und regionaler Lymphstation [4, 7, 11].

Nach den Ergebnissen einer Multicenter- [13] und einer prospektiv randomisierten Studie [9] wurde zunächst kein Vorteil in der Lymphknotendissektion gesehen. Subklassifiziert man jedoch die untersuchten Patientengruppen genauer nach Mikrostadien, Tumordicke und Geschlecht [5, 6, 12] so wird der Vorteil der Lymphknotendissektion deutlich.

Eine diskontinuierliche Lymphknotendissektion führen wir bei peripher gelegenen Extremitäten-Melanomen durch. Die potentiell vorhandenen Intransit-Mikrometastasen werden mit hochdosierter regionaler Chemotherapie in Form der isolierten Perfusion erfaßt [2].

Sogenannte „Midline"-Melanome, welche sich im Schnittbereich der Körperoberfläche mit einer sagittalen Ebene und einem gürtelförmigen Band in Rumpfmitte befinden [9], haben in der Regel einen doppelten Lymphabfluß in entgegengesetzte Richtungen. In diesen Fällen führen wir die doppelte Blockdissektion (Abb. 5, Tabelle 3) nach Ariel [4] durch. Wertvolle präoperative diagnostische Hilfe leistet hier ebenfalls die Lymphoszintigraphie [8].

Bei Lokalisation des Primärtumors an Kopf, Hand oder Fuß kann der 5 cm-Sicherheitsabstand meist nicht eingehalten werden. Bei subungualen Mela-

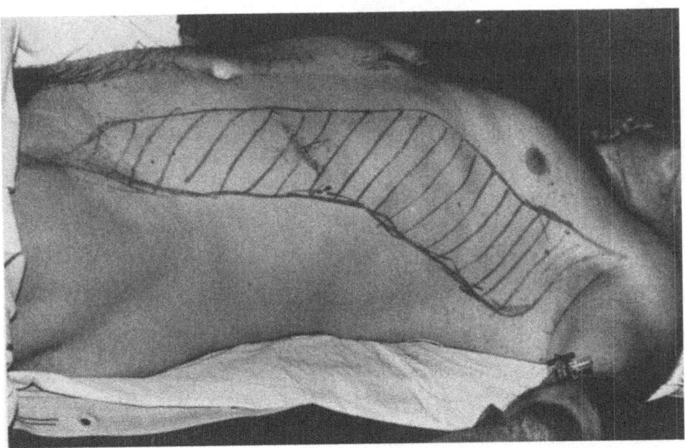

Abb.5. Melanomexcisionsstelle in Gürtelhöhe, linker Mittelbauch: Beide Lymphabflußrichtungen sind zur doppelten en bloc-Dissektion nach Ariel angezeichnet

nomen wird nach Sicherung der Diagnose durch Endglied-Amputation therapeutisch der ganze Finger entfernt. Bei Melanomen am Unterarm wird die Excision ellipsenförmig angelegt, wobei am seitlichen Sicherheitsabstand Kompromisse (3 cm) gemacht werden.

Anstelle der Amputation hat sich bei großen Tumormassen in palliativer Absicht zur Schmerzbekämpfung oder zur Erzielung einer Resektabilität die isolierte Perfusion bewährt [2].

Organmanifestationen von Metastasen

Aufgrund der Tendenz zur diffusen Metastasierung in entfernte Körperregionen kann eine Behandlung von Metastasen nur in *palliativer* Absicht geschehen. Aderhaut-Melanome scheinen zunächst bevorzugt in die Leber zu metastasieren, langfristig aber auch nicht ausschließlich dorthin. Eine zentral, in Leberhilusnähe lokalisierte Metastase bedroht das Leben des Patienten unmittelbar. An entfernten Körperstellen vorhandene Herde, wie etwa subcutane Intransit-Metastasen, treten dann in ihrer Bedeutung in den Hintergrund. Abgesehen davon, daß Melanom-Lebermetastasen nur äußerst selten solitär auftreten, wäre trotzdem eine primäre Resektion nicht angezeigt, da diese Tumore (Abb. 6) an der Oberfläche sehr verletzbar und brüchig sind und demzufolge eine hämatogene Streuung und vor allem lokale Kontamination der Abdominalorgane die Situation nur verschlimmern würde.

Zur Behandlung von Melanom-Lebermetastasen schlagen wir die primäre Chemoembolisation [10] über einen angiographisch oder operativ plazierten Katheter (Fa. PfM, Köln) mit nachfolgender intraarterieller Infusion als regionale Kurzzeit-Hochdosis-Chemotherapie über den Implantofix-A.hepatica-Katheter (B. Braun, Melsungen) vor [3].

Die initiale Chemoembolisation mit cis-Platin führt zur makroskopischen Totalnekrose von soliden Metastasen. Mikroskopisch nachweisbare intakte Tu-

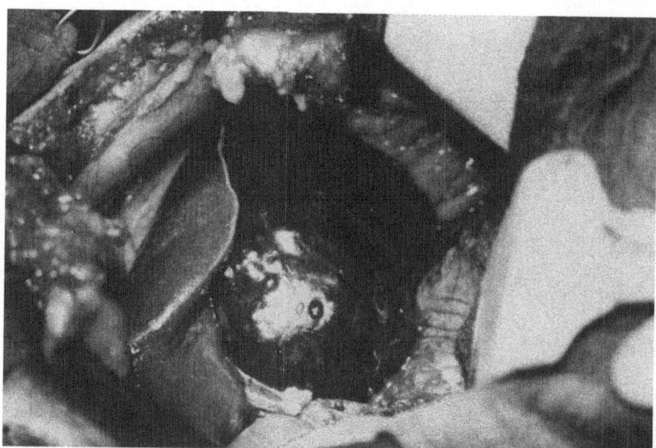

Abb. 6. Intraoperative Aufnahme einer ausgedehnten Melanommetastase im rechten Leberlappen (Primärtumor Aderhautmelanom)

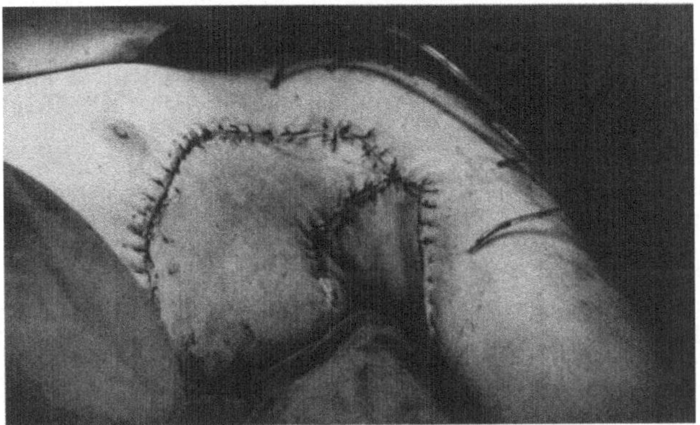

Abb. 7. Zustand nach regionaler Chemotherapie eines Melanommetastasenkonglomerates in der linken Axilla und Thoraxwand. Axillärer Schwenklappen nach chirurgischer Entfernung des Tumors

morzellverbände in der Metastasenperipherie erfordern die Nachbehandlung mit intraarterieller Chemotherapie. Nach dieser Behandlungsstrategie treten nach unserer Erfahrung (Publikation in Vorbereitung) mittel- bis langfristig extrahepatische Metastasenmanifestationen wieder in den Vordergrund.

Ebenso palliativ und trotzdem für Rezidiv- und Beschwerdefreiheit über Monate hinaus geeignet ist die chirurgische Entfernung von Hirnmetastasen. Wie erste Erfahrungen gezeigt haben, ist die Belastung für den Patienten gering und der Klinikaufenthalt nur kurz.

Die intraarterielle Infusion zur Reduktion von primär nicht resezierbaren schmerzhaften oder mechanisch behindernden Tumormassen zur späteren Resektion geschieht auch nur in palliativer Absicht. Da das maligne Melanom äußerst chemotherapieresistent ist und nur maximale Konzentrationen am Tumor Erfolg versprechen, bietet auch hier die intraarterielle Hochdosis-Infusion mit venöser Zytostatikafiltration [3] Vorteile. Nach Resektion solcher, ehemals die Axilla und die Thoraxwand infiltrierender Tumormassen kann der Wunddefekt – im Gegensatz zu den Regeln nach Primärtumorentfernung – mit Hilfe von Weichteilschwenklappen (Abb. 7) in palliativer Absicht gedeckt werden.

Das Auftreten von Lungenmetastasen bedeutet in der Regel ein unmittelbar bevorstehendes explosionsartiges Aufschießen von Metastasen in allen Körperpartien. Sollte allein die Lunge betroffen sein, so kann eine regionale Chemotherapie über die Bronchialarterien [3] in Erwägung gezogen werden. Ein Ansprechen ist nur bei lokal sehr hoher Zytostatikakonzentration zu erwarten. Erste klinische Erfahrungen liegen vor.

Literatur

1. Aigner K, Al-Khatib A, Hild P, Hundeiker M (1982) Die verzögerte Spalthautdeckung – Anwendung und Vorteile. Z Hautkr 57 (21):1607–1611
2. Aigner KR, Jungbluth A, Link KH, Walther H, Müller H, Schwemmle K, Ringenberg T, Börger G, Ruppel R, Illig L, Voigt H (1984) Die isolierte hypertherme Ex-

tremitätenperfusion mit Vindesine, Dacarbazin und Cis-Platin bei der Behandlung maligner Melanome. Onkologie 7 (6):348–353
3. Aigner KR, Link KH, Helling HJ, Stemmler S, Warthona M (1985) Intraarterielle Infusion, experimentelle und pharmakokinetische Grundlagen – Klinik. In: Aigner KR (Hrsg) Regionale Chemotherapie der Leber. Beitr Onkol, Vol 21, S 84–107
4. Ariel IM (1981) Malignant Melanoma. Appleton-Century-Crofts, New York
5. Das Gupta TK (1977) Results of treatment of 269 patients with primary cutaneous melanoma: a five-year prospective study. Ann Surg 186:201–209
6. Goldsmith HS (1979) The debate over immediate lymph node dissection in melanoma. Surgery Gynecol Obstet 148:403–405
7. Illig L (1983) Therapie der malignen Melanome der Haut. Diagnostik 16:31–36
8. Illig L, Grebe SF, Müller H, Paul E, Schmitt H (1985) Lokale prätherapeutische Lymphoszintigraphie beim malignen Melanom. In: Holzmann H, Altmeyer F, Hör G, Hahn K (Hrsg) Dermatologie und Nuklearmedizin Springer, Berlin Heidelberg New York Tokyo, S 161–197
9. Sim FH, Taylor WF, Ivins JC, Pritchard DJ, Soule EH (1978) A prospective randomized study of the efficacy of routine elective lymphadenectomy in management of malignant melanoma. Preliminary results. Cancer 41:948–956
10. Schultheis KH (1985) Chemoembolisation. In: Aigner KR (Hrsg) Regionale Chemotherapie der Leber. Beitr Onkol, Vol 21, Karger, Basel S 201–228
11. Sugarbaker EV, McBride CM (1976) Melanoma of the trunk: The results of surgical excision and anatomic guidelines for predicting nodal metastasis. Surgery 80 (1): 22–30
12. Tonak J, Weidner F (1980) Microstages in Malignant Melanoma – The Basis for an Elective Lymph Node Dissection. J Cancer Res Clin Oncol 96:303–309
13. Veronesi U et al. (1977) Inefficacy of immediate node dissection in stage I melanoma of the limbs. N Engl J Med 297:627–630

9. Experimentelle Therapieansätze

U. R. KLEEBERG und H. VOIGT

Einleitung

Der hohe Malignitätsgrad, der variable Krankheitsverlauf und die ausgeprägte Therapieresistenz des metastasierenden Melanoms stellen eine bedeutende Herausforderung an den Arzt und Wissenschaftler dar.

Gelegentliche „spontane Remissionen" des Melanoms [58, 146], das Fehlen eines Primärtumors bei ca. 3% und die Entwicklung einer asymmetrischen Vitiligo bei ca. 11% der Patienten [158] als Folge einer unerklärten Zerstörung der normalen Melanocyten, das Nebeneinander von Tumorprogress und -regress bei bis zu 40% der primären Melanome [114, 158], speziell vom oberflächlich spreitenden Typ [36], die Beobachtung von Halo-Naevi mit dichten mononukleären Zellinfiltraten, die als „abgestoßene" Melanome angesehen werden [10, 42, 111] und schließlich Phasen klinischer Latenz mit Involution von Metastasen [21, 27, 59, 126], die mitunter beim selben Patienten neben foudroyanten Krankheitsverläufen beobachtet werden [209], weisen darauf hin, daß „biologische Faktoren" beim Melanom eine Rolle spielen und die Proliferation des Tumorwachstums beeinflussen können.

Angesichts dieses eigengesetzlichen Verlaufs bedarf jedes neue Behandlungsverfahren vor seiner Einführung einer besonders kritischen Beurteilung [104].

Es fällt auf, daß beim Melanom eine Vielzahl „standardisierter" Therapieempfehlungen zur Operation, Bestrahlung, adjuvanten, lokalen und systemischen Immun- wie Chemotherapie nach nüchterner Überprüfung im kontrollierten, prospektiven Studienansatz revoziert werden mußten. Als Lehrstück der Medizingeschichte darf hierzu die 1975 abgebrochene, prospektiv-randomisierte, multizentrische Studie der EORTC Malignant Melanoma Cooperative Group (MMCG) zitiert werden [43], mit der der Wert einer adjuvanten BCG-Behandlung des Melanomkranken überprüft werden sollte.

Unter dem Eindruck enthusiastischer Kasuistiken und selbstbewußt artikulierter, unizentrischer Empirie, gestützt auf retrospektive, „historische" Vergleiche verschiedener Patientenkollektive [72], wurde es als „unethisch" kritisiert, einem Melanompatienten die aktive unspezifische Immunisierung mit Bacille Calmette-Guérin (BCG) vorzuenthalten. Es dauerte dann weitere 10 Jahre, bis 1982 zuerst von der WHO-Melanoma-Group (Trial No. 6) [208], dann von anderen Autoren [195] gezeigt werden konnte, daß die BCG-Therapie beim Gros der Melanompatienten ohne oder von nur geringer Wirksamkeit ist.

Der natürliche Krankheitsverlauf des Melanoms läßt sich mit einer Reihe wichtiger klinischer, histologischer und immunologischer Prognosefaktoren korrelieren. Nur wenn diese Kriterien einer Untersuchung zugrunde liegen, darf der Wert einer Behandlungsmodalität abschließend beurteilt werden. Auch lassen sich am Beispiel des Melanoms einige für die Onkologie allgemeingültige Maximen eindrucksvoll belegen.

Voraussetzungen für einen wissenschaftlich einwandfreien Wirksamkeitsnachweis sind die initiale Definition und sorgfältige Dokumentation von Proliferationsrate und Verlaufsparametern, des Metastasierungstyps und die Stratifizierung gemäß den o. g. Prognosekriterien sowie eine externe Qualitätskontrolle („extramural review"), Prämissen, die in der Regel nur in multizentrischen Studien realisiert werden können [103, 182].

Die Immuntherapie

Dem Immunsystem kommt eine große Bedeutung für den Schutz des Organismus bei der Entwicklung maligner Tumoren zu. Eine Stimulation der Immunantwort sollte daher, so wird oft raisonniert, die Proliferation von Malignomen hemmen und Tumorzellen zerstören können.

Diese Postulate werden von epidemiologischen, klinischen und tierexperimentellen Beobachtungen abgeleitet, die zeigen, daß chemische Karzinogene, bestimmte RNS-Viren, Röntgen- und UV-Strahlen malignes Wachstum und Begleitreaktionen des Immunsystems induzieren können [165].

Auf die Aktivierung von Onkogenen folgt die Synthese abartiger Proteine, die z. B. in die Zellwand inkorporiert, als Signal maligner Transformation (Tumor-assoziierte Antigene) der Überwachung durch das Immunsystem offenbar werden.

Als *Antigen,* wenn sie mit Faktoren der Immunabwehr reagieren oder als *Immunogen,* wenn sie eine Immunantwort provozieren können.

Immunogene Tumoren können, wie wir dies z. B. vom postpartalen trophoblastischen Choriocarcinom und aus Experimenten am Nacktmaus-Modell kennen, mit Hilfe des immunologischen Armamentariums eliminiert werden. Diesen Erfolgen und Beobachtungen über spontane Tumorremissionen steht jedoch das Gros der „harten" Tumoren gegenüber, bei denen sich keine relevante Immunreaktion reproduzierbar definieren, geschweige denn therapeutisch nutzen ließe.

Beim fakultativ immunogenen Melanom kennen wir spezifische Antworten des Wirtsorganismus, die gegen bestimmte Tumorstammzellinien gerichtet sind. Der Nachweis einer zellständigen Abwehrreaktion auf autologe [50] und allogene [78] Melanomzellen und die Beobachtung humoraler AK gegen Membranantigene früh und gegen zytoplasmatische Antigene spät im Verlauf der Erkrankung [112], die Antigen-Evolution, bei der eine bestimmte Tumorzell-Population seinen Antigen-Phänotyp ändern kann [186], sprechen dafür, daß diese Wirtsfaktoren immunologischer Natur sind. Sie scheinen aber bei der physiologischen Kontrolle des Tumorwachstums blockiert zu werden oder ineffizient zu bleiben. Zwar korreliert das histologische Bild einer Infiltration von

Lymphocyten, Plasmazellen und Makrophagen bei einem Teil der Patienten mit einer besseren Prognose [42, 75], der Wirtsorganismus kann sich jedoch auf die Dauer nicht gegen den Tumor behaupten.

Die Membran der Melanomzelle zeichnet sich unter anderem dadurch aus, daß sie, wenn überhaupt, dann nur sporadisch tumor-assoziierte Antigene (TAA) exprimiert. Die Melanomzellen können sich gerade deshalb aus *einem einzigen* atypischen Klon milliardenfach vermehren, weil sie sich der Überwachung durch das Immunsystem entziehen. Es ist kaum vorstellbar, wie in einer solchen Situation eine spezifische oder unspezifische Stimulation von humoralen und/oder zellvermittelnden Komponenten des natürlichen Immunsystems erfolgreich in das fortgeschrittene Tumorzellwachstum eingreifen sollte. Nur wenn es gelänge, auch in vivo eine wesentlich größere Menge von tumorassoziierten und Differenzierungsantigenen an der Melanomzelle zu exprimieren, wie dies mit Hilfe der rekombinanten Interferone in Zellkulturen gelungen ist [33], dann diese Antigene mit den selektiven monoklonalen Antikörpern (MAK) zu fassen und die Zellwand durch mittransportierte Zytostatika (Immunotoxine) zu lädieren („drug targeting"), dann könnte eine kausale „Immuntherapie" zur Realität werden. Erste Versuche, die Tumorzellen durch eine Koppelung von MAK mit Fluoreszinen, Peroxydase und Radioisotopen im histologischen Schnitt, zytologischen Präparat oder in vivo sichtbar zu machen („Tumorimaging") sind publiziert worden [28, 29, 105, 152, 197].

Doch die Spezifität und Selektivität dieser MAK sind noch nicht ausreichend. Kreuzreaktionen mit Endothel- und Nervenzellen, Makrophagen usw. erschweren den klinischen Einsatz [105]. Zweifelsohne haben uns jedoch die monoklonalen Antikörper an die Schwelle einer neuen Entwicklung gebracht.

Die von einem breiten Laienpublikum favorisierten unrealistischen Hoffnungen auf Heilung Krebskranker durch „natürliche Verfahren" zur Stimulation der Immunabwehr lassen sich z. T. auf die medizinischen Erfolge mit dem Ausmerzen der Pocken, der Polio, der Diphtherie usw. zurückführen. Abgesehen davon, daß es sich bei jedem infektiösen Agens um ein wirtsfremdes exogenes Antigen handelt, wurde die Kontrolle dieser Epidemien nicht durch eine „Immun*therapie*", sondern eine Immun*prophylaxe* erreicht, bei der der Wirt mit dem Immunogen *vor* der Exposition mit dem pathogenen Virus sensibilisiert wurde.

Auch die experimentelle Onkologie kennt dieses Phänomen, bei dem Versuchstiere genetisch identische Tumortransplantate dann abstoßen und gegen das Tumorwachstum resistent werden, wenn sie *zuvor* durch eine kleine Menge des gleichen Tumorantigens immunisiert wurden. Bisher gelang es aber nicht, kreuzreagierende immunogene Tumorzellextrakte für eine Immunprophylaxe beim Menschen zu gewinnen, so daß dieses Prinzip z. Zt. für die Behandlung menschlicher Tumoren ausscheidet.

An Versuchen, mit Hilfe einer adjuvanten wie palliativen Immuntherapie das Schicksal von Melanomkranken zu beeinflussen, hat es nicht gefehlt.

Wir unterscheiden die aktive und passive adoptive Immuntherapie, deren klinische Ansätze und Ergebnisse im folgenden dargestellt werden sollen.

Die aktive unspezifische Immuntherapie

Unter einer aktiven, unspezifischen Immuntherapie (IT) versteht man die direkte Stimulation einer Immunantwort, wobei eine generalisierte Aktivierung des lymphohistiocytären Systems zu einer *unspezifischen Abwehr* von Tumorzellen führen soll.

Dies wurde mit der oralen, parenteralen und intraläsionalen Applikation verschiedener Antigene versucht, wie z. B. mit den Mikroorganismen *Bacille Calmette-Guérin* (BCG), *Corynebacterium parvum* (*C. parvum*) oder Vaccinia-Virus oder mit deren Bestandteilen, wie durch Methanol extrahierbare Fraktionen (methanol extractable residue – MER) aus BCG oder Picibanil aus *Streptococcus haemolyticus A* usw. Ausgehend von veterinärmedizinischen Beobachtungen in Südfrankreich, daß das häufigste Malignom der Schimmel, das Melanom, bei den Tbc-durchseuchten, wild in der Camargue lebenden Pferden seltener ist, als bei den Tbc-freien Beständen der Bauern, wurden schon in den sechziger Jahren erste klinische Versuche durchgeführt:

Es ließ sich tierexperimentell wie am Menschen zeigen, daß durch BCG-Vaccination eine Hyperplasie des retikulohistiocytären Systems (RHS) mit Aktivierung von Makrophagen induziert werden kann [2, 96, 141, 142], und daß sich durch intraläsionale BCG-Skarifikation kleine Hautmetastasen zurückbildeten [129, 169].

1978 wurde bekannt, daß die Wirksamkeit dieser Immunmodulatoren von der Konzentration bestimmter Membrankomponenten wie Trehalosedimycolat oder Muramyldipeptid abhängt, die aus MER von Tbc- und BCG-Bakterien, aus *C. parvum* und Nocardia rubra gleichermaßen isoliert wurden [12, 174].

Eine Vielzahl klinischer Studien mit intracutaner [190], peroraler [207], parenteraler [34] und intralymphatischer [154] Applikation der genannten Bakterien und deren Extrakte sowie von Viren ergaben, wenn überhaupt, dann nur kurzfristig Hemmungen des Tumorwachstums, die nicht die Qualifikation einer sog. objektiven Remission erreichten. Unter der Vorstellung, daß mit einer intratumoralen Injektion von BCG durch den direkten Kontakt zwischen der Tumorzelle und dem lebenden bakteriellen Immunadjuvans eine bessere Immunantwort zu erreichen wäre, als bei einer peripher lokalisierten Skarifikation, wurden 59 Melanompatienten mit Hautmetastasen von der ECOG im Rahmen einer prospektiven kontrollierten Studie randomisiert [147]: 10 von 12 Patienten (45%), die mit BCG intratumoral, aber nur 2 von 22 (9%), die per scarificationem behandelt wurden, erfuhren eine objektive Remission mit einer Mediandauer von 18 Wochen. Damit scheint sich der Kreis der BCG-Erfahrung wieder zu schließen.

Der Körper eliminiert mit seiner Immunantwort Immunstimulans und Tumorzelle gleichzeitig, wenn sich beide dem Angriff des hierdurch aktivierten Makrophagen präsentieren. Diese Reaktion, die mit einer nicht unerheblichen Toxizität vergesellschaftet ist, bleibt jedoch zu schwach und zu unspezifisch, um das Überleben des Patienten im Vergleich mit den rein operativen Ansätzen nennenswert zu beeinflussen. Ob die Tumormasse von Bedeutung ist und sich eine klinisch inapparente Mikrometastasierung dem Zugriff der aktiven unspezifischen Immunisierung besser fügt, wurde in adjuvanten Therapieansätzen geprüft, jedoch ebenfalls mit negativem Ergebnis.

Wie wenig über die Wechselwirkung zwischen der immunologischen Kontrolle des Wirtsorganismus und der Immunogenität des Tumors bekannt ist, offenbart sich in den Ergebnissen einer Reihe kontrollierter klinischer Studien: Ein und dieselbe BCG-Therapie kann neben einem fraglichen Nutzen auch eine sichere Benachteiligung des Kranken mit ungezügelter Stimulation des Tumorwachstums bringen [44, 45, 92, 115, 131, 133, 159].

Aktive spezifische Immuntherapie

Unter einer aktiven spezifischen Immuntherapie versteht man den Versuch, eine „Autoimmunreaktion" gegen eigene Tumor-assoziierte Antigene zu induzieren.

Hierzu wurden autologe oder heterologe Melanomzellen gewonnen, in vitro chemisch, thermisch oder radiogen devitalisiert und entweder in toto oder als Membrangemisch reinjiziert. Grundlage für diese Versuche waren die Erfahrungen aus der Transplantationsimmunologie sowie der Nachweis unterschiedlicher HLA-A, B, Dr und Differenzierungsantigene an der Tumor- wie der normalen Zellmembran.

Während es im Tierexperiment gelingt, durch eine vorausgehende Immunisierung des Tumorwirtes eine Abstoßungsreaktion des transplantierten Melanoms auszulösen, verliefen erste klinische Versuch negativ oder widersprüchlich [20, 87, 131, 158, 205].

Vereinzelt wurde sogar ein Angehen mangelhaft inaktivierter Melanomzellen HLA-identischer Spender bzw. eine Akzeleration des Tumorwachstums („Enhancement") mit möglicher Verkürzung von Überlebenszeiten des behandelten im Vergleich zum historischen Kontrollkollektiv beobachtet [77, 190].

Livingston et al. [118] behandelten 20 Patienten mit Strahlen-inaktivierten allogenen (SK-MEL 13–) Melanomzellen, injiziert intradermal dort, wo mit BCG-Skarifikationen 2–3 Wochen früher eine entzündliche Reaktion ausgelöst worden war. Alle Patienten entwickelten Antikörper gegen die HLA-Allo-Antigene der übertragenen Melanom-Stammzellinie, aber nur einer gegen Melanom-assoziierte und neuroektodermale Antigene. Ein klinischer Effekt wurde nicht beobachtet [179].

Weisenburger et al. [218] beschrieben günstigere Ergebnisse: Bei 34 nicht vorbehandelten Kranken mit Fernmetastasen wurden bestrahlte allogene Tumorzellen aus Melanomzellkulturen intralymphatisch injiziert. Die Behandlung wurde an den Tagen 1 und 15, danach alle 3–4 Wochen, durchgeführt und gut toleriert [180]. 2 Patienten mit Haut- und Lymphknotenmetastasen hatten eine objektive komplette, 7 eine partielle Remission: Weichteilmetastasen sprachen besser an als viscerale Metastasen.

Einen innovativen Ansatz stellte Wallack 1980 [213, 214, 215a] vor: Ausgehend von der Beobachtung, daß das Virus-Kapsid teils aus virusspezifischen, von der Wirtszelle synthetisierten Proteinen und teils aus Lipid-Komponenten besteht, die identisch mit der Plasmamembran der Wirtszelle sind [1], infizierte er Melanom-Stammzellinien mit Pockenviren. Nach Passage durch die Tumorzelle fanden sich sowohl Antigen-Gemeinschaften zwischen Virushülle und Zellmembran als auch eine virusbedingte Alteration der Oberflächenstruktur der infizierten Melanomzellen. Ein Gemisch aus Pockenvirus-infizierten allogenen Melanomzellen, das sog. „Vaccinia-oncolysate" (VO) wurde dann Patienten mit progredientem, lymphogen metastasierendem Melanom des Stadiums II regional intradermal injiziert (5×10^6 Zellen alle 8 Tage für 26 Wochen, dann zweimal wöchentlich bis zum weiteren Tumorprogreß). 7 von 19 Patienten, die sich durch das VO immunisieren ließen, blieben 6–24 Monate krankheitsfrei. Da Verträglichkeit dieser Vakzination und Compliance gut waren, wurde eine prospektive adjuvante Phase-III-Studie geplant, deren erste Ergebnisse als günstig beurteilt werden [215].

Den umgekehrten Weg beschrieben Iglehart et al. [89], die auf Nager transplantierte, menschliche Tumorzellen mit Retroviren infizierten und hierdurch die Inkorporation viraler Antigene in die Zellmembran und gleichzeitig die Expression von Transplantationsantigenen induzierten. Es resultierte einerseits eine starke aktive Immunreaktion im Wirtsorganismus gegen die Tumorzellen, deren Wachstum andererseits noch durch die passive Übertragung spezifischer antiviraler Antiseren gehemmt wurde [187].

Auch durch die Infektion von Melanomzellen mit VSV (vesicular stomatitis virus) kann die Immunogenität tumor-assoziierter Antigene in vitro gesteigert werden. Durch eine Vakzination mit zellfreien Lysaten von VSV infizierten autologen und allogenen Melanomzellkulturen dagegen konnten bei 11 Patienten lediglich Antikörper gegen HL-, nicht jedoch gegen tumor-assoziierte Antigene entwickelt werden [118].

Durch die Kombination einer aktiven mit einer passiven Immuntherapie, so wird spekuliert, sollte sich das der physiologischen Immunabwehr entglittene Tumorleiden wieder kontrollieren lassen. Aber auch hier fehlen bisher die überzeugenden und reproduzierbaren klinischen Ergebnisse.

Passive und adoptive Immuntherapie

Unter einer passiven Immuntherapie (IT) versteht man den Versuch, mit der Übertragung spezifischer Komponenten des Immunsystems entweder *direkt* die Proliferation der Tumorzellen zu hemmen (monoklonale Antikörper, alpha- und gamma-Interferone) bzw. deren Abbau zu fördern (Interferone, Transfer-Faktor, Interleukin usw.) oder *indirekt* „biologische Abwehrreaktionen" gegen den Tumor zu mobilisieren (Levamisol, DNCB, Thymosin usw.) oder schließlich die Hemmung von Abwehrreaktionen des Wirts durch „blockierende Antikörper", zirkulierende Immunkomplexe und „abgeschilferte" Antigene zu beseitigen (Plasmapherese, Plasma-Immunabsorption mit Staphylokokken-Protein A).

Als adoptive Immuntherapie bezeichnet man den Einsatz einzelner Faktoren oder die Gabe ganzer, in der Regel heterologer Immungemische wie z. B. Frischzellen, immunisierte T-Lymphocyten, Hyperimmunglobulin, Transfer-Faktor, Thymusextrakte usw. unter der teils vagen und teils widerlegten Vorstellung, daß es eine die Genesung des Tumorkranken hemmende Immundefizienz zu korrigieren gälte.

Im folgenden werden die wenigen, die Behandlung des Melanoms betreffenden, wissenschaftlich fundierten Daten zusammengefaßt.

Lymphokine

Lymphocyten und Makrophagen sezernieren biologisch aktive Modulatoren, von denen bisher über 100 verschiedene Substanzen als „Helfer"-, „Suppressor"- und „wachstumsstimulierende", teils direkt, teils indirekt auf inflammatorische, endotheliale und lymphatische Zellen wirkende Faktoren beschrieben wurden [152].

Von diesen „Lymphokinen" oder „Zytokinen" konnten einige, wie z. B. das *Interleukin 2* (IL-2) durch Klonierung in ausreichender Menge gewonnen und in Tierexperimenten geprüft werden [67].

IL-2 fördert das Wachstum von T-Effektorzellen und scheint den T-Zell-Defekt beim primären Antikörper-Mangelsyndrom [63] und beim AIDS zu korrigieren [155], wenn die T-Zellen dieser Patienten *in vitro* dem IL-2 exponiert werden. Es wurde daher auch versucht, autologe zytotoxische T-Lymphocyten und natürliche „Killer-Zellen" (NK) zunächst in vitro mit IL-2 zu inkubieren und dann in den tumortragenden Wirt zurückzuinfundieren. Dabei fand sich eine tumorspezifische Zytotoxizität bei menschlichen Leukämien und Melanomzellinien [37, 38, 80].

In ersten klinischen Versuchen wird nun IL-2 für die Entwicklung einer spezifischen adoptiven Immuntherapie bei Tumorkranken geprüft [158, 183], teils nach Re-Infusion autologer, zuvor in vitro stimulierter T- und NK-Zellen, teils durch direkte Infusion von IL-2 in vivo. Noch sind allerdings diverse Probleme, speziell der „Onkotaxis" ausreichender Mengen dieser in den lymphatischen Organen heimischen und sich in Leber und Milz wieder ansammelnden autologen, tumorspezifischen Killer-Zellen, ungelöst [54, 158]. Es hat den Anschein, als ob IL-2 zusammen mit monoklonalen Antikörpern zu einem hochspezifischen Instrument der IT werden und die Phase der entweder zu breit gestreuten unspezifischen oder aber irrational eingesetzten IT ablösen könnte. Ob aber selbst diese Entwicklung zur Antwort auf das Problem der Behandlung des hochgradig therapieresistenten Melanoms werden kann, bleibt fraglich.

Interferon

Das Interferon-System dient der zellulären Abwehr viraler Infekte. Die Interferone (IF) gehören zu den Lymphokinen (s. o.) und werden von Lymphocyten, Makrophagen, Fibroblasten usw. als Teil einer vielfältigen Immunmodulation mit teils antiviraler, teils antiproliferativer, teils regulativer Aktivität gebildet. IF hemmen die Replikation onkogener Viren und die von ihnen induzierte, neoplastische Transformation tierischer Zellen [69]. IF hemmen Zellwachstum und -teilung [152], können die Expression von Tumor- und HL-assoziierten Antigenen an der Zelloberfläche induzieren [33] und Produktion wie Funktion von T- und B-Effektorlymphocyten und NK-Zellen fördern [166].

Diese Beobachtungen und erste klinische Hinweise auf einen antitumoralen Effekt nährten überschwengliche Erwartungen, die dann in kontrollierten klinischen Studien nicht erfüllt werden konnten. Diese zeigten jedoch beim Melanom [49] und anderen Tumorentitäten [152] einen geringen onkolytischen Effekt, speziell des alpha- und gamma-IF. Ein Überblick über 12 von 1981 bis 1984 durchgeführte Studien an zusammen 221 Patienten mit progredientem metastasierendem Melanom ergab in 22 Fällen, also 10%, objektive Remissionen. Es sprachen Weichteil- und LK-Metastasen an, in der Regel aber nur kurzfristig über wenige Wochen bis Monate. Wurde IF mit *Cimetidin* kombiniert, ließen sich die Remissionsraten etwas steigern.

Borgström et al. [24, 25] argumentierten, daß IF die Aktivität von T-Suppressorzellen steigert und, da diese $Histamin_2$-Rezeptoren tragen, gaben sie zusätzlich zum Interferon ($4-12\times10^6$ E i. m./d.) Cimetidin, einen H_2- bzw. Histamin-Antagonisten, der gleichzeitig auch eine Reihe regulatorischer Funktionen von T-Suppressorzellen hemmt [52, 220].

Während unter der alleinigen IF-Therapie keine Hemmung des Tumorwachstums beobachtet wurde, brachte der Zusatz von Cimetidin in der Dosierung von 1000–1200 mg per os täglich 2 objektive komplette und 1 partielle Remission von 6 Patienten mit visceralen und Hautmetastasen. Dieses Ergebnis konnte von Hill et al. [84] bestätigt werden: Von 15 Patienten erfuhren 4 eine objektive Remission unter 6×10^6 E. IF s. c. und 1200 mg Cimetidin per os täglich. Faßt man alle bis 1984 hierzu publizierten Studien zusammen, so werden bei 17 von 104 Patienten, also in 17%, objektive Remissionen beschrieben.

Die *Toxizität des IF* bei subcutaner, intramuskulärer und intravenöser Applikation ist nicht unerheblich und bei den rekombinanten Interferonen ausgeprägter als bei dem Fibroblasten-IF.

Abgeschlagenheit, Anorexie und Nausea, ein grippeartiges Syndrom mit hypotoner Kreislaufdysregulation und Fieber belasten die Patienten und bedürfen einer speziellen, mit der Wirkung des Interferon nicht interferierenden, supportiven Therapie. Eine Hepato- und Hämatotoxizität wurde beschrieben [24, 49, 173].

Sicherlich bedarf es weiterer immunologischer Grundlagenforschung und klinischer Studien, um Wirkungsmechanismus und -spektrum der rekombinanten α, β- und γ-Interferone zu klären.

Thymusfaktoren

Dem Thymus kommt eine wichtige Funktion bei der Entwicklung und Unterhaltung der Immunkompetenz zu. Vom Epithel wie den Thymozyten dieser endokrinen Drüse werden eine Vielfalt von Peptidhormonen produziert, von denen besondere Fraktionen mit einem Molekulargewicht von ca. 4000 Dalton (d) für Reifung und Differenzierung der T-Lymphozyten verantwortlich zu sein scheinen.

Z. Zt. stehen die folgenden Thymusfaktoren oder Thymusfraktionen in der präklinischen und klinischen Prüfung: Thymopoietin, Thymosin F5, Thymopentin (TP5, Italfarmaco), Thymulin (Nonapeptid, Inserm), THF (Thymic Humoral Factor, Weizman-Institut), Thymostimulin (TP1, Serono), CTPH (Calf Thymic Peptide Hormone, China).

Da die genannten Fraktionen bei bestimmten Gruppen immundefizienter Patienten quantitative und qualitative Abweichungen von der Norm korrigieren können und, da bei Tumorkranken sowie nach Operationen, Strahlen- und Zytostatikatherapie diverse antikörper- und zellvermittelte Immundefekte beschrieben wurden [13, 15, 127, 202], lag es nahe, diese Biomodulatoren auch unter onkologischen Aspekten zu untersuchen.

Ursprünglich von Goldstein 1966 [68] aus Kalbsthymus als wasserlöslicher Extrakt isoliert, wurde Thymostimulin (TP1) in vitro und in vivo eingesetzt und scheint die T-Zell-vermittelte Immunantwort [68, 127] und die quantitative Zusammensetzung von T-Lymphozyten-Subpopulationen zu restaurieren [13–15, 68].

Die Wirkung von TP1 wurde auch beim Melanom geprüft und die Korrektur eines T-Zell-Defektes mit einem entsprechenden klinischen Nutzeffekt korreliert [13, 15], ohne daß diese Daten nachvollziehbar bzw. wissenschaftlich abgesichert erscheinen.

Ein leichtfertiger klinischer Einsatz von TP1 kann unter Umständen problematisch sein, wie von Patt et al. [156] in einer prospektiven, kontrollierten Studie an 28 Melanompatienten gezeigt wurde: Patienten ohne nachweisbaren T-Zelldefekt zeigten unter Thymosin ein mögliches „Enhancement" der Tumorproliferation. Diese Untersuchungen erlauben interessante Einsichten in die Interaktionen zwischen dem tumortragenden Wirt und Thymuspeptidhormonen, wobei zwar eine Immundefizienz mit einer schlechteren Prognose quoad vitam korrelieren kann, die Restauration der Immunkompetenz aber *nicht* mit der Kontrolle des Tumorwachstums gleichzusetzen ist.

In jüngsten Untersuchungen wird auch versucht, Thymusfaktoren mit anderen Biomodulatoren wie z. B. Interferon zu kombinieren.

Schließlich sind einige experimentelle Ansätze zu Thymomimetischen Substanzen zu erwähnen wie Isoprinosin (INPX), Methisoprinol (ein Komplex aus einem Mol Inosin und 3 Mol Dimethylamino-2-propanol-acetamido-benzoat) und NPT 15393 – Substanzen, die die T-Zelldifferenzierung und Produktion von Gamma-Interferon sowie NK-Zellen in vitro induzieren können. LF 1695 (ein Methadon-Derivat der Firma Lab. Fournier) stimuliert die Proliferation von T-Lymphocyten und Makrophagen sowie die Interleukin 1- und 2-Produktion. [Zusammenfassung 3. Int. Conf. Immunopharmacology, Florenz 6.–9. 5. 1985).

Monoklonale Antikörper

Mit der Entdeckung der monoklonalen Antikörper (MAK) hat sich der Onkologie ein neues Feld eröffnet. Mit frischen wie in Kulturen gezogenen menschlichen Melanomzellen und deren Membranfraktionen wurden in heterologen Systemen (speziell beim Nager) Lymphocyten immunisiert und dann in den neuen Hybridisierungstechniken mit Myelomzellen fusioniert.

Hieraus isolierte MAK gegen Melanomzellen werden inzwischen in einer rasch wachsenden Zahl in diagnostischen und frühen klinischen Studien auf ihre Spezifität, Sensitivität und Selektivität geprüft. Noch ist es zu früh, den klinischen Wert der Melanom-assoziierten Antikörper definieren zu wollen, die Schwierigkeiten sind vielfältig.

Melanomzellen tragen – ebenso wie normales Gewebe und Melanozyten – Blutgruppen-Antigene, Histokompatibilitäts-Antigene, fetale und Differenzierungs-Antigene. Die Hoffnung, Tumor- oder spezifische Melanom-assoziierte Antigene (MAA) als Zielscheibe für MAK zu finden, schwindet immer mehr hinter der Beobachtung, daß MAA zum großen Teil lediglich quantitativ unterschiedlich exprimierte, fetale und/oder Differenzierungs-Antigene sind, die während des Zellteilungszyklus und unter dem Einfluß von Biomodulatoren, speziell dem Interferon [33, 147, 181], und Zytostatika [23] ihren Phänotyp ändern können.

Antigenheterogenität und -modulation der Tumorzellmembran sind bekannte Phänomene, die die unerwünschten Kreuzreaktionen und mangelhafte Selektivität in der Zytodiagnostik [105], den nuklearmedizinischen, bildgebenden Verfahren (Tumorimaging) [158, 186, 187] sowie die geringe Sensitivität und Spezifität im therapeutischen Bereich erklären. Hinzu kommen blockierende Serumfaktoren, zirkulierende, von der Tumormembran abgeschilferte Antigene, die die MAK bereits vor ihrem eigentlichen Ziel binden und die autologe Immunreaktion neutralisieren.

Die Affinität heterolog gewonnener MAK zu Antigenen anderer Gewebestrukturen neuroektodermaler, endothelialer und epithelialer Provenienz läßt auch deren Koppelung an diverse Toxine („Immunotoxine" wie Rizin A, Alkylantien, Antibiotika, Antimetaboliten usw.) für den klinischen Einsatz gegen Melanom-Metastasen bezüglich der Toxizität problematisch erscheinen.

Erste klinisch-therapeutische Versuche wurden bereits publiziert, ohne daß ein signifikanter antiproliferativer Effekt nachgewiesen worden wäre [151, 152, 186, 187].

Zusammenfassend stellen die monoklonalen, gegen Melanomoberflächenantigene gerichteten Antikörper eine faszinierende Entwicklung dar. Es ist möglich, daß es in Zukunft gelingen wird, durch die Gabe von Biomodulatoren eine ganze Palette tumorassoziierter Antigene an der Melanomzelle zu exprimieren, dann mit monoklonalen, individuell aus dem Tumor des Patienten entwickelten Antikörpern die verbliebenen metastasierten Zellklone zu orten und schließlich durch mitgetragene Radioisotopen für diagnostische Zwecke zu markieren oder mit Hilfe von MAK-gebundenen Immunotoxinen, Zytostatika oder Radiomimetika zu zerstören.

Diverse Immunologika

Von den weiteren Versuchen, tierexperimentelle Ergebnisse einer passiven Immuntherapie auf den Melanompatienten zu übertragen, sollen erwähnt werden:

- Levamisol und
- Transfer-Faktor,

deren (unspezifischer) immunstimulatorischer Effekt im Rahmen von *adjuvanten* Phase-III-Studien überprüft wurde.

Auch die Interferon-Inducers, an Carboxymethylzellulose gebundene Polyribonucleotide wie z. B.

- Poly-A/Poly-U (Polyadenin-Polyuridin) oder
- Poly ICLC (Polyinosin-Polycystein-Poly-L-Lysin)

werden zur Zeit, das Poly-AU von der WHO-Melanomgruppe, als Adjuvans bei Patienten mit prognostisch ungünstigen Melanomen überprüft. Schließlich soll noch auf die Möglichkeit einer lokalen, unspezifischen Immuntherapie mit der topischen bzw. epifokalen Applikation von

- DNCB und
- Freundschem Adjuvans

hingewiesen werden [31, 90, 181].

Noch in der vorklinischen bzw. frühen klinischen Phase (Phase-I- und II-Studien) sind die

- Glucane

Polysaccharide, die vorzugsweise aus Pilzen isoliert werden:

- Lentinan, ein gereinigtes Glucan, das aus einem auf Birken wachsendem Pilz isoliert wurde und nur geringe Toxizität zu besitzen scheint,
- Schizophyllan und PSK – weitere Immunmodifier dieser Gruppe.

Weitere Substanzen, die aus Bakterien oder deren Zellwänden extrahiert wurden, sowie Zellbestandteile wie z. B. Ribosomen-Fraktionen, DNS aus BCG, Glycoproteine wie das Peptidoglycan (aus Nocardia) und Proteoglycan (aus Klebsiella) stimulieren in Tiermodellen die Produktion von Interferon, T-u. B-Lymphozyten sowie NK-Zellen.

Diese, z. T. bereits synthetisch hergestellten Komponenten (RU-41740, Diostim) Roussel Uclaf, Picibanil (s. o.), Bestatin und DTC (Imuthiol) werden der klinischen Prüfung unterzogen. (Zusammenfassung 3. Int. Conf. on Immunopharmacology, Florenz 6.–9. 5. 1985, organisiert von der Intern. Gesellschaft für Immunopharmacology.) Ein Überblick über die aktuellen immuntherapeutischen Studien findet sich in der „International Registry of Tumor Immunotherapy" [91], einem umfassenden, jährlich neu aufgelegten Kompendium des NCI der USA.

Kombinierte Zytostatika- und Immuntherapie

Unter der Vorstellung, daß eine antitumorale Immunreaktion die Wirkung der Chemotherapie potenzieren könne, wurden verschiedene aktive und passive, spezifische und unspezifische Immun-Modulatoren mit Zytostatika sowohl im palliativen wie adjuvanten Ansatz kombiniert. Die Applikation von *BCG* per scarificationem, intraläsional, intralymphatisch und peroral, zusammen mit Zytostatika, stellt das älteste solcher Verfahren dar: Die South Western Oncology Group der USA (SWOG) (Protokoll 7424) verglich bei 269 Patienten die Wirkung von BHD (BCNU 150 mg/m² i. v. d 1, Hydroxyurea, 1,5 g/m² per os, d 1–5, DTIC 150 mg/m² d 1–5, Wiederholung alle 28 Tage) alleine mit BHD *und* BCG (per scarificationem) und DTIC (250 mg/m² d 1–5 i. v.) plus BCG. Die statistische Analyse zeigte keinen signifikanten Unterschied zwischen den 3 Therapiearmen: BHD 28%, BHD-BCG 29%, DTIC-BCG 20% (p kleiner 0,28), die mediane Überlebenszeit lag bei 25 Wochen, 35% der Patienten überlebten 1 Jahr [45]. Damit mußten die früheren günstigen Ergebnisse tierexperimenteller [40, 41] und unkontrollierter klinischer Studien [70–73] ad acta gelegt werden.

Die gleiche Gruppe (SWOG-Protokoll 7727) kam auch bzgl. der Kombination von BHD und *Levamisol* zu einem negativen Ergebnis [46]: 24% objektive Remissionen bei 73 Patienten unter BHD und 24% bei 104 Patienten mit BHD und Levamisol. Irritierend ist hier die Beobachtung, daß die Überlebenszeiten der Patienten mit objektiven Remissionen unter der Chemo-Immunotherapie kürzer waren als in der Chemotherapiegruppe ohne Levamisol.

Auch die Kombination von DTIC und *Thymosin* (4 oder 40 mg/m²), untersucht bei 28 Melanomkranken des Stadiums III, ergaben bei den Patienten mit normalen zellulären Immunreaktionen Hinweise für einen nachteiligen Effekt des Thymosins (bei einer Dosis von 40 mg/m²) mit Verkürzung der krankheitsfreien Intervalle, nicht jedoch bei den Patienten mit einer gestörten Immunreaktion vom verzögerten Typ [156].

Die Kombination von DTIC, ACNU, VCR und *OK 432*, einem Extrakt aus Streptokokken, mit 20% objektiven Remissionen [39], von Actinomycin D, DTIC und *C. parvum* mit 12% [176] und DTIC, Vindesin mit *MER*, einem Extrakt aus BCG mit „50%“ Remissionen von 14 Patienten [223] unterschieden sich nicht vom derzeitigen Wirkungsplateau der Chemotherapie oder hatten zu kleine Fallzahlen für eine signifikante Aussage.

Dagegen beschrieben Kokoschka et al. [106] einen günstigen Effekt von *C. parvum* (1 mg i. v. für 5 Tage alle 7 Wochen) in einer Kombination mit Methyl-CCNU (200 mg/m² p. o. alle 7 Wochen) auf die Überlebensdauer von 14 Patienten mit metastasierendem Melanom der Studien III und IV, die in einer randomisierten Studie mit 19 nur mit Methyl-CCNU-Behandelten verglichen wurden. Neben einer Verlängerung der medianen Überlebenszeiten um etwa 3 Monate wurde in der C. parvum-Gruppe auch eine geringere Myelosuppression beobachtet.

Eine wenig untersuchte Strategie ist die Kombination einer *intraläsionalen Immuntherapie* mit einer systemischen Chemotherapie: Rümke [181] ging der Frage nach, ob ein topisch-percutan appliziertes Immunstimulans, das *DNCB*, die Wirkung von DTIC bei Patienten mit Hautmetastasen steigern könnte. Von 7 Patienten, deren Hautmetastasen zunächst 7–10 Wochen mit 3% DNCB in Vaseline wöchentlich behandelt worden waren, bevor mit den DTIC-Infusionen (250 mg/m² d 1–5 oder 400 mg/m² d 1–3 in 3–4wöchigen Abständen i. v.) begonnen wurde, erreichten 3 eine objektive komplette Remission von inzwischen mehrjähriger Dauer (Rümke, persönliche Mitteilung 1985).

Über den Versuch, Patienten spezifisch mit einem *Impfstoff aus Melanommetastasen* zu immunisieren, berichteten Hollinshead et al [85]: 51 Melanompatienten mit Fernmetastasen erhielten intradermale Injektionen mit Emulsionen aus hochgereinigten allogenen Melanom-assoziierten Antigenen (MAA) in Freundschem Adjuvans in Kombination mit DTIC. Von 42 auswertbaren Patienten kamen 11 (= 28%) in eine objektive Remission, davon 2, die zuvor unter DTIC oder der Immuntherapie allein progredient gewesen waren.

Die jüngste Entwicklung versucht, eine aktive spezifische Immuntherapie mit *monoklonalen Antikörpern (MAK)* und Zytostatika zu kombinieren. Dabei wird versucht, hochwirksame Toxine, wie z. B. Rizin oder Zytostatika, an autologe oder heterologe MAK zu binden und den Patienten diese Immunotoxine zu injizieren [151]. Theoretische Erwägungen und Tierexperimente zeigen zwar, daß wir hier an der Schwelle einer grundsätzlich neuen Therapiemodalität stehen. Kreuzreaktionen, mangelnde Spezifität und Selektivität rücken den klinischen Einsatz aber noch in die Ferne.

Aktuelle Probleme der Immuntherapie

Das entscheidende Problem der Immuntherapie mit ihren bisher praktizierten Verfahren bleibt ihre mangelhafte klinische Effizienz. Selbst wenn sie gegen eine Gruppe von Zellen mit exprimierten, membranständigen Tumorantigenen wirksam sein sollte, ließe sich allenfalls *je ein Klon* aus dem heterogenen Gemisch *diverser Tumorzell-Stammlinien* des metastasierenden Melanoms eliminieren.

In keinem Fall ist es bisher reproduzierbar gelungen, mehr als einen kurzfristigen Einfluß auf die Progredienz des Tumorleidens auszuüben. Typische Fehler der ersten Welle optimistischer Berichte der sechziger und siebziger Jahre sind

- die kleine Patientenzahl mit Selektion des Krankengutes,
- der *historische* Vergleich mit einer zuvor unbehandelten Gruppe,
- unzulässige Verallgemeinerungen aus einer günstigen Kasuistik,
- unkontrollierbare und nicht nachvollziehbare Behauptungen,
- Postulate aus dem Fundus der Paramedizin mit naturwissenschaftlich und medizinisch insuffizienter Darstellung,
- Projektion irrationaler, teils sogar religionsphilosophischer Hypothesen auf die Therapie des Tumorleidens [145] usw.

Interessant ist auch zu beobachten, wie viele günstige Studien nach initialen Kongreßberichten gemäß dem biostatistischen „Gesetz der ersten Fälle“ später „verlorengehen“, aufgegeben werden oder nicht reproduziert werden können. Die Ergebnisse prospektiver kontrollierter und randomisierter Studien, wie sie dann in den achtziger Jahren von den internationalen (WHO, EORTC), nationalen (ECOG, SWOG, SAKK, AIO) und regionalen Arbeitsgruppen (Lyon, Villejuif, Stockholm usw.) vorgelegt wurden, haben beim Gros der Kranken keinen signifikanten Effekt, weder im adjuvanten noch im palliativen Ansatz, nachweisen können. Dabei steht außer Zweifel, wie auch von uns selbst beobachtet, daß bei individuellen Patienten, z. B. durch die lokale Injektion von BCG oder Pockenvirus, Hautmetastasen nekrotisieren oder sich vorübergehend unter dem Einfluß von alpha- und gamma-IF oder Cimetidin zurückbilden, und es ist möglich, daß eine umschriebene Gruppe von Patienten, die sich aus der Tuberkulin-Negativität heraus stark immunisieren läßt, eine Verlängerung des freien Intervalls erfährt [43, 208].

Abgesehen von der akutellen Forschung über die aus Melanom-Stammzellhybriden gewonnenen, monoklonalen Antikörper muß die aktive wie passive Immuntherapie mit ihren bisherigen Möglichkeiten aus der praktischen Onkologie zurück ans Forschungslabor verwiesen werden. Da es sich bei dem typischen Melanomkranken nicht um einen immundefizienten Wirt handelt und Operation, Strahlen- und Chemotherapie allenfalls einen passageren, spontan reversiblen Effekt auf die Lymphopoese und deren Funktion ausüben, bleiben die schon vom Konzept her falschen Versuche einer „Restauration der Immunabwehr" frustran und möglicherweise gefährlich. Kasuistiken mit autologen wie heterologen (devitalisierten) Tumorzelltransplantaten und Tierversuche [44, 66, 77, 156, 180] zeigen, daß sich eine Überstimulation des Immunsystems ins Gegenteil verkehren und über eine Aktivierung der Suppressor-T-Zellen, die Zirkulation blockierender Antikörper und sogar „graft vs. host-Reaktionen" zu einer Blockade des Immunsystems mit resultierender foudroyanter Tumorprogredienz führen können. Die Immuntherapie hat außerhalb von Studien derzeit weder als adjuvante noch als palliative oder begleitende Maßnahme einen begründeten Platz in der Behandlung des Melanoms.

Biomodulatoren und Medikamente mit fraglicher Wirksamkeit

Unsere Zellerneuerungssysteme mit Teilung, Wachstum und Tod der gesunden Körperzellen, unterliegen einer ständigen biochemischen, endokrinen und immunologischen Modulation. Dabei erfolgen Abwehr und Abbau exogener Noxen und die Korrektur endogener Störungen und Fehlentwicklungen durch ein vielgliedriges System miteinander verwobener humoraler und zellständiger Einzelfaktoren. Diese werden wiederum durch übergeordnete somatische und psychische Einflüsse reguliert.

Neoplastische Entartung und Proliferation der Tumorzellen bleiben zu Beginn ihrer Entwicklung von physiologischen Regulationen abhängig, bis sie in die exponentielle Phase ungezügelten Wachstums treten, mit ca. 10^9 Zellen klinisch manifest werden und schließlich zum Zusammenbruch der Zirkulation und zur Zerstörung des Wirtsorganismus führen.

Der Versuch, den Wachstumsvorteil der Tumorzellen auf physiologische Weise zu unterbrechen, kann überhaupt nur in 2 Situationen Aussicht auf Erfolg haben.

Zum einen dann, wenn diese Zelle noch membranständige und zytoplasmatische Rezeptoren für den Ansatz physiologischer Regulatoren hat, wie dies z. B. bei den endokrin manipulierbaren Mamma- und Prostata-Karzinomen und in seltenen Ausnahmen beim Melanom der Fall ist.

Zum anderen, wenn die humoralen und zellulären Abwehrmechanismen zu einem frühen Zeitpunkt der Kanzerogenese die Tumorzellen qualitativ gezielt angreifen und quantitativ überwältigen können, wie das z. B. vom Halo-Naevus [10, 42, 111] angenommen wird.

Sieht man einmal von den kongenitalen (Thymusaplasie) und erworbenen (AIDS) Immundefekten ab, bei denen sich bestimmte Malignome häufen, dann ist die Manifestation eines Tumorleidens bei einem sonst gesunden Organismus also nicht Folge einer Immundefizienz, sondern Ausdruck einer unkontrollierten, von physiologischen Abwehrmechanismen und Biomodulatoren nicht mehr hemmbaren Proliferation. Die Vorstellung, hier durch aktive Stimulation oder passiven Transfer einzelner Komponenten des Immunsystems das Tumorwachstum zügeln zu können, läßt sich nur unter wenigen idealen Voraussetzungen realisieren, wie sie beim Menschen, wenn überhaupt, dann allenfalls in einer ganz frühen Phase der Onkogenese gegeben sind. Dabei darf nicht außer acht gelassen werden, daß eine Steigerung der Immunabwehr, wie wir sie z. B. von den Autoimmunerkrankungen her kennen, mit den physiologischen, gegen den Tumor gerichteten Reaktionen (Antikörper-Blockade) interferieren und dessen Wachstum „enthemmen" können – ein Phänomen, das uns als „enhancement" im Experiment wie beim Menschen bekannt ist [44, 66, 77, 115, 156, 180].

Morphologisch unterschiedliche Phänotypen des Melanoms (vgl. Kap. 5A), ein Wandel membranständiger Tumor-assoziierter Antigene, das An- und Abschalten der Synthese bestimmter Stoffwechselprodukte wie embryonaler oder Differenzierungsantigene (TPA) oder Enzyme (LDH), der Hormonrezeptorwechsel unter einer Chemo- oder endokrinen Therapie und die Resistenzentwicklung gegenüber bestimmten Stoffwechselgiften usw. zeigen uns, daß wir es beim Melanom wie bei jedem anderen malignen Tumor mit einer heterogenen Population von Tumorzellen zu tun haben. Aus diesen vielen verschiedenen Tumorzellfraktionen gewinnt dann diejenige den entscheidenden Wachstumsvorteil, die sich dem Angriff der immunologischen Kontrollen und jeder Manipulation entziehen kann.

Der Einsatz von biochemischen und biologischen Substanzen, den sog. Biomodulatoren, mit dem Ziel, die Reaktionsweise des Körpers zu beeinflussen, entspringt teils naturwissenschaftlichen Untersuchungen über die Immunogenität bestimmter Tumoren, speziell des Melanoms, hat aber auch kräftige irrationale Wurzeln in der „biologischen Medizin" und Homöopathie.

Die einzige Möglichkeit, die uns heute zur Verfügung steht, um einen systemischen Tumorbefall wirksam zu behandeln, ist der Einsatz von Zytostatika. Diese stellen aber wegen ihrer geringen Selektivität und therapeutischen Breite sowie den unerwünschten Wirkungen eine nicht unerhebliche objektive wie subjektive Belastung des Kranken dar. Die hieraus resultierende Furcht und der derzeitige Trend zu einer biologischen Lebensweise abseits der „Chemie" unterstützen die Hinwendung des Laien zu dem, was als „Alternative" von Heilspredigern, Außenseitern, unkritischen Medizinjournalisten und unverantwortlichen Geschäftemachern angepriesen wird und oft genug jeder rationalen Basis entbehrt.

Angesichts der immer noch unbefriedigenden Ergebnisse der medikamentösen Krebstherapie ist es zu einer wichtigen Aufgabe des Onkologen geworden, jedem Hinweis nachzugehen, um aus der Masse an Unkonventionellem den einen Wirkstoff zu erfassen, dessen klinische Erprobung trotz all der oben aufgeführten grundsätzlichen Einschränkungen zu verantworten ist.

Dieses Anliegen ist aber deswegen so mühsam und schwer zu realisieren, weil die vermeintlichen Wirkstoffe und „ganzheitlichen" Behandlungsprinzipien angesichts des aussichtslosen Krebsleidens emotional überlagert angeboten und teils unbewußt, teils willentlich einer rationalen naturwissenschaftlichen Beurteilung entzogen werden [22]. Gelingt es, eine Substanz in der präklinischen und klinischen Prüfung der Wirkungslosigkeit zu überführen oder ihren schädlichen Einfluß zu beweisen, dann blüht, wie z. B. beim Laetrile oder den Béres-Tropfen der Handel im Untergrund.

Typische bei der Verbreitung von Biomodulatoren anzutreffende Fehler sind die Verallgemeinerung einer Kasuistik mit günstigem Krankheitsverlauf, die Zuweisung eines Therapieeffektes zu einer bestimmten Substanz selbst bei kombinierten multimodalen Behandlungen, die mangelhafte Dokumentation von Tumorentität, -stadium und -remissionskriterien, das Vermengen adjuvanter und palliativer Behandlungsindikationen usw. und schließlich die Annahme, daß bestimmte in vitro oder in vivo beobachtete Phänomene (wie z. B. eine durch Biomodulatoren angeregte Produktion von Immunglobulinen, tumorassoziierten Antigenen, eine Aktivierung von T-Helferzellen) automatisch auch für den Kranken von Vorteil sein müßten.

Außerdem gibt es Hinweise dafür, daß solche „biologischen Mittel" – abgesehen davon, daß sie den Patienten in einer falschen Sicherheit wiegen – auch schädlich sein und zur Stimulation des Tumors führen können, insbesondere, wenn sie als „Adjuvans" zur Operation, Strahlen- und Chemotherapie gegeben werden. Mögliche Interaktionen mit anderen Medikamenten und ein „enhancement" des Tumorwachstums sind bei verschiedenen Immunmodulatoren seit langem bekannt, mahnen zur Vorsicht und dem kontrollierten klinischen Einsatz [8–10, 44, 45, 66, 92, 115, 131, 133, 156, 159].

Dabei stellt sich die Frage nach dem kausalen Zusammenhang, die Unterscheidung des „post sive propter hoc", die die auf der Empirie fußende klinische Onkologie immer wieder mit neuen schwierigen Problemen biostatistischer Verfahrensweisen und einer objektiven Bewertung konfrontiert.

Im folgenden sollen die Biomodulatoren aus dem breiten Spektrum der Substanzen und Gemische herausgegriffen werden, die beim Melanom einer wissenschaftlichen Prüfung unterzogen wurden.

Es folgt dann eine Übersicht über „Krebsmedikamente mit fraglicher Wirksamkeit", publiziert von der Deutschen Krebsgesellschaft unter dem Vorsitz von G. Schmähl [22].

Vitamin A und seine Derivate spielen im Stoffwechsel insbesondere des Ektoderms eine besondere Rolle und von einigen der über 3000 Analoge sind ein antiproliferativer Effekt und, hiermit verbunden, eine Förderung der Zellreifung bekannt [122, 123]. Diese Eigenschaft, den Phänotyp einer in ihrem Verband wachsenden Zelle zu erhalten oder dessen Aufbau zu fördern, ist für die dedifferenzierte Tumorzelle von großer biologischer Bedeutung: Retinoide könnten so, gemeinsam mit den Lymphokinen und dem Interferon, zu einem wichtigen Werkzeug der Zelldifferenzierung werden und hierdurch den Angriff von Immunotoxinen und Zytostatika erleichtern. Nachdem gezeigt werden konnte, daß Retinoide (speziell Transretinsäure und 13-Cis-Retinsäure) das Wachstum von Melanomen beim Nager [122] und Melanomzellkulturen in vitro hemmen [121, 135], folgten klinische Phase-I [11] und Phase-II-Studien [113, 132]: Retin-A (β-all-trans-Retinsäure) in einer 0,05%igen Lösung einmal täglich auf Hautmetastasen aufgetragen, führte bei einem von zwei Melanompatienten zu einer objektiven kompletten Remission von über 11 Monaten Dauer. Die Herde flachten ab, hinterließen Pigmentflecke und Biopsien zeigten lediglich noch eine Melanose ohne Nachweis von Tumorzellen [113].

Unter der Prämisse, daß Biomodulatoren bei geringer Tumormasse, also im adjuvanten Ansatz, bevorzugt wirksam werden und geprüft werden sollten, wurde 13-Cis-Retinsäure bei Patienten mit prognostisch ungünstigen Melanomen der Stadien I, II und III in der Dosierung von 50 mg/m^2 per os täglich über 2 Jahre in einer prospektiven Studie mit einer lediglich kurativ operierten Kontrollgruppe verglichen [65]. Nach einer medianen Beobachtungszeit von 9 Monaten hatten 5 von 18 Patienten mit und 7 von 19 ohne Retinoid einen Rückfall. Zwischen diesen beiden Gruppen besteht also, soweit bisher gesagt werden kann, kein signifikanter Unterschied bezüglich des freien Intervalles.

In einer anderen Studie wurde BCG bei Patienten des Stadiums I und II zusammen mit hochdosiertem Vitamin A (100 mg/m^2 per os täglich) gegen eine nur mit BCG behandelte Kontrollgruppe randomisiert [133]. Nach einer medianen Beobachtungszeit von 20 Monaten hatten im Stadium I 3 von 33 Patienten aus der BCG-Gruppe, dagegen 9 von 44 der mit BCG und Vitamin A behandelten einen Progreß, ein Trend zuungunsten der Kombination. Im Stadium II waren nach 16 Monaten mehr Rückfälle in der BCG-Gruppe (7 von 13 vs. 4 von 12). Diese Daten sind nicht signifikant voneinander verschieden. Die Nebenwirkungen des Vitamin A waren bei 18% der Patienten schwer und führten bei weiteren 12% zum Abbruch der Behandlung (trockene Haut, Erythem, Cheilitis, Conjunctivitis, Hyperlipidämie, pathologische Leberfunktion).

Da wir heute davon ausgehen müssen, daß BCG in der bisherigen Zubereitung, Dosierung und Applikationsweise die freien Intervalle der Patienten des Stadiums I und II nicht signifikant verbessert, muß ein nachteiliger Effekt von Vitamin A auf die Überlebenszeiten befürchtet und sein Einsatz außerhalb wissenschaftlich kontrollierter, prospektiver Studien verurteilt werden.

Azelain-Säure (C_9, Nonandi-Säure, $HOOC(CH_2)_7COOH$) ist eine geradkettige, saturierte Dicarbonsäure. Der klinische Einsatz dieser biologischen Substanz geht auf die Beobachtung einer Depigmentierung der Haut durch den Pilz Pityriasis versicolor zurück. In den Kulturüberständen von Pityrosporum orbiculare wurde Azelain-Säure nachgewiesen und gezeigt, daß sie ein kompetitiver Enzymblocker der Tyrosinase ist [157]. Bei topischer Applikation führt Azelain-Säure zu einer Depigmentierung, z. B. bei Chloasma, toxischem Melanoderm und auch der Lentigo maligna, histologisch begleitet von einer Rekonstruktion der Epidermis mit Regeneration normaler Haut- und Unterhautstrukturen [179].

In einer klinischen Phase-II-Studie wurde Azelain-Säure als 15%ige Salbe 2mal täglich bis zu 16 Wochen lang bei 23 Patienten mit primären und metastasierenden Melanomen sowie oral appliziert, wobei 1980 zunächst eindrucksvolle Remissionen, danach aber keine weiteren Ergebnisse beschrieben wurden [148].

Ein ähnliches Schicksal nach präliminären Kongreßberichten teilten *Pimozid*, ein Neuroleptikum, das Dopamin und hypothalamische „Releasing-Hormone" hemmt [149] und bei 4 von 25 Patienten zu einer 6monatigen objektiven

Remission von Lungen- und Weichteilmetastasen führte, das *Nafazatrom,* ein Prostaglandin I_2-Hemmer [160], *Picibanil* (OK 432), ein durch Penicillin abgetötetes und lyophilisiertes Präparat aus virulenten Typ A-hämolysierenden Streptokokken, von dem eine quantitative und qualitative Aktivierung der Makrophagen und Leukocyten bekannt ist [76, 97, 101, 130, 153, 184, 203, 206, 212]. Es wurde in einer unkontrollierten Studie bei 84 Melanompatienten aller Stadien I–IV, also sowohl adjuvant wie palliativ, zusammen mit DTIC und Hydroxyurea gegeben. Aus dieser Studie wurden 56 Patienten „fallengelassen". Von den 41 nur chemotherapeutisch behandelten Kranken, die man in einem historischen Vergleich hinzuzog, überlebten weniger als halb so viele wie in der mit Picibanil behandelten Gruppe die ersten 3 Jahre [76]. Aus diesem Unternehmen wurden tatsächlich Rückschlüsse auf den Wert der Substanz gezogen.

Von 2 verwandten synthetischen Produkten (der Firma Boehringer Mannheim), dem *Imexon* und *Azimexon* wurden 1979 in vitro, im klinischen Experiment und in Phase-I- und II-Studien an „über 80 Krebskranken" immunmodulierende, immunrestaurierende, tumorhemmende sowie „einige günstige klinische Wirkungen" beschrieben [136], aber beim Melanom nicht weiter verfolgt.

Berichtet wurde über *Pyridoxal,* ein aktiver Vitamin-B-6-Metabolit: Die topische Applikation einer 50%igen Pyridoxal-Creme, 4 × täglich für 2 Wochen auf Hautmetastasen aufgetragen, führte bei 2 Patienten zum Verschwinden der Haut- und Rückbildung von Unterhautmetastasen [210].

Gegenstand aktueller klinischer Prüfungen sind die Immunmodulatoren Coumarin und Cimetidin. *Coumarin,* ein hämostaseologisch inaktives Derivat des Anticoagulans Dicoumarol, stimuliert die Makrophagenaktivität. In Kombination mit *Cimetidin* (1200 mg per os täglich) führte Coumarin (100 mg per os täglich) innerhalb von 14 Tagen bei 3 Patienten mit fortgeschrittenen metastasierenden Melanomen zu einer „nahezu kompletten Remission" von mehr als 6 Wochen Dauer [200, 201]. Während *Cimetidin,* ein Histamin-H_2-Antagonist, mit einer die Aktivität der T-Helfer- im Vergleich zu Suppressor-Lymphocyten fördernden Wirkung beim metastasierenden Melanom klinisch unwirksam ist [24, 25], scheint es nicht nur mit Coumarin, sondern auch mit *Interferon,* möglicherweise über eine simultane Aktivierung sowohl der phagocytierenden Zellen als auch der T- wie B-Lymphocyten, einen antiproliferativen Effekt auf die Melanomzellen auszuüben [24, 25].

Auch wurde *Coumarin,* z. T. in Kombination mit *Interferon* oder *Cimetidin* ein hemmender Einfluß auf die Bildung von Aggregaten zwischen Tumorzellen und Thrombozyten zugeschrieben, mitigiert durch einen Einfluß auf die Synthese von *Prostacyclin.* Das günstigste Ergebnis erzielten Flodgren et al. [62] bei 20 Patienten mit metastasierenden Melanomen, die auf eine vorausgegangene Interferon-Therapie nicht angesprochen hatten. Durch den Zusatz von Cimetidin (300 mg 6stündlich per os) konnte mit dieser Kombination bei 6 der 20 Patienten eine objektive Remission von Haut-, Unterhaut- und Lungenmetastasen erzielt werden.

Nach den bisherigen onkologischen Hypothesen wäre eine für Biomodulatoren (BRM-Substanzen) typische Indikation, deren Einsatz in der *adjuvanten Tumortherapie:* unmittelbar nach Resektion des Primärtumors, wenn, korrelierend mit dem Krankheitsstadium bei einem Teil der Patienten bereits eine *Mikrome-*

tastasierung vorliegt, scheint der günstigste Zeitpunkt für den Einsatz von BRM-Substanzen zu liegen.

Sie könnten bei noch relativ geringer Tumormasse zu einer Alteration der Zellmembran mit Expression tumorassoziierter (TAA) und gemischter Histokompatibilitätsantigene (MHC-AG) und damit zu einer besseren Erfassung durch die gleichzeitig stimulierte zelluläre und humorale Immunabwehr führen [33].

Dieses Therapiekonzept bedarf natürlich des Beweises durch eine *prospektive kontrollierte und randomisierte Untersuchung,* bei der merkmalsgleiche Patienten in einer Kontrollgruppe ohne Behandlung bleiben. Die logistischen Schwierigkeiten einer solchen, eine mindestens 8jährige Beobachtungszeit voraussetzenden, multizentrischen Studie sind aber erheblich. Dies erklärt, weshalb bisher so wenig gesicherte Daten vorliegen.

Zusammenfassung: Faßt man die bisher (überwiegend auf Kongressen) publizierten Studien zusammen, dann wurde immerhin bei 17 von 104, also 17% der kombiniert behandelten Patienten, überwiegend mit Weichteilmetastasen, eine objektive Remission, in der Regel partielle Remissionen, erreicht.

Wenn diese interessanten Beobachtungen stimmen, dann ist es betrüblich, daß man angesichts der Bereitschaft nationaler und internationaler Studiengruppen, den klinischen Wert dieser neuen Therapiemodalitäten in kontrollierten Studien an großen Patientenzahlen zu überprüfen, heute, über 3 Jahre später, immer noch nicht aus der Pilotphase herausgekommen ist.

Eine Vielzahl natürlicher biologischer Faktoren, deren Existenz in den letzten Jahren der experimentellen und klinischen Immunologie bekannt wurden, sowie von Mediatorsubstanzen, die direkt oder indirekt als Biomodulatoren wirken, werden in den verschiedensten experimentellen Therapieansätzen auf ihren möglichen Einsatz in der Tumortherapie geprüft.

Dabei erweist sich die Suche nach geeigneten Auswahlkriterien als ebenso schwierig wie die ausreichende Produktion und schließlich die Bereitschaft einer bestimmten, eng definierten Patientenpopulation, sich einer Prüfung zu unterziehen.

Manche der auch oben zitierten Entwicklungen mögen dabei nur aus logistischen Gründen auf der Strecke geblieben sein. Da dank der jüngsten Ergebnisse der Gentechnologie und Hybridom-Techniken sowohl Analyse und Synthese als auch Produktion von Biomodulatoren in einem zuvor unvorstellbaren Ausmaß realisiert werden können, wurde vom National Cancer Institut (NCI) der USA ein „Biological Response Modifiers Program" entwickelt, das sich der geschilderten Aufgaben annehmen soll. Die folgende Tabelle gibt einen Überblick über einige der zur Zeit geprüften Substanzen. Neben diesen Substanzen, die nach biochemischer Charakterisierung ihrer Zusammensetzung und nach langwieriger präklinischer Prüfung ihres Wirkungsspektrums in Phase I- und II-Studien einer sorgfältigen klinischen Prüfung unterzogen werden, existieren eine Vielzahl von *Produkten mit ungeprüfter und fraglicher Wirksamkeit.* Viele werden auf dem Schwarzmarkt gehandelt, obwohl ihre Wirkungslosigkeit oder gar Gefährlichkeit dokumentiert wurden, andere werden zu den Homöopathika gezählt und damit der Kontrolle durch das Bundesgesundheitsamt entzogen, wieder andere als Präparate aus Pflanzen oder tierischen Organen als angeblich „natürliche Stoffe zur Steigerung der Abwehrkraft gegen Krebs" von Heilpraktikern und Außenseitern angepriesen und gut verkauft.

Eine umfassende Untersuchung der hierzu verfügbaren Literatur, die im Auftrag der Deutschen Krebsgesellschaft von Pharmakologen, Biochemikern, klinischen Physiologen, Juristen und Medizinern durchgeführt wurde, deckte eine ernüchternde Konfabulation von Behauptungen und „Behandlungserfolgen" auf.

Von wenigen Ausnahmen abgesehen, fehlten sowohl die elementarsten Daten über Zusammensetzung, Pharmakodynamik, Pharmakokinetik, Toxikologie

Tabelle 1. Krebsmedikamente mit fraglicher Wirksamkeit. Ergebnisse vorklinischer und klinischer Prüfungen [22]

I. Präparate aus Pflanzen, Pflanzenteilen, Pflanzenbestandteilen oder deren Zubereitungen	
Anticancerlin	Laetrile
Bamfolin	Pasisiana
Bromelain 200	Petrasch Anthozym
CH 23 (Antimalignocyt)	Planzon
Chiang Pan, Chiang Pan Injektion	Plenosol
Extractum eleutherococcus fluidum	Resplant
Helixor	Rhinoceros-Bezoar-Pills
Iscador	Zell-Oxygen-Hefepräparate
Isorel	
II. Präparate aus chemisch definierten Stoffen	
A-Mulsin-Hochkonzentrat	Magnesium
Asparagin	Vitamin C
Gelum-oral-rd	Zellatmungsaktivator A
Intergen, Intergen forte	
III. Präparate aus Organen, Organteilen bzw. Organbestandteilen	
Carzodelan forte	RESomill
Cefaktivon "novum"	THX (Thymex L)
Factor AF 2	Thymus-Drg. (Mulli), Thymus-Extrakt (Mulli)
Krebiozen	Thymus-Drg. (Wiedemann)
Neythymun	Wobe Mugos
NeyTumorin	Zellatmungs-Aktivator, A Komplex
Polydyn	Zellmedin-Thymus-200
Polyerga, Polyerga Neu	
Resistocell	
IV. Homöopathika	
Abnoba viscum	Iscucin-Viscum
Carbonylgruppen	Rabjuvén
Cobra Gastreu R 17	Spenglersane
R 17 Inject.	Stronglife
Heel-Präparate	Stropheupas forte
V: Varia	
Arthrisinal "U"	Petrolium
Béres-Tropfen	Polonine
Horvi-Schlangen-Reintoxine	Propolis

Ausführliche Darstellung der Prüfungsergebnisse mit Literaturübersicht s. Boldt et at. [22]

und Interaktionen als auch über die klinischen Untersuchungsprotokolle mit der Definition von Indikation, Therapieziel und der objektiven Basis- und Verlaufsdokumentation [22].

In Tabelle 1 werden die von der zitierten Kommission geprüften und zur Zeit gängigsten „Alternativ-Arzneien" ohne nachgewiesenen Wert aufgeführt.

Die Bereitschaft der Forscher zur Zusammenarbeit auf dem Sektor der Medikamentenentwicklung, das Überprüfen der Präparate in definierten biochemischen, pharmakologischen und präklinischen Testsystemen, der kontrollierte klinische Einsatz in Phase-I-Studien für die Definition der Toxizität und Dosisfindung, in Phase-II-Studien zur Charakterisierung der Wirksamkeit und in Phase-III-Studien zum prospektiven, randomisierten Vergleich mit etablierten Therapieverfahren, die wissenschaftlich nachvollziehbare Dokumentation, unabhängige Evaluation nach international anerkanntem Standard und die Reproduzierbarkeit der Daten . . ., dies alles sind zusammengefaßt die Gütekriterien einer adäquaten Prüfung von Krebsmedikamenten [145].

Die Anwendung von Medikamenten ohne nachgewiesene Wirksamkeit ist insbesondere in der Krebstherapie ein zu ernstes und problematisches Kapitel, als daß man eine von diesen Gütekriterien abweichende autistische Denk- und Arbeitsweise heute noch akzeptieren darf (Zitat G. A. Nagel) [145].

Endokrine Therapie

Sowohl aus epidemiologischen Daten als auch klinischen Verlaufsdokumentationen lassen sich Hinweise auf eine endokrine Konditionierung maligner Melanome ableiten. Zusammenhänge zwischen biologischem Verlauf und endokrinen Faktoren dürften allerdings nur für einen Teil der Melanompatienten zutreffen. Klinisch relevante Abweichungen endokriner Laborparameter konnten bislang nicht nachgewiesen werden. Dies trifft auch auf die qualitative wie quantitative Bestimmung von Hormonrezeptoren im Melanomgewebe zu, welche zu erheblich schwankenden und diagnostisch nicht verwertbaren Resultaten geführt hat [61, 180].

Trotz derzeit nicht gesicherter Zusammenhänge bzgl. einer (hypothetischen) endokrinen Modulation bei der Manifestation eines Melanoms sowie dem biologischen Verlauf der Melanomerkrankung wurden bereits frühzeitig Therapiestudien initiiert, in denen durch Gabe von gonadalen Hormonen bzw. Hormonantagonisten versucht wurde, eine Regression von Melanommetastasen zu induzieren. Eindrucksvolle Tumorrückbildungen wurden zwar des öfteren in kasuistischen Mitteilungen publiziert [zum MPA: 16, 17, 48] [zum Tamoxifen: 109, 128, 138, 150], doch zeigen kontrollierte Studien, z. B. zum Tamoxifen, eher ungünstige Ergebnisse [180, 199, 211].

Über den Effekt der *endokrinen Therapiemodalitäten* wird in Kap. 12 berichtet; weder von *Medroxyprogesteronacetat* (MPA) in hoher Dosierung [16, 17], *Dexamethason* und *MPA* [16], *Östrogen* [60], auch in Kombination mit Stickstoff-Lost (Estramustin) [120] oder *Tamoxifen* [109, 128, 138, 150, 180, 199, 211] konnte mehr als nur ein sporadischer und kurzdauernder Effekt oft unklaren

Tabelle 2. Endokrine Therapie des metastasierenden Melanoms

Erstautor		Präparat	Zahl der Pat.	Therapieeffekt
Herbst [79]	1943	Orchiektomie	1	PR
Johnson [95]	1966	Antiandrogen	44	3 CR, 2 PR
Fisher [60]	1978	Diäthylstilboestrol	35	2 PR
Lopez [120]	1978	Estramustin	26	1 CR, 4 SQ
Beretta [16]	1979	Medroxyprogesteron	18	1 PR, 1 SQ
Beretta [17]	1979	MPA	34	2 PR, 3 SQ
Nesbit [150]	1979	Tamoxifen	26	1 CR, 3 PR, 5 SQ
Creagan [47]	1980	TAM	25	2 SQ
Meyskens [134]	1980	TAM	11	1 CR, 2 PR
Rümke EORTC [178]	1985	TAM (Studie noch offen)	45	2 CR, 3 PR, 5 SQ
Meyskens [133]	1981	MSH	in vitro-Studien. Fördert Differenzierung von Melanomzellinien	

CR, Komplette Remission; PR, partielle Remission; SQ, Status quo; MSH, melanocytenstimulierendes Hormon

kausalen Zusammenhangs gesehen werden. Hierzu stimmen 3 eigene, im Laufe der vergangenen 4 Jahre gemachte Beobachtungen bedenklich.

Zwei Patientinnen mit Lungenmetastasen bei regional metastasierendem Melanom erfuhren unter Tamoxifen eine objektive partielle Remission bzw. einen Status quo und eine weitere Patientin mit Hirnmetastasen starb an dem progredienten Tumorleiden.

Post mortem fand sich neben den Melanommetastasen im ersten Fall ein klinisch okkultes, metastasierendes Mammakarzinom, im zweiten Fall ein metastasierendes Nieren- und im dritten Fall ein Bronchialkarzinom. Ohne Zweifel wurden jedoch mit einer sorgfältigen und histopathologischen Dokumentation gelegentlich günstige Effekte einer endokrinen Therapie beschrieben, über die die Tabelle 2 Auskunft gibt.

Auch von Schwangerschaften wurde ein Einfluß auf die Progredienz des Melanoms beschrieben: Mit zunehmender Zahl der vor Diagnosestellung durchgemachten Schwangerschaften war bei Patientinnen unter 50 Jahren eine günstigere Prognose verbunden [26]. Kasuistiken berichten über den stimulierenden Einfluß von Schwangerschaften auf den Verlauf eines Melanoms, nach Aborten und Entbindungen wurde ein hemmender Effekt beobachtet [168].

Eine Antwort auf die sich hieraus ergebenden und für die Beratung junger Frauen wichtigen Fragen gibt eine sorgfältige retrospektive Analyse von Reintgen et al. [168]: Die Prognose war bei 58 schwangeren Melanompatientinnen ungünstiger als bei einer aus 2938 Melanomkranken ausgewählten bezüglich des Alters, der Lokalisation, des Tumorstadiums und histologischen Typs vergleichbaren Kontrollgruppe. Eine Schwangerschaft bis zu 5 Jahren nach Diagnose und Operation eines Melanoms blieb jedoch ohne Einfluß auf Metastasierung und Überlebenszeiten.

Zusammenfassend scheint das Melanom in Ausnahmesituationen einer endokrinen Modulation zugängig zu sein, wobei allerdings offen ist, ob die geprüften Hormone und Antihormone ihren Einfluß direkt oder indirekt über die Hypothalamus-Hypophysen-Achse ausüben.

Radiomimetika

Die Strahlentherapie des metastasierenden Melanoms (vgl. Kap. 16) ist wegen ihrer ungünstigen Dosiswirkungsrelation und kurzen Remissionsdauer zwar nur von begrenztem Nutzen, sie wird jedoch als wichtige palliative Therapie, speziell bei locoregionären Metastasen, genützt. Durch die Anhebung der einzelnen Dosisfraktionen mit Verkürzung der Behandlungsdauer einerseits [94] und den Einsatz von sog. Radiomimetika, die die relative Strahlenresistenz des Tumorgewebes vermindern, andererseits, scheint sich die Effizienz der Bestrahlung verbessern zu lassen. Eine Darstellung der Probleme und aktuellen Versuche zur Überwindung der Radioresistenz des Melanoms gibt Tabelle 3. Wie mit der Zytostatika-Polychemotherapie, so wurde auch durch die Kombination ionisierender Strahlen mit Zytostatika versucht, den onkolytischen Effekt zu steigern. Dabei erwiesen sich Cisplatin (cDDP) neben Aktinomycin D in bakteriellen Testsystemen und in geringerem Ausmaß auch in Gewebekulturen als wirksame „Radiosensitizer" [56]. Bis heute finden sich jedoch nur vereinzelt klinische (unkontrollierte) Studien, die den Nutzeffekt eines simultanen Zytostatika- und Strahleneinsatzes beim Melanom überprüft hätten. Bei einer Pilotstudie führte cDDP mit synchroner Bestrahlung bei 4 von 7 Patienten zu objektiven Remissionen [167]. In einer anderen Studie dagegen [196] schien die Kombination von cDDP, 40 mg/m²/Woche in 3 Dosen, und Bestrahlung, 30 Gy in 12 Fraktionen über 2½ Wochen bei 18 Patienten mit Hirnmetastasen im Vergleich zu einer historischen Kontrollgruppe die Überlebensrate nicht zu verbessern: Nur 1 Patient erfuhr eine objektive Remission für 43 Wochen, 6 Patienten hatten 8–22 Wochen lang einen Status quo. Weitere kontrollierte Untersuchungen sind angezeigt. Vielleicht läßt sich die Wirkung von Radiomimetika durch ein Anheben der Dosis und Expositionszeit, eine bessere Synchronisation

Tabelle 3. Überwindung der Radioresistenz

Problem	Lösungsversuch	Effekt
Hypoxie des TU.-Gewebes (Ischämie/O_2-Diffusion)	Gefäßerweiterung durch Hyperthermie	Gering
Repopulation der Tumorstammzellen	Dosisfraktionierung, Dosisintervalle	Klinisch nicht gesichert
Variable und geringe Strahlensensibilität und	Schutz gesunden Gewebes Radiomimetika (Misonidazol/Ro-03-8799)	Hohe Toxizität
Grenzen der ZVD	Hyperbarer O_2	Marginal
Regenerationsvermögen der Tumorzelle	Zytostatika (Act. D., cDDP) schnelle Neutronen	Offen

ZVD, Zielvolumen-Dosis; Act. D, Actinomycin D; cDDP, Cisplatin oder durch die Kombination mit einem organischen Radiomimetikum, wie z. B. dem Misonidazol, noch weiter verbessern.

Eine besondere Form der Bestrahlung, die *„interstitielle Photo-Irradiation"* wird seit Mitte der 70iger Jahre auch bei Patienten mit metastasierenden Melanomen erprobt [55, 116], scheint aber über die Anfangserfolge nicht hinausgekommen zu sein. Hierbei wird ein Hämatoporphyrin-Derivat intravenös injiziert und nach dessen Anreicherung im Gewebe der Tumor mit Licht der Wellenlänge von 600 bis 700 nm bestrahlt. Es resultiert eine Photosensibilisierung [116] und der dabei freiwerdende naszierende Sauerstoff [219] führt zur Gewebsnekrose.

Durch den Einsatz von Laserstrahlen der Wellenlänge 635 ± 5 nm, appliziert über eine Glasfiberoptik, konnte bei 12 von 14 Patienten, davon bei 2 Kranken mit Hautmetastasen eines Melanoms, eine objektive Remission von 2 respektive 12 Monaten Dauer erreicht werden [55].

Adjuvante Therapie

Bei einem Großteil der malignen Erkrankungen, so speziell dem Melanom, bleiben selbst nach radikaler Entfernung des Primärtumors und „Sterilisation" der regionalen Lymphabflußgebiete noch okkulte Mikrometastasen zurück, denen die Patienten nach einer Phase klinischer Latenz, dem sog. freien Intervall, zum Opfer fallen.

Gestützt auf die zellkinetischen Daten der sechziger Jahre [53] versuchte man daher, durch eine prä-, peri- oder unmittelbar postoperativ beginnende, systemische Zytostatika-Therapie die mutmaßlich verbliebene Tumormasse weiter zu reduzieren und hoffte, daß die physiologische Immunabwehr dann schließlich der restlichen Tumorzellen Herr werden könne.

Den gleichen Effekt versprach man sich insbesondere bei nur geringer restlicher Tumormasse durch die Stimulation der Immunabwehr mittels aktiver, passiver, spezifischer und unspezifischer Maßnahmen.

Schließlich erhoffte man sich von der Kombination einer Chemo- mit einer Immuntherapie den Ausgleich einer möglicherweise nachteiligen, zytostatikainduzierten Immunsuppression und durch eine Mobilisierung aller verfügbaren Abwehrkräfte die Potenzierung des zytotoxischen Effektes.

Leider blieben alle Anstrengungen bisher ohne greifbare Resultate, wobei noch offen ist, ob die adjuvante Tumortherapie falsch konzipiert ist, fehlerhaft praktiziert wird oder die verfügbaren Behandlungsmodalitäten für das hochgradig therapieresistente Melanom einfach noch zu schwach sind.

Ergebnisse jüngster Untersuchungen mit monoklonalen Antikörpern zur Antigen-Struktur der Tumorzellmembran lassen annehmen, daß sich diese während der Zellteilung und als Folge einer ständigen Auseinandersetzung mit der Immunüberwachung durch den Wirtsorganismus und evtl. auch durch therapeutische Interventionen ändert.

Bestimmte tumorassoziierte sowie MHC-Antigene (Major Histocompatibility Complex) gehen dabei verloren, andere werden neu oder stärker exprimiert [33].

Hieraus resultiert die *Selektion* einer Tumorzellpopulation. Diese entgeht den physiologischen Abwehrmechanismen und gewinnt dadurch einen Wachstumsvorteil, daß sie die Fähigkeit zur Lösung aus ihrem Zellverband, zur Evasion in die Zirkulation, zur Invasion in das Gewebe, zur Angiogenese und schließlich zur autonomen Proliferation „in fremder Umgebung" erwirbt.

Die Metastasen, die ihren Wirt schließlich töten, haben also eine lange Entwicklung fortwährender Mutation und Selektion durchlaufen und sind durch keine „Stimulation der Immunabwehr", sofern sie von den verfügbaren BRM-Substanzen überhaupt effektiv induziert wird, mehr angreifbar.

Im folgenden werden die Ergebnisse repräsentativer Studien zur adjuvanten Immun-, Chemo- und Kombinationstherapie sowie die sekundär-adjuvante *Indikatortherapie* vorgestellt.

Adjuvante Immuntherapie

Gestützt auf die oben zitierten Ergebnisse, experimentelle und morphologische Studien sowie klinische Beobachtungen zur Bedeutung immunologischer und „Wirts"-Faktoren für das Wachstum des Melanoms, wurden Ende der sechziger Jahre weltweit zahlreiche Studien mit Immunmodulatoren, z. B. dem BCG, Corynebacterium parvum, Pockenviren, Levamisol, Transfer-Faktor, Thymosin, Interferon usw. begonnen, aber nur wenige auch wissenschaftlich einwandfrei als prospektive, randomisierte Untersuchungen abgeschlossen [12, 13, 86, 96, 154, 161].

Im folgenden wird eine Auswahl repräsentativer, kontrollierter Studienprotokolle aufgeführt, deren Ergebnisse heute als wissenschaftlich gesichert gelten dürfen.

BCG – Bacille Calmette Guèrin

Von 1970 bis 1980 wurden von einer „Internationalen Arbeitsgruppe Melanom" der WHO gemäß einem randomisierten, Phase-III-Protokoll 761 Patienten mit prognostisch ungünstigen Melanomen der Stadien I (nur Rumpf) oder II (Rumpf und Gliedmaßen) adjuvant über 2 Jahre mit BCG, 75 mg per scarificationem, initial wöchentlich, danach monatlich und/oder DTIC (200 mg/m^2 i. v., d 1 – 5, monatlich 6mal) behandelt [208]. Die inzwischen über 120 Monate post operationem verfolgten Überlebenszeiten und krankheitsfreien Intervalle der Patienten, die nach prognostischen Kriterien stratifiziert und verschiedenen Behandlungsgruppen sowie einem Kontrollarm zugeordnet worden waren, unterschieden sich nicht signifikant voneinander. Allerdings war ein diskreter Trend zugunsten der mit DTIC- und/oder BCG-Behandelten zu erkennen, so daß noch einige Fragen offen bleiben, die in einer Folgestudie der EORTC-Malignant Melanoma Cooperative Group (MMCG) (s. u.) geklärt werden sollen.

Die oben zitierte, 1974 von der EORTC-MMCG initiierte und 1975 abgebrochene adjuvante, postoperative Phase-III-Studie [43] mit BCG bei prognostisch ungünstigen Melanomen ergab ebenso wenig einen Anhalt für eine Verbesserung des krankheitsfreien Intervalles oder der Überlebensraten

[180] wie die 1976 abgeschlossene, gleichartige Studie der ECOG [161]. Dies, obwohl in der EORTC-Studie bewiesen wurde [43], daß das Ausmaß der individuellen Immunreaktion auf BCG hochsignifikant und unabhängig vom histologischen Stadium mit der Überlebenszeit korrelierte: Patienten mit kleinen Melanomen (unter 1,5 mm Tumordicke nach Breslow) und durch BCG nicht stimulierbar, hatten etwa die gleiche Prognose wie solche mit tief infiltrierendem Melanom (über 3 mm), die gut auf BCG-Skarifikationen reagierten. In der WHO-Studie hatten die Patienten eine bessere Prognose, die unter BCG von einer initial negativen oder schwachen zu einer starken Reaktion konvertierten – ein Ergebnis, das in der EORTC-Studie nicht bestätigt werden konnte [43].

Herstellungsverfahren, Qualität, Quantität der Keime und Applikationsweise wie -ort scheinen für den Effekt des BCG von Bedeutung zu sein. Das BCG-RIV aus Bilthoven besteht ausschließlich aus lebenden Bakterien, während das BCG-Pasteur aus Paris größere Mengen toter Bakterien und löslichen Proteins enthält. Humorale Antikörper gegen Tbc-Bakterien und Immunreaktionen vom verzögerten Typ wurden praktisch nur bei den mit dem Pasteur-Impfstoff immunisierten Patienten beobachtet [88], dafür ließen sich mit dem niederländischen BCG besser die spezifischen zellulären Immunreaktionen induzieren [180].

Aus diesem Grunde wurde von der EORTC-MMCG 1978 eine prospektiv-kontrollierte Studie bei Patienten mit prognostisch ungünstigen Melanomen (Breslow über 1,5 mm) des *Stadiums I* begonnen, mit Randomisierung entweder in einen Therapiearm mit BCG-Pasteur oder BCG-RIV über jeweils 3 Jahre oder einen Placebo-kontrollierten Arm. Bis zum Mai 1985 lassen sich die Verläufe von 253 Patienten mit einer medianen Beobachtungszeit von 80 Wochen verfolgen: Die vorläufigen Hochrechnungen zeigen in allen 3 Therapiegruppen nahezu identische Ergebnisse von Überlebensdauer und krankheitsfreien Intervallen.

Auch im *Stadium II* des regional lymphogen metastasierenden Melanoms wurde der Effekt einer adjuvanten, 2jährigen BCG-Behandlung auf eine mögliche Hemmung von Mikrometastasen überprüft: Im Vergleich zur lediglich operierten Kontrollgruppe wurden günstigere [73], identische [161, 191] und schlechtere Verläufe [131], hier sogar mit einem möglichen „Enhancement" des Tumorwachstums dokumentiert, die einen Abbruch der Studie erzwangen.

Corynebacterium parvum

Nachdem 1966 von Halpern [74] eine Immunstimulation durch hitzeinaktivierte Corynebacterien nachgewiesen und tierexperimentell an menschlichen Melanom-Xenotransplantaten im Vergleich zum BCG eine bessere immuntherapeutische Wirksamkeit beschrieben worden war [64], wurde *C. parvum* in die experimentelle Medizin eingeführt.

In einer nicht-randomisierten Studie erhielten 34 Patienten mit Melanomen des *Stadiums I C. parvum*, s. c. (4 mg/m^2 wöchentlich 6mal, dann monatlich 6mal, dann 6monatlich bis zum fünften postoperativen Jahr oder Tumorprogreß), ohne erkennbaren Vorteil zu einer historischen Vergleichspopulation [144].

Auch im *Stadium II* ließen sich die Überlebenszeiten bei 30 Patienten durch *C. parvum* (4 mg s. c. über 5 Tage, dann wöchentlich über 3 Jahre) nicht signifikant beeinflussen [81].

Bei Patienten mit einem prognostisch ungünstigen Melanom des *Stadiums I* (Eindringtiefe über 3 mm) zeigte sich dagegen in einer zwar randomisierten, mit 23 behandelten gegenüber 26 Kontrollpatienten jedoch zu kleinen Gruppe eine Verlängerung des freien Intervalles. Bei den übrigen 175 Patienten mit weniger als 3 mm dicken Melanomen hatten beide Therapiearme nach 3 Jahren identische krankheitsfreie Überlebenszeiten von 83% [6].

Ein prospektiver und randomisierter Vergleich von C. parvum (5 mg/m^2 s. c.) mit BCG (3×10^8 lebende Keime per scarificationem) in einer 2jährigen adjuvanten Immuntherapie des Melanoms ergab bei 68 Patienten des Stadiums I keinen, bei 48 Patienten im *Stadium II* jedoch einen signifikanten Unterschied der Überlebenszeiten nach 5 Jahren [117] zugunsten der mit *C. parvum* behandelten Gruppe.

Die Toxizität des *C. parvum* war in allen 3 zitierten Studien ohne klinische Bedeutung.

Noch ist allerdings offen, ob die Anhebung der freien Intervalle wirklich auch eine Verbesserung der Heilungsraten zur Folge hat.

Levamisol

In Tierversuchen mit dem Antihelminthikum Levamisol wurde zufällig dessen immunstimulatorischer Effekt beobachtet [170–172]. Das linksdrehende Isomer von Tetramisol, Levamisol, fördert die zellvermittelte Immunität bei Tieren [171] und beim Menschen [204]. Einige Tierversuche zeigen, daß bei bestimmten Spezies Tumorwachstum gehemmt und die Überlebenszeiten verlängert werden [171, 185], bei anderen blieb Levamisol wirkungslos [162].

Bei Melanomkranken verbesserte Levamisol die spezifische humorale und zelluläre, gegen den Tumor gerichtete Immunität [189], und aus ersten klinischen Studien leitete man günstige Ergebnisse beim Bronchial-Karzinom [3, 4] und Mammakarzinom [177] ab.

Unter der Vorstellung, daß nur Patienten mit „minimaler residualer" Tumormasse [40] und solche von einer Behandlung mit Levamisol profitieren dürften, die gleichzeitig einer effektiven „zytoreduktiven" Therapie unterzogen werden, wurden eine Reihe adjuvanter und kombinierter, zytostatisch-immuntherapeutischer Studien durchgeführt: In einer prospektiven randomisierten, Placebo-kontrollierten Doppelblindstudie wurde die Wirkung von Levamisol im adjuvanten Therapieansatz bei 203 Patienten mit primärem und regional metastasierendem Melanom geprüft [194]. Dabei ergab sich im *Stadium I* bezüglich des freien Intervalles bis zur Manifestation einer visceralen Metastasierung ein Trend zugunsten des Levamisol ($p = 0{,}07$), insgesamt blieb diese Form der Immuntherapie jedoch ohne Effekt auf Überlebensdauer und -raten bei einer Gesamtbeobachtungszeit bis zu 5½ Jahren.

Eine von der EORTC Malignant Melanoma Cooperative Group (MMCG) an 325 Patienten mit prognostisch ungünstigen Melanomen des *Stadiums I* (Breslow größer 1,5 mm) durchgeführte, prospektive, randomisierte Studie

(Protokoll Nr. 18781) kommt nach einer medianen Beobachtungszeit von 3½ Jahren zu einem ebenso enttäuschenden vorläufigen Ergebnis [125].

Es bestand bis zum Mai 1985 kein Unterschied zwischen den 112 mit Levamisol (150–250 mg per os d 1 + 2 wöchentlich), den 115 mit Placebo über 2 Jahre oder den 98 mit DTIC (250 mg/m² d 1–5 i. v. alle 4 Wochen) über 6 Monate behandelten Patienten (Abb. 1).

Auch die Kombination von Levamisol mit einer Zytostatika-Therapie, geprüft von der SWOG an 280 Patienten mit metastasierenden Melanomen, die entweder BCNU, Hydroxyurea oder DTIC mit oder ohne Levamisol erhielten, führte zu keiner Verbesserung der objektiven Remissionsraten. Wegen eines Trends zur Verkürzung der Überlebenszeit bei der Levamisol-Gruppe wurde sogar der Verdacht geäußert, daß sich die Immuntherapie nachteilig ausgewirkt haben könnte [46].

Transfer-Faktor

Der Transfer-Faktor (TF) wurde zuerst von Lawrence [108] als dialysierbarer Leukocytenextrakt beschrieben, mit dem eine zuvor aktiv induzierte Immunreaktion vom verzögerten Typ passiv von einem auf den anderen Organismus

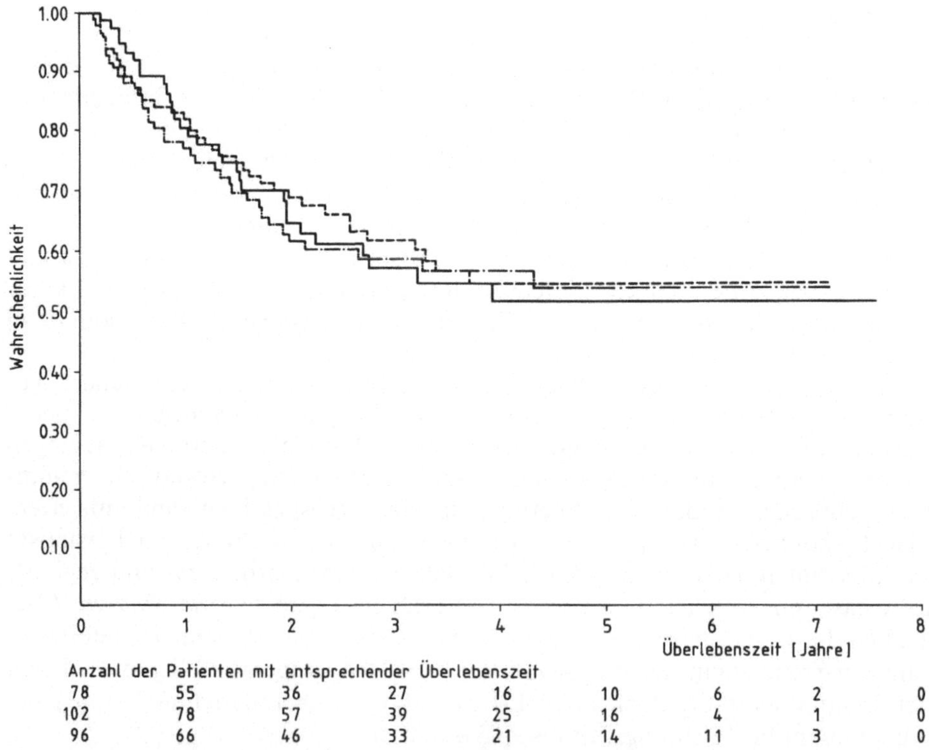

Abb. 1. Adjuvante Behandlung mit DTIC (—), Levamisol (- - -), Placebo (–·–·–) bei 376 Patienten mit einem Melanom des Stadiums I, Breslow > 1,5 mm, EORTC-Malignant Melanoma Coop. Group (Macher et al. [125])

übertragen, vom Empfänger „adoptiert" werden konnte. Spätere Untersuchungen wiesen außerdem eine unspezifische stimulierende Wirkung auf die Zellvermittelte Immunität nach [18].

Es lag daher nahe, TF auch in der adjuvanten Immuntherapie verschiedener maligner Erkrankungen zu erproben [119].

In einer größeren, nicht randomisierten, unkontrollierten Studie wurden die freien Intervalle von 96 mit TF s. c. behandelten Melanompatienten des *Stadiums I* überprüft. Nach einer medianen Beobachtungsdauer von 30 Monaten zeigten nur 9 Patienten einen Progreß [19].

Die jüngste hierzu publizierte, randomisierte, kontrollierte Studie beim Melanom beschreibt 36 Patienten im *Stadium II*, die im Anschluß an eine kurative Resektion des Tumors und/oder seiner Metastasen mit TF (1 Einheit = Extrakt von 1×10^9 Leukocyten i. m., 6mal wöchentlich, dann monatlich) über 2 Jahre oder bis zum weiteren Progreß behandelt wurden. Die medianen krankheitsfreien Intervalle, 12 Monate bei den 18 behandelten und 10 Monate bei den unbehandelten Patienten, waren nicht statistisch signifikant voneinander verschieden [30]. Trotz eines Trends zugunsten der TF-Patienten dürften weitere Untersuchungen mit TF erst sinnvoll erscheinen, wenn es gelingt, den Wirkstoff dieses Zellgemisches, das mutmaßliche Lymphokin, zu charakterisieren und isoliert unter standardisierbaren Bedingungen einzusetzen.

Diverse adjuvante immunologische Therapieansätze

Eine aktive spezifische Immuntherapie wurde mit einem *Virus*-(Newcastle-Syndrom) *Lysat* von *autologen Melanomzellen* in einer Phase-II-Studie bei 32 Patienten des Stadiums II und III nach kurativer Metastasenresektion erprobt. Nur 4 der behandelten Patienten waren innerhalb der folgenden 3 Jahre progredient [35].

In einer randomisierten, prospektiv-kontrollierten Studie wurden Melanompatienten des *Stadiums II* postoperativ entweder mit BCG (49 Patienten) oder mit *BCG* und einer *Tumorzell-Vakzine* (52 Patienten) behandelt und mit einer Kontrollgruppe von 48 nur operierten Patienten verglichen.

Nach einer medianen Beobachtungszeit von 62 Monaten waren die Rückfallquoten aller 3 Gruppen identisch, die Überlebenszeiten der BCG-Behandelten mit einem Median von 14,4 Monaten gegenüber 5,2 Monaten der Kontrollgruppe und 6,8 Monaten der Tumor-Vakzine-Gruppe jedoch etwas günstiger [143].

Jüngst wurde auch über eine adjuvante *passive* Immuntherapie mit *Thymostimulin* (TP1) berichtet [5], bei der in einem prospektiven kontrollierten Ansatz 26 Patienten des Stadiums I (Tumordicke über 1,25 mm) und 11 im Stadium II post operationem TP1 erhielten. Bei beiden Gruppen war nach einem Jahr das krankheitsfreie Intervall der Behandelten signifikant besser, als das der Kontrollen, die Nebenwirkungen waren gering. Die kleine Patientenzahl und kurze Beobachtungszeit erlauben bisher aber keine ausreichende Stratifizierung gemäß den Prognosekriterien, so daß auch hier der weitere Verlauf abzuwarten und zu hoffen ist, daß die Autoren ausreichend Patienten rekrutieren können und die Energie aufbringen, diese wichtige Studie zum Abschluß zu bringen.

Angesichts der Ergebnisse, die wir aus den großen multizentrischen Studien zur adjuvanten, aktiv-unspezifischen Immuntherapie gelernt haben und der Probleme, die sich aus der Beurteilung des histologischen Stadiums, des Einflusses multipler Prognose-Faktoren auf den Verlauf und die Beurteilung der Remissionskriterien ergeben, müssen diese hier vorgetragenen Ergebnisse sehr zurückhaltend beurteilt werden. Bisher hat sich kein immunologisches Therapieprinzip im adjuvanten Studienansatz als effektiv erwiesen. Da unter immunologischer Manipulation aber auch ungünstige Krankenverläufe beobachtet werden [44, 45, 66, 77, 92, 115, 131, 133, 156, 159, 190], ist angesichts unserer noch unzureichenden Kenntnisse über den Wirkungsmechanismus der Biomodulatoren und die resultierenden Gegenregulationen, große Vorsicht bei ihrem klinischen Einsatz geboten.

Adjuvante Zytostatikatherapie

Die Zahl der beim metastasierenden Melanom wirksamen Zytostatika und deren Kombinationen ist gering und ihre Wirkungsdauer begrenzt (vgl. Kap. 13). Ende der sechziger Jahre wurden 20–30% Remissionen bei einer Chemotherapie mit 5-(3,3-dimethyl-l-triazeno)-Imidazol-4-Carboxamid (DTIC) berichtet und diese Substanz in adjuvanten Behandlungsprotokollen (in der Regel mit einer Dosierung von 200–250 mg/m^2 i. v. d 1–5 alle 4 Wochen, 6mal) eingesetzt.

Die „WHO-Melanoma-Group" initiierte 1974 [208], die „EORTC-Malignant-Melanoma-Cooperative-Group" (MMCG) 1976 [125] adjuvante Therapiestudien mit DTIC beim prognostisch ungünstigen Melanom der *Stadien I und II* (Clark Level III–V)

Beide wurden als prospektive, randomisierte Studien durchgeführt und mit 761 (WHO) bzw. 325 (EORTC) auswertbaren Patienten ausreichend belegt, um eine Stratifizierung gemäß den unterschiedlichen Prognose-Kriterien zu erlauben. Nach über 5- bzw. 3½-jähriger Beobachtungszeit fanden sich weder bezüglich des freien Intervalles noch der Überlebenszeiten statistisch signifikante Unterschiede zwischen den DTIC- und den Kontrollgruppen (vgl. Abb. 1–3). Allerdings zeigte sich in der WHO-Studie ein Trend zugunsten einer adjuvanten DTIC-Therapie der Patienten mit Extremitäten-Melanomen des *Stadiums II* mit bis zu 3 positiven Lymphknoten ($p = 0{,}01$) und solchen mit Rumpf-Melanomen des *Stadiums I* ($p = 0{,}06$) [208].

Diesen Trend bestätigten Wood et al. [221, 222], die bei 70 Patienten des *Stadiums I und II* (Clark III–V, Breslow über 1,5 mm) in einer kontrollierten, randomisierten Studie eine Verbesserung der Überlebenszeit beschrieben. Bei 25 *Stadium-II*-Patienten mit einem Befall von mehr als 5 Lymphknoten konnte keine Verbesserung der Überlebenszeiten durch DTIC erreicht werden [73], und die „Central Oncology Group" [83] sah bei 165 randomisierten Patienten der *Stadien I, II und III* eher einen ungünstigen Effekt der adjuvant mit DTIC behandelten Gruppe.

Die 84 auswertbaren Kontrollen hatten nach einer medianen Beobachtungszeit von 2,5 Jahren bessere krankheitsfreie Intervalle (73 gegenüber 40 Wochen)

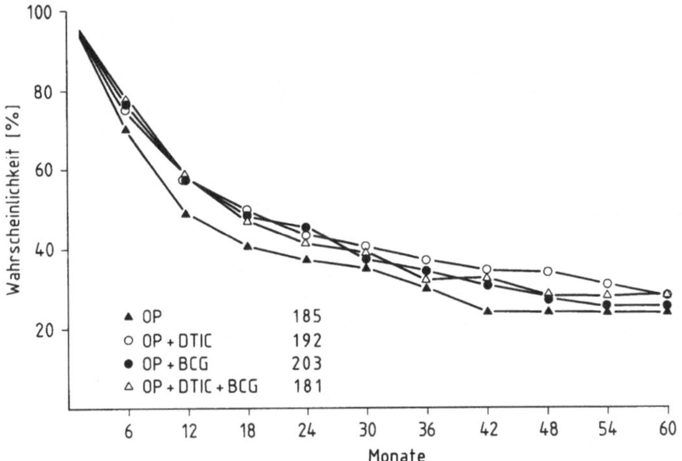

Abb. 2. Krankheitsfreie Intervalle von 761 Melanom-Patienten der Stadien I und II unter einer adjuvanten Therapie mit DTIC/BCG/DTIC + BCG (Veronesi et al. [208])

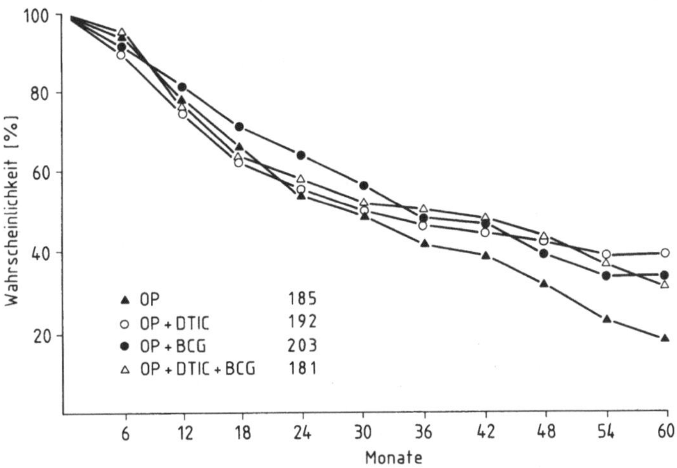

Abb. 3. Überlebenszeiten von 761 Melanom-Patienten der Stadien I und II unter adjuvanter Therapie mit DTIC/BCG/DTIC + BCG (Veronesi et al. [208])

und mediane Überlebenszeiten (133 gegenüber 103 Wochen) als die DTIC-Gruppe (81 Patienten). Selbst das Anheben der DTIC-Dosis von 4,5 mg/kg/Tag i. v. × 10 für 4 Kurse auf das Doppelte änderte nichts an den nachteiligen Ergebnissen, so daß die Autoren von der adjuvanten Monotherapie mit DTIC abraten.

Auch eine Polychemotherapie mit BCNU (150 mg/m² i. v. alle 8 Wochen), Hydroxyurea (1500 mg/m² per os täglich × 5 alle 4 Wochen) und DTIC (150 mg/m² i. v. Tag 1–5 alle 4 Wochen) blieb bei 50 *Stadium I-* (Clark III–V) Patienten im Vergleich zu 50 postoperativ nicht nachbehandelten Kontrollen in einer prospektiv-randomisierten Studie der Southwest Oncology Group (SWOG) ohne Erfolg [191].

Damit dürfte vorerst ein Schlußstrich unter die bisherigen Versuche zu ziehen sein, mit Hilfe einer adjuvant applizierten Zytostatika-Mono- oder Polychemotherapie das Schicksal der Melanompatienten günstig beeinflussen zu wollen. Die zunächst beschriebenen positiven Ergebnisse der mit einem historischen Kollektiv verglichenen Patienten [70, 98] lassen sich in den zitierten kontrollierten uni- und multizentrischen Studien nicht bestätigen oder sind widersprüchlich. Dabei bleibt aber, wie oben aufgeführt, offen, ob die adjuvante Tumortherapie aufgrund unserer mangelhaften Kenntnisse fehlerhaft praktiziert wird oder die verfügbaren Medikamente für das hochgradig therapieresistente Melanom einfach nicht ausreichen.

Adjuvante kombinierte Zytostatika- und Immuntherapie

Die vielfältigen Beobachtungen, die einen Einfluß des Immunsystems auf den Krankheitsverlauf von Melanompatienten nahelegen und tierexperimentelle wie klinische Studien mit dem Zytostatikum DTIC (s. o.), von dem eine Immunsensibilisierung in Form einer Antigenmodulation der Tumorzelle [23] ohne erkennbare Immunsuppression [78, 79, 124] nachgewiesen wurde, waren die Grundlagen für eine Kombination von Immunmodulatoren mit DTIC. Nachdem es zunächst den Anschein hatte, daß sich die Wirksamkeit von DTIC durch BCG oder C. parvum in der palliativen Therapie des metastasierenden Melanomes steigern ließ, wurde dieses Prinzip auch in der adjuvanten Behandlung von Melanompatienten des *Stadiums I und II* eingesetzt.

Erste Studien mit oder ohne historische Vergleichkollektive schienen diese These zu bestätigen.

Serrou et al. [189] behandelten 1972–75 35 Patienten in den Stadien I und II mit der Kombination von BCG (75 mg per scarificationem) sowie Vincristin (1 mg/m^2 i. v. Tag 1 und 2), DTIC (200 mg/m^2 i. v. Tag 3 und 4) und CCNU (50 mg/m^2 per os, Tag 5 und 6) alle 6 Wochen über 2 Jahre. Ihre krankheitsfreien Überlebenszeiten waren signifikant länger ($p = 0{,}001$) als die von Patienten, die in den gleichen Institutionen von 1962–72 lediglich operiert worden waren.

Wachsende Skepsis gegenüber den methodischen Problemen unkontrollierter Studien, kleiner Fallzahlen und kurzer Beobachtungszeiten führte bald zum Zusammenschluß verschiedener Forschergruppen (EORTC-MMCG, WHO-Melanoma-Group, Oncofrance in Europa und ECOG, COG, SWOG usw. – in den USA) und dem Beginn kooperativer multizentrischer Studien.

BCG

In einer ersten kontrollierten prospektiven Studie von Wood et al. [221] wurden 70 Patienten (Clark III–V, Breslow über 1,5 mm) postoperativ entweder einer DTIC- (s. o.), einer BCG- oder DTIC- und BCG-Gruppe zugeordnet. Während 6 von 20 Patienten mit DTIC und 5 von 28 mit BCG innerhalb eines Jahres progredient waren, blieben alle 22 kombiniert Behandelten krankheitsfrei.

In einer kanadischen randomisierten Studie [164] wurden 57 Melanompatienten des *Stadiums I* und 37 der *Stadien II* entweder nur operiert oder mit DTIC und BCG über 6 bzw. 24 Monate nachbehandelt: Nur im Stadium II zeichnete sich ein Trend zugunsten der behandelten Gruppe ab.

Mit dem gleichen DTIC- und BCG-Protokoll wurden in der oben zitierten, kontrollierten WHO-Studie [208] prospektiv 181 *Stadium I- und II*-Patienten adjuvant nachbehandelt, ohne daß sich nach über 5jähriger Beobachtung im Vergleich zu den 185 nur operierten Patienten bezüglich des freien Intervalles und der Überlebenszeiten ein signifikanter Unterschied gezeigt hätte. Wieder aber wurde ein günstiger Trend bei Stadium-II-Patienten mit bis zu 3 positiven Lymphknoten beschrieben.

Eine dritte gleichartige Studie [98] mit 75 *Stadium I- und II*-Patienten, die einer Behandlung mit DTIC, BCG oder der Kombination zugeordnet wurden, zeigte einen Trend zur Verbesserung des krankheitsfreien Intervalles nach 18 Monaten Beobachtungszeit. Dieser Effekt wurde aber auch in der WHO-Studie dokumentiert, wo er sich dann nach 30 und 60 Monaten wieder verlor.

Die Ergebnisse der Oncofrance-Melanomstudie [139], bei der von 1975–80 lediglich BCG mit BCG und DTIC an 278 prospektiv randomisierten Patienten verglichen wurde, ergaben nach 8jähriger Beobachtungszeit keinen signifikanten Unterschied der krankheitsfreien Intervalle. Dies auch dann nicht, als die 6monatige DTIC-Therapie (150 mg/m^2 i. v. d 2–5 alle 4 Wochen) mit CCNU (60 mg/m^2 per os d 2 + 8 alle 8 Wochen) und Vepesid (60 mg/m^2 i. v. d 1 alle 4 Wochen) intensiviert wurde.

Nach weiterer Tumorprogredienz waren dagegen die Überlebenszeiten der Männer in dem kombinierten polychemotherapeutisch behandelten Arm ungünstiger, so daß ein möglicher negativer Effekt der adjuvanten Chemotherapie diskutiert wurde.

Corynebacterium parvum

Während im Tierexperiment durch eine „Immunprophylaxe" und adjuvante Immuntherapie ein günstiger Effekt auf Überlebensdauer und Heilungsraten zu verzeichnen ist [137] bleiben entsprechende Ansätze beim Menschen enttäuschend: In einer kontrollierten, prospektiv-randomisierten Studie erhielten 117 Patienten der Stadien II und III nach kurativer Metastasenresektion adjuvant entweder C. parvum mit oder ohne DTIC und Cyclophosphamid (beides in der Dosierung von 600 mg/m^2 i. v. alle 3 Wochen, 9mal).

In keiner der nur zytostatisch oder kombiniert behandelten Gruppe konnte eine Verbesserung der freien Intervalle oder der Überlebenszeiten erreicht werden [6, 7].

MER

Von der „Piedmont Oncology Group", USA, wurden 70 Patienten der *Stadien I u. II* prospektiv in eine von zwei Behandlungsgruppen randomisiert: 19 Patienten des Stadiums I und 14 des Stadiums II erhielten eine DTIC-Zytostatikatherapie (300 mg/m^2 d 1–5 alle 5 Wochen über 2 Jahre) und 19 des Stadiums I und 10 des Stadiums II DTIC in der Kombination mit MER (Methanol extracted residue des BCG, 4 × 100 μg s. c. alle 5 Wochen über 1 Jahr). Nach einer medianen Beobachtungszeit von knapp 5 Jahren fand sich kein statistisch signifikanter Unterschied zwischen den beiden Kollektiven, nur ein Trend zu längeren krankheitsfreien Intervallen der kombiniert behandelten Gruppe des Stadiums II [195].

Zusammenfassend muß also auch für diese Formen der Kombinationstherapie festgehalten werden, daß in den letzten Jahren das Schicksal der Melanompatienten in den prognostisch ungünstigen Stadien I und II durch adjuvante systemische Behandlungsmaßnahmen nicht verbessert werden konnte. Trends, die die eine oder andere Maßnahme favorisieren, erwiesen sich entweder als flüchtig oder von nur geringer klinischer Bedeutung.

Damit darf die zuvor in Studien mit historischen Vergleichskollektiven [72, 141] oder kleinen Fallzahlen [93, 188] noch offengebliebene Frage nach dem Wert einer adjuvanten Chemotherapie mit DTIC, einer aktiven unspezifischen Immuntherapie mit BCG, *C. parvum*, MER oder einer kombinierten Chemo-Immuntherapie in den Stadien I und II des Melanoms als abgeschlossen gelten. Allerdings muß dabei berücksichtigt werden, daß unser Unvermögen, all die vielen Prognosefaktoren zu erkennen und die Studien entsprechend zu stratifizieren, individuelle Vorteile der einen oder anderen Behandlungsmodalität zudecken kann.

Die sekundär-adjuvante Indikator-Therapie

Wegen der geringen Effizienz der Zytostatika in der adjuvanten wie palliativen Behandlung des Melanoms mit objektiven Remissionsraten bis zu maximal 25%, wird auf verschiedenen Wegen nach Möglichkeiten einer vorherigen Prüfung der Sensibilität des Tumors gegenüber verschiedenen Zytostatika gesucht.

Dabei hat sich das Anzüchten von Tumorstammzellinien in der Gewebekultur oder deren Transplantation auf die Nacktmaus beim Melanom teils aus Gründen der Logistik, teils wegen der mangelnden Spezifität noch nicht als reif für den allgemeinen klinischen Einsatz gezeigt.

Es stellte sich uns daher die Frage, ob die Entscheidung für die Aufnahme einer adjuvanten Zytostatika-Therapie in den prognostisch besonders ungünstigen Stadien II und III sowie bei solitären Lungenmetastasen nach deren kurativer Resektion nicht von dem vorherigen Ansprechen des Tumors auf Zytostatika abhängig gemacht werden könnte [99–102, 197].

Hierauf fußte das Konzept der sog. *Indikatortherapie*, einer sekundär adjuvanten Behandlung, bei der nur die Patienten mit dem gleichen Protokoll weiterbehandelt wurden, bei denen prä operationem eine objektive Remission erzielt werden konnte. Der großen Mehrzahl der Patienten von ca. 85% sollte durch eine derartige „in vivo-Prüfung" eine wirkungslose adjuvante Zytostatika-Behandlung erspart bleiben.

In einer Pilotstudie der EORTC-MMCG (Nr. 18782) wurde von Kleeberg et al. [100–102] nach zytologischer Sicherung der klinischen Verdachtsdiagnose der Remissionsverlauf der Metastasierung unter den ersten 1–2 Zytostatika-Kursen beobachtet. Nur bei den Kranken, bei denen sich eine partielle oder komplette Remission erreichen ließ, wurde das gleiche Zytostatika-Protokoll nach *kurativer Tumorresektion* als *sekundär-adjuvante Behandlung* fortgesetzt. Erste eigene Ergebnisse an 24 Patienten zeigen, daß sich ein solches Vorgehen technisch durchaus realisieren läßt und daß durch eine vorausgegangene Behandlung, z. B. mit Cisplatin, Dacarbazin und Vindesin keine Komplikationen hinsichtlich der Operabilität oder Wundheilungsstörungen zu verzeichnen waren. Nur bei 8 dieser Patienten (3 im Stadium II, 2 im Stadium III, 3 im Stadium IV mit solitären Metastasen im Abdomen und in der Lunge) wurde nach einer objektiven Remission durch die initiale Therapie diese Behandlung post operationem als Indikatortherapie für weitere 4–5, insgesamt also 6 Kurse, fortgesetzt. Nach über 3jähriger Beobachtungszeit leben noch 5 dieser 8 Patienten – ein im historischen Vergleich ermutigendes Ergebnis. Natürlich bleibt es einer prospektiven kontrollierten Studie vorbehalten zu beweisen, ob sich durch eine solche „Indikator-Therapie" die Heilungsrate verbessern und nicht nur das krankheitsfreie Intervall verlängern läßt.

Literatur

1. Alberts B, Bray D, Lewis J, Raff M, Roberts K, Watson JD (1983) Viruses. In: Molecular biology of the cell. Garland Inc, New York London, pp 232–240
2. Alexander P (1973) Activated macrophages and the anti-tumor action of BCG. Natl Cancer Inst Monogr 39:127–133
3. Amery WK (1978) A placebo controlled Levamisole study in resectable lung cancer. In: Terry WD, Windhorst D (eds) Immunotherapy of cancer: Present status of trials in man. Raven Press, New York, pp 191–202
4. Amery WK (1982) Four year results from double-blind study of adjuvant Levamisole treatment in resectable lung cancer. In: Terry WP, Rosenberg SA (eds) Immunotherapy of human cancer. Excerpta Medica, New York, pp 123–133
5. Azizi E, Brenner HJ, Shoman J (1984) Postsurgical adjuvant treatment of malignant melanoma patients by the thymic factor Thymostimulin. Arzneimittelforsch 34:1043–1046
6. Balch CM, Smalley RV, Bartolucci A, Burns D, Presant CA, Durant JR, the Southeastern Cancer Study Group (1982) A randomized prospective clinical trial of adjuvant C. parvum immunotherapy in 260 patients with clinically localized melanoma (stage I): prognostic factors analysis and preliminary results of immunotherapy. Cancer 49:1079–1084
7. Balch CM, Murray DR, Presant CA, Bartolucci A, the Southeastern Cancer Study Group (1981) A randomized evaluation of adjunctive chemoimmunotherapy versus immunotherapy in patients with resected metastatic melanoma. Int J Radiat Oncol Biol Phys [Suppl 1] 7:38
8. Baldwin RW, Pimm MV (1973) BCG immunotherapy of rat tumors of defined immunogenicity. Natl Cancer Inst Monogr 39:11–17
9. Baldwin RW, Pimm MV (1973) Immunotherapy of pulmonary growths from i. v. transferred rat tumor cells. Br J Cancer 27:48–54
10. Baldwin RW, Pimm MV (1979) Tumor immunotherapy – experience, evaluation, and clinical prospects. In: Flad HD, Herfarth Ch, Betzler M (eds) Immunodiagnosis and immunotherapy of malignant tumors. Springer, Berlin Heidelberg New York, pp 195–205
11. Band PR, Besner JG, Leclaire R et al. (1982) Phase-I-study of 13-cis-retinoic acid toxicity. Cancer Treat Rep 66:1759–1761
12. Bekierkunst W (1974) Immunotherapy of cancer with nonliving BCG and fractions derived from Mycobacteria. Infect Immun 74:1044–1050
13. Berengo MG, Barbara C, De Matteis A, Meregalli M, Zina G (1980) In vitro effects of a calf thymus extract in one hundred melanoma patients and preliminary results in vivo.

In: Ainti F, Wigzell H (eds) Thymus, thymic hormones and T-lymphocytes Academic Press, London, pp 313–322

14. Berengo MG, Fra P, Lisa F, Meregalli M, Zina G (1983) Thymostimuline therapy in melanoma patients: Correlation of immunologic effects with clinical course. Clin Immunol Immunopathol 28:311–324
15. Berengo MG, Doveil GC, Lisa F, Zina G (1984) Immunologische Störungen bei Melanompatienten: Therapeutische Anwendung von Thymostimulin In: Löhn G, Musil I (Hrsg) Thymostimulin: Möglichkeiten bei der Behandlung sekundärer Immundefizienzen. Editio Cantor, Aulendorf, S 39–45
16. Beretta G, Tedeschi L, Vaglini M (1979) Hormone therapy for advanced malignant melanoma: Clinical evaluation of Medroxyprogesteroneacetate (MAP) Abstract 33, EORTC Symp. on Malignant Melanoma, 24.–25.10.1979, Amsterdam
17. Beretta G, Tabiadon D, Fossati P (1979) Clinical evaluation of medroxyprogesteroneacetate in malignant melanoma. Cancer Treat Rep 63:1200
18. Bloom BR (1973) Does transfer factor act specifically or as an immunologic adjuvant? N Engl J Med 288:908–909
19. Blume MR, Rosenbaum EH, Cohen RJ, Gershow J, Glassberg AA, Shepley E (1981) Adjuvant immunotherapy of high risk stage I melanoma with transfer factor. Cancer 47:882–888
20. Bluming AZ, Vogel CL, Ziegler JL, Kiryabwire JWM (1972) Delayed cutaneous sensitivity reactions to extracts of autologous malignant melanoma: a second look. J Natl Cancer Inst 48:17–24
21. Bodurtha AJ (1979) Spontaneous Regression of Malignant Melanoma. In: Clark WH, Goldmann LJ, Mastrangelo MJ (eds) Human Malignant Melanoma. Clinical Oncology Monographs. Grune & Stratton, New York San Francisco London, S 227–241
22. Bolt HM, Henschler D, Hundsdörfer G, Jesdinsky HJ, Kleeberg UR, Lampert F, Ochsenfahrt H, Oepen J, Riethmüller G, Rose G, Schmähl D, Seeber S, Wagner B (1984) Krebsmedikamente mit fraglicher Wirksamkeit: Ergebnisse vorklinischer und klinischer Prüfungen. In: Nagel GA, Schmähl D (Hrsg) Aktuelle Onkologie 11. Zuckschwerdt, München
23. Bonmassar E, Bonmassar A, Vadlamudi S, Goldin A (1972) Antigenic changes of L-1210 leukemia in mice treated with DTIC. Cancer Res 32:1446–1450
24. Borgström S, von Eyben FE, Flodgren P, Axelsson B, Sjögren HO (1982) Human leukocyte Interferon and Cimetidine for metastatic melanoma. Engl J Med 307:1080–1081
25. Borgström S, von Eyben FE, Flodgren P, Axelsson B, Sjögren HO (1983) Letter to the editor. Engl J Med 308:592
26. Bork K, Bräuninger W (1981) Endokrine Beeinflussung des malignen Melanoms. Dtsch Med Wochenschr 106:1329–1333
27. Braun-Falco O (1980) Spontanregression des malignen Melanoms. Dtsch Med Wochenschr 105:714
28. Brüggen J, Sorg C (1983) Detection of phenotypic differences on human malignant melanoma lines and their variant sublines with monoclonal antibodies. Cancer Immunol Immunother 15:200–205
29. Brüggen J, Bröcker E-B, Suter L, Bedmann K, Sorg C (1984) The expression of tumor-associated antigens in primary and metastatic human malignant melanoma. Behring Inst Mitt 74:19–22
30. Bukowski RM, Deodhar S, Hewlett JS, Greenstreet R (1983) Randomized controlled trial of transfer factor in stage-II malignant melanoma. Cancer 51:269–272
31. Burg G (1972) Rückbildung von Melanommetastasen in der Haut unter der Behandlung mit DNCB. Hautarzt 27:400–405
32. Burg G, Braun-Falco O (1977) DNCB-Salbe zur Sensibilisierung, Testung und Behandlung von Patienten mit malignen Melanomen. Dtsch Med Wochenschr 102:210–211
33. Carrel S, Schmidt-Kessen A, Giuffrè L (1985) Recombinant Interferon-gamma can induce the expression of HLA-DR and -DC on DR-negative melanoma cells and enhance the expression of HLA-ABC and tumor associated antigens. Eur J Immunol (in press)
34. Cascinelli N, Bajetta E, Vaglini M, Buzzoni R, Nava M (1983) Present status and future perspectives of adjuvant treatment of cutaneous malignant melanoma. Pigment Cell 6:187–198

35. Cassel WA, Murray DR, Phillips HS (1983) A phase-II-study on the postsurgical management of phase-II malignant melanoma with a Newcastle disease virus oncolysate. Cancer 52:856–860
36. Cesarini JP, Roubin R (1975) Host reaction against tumor aggression in cutaneous primary human malignant melanoma of the superficial spreading type: Macroscopic, microscopic, and ultrastructural features. Behring Inst Mitt 56:65–73
37. Cheever MA, Greenberg PD, Fefer A, Gollis S (1982) Augmentation of the anti-tumor therapeutic efficacy of long-term cultures T-lymphocytes by in vivo administration purified interleukin. J Exp Med 155:968–980
38. Cheever MA, Greenberg PD, Fefer A (1981) Specific adoptive therapy of established leukemia syngenic lymphocytes sequentially immunized in vivo and in vitro and nonspecifically expanded in culture with Interleukin 2. J Immunol 126:1318–1322
39. Chiba M, Jimboco K, Kizukuri K, Homma K (1982) Chemoimmunotherapy for disseminated malignant melanoma with DTIC, ACNU, VCR and OK 432. J Dermatol 9:23
40. Chirigos MA, Pearson IW, Pryor J (1973) Augmentation of chemotherapeutically induced remission of a murine leukemia by a chemical immunoadjuvant. Cancer Res 33:2615–2618
41. Chirigos MA, Pearson IW, Fuhrmann FS (1974) Effect of tumor loal reduction on successful immunostimulation. Proc Am Assoc Cancer Res 15:116
42. Cochran AJ (1983) Histology of "borderline,, and atypical cutaneous malignant melanoma. Pigment Cell 6:36–64
43. Cochran AJ, Buyse ME, Lejeune FJ et al. (1981) EORTC Malignant Melanoma Coop. Group: Adjuvant reactivity predicts survival in patients with „high-risk" primary melanoma treated with systemic BCG. Int J Cancer 28:543–550
44. Colmerauer ME, Koziol JA, Pilch YH (1980) Enhancement of metastasis development by BCG-immunotherapy. J Surg Oncol 15:235–241
45. Costanzi JJ (1978) Chemotherapy and BCG in the treatment of disseminated malignant melanoma. In: Terry WD, Windhorst D (eds) Immunotherapy of cancer: Present status of trials in man. Raven Press, New York, S 87–93
46. Costanzi JJ, Fletcher WS, Balcerzak SP, Taylor S, Eyre HJ, O'Bryan RM, Al-Sarraf M, Frank J (1984) Combination chemotherapy plus Levamisole in the treatment of disseminated malignant melanoma. Cancer 53:833–836
47. Creagan ET, Ingle IN, Green SJ, Ahmann DL, Jiang NS (1980) Phase II study of tamoxifen in patients with disseminated malignant melanoma. Cancer Treat Rep 64:199–201
48. Creagan ET, Schutt AJ, Ahmann DL, Green SJ (1982) Phase II Study of High-dose Megestrol Acetate in Patients with advanced malignant Melanoma. Cancer Treat Rep 66:1239–1240
49. Crown SE, Burk M, Kirkwood JM et al. (1981) Prelim. Report on the ACS Clinical Trial Human leukocyte Interferon (Hull) in malignant melanoma. Proc AACR ASCO Abstract 22:628
50. Currie GA, Lejeune F, Fairley GH (1971) Immunization with irradiated tumor cells and specific lymphocyte cytotoxicity in malignant melanoma. Br Med J 2:305–309
51. Czarnetzki B (1979) for the EORTC Malignant Melanoma Coop. Group: Trial Nr. 18781. A controlled trial on long term immunotherapy comparing two BCG preparations for stage I high risk malignant melanoma
52. Damle NK, Gupta S (1981) Autologous mixed lymphocyte reaction in man, II. Histamine-induced suppression of the autologous mixed lymphocyte reaction by T-cell subsets defined with monoclonal antibodies. J Clin Immunol 1:241–249
53. De Vita VT (1971) Cell kinetics and the chemotherapy of cancer. Cancer Chemother Rep 2:23–33
54. Donohue JH, Rosenberg SA (1983) The fate of Interleukin 2 after in vivo administration. J Immunol 130:2203–2208
55. Dougherty TJ, Kaufmann IE, Goldfarb A, Weishaupt KR, Boyle DE, Mittelman A (1978) Photoradiation therapy for the treatment of malignant tumors Cancer Res 30:2628–2635
56. Douple EB, Richmond RC (1980) A review of interactions between platinum coordination complexes and ionizing radiation: Implications for cancer therapy. In: Prestayko

AW, Crooke ST, Carter SK (eds) Cisplatin, current status and new developments. Academic Press, New York, pp 125–147
57. Eilber RF (1976) Adjuvant immunotherapy with BCG in the treatment of regional lymphnode metastases from malignant melanoma. Engl J Med 294:237–240
58. Everson TC, Cole WH (1966) Spontaneous regression of cancer. Saunders, Philadelphia
59. Feun LG, Gutterman J, Burgess MA et al. (1982) The natural history of resectable metastatic melanoma (Stage IV a Melanoma). Cancer 50:1656–1663
60. Fisher RJ, Young RC, Lippman ME (1978) Diethylstilboestrol therapy of surgically nonresected malignant melanoma. Proc Am Soc Clin Oncol 19:339
61. Fisher RJ, Neifeld JP, Lippman ME (1976) Oestrogen receptors in human malignant melanoma. Lancet 337–340
62. Flodgren P, Borgström S, Jonsson PE, Lindström O, Sjögren HO (1983) Metastatic malignant melanoma: Regression induced by combined treatment with Interferon (HU Ifn-alpha) and Cimetidine. Int J Cancer 32:657–665
63. Flonenberg N, Welte K, Mertelsmann R et al. (1983) Immunologic effects of Interleukin 2 in primary immundeficiency diseases. J Immunol 130:2644–2650
64. Garrett AJ, Reeson DE, Osborn TW et al. (1978) Effects of BCG and C. parvum treatment on human melanoma xenografts. Dev Biol Stand 38:363–369
65. Gegha SS, Papadopoulos N, Pickett S, Plager C, Dimery IW, Benjamin RS, Jitri L (1984) Adjuvant therapy for high risk local and regional melanoma using 13-cis-retinoic acid. Adjuv Ther Cancer 4:577–582
66. Gershon RK, Metzler CM (1979) Regulation of the immune response. In: Towney JJ, Good RA (eds) The immunopathology of lymphoreticular neoplasms. Plenum Press, New York, pp 23–51
67. Gillis S (1983) Interleukin 2: Biology and biochemistry. J Clin Immunol 3 (1):1–13
68. Goldstein AK, Low TLK, Rossio IL, Ulrich JT, Naylor PH, Thurman GB (1978) Recent developments in the chemistry and biology of Thymosin. In: Chirigos MA (eds) Immune modulation and control of neoplasia by adjuvant therapy. Raven Press, New York, pp 281–291
69. Grossberg SE (1972) The Interferons and their inducers: Molecular and therapeutic considerations (third of three parts). N Engl J Med 287:122–128
70. Gutterman JU, Mavligit GM, Gottlieb JA, Burgess MA, McBride CM, Einhorn L, Freireich EJ, Hersh EM (1974) Chemoimmunotherapy of disseminated malignant melanoma with DTIC and BCG. N Engl J Med 291:592–597
71. Gutterman JU, Mavligit GM, Reed RC, Hersh EM (1974) Immunotherapy of human cancer. Semin Oncol 1:409–423
72. Gutterman JU, McBride CM, Freireich EJ, Mavligit GM, Frei E, Hersh EM (1973) Active immunotherapy with BCG for recurrent malignant melanoma. Lancet I:1208–1212
73. Gutterman JU, Richman SP, McBride CM, Burgess MA, Bartold SW, Kennedy A, Gehan EA, Mavligit GM, Hersh EM (1979) Immunotherapy for recurrent malignant melanoma: efficacy of BCG in prolonging the postoperative disease-free interval and survival. Recent Results Cancer Res 68:359–362
74. Halpern BN, Biozzi G, Stiffel C et al. (1966) Inhibition of tumor growth by administration of killed C. parvum. Nature 212:853–854
75. Hansen MG, McCarten AB (1974) Tumor thickness and lymphocytic infiltration in malignant melanoma of the head and neck. Am J Surg 138:557–561
76. Hayasaka K, Ishahara K, Kukita A, Jimbow K (1982) Immunochemotherapy of malignant melanoma by Picibanil. In: Kopf AW (ed) Abstract Nr. 175. Int. Symp Melanoma, Tokyo, p 170
77. Hedley DW, McElwain TJ, Currie GA (1978) Specific active immunotherapy does not prolong survival in surgically treated patients with stage II-B malignant melanoma and may promote early recurrence. Br J Cancer 37:491–496
78. Hellström J, Hellström KE, Sjögren HO (1971) Demonstration of cell-mediated immunity in human neoplasms of various histological types. Int J Cancer 1:1–7
79. Herbst WP (1943) Malignant melanoma of the choroid with extensive metastases treated by removing secreting tissue of the testicles. JAMA 122:597
80. Herlyn M, Clark WH, Mastrangelo MJ, Guerry DP, Elder DE, La Rossa D, Hamilton R, Bondi E, Tuthill R, Steplewski Z, Koprowski H (1980) Specific immunoreactivity of

hybridoma-secreted monoclonal antibodies to cultured cells of freshly derived human cells. Cancer Res 40:3602–3609

81. Hilal EY, Pinsky CM, Hirshaut Y, Wanebo HJ, Hansen IA, Braun DW, Fortner JG, Oettgen HF (1981) Surgical adjuvant therapy of malignant melanoma with Corynebacterium parvum. Cancer 48:245–251
82. Hill GJ, Moss SE, Golomb FM, Grace TB, Fletcher WS, Minton JP, Krementz ET (1981) DTIC and combination therapy for melanoma. Cancer 47:2556–2562
83. Hill GJ, Krementz ET, Hill HZ (1984) DTIC and combination therapy for melanoma. Cancer 53:1299–1305
84. Hill NO, Pardue A, Khan A, Hill RW, Aleman C, Hilario R, Hill JM, Osther K (1983) Interferon and Cimetidine for malignant melanoma. N Engl J Med 308:286
85. Hollinshead A, Arlen M, Yonemoto R, Cohen M, Tanner K, Kundin WD, Scherrer J (1982) Pilot studies using melanoma tumor-associated antigens (TAA) in specific-active immunotherapy of malignant melanoma. Cancer 49:1387–1404
86. Hunter-Craig J, Newton KA, Westbury G, Lacey BW (1970) Use of vaccinia virus in the treatment of metastatic malignant melanoma. Br J Med 2:512–515
87. Ikonopisov RL (1970) Autoimmunization with irradiated tumor cells in human malignant melanoma. Br Med J 2:752–754
88. Ikonopisov R (1980) Delayed hypersensitivity in the comparison of BCG-strains in immunotherapy of malignant melanoma in man. Proc Int Symp New Trends in Diagn Progn Treatment of Malignant Melanoma, Hannover, p 10
89. Iglehart JD, Ward EC (1982) Zitiert in: Immunotherapy of melanoma. In: Seigler HF (ed) Clinical management of melanoma. Developments in Oncology. J Natl Cancer Inst. Martinus Nijhoff, Den Haag, pp 503–513, in press
90. Illig L, Paul F (1976) Unspezifische epifokale Immuntherapie des malignen Melanoms der Haut mit DNCB nach Malek-Mansour. Hautarzt 27:579–587
91. International Registry of tumor immunotherapy (1978) Compendium of tumor immuntherapy protocols. Yearly issues compiled by Informatics Inc. (Contract No. N-01-CB-53888), pp 1–21. Nat Cancer Inst Bethesda, Maryland USA 20014
92. Ishibashi T, Yamada H, Harada S, Takamoto M, Sugiyama K (1978) Inhibition and promotion of tumor growth by BCG. Evidence for stimulation of humoral enhancing factors by BCG. Int J Cancer 21:67–71
93. Jacquillat C, Banzet P, Civatte J et al. (1979) Adjuvant chemotherapy and chemoimmunotherapy in the management of primary malignant melanoma of level III, IV and V. Recent Results Cancer Res 68:346–358
94. Johanson CR, Harwood AR, Cummings BJ, Quirt J (1983) 0-7-21 radiotherapy in nodular melanoma. Cancer 51:226–230
95. Johnson RD, Bird H, Andrews N (1966) NSC 17256, an antiandrogen in metastatic malignant melanoma. Cancer Chemother Rep 50:671
96. Jones PDE, Castro JE (1977) Immunological mechanisms in metastatic spread and the antimetastatic effects of corynebacterium parvum. Br J Cancer 35:519–621
97. Kai S, Tanaka J, Nomoto K, Torisu H (1979) Studies on the immunopotentiating effects of a streptococcal preparation, OK 432. I. Enhancement of T-cell-mediated immune response of mice. Clin Exp Immunol 37:98
98. Kaufman SD, Cosimi AB, Wood WC, Carey RW (1979) Adjuvant therapy in malignant melanoma: A trial of immunotherapy, chemotherapy, and combined treatment. Recent Results Cancer Res 68:380–386
99. Kleeberg UR, Voigt H, Erdmann H (1984) Die Zytodiagnostik von Melanommetastasen und ihre Bedeutung für die Wahl der Therapie. Tumor Diagn Ther 5:49–54
100. Kleeberg UR (1978) Selective adjuvant chemotherapy in stage-II-melanoma. Pilot-study of the EORTC Malignant Melanoma Cooperative Group. Hamburg, protocol no. 18782
101. Kleeberg UR, Voigt H (1983) Adjuvant indicative chemotherapy in stage-II to IV melanoma following curative tumor resection. Abstract 2. ECCO Nov. 83
102. Kleeberg UR, Voigt H (1984) Indicative Chemotherapy in Melanoma: A New Concept in Stage II, III and IV? Verh Dtsch Krebs Ges 5:135
103. Kleeberg UR, Erdmann H, Richter von Arnauld HP (1982) Vademecum der Zytostatika-Therapie. Kehrer, Freiburg

104. Kleeberg UR (1984) Maligne Hauttumoren: Medikamentöse Therapiemöglichkeiten aus der Sicht des internistischen Onkologen. MMW 126:1044–1047
105. Kleeberg UR, Loyke B, Bröcker EB, Ruiter D, Carell S (1986) for the EORTC Melanoma Cooperative Group: Selectivity, sensitivity, and specificity of monoclonal antibodies as defined cytology preparations from melanoma metastasis. Verh Dtsch Krebs-Ges 6: im Druck
106. Kokoschka E-M, Luger T, Micksche M (1978) Immuno-Chemotherapie bei Patienten mit disseminiert metastasierendem Melanom Stadium III. Randomisierte Studie mit Methyl-CCNU versus C. parvum plus Methyl-CCNU. Onkologie 1:98–103
107. Kondo M, Kato H, Yoshikawa T, Torisu M (1982) Clinical evaluation of anticancer activity of a streptococcal preparation OK 432 (Picibanil). In: Jeljaszewicz J, Oulverer G, Roszkowski W (eds) Bacteria and Cancer. Academic Press, London, p 415
108. Lawrence HS (1954) The transfer of generalized cutaneous hypersensitivity of the delayed tuberculin type in man by means of constituents of disrupted leukocytes. J Clin Invest 33:951–952
109. Leichman CG, Samson MK, Baker LH (1982) Phase-II-Trial of Tamoxifen in malignant melanoma. Cancer Treat Rep 66:1447
110. Lejeune F, Vercammen-Grandjean A (1979) Immunomodulatory properties of the polysaccharid preparation β-1-3 Glucan. Abstract p 24. EORTC-Symposium on malignant melanoma. Amsterdam 24.–25. 10. 1979
111. Lewis MG, Copeman PW (1972) Halo-naevus. A frustrated malignant melanoma. Br Med J II:47
112. Lewis MG (1977) Immunology and immunotherapy of malignant melanoma. In: Milton GW (ed) Malignant melanoma of the skin and mucous membrane. Churchill Livingstone, Edinburgh, pp 102–151
113. Levine N, Meyskens FL (1980) Topical vitamin-A-acid and therapy for cutaneous malignant melanoma. Lancet II 2:224–226
114. Lévine A (1980) On the histological diagnosis and prognosis of malignant melanoma. J Clin Pathol 33:101–124
115. Levy NL, Mahaley MS, Day ED (1972) Serum-mediated blocking of cell-mediated antitumor immunity in a melanoma patient: Association with BCG immunotherapy and clinical deterioration. Int J Cancer 10:244–248
116. Lipson RL, Baldes EJ, Olsen AN (1961) The use of a derivative of hematoporphyrine in tumor detection. J Nat Cancer Inst 26:1–8
117. Lipton A, Harvey HA, Lawrence B, Gottlieb R, Kukrika M, Dixon R, Graham W, Miller S, Heckard R, Schelzel D, White DS (1983) Corynebacterium parvum versus BCG adjuvant immunotherapy in human malignant melanoma. Cancer 51:57–60
118. Livingston PO, Takeyama H, Pollack MS, Houghton AN, Albino A, Pinsky CM, Oettgen HF, Old LJ (1983) Serological responses of melanoma patients to vaccines derived from allogeneic cultured melanoma cells. Int J Cancer 31:567–576
119. Lo Buglio AF, Neidhardt IA (1974) A review of transfer factor immunotherapy in cancer. Cancer 34:1563–1570
120. Lopez R, Karakousis CP, Didolkar MS, Holyoke ED (1978) Estramustine-phosphate in the treatment of malignant melanoma. Cancer Treat Rep 62:1329–1332
121. Lotan R (1979) Different susceptibilities of human melanoma and breast carcinoma cell lines to retinoic acid-induced growth inhibition. Cancer Res 39:1014–1019
122. Lotan R, Giotta G, Nork E et al. (1978) Characterization of the inhibitory effects of retinoids on the in vitro growth of two malignant murine melanomas. J Nat Cancer Inst 60:1035–1041
123. Lotan R (1981) Effects of vitamin-A and its analogues (retinoids) on normal and neoplastic cells. Biochem Biophys Acta 605:33–91
124. Luce JK, Thurman WG, Isaacs BL, Talley RW (1970) Clinical trials with the anti-tumor agent DTIC. Cancer Chemother Rep 54:119–124
125. Macher E, Lejeune F, Kleeberg UR, Rümke P, Prade M, Thomas D, Suciu S (1985) for the EORTC Malignant Melanoma Coop. Group: A randomized study on DTIC. Levamisole and placebo as adjuvant treatment of high risk stage-I primary melanoma. Abstract, 1. Internat. Conf. Skin Melanoma, Venedig 6.–9. 5. 1985

126. Manelis G, Shasha SM, Manelis J, Suprun H, Robison E (1978) Spontaneous regression of malignant melanoma. Oncology 35:83–86
127. Martelli MF, Velardi A, Rambotti P, Cernetti C, Bracaglia AM, Ballatori E, Davis S (1982) I.: The *in vitro* effect of a calf thymus extract (Thymostimulin) on the immunologic parameters of patients with untreated Hodgkin's disease. Cancer 49:245–250
Martelli MF, Velardi A, Rambotti P, Cernetti C, Bracaglia AM, Ballatori E, Davis S (1982) II. The *in vivo* effect of a thymic factor (Thymostimulin) on immunologic parameters of patients with untreated Hodgkin's disease. Cancer 50:490–497
128. Masiel A, Buttrick P, Bitran J (1981) Tamoxifen in the treatment of malignant Melanoma. Cancer Treat Rep 65:531–532
129. Mastrangelo MJ (1974) Clinical and histologic correlation of melanoma regression after intralesional BCG-therapy: A case report. J Natl. Cancer Inst 52:19–24
130. Matsubara S, Suzuki F, Ishiba N (1979) Induction of immune interferon in mice treated with a bacterial immunopotentiator, OK 432. Cancer Immunol Immunother 6:41
131. McIllmurray MB, Ambleton MJ, Reeves WG, Langsam M, Deane M (1977) Controlled trial of active immunotherapy in management of stage II B malignant melanoma. Br J Med 2:540–542
132. Meyskens FL jr, Gilmartin E, Chase E et al. (1981) A broad phase-II-trial of 13-cis-retinoic acid in advanced cancer. Proc Am Ass Cancer Res 22:370
133. Meyskens FL jr, Loescher L, Serokman R, Moon TE (1984) Potential uses of biological response modifiers (BRM) in the adjuvant treatment of melanoma and results from a trial of BCG ± Vitamin-A. In: Salmon SE, Jones SE (eds) Adjuv Ther Cancer 4:583–589
134. Meyskens FL jr, Voakes JB (1980) Tamoxifen in metastatic malignant melanoma. Cancer Treat Rep 64:171–173
135. Meyskens FL jr, Salmon SE (1979) Inhibition of human melanoma colony formation by retinoids. Cancer Res 39:4055–4057
136. Micksche M, Bicker U, Colot M, Kokoschka EM, Müller L, Sagaster P, Yamagata S (1979) Immune modulations induced by BM 06002 and BM 12531 in animals and cancer patients. Abstract 8 b, Int. Symp. on Melanoma. EORTC Amsterdam, 23.–25. 10. 1979
137. Milas L, Gutterman JU, Basic I et al. (1974) Immunoprophylaxis and immunotherapy for a murine fibrosarcoma with C. granulosum and C. parvum. Int J Cancer 14:493
138. Mirimanoff RO, Wagenknecht L, Hunziker L (1981) Long-term complete remission of malignant melanoma with Tamoxifen. Lancet I:1368–1369
139. Misset IL, Delgado M, Mathé et al. (1984) Eight year update of the Oncofrance Melanoma adjuvant trial. In: Salmon SE, Jones SE (eds) Adjuv Ther Cancer 4:557–566
140. Morgan BDG, O'Neill T, Dewey DL, Galpine AR, Riley PA (1981) Treatment of malignant melanoma by intravascular 4-hydroxyanisole. Clin Oncol 7:227
141. Morton DK, Eilber FR, Malmgren RA, Wood WC (1970) Regression of cutaneous lesions of malignant melanoma after intralesional BCG-injections. Surgery 68:158–164
142. Morton DK (1971) Immunologic and immunotherapeutic studies: Human melanomas. In: Immunologic aspects of neoplasia: a rational basis for immunotherapy. Am Int Med 74:591–595
143. Morton DL, Eilber FR, Weisenburger TH, Lin PY (1981) Multi-modality therapy of malignant melanoma. In: Salmon SE, Jones SE (eds) Adjuvant Therapy of Cancer III. Grune and Stratton, New York, pp 241–251
144. Murray JL, Ishmael DR, Bottomby RH, Grozea PN, Lee ET (1983) Inefficacy of s. c. Corynebacterium parvum in stage-I malignant melanoma: preliminary results of a single-institution pilot study. Cancer Treat Rep 67:191–192
145. Nagel GA (1984) Grundsätze der Prüfung von Medikamenten zur Krebstherapie. In: Nagel GA, Schmähl D (Hrsg) Krebsmedikamente mit fraglicher Wirksamkeit. Ergebnisse vorklinischer und klinischer Prüfungen. Zuckschwerdt, München Bern Wien, S. 151–166
146. Natl. Cancer Institute Monograph 44 (1976) 5-148. Spontanremission beim Melanom
147. Nathanson L, Schoenfeld D, Regelson W, Colsky J, Mittelman A (1979) Prospective comparison of intralesional and multipuncture BCG in recurrent intradermal melanoma. Cancer 43:1630–1635
148. Nazarro-Porro M, Zina G, Breathnach A, Passi S, Berengo A, Gallagher S, Morpurgo G (1980) Effect of azelaic acid on human malignant melanoma. Lancet I:1109–1110

149. Neifeld JP, Tormey DC, Baker A, Meyskens FL jr, Taub RN (1983) Phase-II-trial of a dopaminergic inhibitor in previously treated melanoma patients. Cancer Treat Rep 67:155–157
150. Nesbit RA, Woods RL, Tattersall MHN, Fox RM (1979) Tamoxifen in malignant melanoma. N Engl J Med 301:1241–1242
151. Noguchi P, Kufe D (1984) Monoclonal antibodies to breast cancer-associated antigens as potential reagents in the management of breast cancer. Cancer 54:2777–2794
152. Oldham RK, Thurman GB, Talmage JE, Stevenson HC, Foon KA (1984) Lymphokines, monoclonal antibodies, and other biological response modifiers in the treatment of cancer. Cancer 54:2795–2806
153. Ono T, Kurata S, Wakabayashi K, Sugawara Y, Saito M, Ogawa H (1973) Inhibitory effect of a streptococcal preparation (OK 432) on the nucleid acid synthesis in tumor cells in vitro. Gann 64:59
154. Orefice S, Vaglini M, Rovini D (1980) Intralymphatic administration of BCG in stage I melanoma of lower extremities. Proc. Int. Symp. New trends in diagnosis, prognosis, treatment of malignant melanoma. Hannover, p 15
155. Palladino MA, Welte K, Ciobanu N, Mertelsmann R, Oettgen HF (1983) Regulation of T-cell proliferation by Interleukin 2 (Il 2) in patients with Kaposi-sarcoma, p. 79. In: Proc Conf Thymic Hormones and Lymphokines. Washington DC 31. 5. – 3. 6. 1983
156. Patt YZ, Hersh EM, Schafer LA, Smith TL, Burgess MA, Gutterman JU, Goldstein AL, Mavligit GM (1979) The need for immune evaluation prior to Thymosin-containing chemoimmunotherapy for melanoma. Cancer Immunol Immunpathol 7:131–136
157. Pehamberger H (1985) Das maligne Melanom der Haut. Prognose und Therapie. Maudrich, Wien, S 46–49
158. Peter HH (1983) The immunology of malignant melanoma and possible immunotherapeutic approaches. Pigment Cell 6:65–92
159. Piessens WF, Lachapelle FL, Legros N, Heuson IC (1970) Facilitation of rat mammary tumor growth by BCG. Nature 228:1210–1211
160. Philipp E (1982) Nafazatrom (Fa. Bayer). Persönliche Mitteilung
161. Pinsky CM, Hirshaut Y, Wanebo HJ, Fortner JG, Mikė V, Schottenfeld D, Oettgen H (1976) Randomized trial of BCG (percutaneous administration) as surgical adjuvant immunotherapy for patients with stage-II melanoma. Ann NY Acad Sci 277:187–193
162. Potter CW, Carr I, Jennings R et al. (1974) Levamisole inactive in treatment of four animal tumors. Nature 249:567–569
163. Presant CA, Bartolucci AA, Balch C, Troner M, the Southeastern Cancer Study Group (1982) A randomized comparison of cyclophosphamide, DTIC with or without piperazinedione in metastatic malignant melanoma. Cancer 49:1355–1360
164. Quirt JC et al. (1983) Randomized controlled trial of adjuvant chemoimmunotherapy with DTIC and BCG after complete excision of primary melanoma with poor prognosis or melanoma metastases. Can Med Assoc J 128:929–931
165. Rajewsky M (1984) Molecular and cellular mechanisms on chemical cancerogenesis. EORTC Malignant Melanoma Coop. Group, Vortrag Münster 28. 4. 1984
166. Reid LM, Minato N, Gresser J, Holland J, Kadisch A, Bloom BR (1981) Influence of antimouse-Interferon serum on the growth and metastasis of tumor cells persistantly infected with virus and of human prostatic tumors in thymic nude mice. Proc Nat Acad Sci 78:1171–1175
167. Reimer RR, Gahbauer R, Bukowski RM, Hewlett JS, Groppe CW jr, Weick JK, Antunez AR (1981) Simultaneous treatment with Cisplatin and radiation therapy for advanced solid tumors: a pilot study. Cancer Treat Rep 65:219–226
168. Reintgen DS, McCarty KS jr, Vollmer R, Cox E, Seigler HF (1985) Malignant melanoma and pregnancy. Cancer 55:1340–1344
169. Remy W (1979) Immuntherapie dermatologischer Tumoren. Z Allg Med 55:906–916
170. Renoux G, Renoux M (1972) Levamisole inhibits and cures a solid malignant tumor and its pulmonary metastases in mice. Nature 240:217–218
171. Renoux G, Renoux M (1972) Action immunostimulante des dérivés du phenylimidothiazide sur les cellules spléniques formatrice d'anticorps. CR Acad Sci (D) (Paris) 274:756–757

172. Renoux G, Renoux M (1972) Antigenic competition and non-specfific immunity after a rickettsial infection in mice: Restoration of antibacterial immunity by phenylimidothiazole treatment. J Immunol 109:761–765
173. Retsas S, Priestman J, Newton KA, Westbury G (1983) Evaluation of human lymphoblastoid Interferon in advanced malignant melanoma. Cancer 51:273–276
174. Ribi E, Milnar KC, Granger DL et al. (1976) Components of BCG cell walls. Ann NY Acad Sci 277:228–238
175. Riley P (1985) 4-Hydroxy-Anisole for the treatment of disseminated melanoma. New Scientist 31. 1. 1985. Zitiert in: MMW 127:5–7
176. Robidoux A, Gutterman JU, Bodey GP, Hersh EM (1982) Actinomycin-D plus DTIC with or without intravenous Corynebacterium parvum in metastatic malignant melanoma. Cancer 49:2246–2251
177. Rojas AL, Michrewitz F, Feuerstein IN, Glait H, Olivar AJ (1976) Levamisole in advanced human breast cancer. Cancer 1:211–215
178. Rümke Ph et al. (1983) for the EORTC-malignant Melanoma Coop. Group: Phase-II-study of Tamoxifen in postmenopausal women with advanced melanoma. EORTC Protocol 18831
179. Rümke Ph (1981) Malignant melanoma. In: Pinedo HM (ed) The EORTC Cancer Chemother. Annual 3. Excerpta Medica, Amsterdam, pp 397–408
180. Rümke Ph (1984) Malignant melanoma. In: Pinedo HM, Chabner BA (eds) The EORTC Cancer Chemother. Annual 6. Elsevier, Amsterdam, pp 427–435
181. Rümke Ph (1980) Can the effect of DTIC be potentiated by prior topical DNCB treatment? Proc Int Symp: New Trends in Diagnosis, Prognosis, and Treatment of Malignant Melanoma. 18. 10. 1980, Hannover
182. Rümke Ph (1984) The EORTC Malignant Melanoma Cooperative Group. In: Decimo corso di aggiornamento in oncologia medica. Rome, 5.–9. 11. 1984, pp 664–674
183. Rümke Ph (1984) Early clinical trial using Interleukin 2 in patients with disseminated melanoma. Personal communication, EORTC MMCG
184. Ryoyama K, Natsuume-Sakai S, Hirota H, Koshimura S (1981) Reduced antitumor and immune-adjuvant activities of the subcellular fractions from group A streptococcus. Jpn J Exp Med 51:335
185. Sadowski MJ, Rapp F (1975) Inhibition by Levamisole of metastases by cells transformed by herpes simplex virus type I. Proc Soc Ass Biol Med 149:219–222
186. Schlom J, Greiner J, Horan-Hand P, Colcher D, Inghirami G, Weeks M, Pestka S, Fisher PB, Toivanen A, Granberg J, Nordman E (1984) Lymphocyte subpopulations in patients with breast cancer after postoperative radiotherapy. Cancer 54:2919–2923
187. Seigler HF, Shingleton WW, Metzgar RS, Buckley CE, Bergoc PM, Miller DS, Fetter BF, Phaup MB (1972) Nonspecific and specific immunotherapy in patients with melanoma. Surgery 72:162–174
188. Seigler HF (1982) Immunotherapy of melanoma. In: Seigler HF (ed) Clinical management of melanoma. Developments in Oncology 5. Martinus Nijhoff, Den Haag, pp 503–513
189. Serrou B, Pujol H, Dorras J, Ganci L (1979) Results of a nonrandomized trial in malignant melanoma patients (Clark's stage III–V) treated by post-surgical chemoimmunotherapy. Recent Results Cancer Res 68:363–366
190. Shibata HR, Jerry LM, Lewis MG, Mansell PW, Capek A, Marquis G (1976) Immunotherapy of human malignant melanoma with irradiated tumor cells, oral BCG, and Levamisole. Am NY Acad Sci 277:355–366
191. Silver HKB, van Hazel EMA, Reynolds PM, Lemish WM, Holman CDJ (1983) Adjuvant BCG-Immunotherapy for stage-I and II malignant melanoma. Can Med Assoc J 128:1291–1298
192. Smalley RV, Talmadge J, Oldham RK, Thurman GB (1984) The Thymosins: Preclinical and clinical studies with fraction V and alpha-1. Cancer Treat Rep 11:69–84
193. Sorg C, Brüggen J, Suter L, Bröcker EB (1983) Monoclonal antibodies against human malignant melanoma. Bull Cancer (Paris) 70:113–117
194. Spitler LE, Sagebiel R (1980) A randomized trial of Levamisole vs. placebo as adjuvant therapy in malignant melanoma. N Engl J Med 303:1143–147

195. Sterchi JM, Bradley Wells H, Case LD, Spurr CL, White DR, Richards F, Muss HB, Jackson DV, Stuart JJ, Cooper MR (1985) for the Piedmont Oncology Group: A randomized trial of adjuvant chemotherapy and immunotherapy in stage I and stage II-melanoma. An interim report. Cancer 55:707–712
196. Stewart DJ, Feun LG, Maor M, Leavens M, Burgess MA, Benjamin RS, Body GP jr (1983) Weekly Cisplatin during cranial irradiation for malignant melanoma metastatic to brain. J Neurol Oncol 1:49–69
197. Suter L, Bröcker EB, Brüggen J, Ruiter DJ, Sorg C (1983) Heterogeneity of primary and metastatic human malignant melanoma as detected with monoclonal antibodies in cryostat sections of biopsies. Cancer Immunol Immunother 16:53–58
198. Tanaka K, Isselbacher KJ, Khoury G, Jay G (1985) Reversal of oncogenesis by the expression of a major histocompatibility complex class I gene. Science 228:26–30
199. Telhaug R, Klepp O, Børmer O (1982) Phase-II-Study of Tamoxifen in patients with metastatic malignant melanoma. Cancer Treat Rep 66:1437–1441
200. Thornes RD, Lynch G (1983) Combination of Cimetidine with other drugs for treatment of cancer. N Engl J Med 308:591
201. Thornes RD, Lynch G, Sheehan MV (1982) Cimetidine and Coumarin therapy of melanoma. Lancet II:328
202. Toivanen A, Granberg J, Nordman E (1984) Lymphocyte subpopulations in patients with breast cancer after postoperative radiotherapy. Cancer 54:2919–2923
203. Tranum B, Frank J, Quagliana I, Costanzi J (1982) Adjuvant chemotherapy for stage-I melanoma: A SWOG study. Proc Am Soc Clin Oncol 1:182
204. Tripodi D, Parks LC, Brugmans J (1973) Drug-induced restoration of cutaneous delayed hypersensitivity in anergic patients with cancer. N Engl J Med 289:354–7
205. Tritsch H (1970) Dermale Reaktionen auf Melanom-Autohomogenate. Hautarzt 21:258–265
206. Uchida A, Micksche M (1981) In vitro augmentation of natural killing activity by OK 432. Int J Immunopharmacol 3:365
207. Varella AD, Bandiera DC, de Amorim AR, Calvis LA, Santos JO, Escaleira N, Centil F (1981) Treatment of disseminated malignant melanoma with high dose oral BCG. Cancer 48:1353–1362
208. Veronesi K, Adamus J, Aubert C (WHO-Study-Group) et al. (1982) A randomized trial of adjuvant chemotherapy and immunotherapy in cutaneous melanoma. N Engl J Med 307:913–916
209. Voigt H, Kleeberg UR (1983) Herausforderung Melanom. Hamburger Ärzteblatt 2:41–45
210. Wagner RF jr, Di Sorbo DM, Nathanson L (1983) Topical application of vitamin B significantly retards the growth of locally recurrent malignant melanoma. Proc Am Soc Clin Oncol 2:907
211. Wagstaff J, Thatcher N, Rankin E, Crowther D (1982) Tamoxifen in the treatment of metastatic malignant melanoma. Cancer Treat Rep 66:1771
212. Wakasugi H, Oshimi K, Miyata M, Morioka Y (1981) Augmentation of natural killer (NK) cell activity of a streptococcal preparation, OK 432, in patients with malignant tumors. J Clin Immunol 1:154
213. Wallack MK (1980) Specific active immunotherapy in recurrent stage-II malignant melanoma. In: Proc Int Symp. New Trends in Diagnosis, Prognosis, and Treatment of Malignant Melanoma. Hannover 29. 10. 1980, p 22, Ann. WHO/EORTC Melanoma Review Meeting
214. Wallack MK, Mayer M, Bourgoin A, Leftheriotos E (1979) The use of vaccinia oncolysates in the treatment of recurrent stage-II malignant melanoma. Medical Oncology: Abstracts of the 5th Annual Meeting of the Medical Oncology Society, 1.–3. Dezember 1979. Nizza
215. Wallack MK (1982) Personal communication. EORTC-MMCG, Lyon
215a. Wallack MK, McNally KR, Leftheriotis E, Seigler G, Balch C, Wanebo H, Bartolucci AA, Bash JA (1986) A southeastern cancer study group phase I/II trial with vaccinia melanoma oncolysates. Cancer 57:649–655

216. Wallich R, Bulbuc N, Hämmerling GJ, Katzar F, Segal S, Feldmann M (1985) Abrogation of metastatic properties of tumour cells by denovo expression of H-2 K antigens following H-2 gene transfection. Nature 315:301–305
217. Watanabe Y (1980) Clinical value of immunotherapy by a streptococcal preparation OK 432 as an adjuvant for resected lung cancer. Cancer Chemother Pharmacol 7:1256–1263
218. Weisenburger TH, Jones PC, Ahn SS, Ine RF, Juillard GJF (1982) Active specific intralymphatic immunotherapy in metastatic malignant melanoma: Evidence of clinical response. J Biol Response Mod 1:57–71
219. Weishaupt KR, Gomer CJ, Dougherty TJ (1976) Identification of singlet oxygen as the cytotoxic agent in photo-inactivation of a murine tumor. Cancer Res 36:2326–2359
220. White WB, Ballow M (1985) Modulation of suppressor-cell activity by Cimetidine in patients with common variable hypogammaglobulinemia. N Engl J Med 312:198–202
221. Wood WC, Cosimi AB, Carey RW, Kaufman SD (1978) Randomized trial of adjuvant therapy for high risk primary malignant melanoma. Surgery 83:677–681
222. Wood WC, Cosimi AB, Carey RW, Kaufman SD (1982) Adjuvant chemotherapy in stage-I and II-melanoma. In: Terry WD, Rosenberg SA (eds) Immunotherapy of human cancer. Excerpta Medica, New York, pp 265–270
223. Yap BS, Burgess MA, Benjamin RS, Hersh EM, Bodey GP (1982) DTIC and continuous 5-day infusion of vindesine and i. v. MER for metastatic malignant melanoma. Proc Am Soc Clin Oncol 1:178
224. Zarcharski LR (in press) Interaction of platelets and tumor cells. In: Jamieson GA (ed) Liss, New York

10. Verlaufsdiagnostik und Nachsorge

H. VOIGT und U. R. KLEEBERG

Einführung

Trotz verbesserter frühdiagnostischer Erfassung gilt für einen großen Teil der Melanompatienten, daß der zunächst durch die operative Primärtherapie erreichte Therapieeffekt – die Entfernung des Tumors – durch das Auftreten von Rezidiven und/oder Metastasen im weiteren Verlauf zunichte gemacht wird. Aus der ursprünglich streng im Bereich der Haut lokalisierten Geschwulst ist dann durch locoregionäre Progression und/oder systemische Dissemination eine *Melanomerkrankung* geworden, welche sich weitgehend oder ausschließlich *extracutan* manifestieren kann.

Der Verlauf dieser Erkrankung folgt eigenen Gesetzmäßigkeiten, die bis heute nur ansatzweise aufgedeckt werden konnten. In ihnen spiegeln sich *lymphogene und hämatogene Metastasierungsmuster* wider, welche völlig unabhängig voneinander als auch gleichzeitig wie einander nachfolgend vorliegen können. Oftmals ist der Disseminationsprozeß nur in tabula oder gar nicht genau zu entschlüsseln; prinzipiell gibt es *kein* Organ bzw. Organsystem, welches *nicht* im Zuge der Metastasierung einbezogen werden kann. Weshalb in einzelnen Fällen eine isolierte lymphogene Metastasierung, in anderen wiederum eine generalisierte hämatogene Dissemination *ohne* Lymphknotenbefall oder eine ausschließlich cerebrale Beteiligung *ohne* weitere Fernmetastasen stattfindet, ist gegenwärtig nicht zu beantworten. Neben topographischen und immunbiologischen Faktoren dürften hierbei auch interindividuell unterschiedliche Regulationsmuster von Zirkulation und Perfusion sowie immungenetische Faktoren beteiligt sein.

In fortgeschrittenen Stadien ist der therapeutische Zugriff nur von begrenzten Erfolgsaussichten begleitet, wohingegen bei früh erkannten und adäquat versorgten Melanomen eine echte kurative Behandlungsmöglichkeit besteht [15].

Das durch eine individualisiert ausgerichtete *Nachsorge* angestrebte Ziel ist *in jedem Fall* die Sicherung bzw. Herstellung einer möglichst langfristigen Tumorfreiheit bei nicht oder nur vorübergehend bzw. unwesentlich beeinträchtigter Lebensqualität des Patienten. Wie bei allen neoplastischen Erkrankungen stellt die darin zum Ausdruck kommende Zielsetzung eine Funktion der Zeit dar, d. h. selbst bei ungünstiger prognostischer Verlaufseinschätzung anläßlich der Primärtherapie liegen alle weiteren Möglichkeiten der therapeutischen Einflußnahme auf den weiteren Verlauf in der entscheidenden *Früherkennung der Tumorremanifestation* und damit auch alle *Folgen ihres Unterbleibens.*

Onkologische Nachsorge (Follow-Up) besteht in einer langfristig durchzuführenden Verlaufskontrolle nach Abschluß der primären oder folgender Behandlungsphasen mit der Möglichkeit einer frühestmöglichen Diagnostik der Tumorprogression als Ansatz für eine potentiell kurative therapeutische Intervention (Tabelle 1).

Dieser Aufgabenstellung sind auch prognostisch ungünstige solide Tumorerkrankungen wie das maligne Melanom zuzuordnen.

Im einzelnen soll durch eine kontinuierliche Tumornachsorge gewährleistet werden, daß

- der bisherige Behandlungserfolg gesichert wird,
- eine therapieinduzierte Morbidität frühzeitig erfaßt wird,
- eine rechtzeitige Behandlung von Folgezuständen der Primärtherapie eingeleitet werden kann,
- Rezidive und/oder Metastasen frühzeitig erkannt werden,
- Risikofaktoren ausgeschlossen oder reduziert werden können,
- Folge- und/oder Begleiterkrankungen diagnostiziert und behandelt werden und
- eine psychosoziale und berufliche Rehabilitation ermöglicht wird [16, 32, 61–65, 68].

In der onkologischen Nachsorge teilen sich Hausarzt, Fachonkologe und Klinik eine verantwortungsvolle Aufgabe vorrangiger sozialmedizinischer Bedeutung, aus der heraus in wesentlichen Anteilen das Schicksal des Patienten, seine persönliche Situation in der Familie und am Arbeitsplatz beeinflußt werden kann. Kooperatives Verständnis der beteiligten Ärzte und Institutionen erweist sich in der Tumornachsorge als unentbehrliche Voraussetzung zur Erfüllung des voranstehend definierten Aufgabenbereiches.

Verlaufsdiagnose und Nachsorge: Staging – Restaging – Kontrolluntersuchungen. Psychologische Problematik vs. Diagnostischer Vorteil

Kontrolluntersuchungen nach Abschluß der primären Therapiephase stellen in der Humanmedizin einen Großteil ärztlicher Versorgungsleistungen dar. Sie gewährleisten die Konsolidierung des primären therapeutischen Effektes. In vielen Bereichen der Medizin haben Nachsorgemaßnahmen rehabilitative und präventive Funktionen, in denen sie sich prinzipiell von *onkologischen* Nachsorgemaßnahmen kaum unterscheiden. Die von der Öffentlichkeit oftmals aus dem Bewußtsein ausgeblendete onkologische Realität läßt erkennen, daß für eine Vielzahl von Erkrankungen schlechter Langzeitprognose umfassende Rehabilitationsprogramme erstellt wurden, wohingegen die postprimäre Versorgung von Tumorpatienten – mit dem Nimbus der Unheilbarkeit versehen – weiterhin tabuisiert wird. Gegenüber der Behandlung bzw. Versorgung von Patienten mit Krebserkrankungen besteht derzeit ein auch unter der Ärzteschaft weit verbreitetes Unwissen bzw. Unverständnis, welches so manchen Patienten in der so wichtigen Nachsorgephase in die Hände unseriöser Geschäftemacher

Tabelle 1. Onkologische Nachsorge

Zielsetzung
Frühestmögliche Diagnostik der Tumorprogression als Ansatz für eine potentiell kurative therapeutische Intervention

Vorteil
In Einzelfällen erzielbare echte Überlebenschance des Patienten bei sofortiger therapeutischer Intervention
Detailergebnisse über die Krankheitsdynamik für zukünftige Therapiepläne

Nachteil
Psychische Erwartungsspannung des Patienten
Kostenaufwand

bzw. paramedizinisch tätiger Ärzte und Heilpraktiker führt (s. Kap. 9). Viele individuelle Schicksale sind so zum Nachteil des betroffenen Patienten entschieden worden.

Nachsorgemaßnahmen in der Onkologie sind zwangsläufig mit wiederholten apparativen und labordiagnostischen Kontrolluntersuchungen verknüpft. Über ihren Einsatz gibt es für unterschiedliche Tumorerkrankungen eine Reihe weitgehend standardisierter Programme. Die übersichtliche Abfolge durchgeführter Untersuchungen kann in einen sog. *Therapiepaß* eingetragen werden, welcher dem Hausarzt erlaubt, die Kontinuität der Nachsorgeuntersuchungen zu überwachen. Derartige Verlaufspässe sind allerdings nicht unproblematisch, insofern, als der Patient mit der Ausstellung eines Nachsorgepasses psychisch an den andauernden Zustand der kontrollbedürftigen Erkrankung fixiert wird. Subjektiv kann er damit das Empfinden haben, „Eigentümer" der Tumorerkrankung zu sein, welche ihn fortan begleiten und von den „Gesunden" unterscheiden wird.

Die Eintragung von Befunden in den Therapiepaß kann im Einzelfall verheerende Folgen haben, wenn der Patient ohne entsprechende Erläuterungen das unspezifische Auf und Ab seiner Laborwerte angstvoll miterlebt. Aus diesen Gründen besteht derzeit bereits heute überall dort, wo derartige Therapiepässe in Gebrauch sind, Übereinstimmung dahingehend, daß lediglich Untersuchungs*daten,* nicht aber Befunde eingetragen werden sollten.

Die Koordination der tumorspezifischen Nachsorgemaßnahmen sollte in der Hand eines *Fachonkologen* bleiben, der in enger Zusammenarbeit mit dem Hausarzt und der versorgenden Klinik die Sicherung der onkologischen Erfordernisse in der Nachsorgephase gewährleistet. Konsiliarisch beteiligte Ärzte sollten jeweils über den Verlauf nachrichtlich informiert werden, was leider derzeit oftmals unterbleibt und zu zeitaufwendigen Nachfragen führen kann.

Nachsorgeuntersuchungen sind stets auch verlaufsadaptierte *Staging-Untersuchungen.* Neben einem primären Staging anläßlich der Primärtherapie erfolgen in wiederholten Abständen erneute Untersuchungen einzelner Organsysteme, welche präferentielle Manifestationslokalisationen von Metastasen darstellen. Diese *Restaging-Untersuchungen* stellen einen in den Ablauf der Nachsorge integrierten Bestandteil dar, der eine jeweils dem individuellen Verlauf angepaßte Ausrichtung erfordert [49, 69].

Tabelle 2

Staging **Klinisches Staging**	**Nachsorge** **Postoperative Verlaufsdiagnostik des malignen Melanoms**	
Malignes Melanom Primäres klinisches Staging Ausschluß eines fortgeschrittenen Stadiums Status zur Verlaufsbeobachtung	**Low-Risk-Melanom** pT 1 Clark level I und II Tumordicke unter 0,76 Millimeter	**High-Risk-Melanom** ab pT 2 Clark level III bis V Tumordicke ab 0,76 Millimeter Jedes akrolentiginöse oder primär noduläre Melanom
Klinischer Allgemeinstatus, Funktionszustand der Organsysteme, Bestimmung des Performance-Status, Körpergewicht, Körpergröße Kutaner Befund Lymphknotenstatus Laboruntersuchungen Röntgen-Thorax Abdominelle Sonographie Skelettszintigraphie Kraniales Computertomogramm bei Kopf- und Rumpfhautmelanomen Je nach spezieller Fragestellung: Computertomographie, Tomographie, Leber-Milz-Szintigraphie, Lymphographie, Weichteilsonographie, i.v.-Pyelographie, Konsiliaruntersuchungen.	Klinische Nachuntersuchung alle drei Monate	Klinische Nachuntersuchung alle zwei Monate
	Alternierend: Röntgen-Thorax/Abdominelle Sonographie Obligat: Klinische Nachuntersuchung, Lymphknotenstatus, Labor Nach jeweils sechs Nachuntersuchungen: Skelettszintigraphie Bei Lokalisation des Primärtumors an Kopf und Rumpf: Nach jeweils sechs Nachuntersuchungen CCT oder Hirnszintigraphie, wenn der Primärtumor ein High-Risk-Melanom war (NMR) Weitere Untersuchungen je nach klinischer Fragestellung	
	Dauer: acht Jahre	zwölf Jahre
	Bei unkompliziertem Verlauf ohne Zeichen einer Tumorprogredienz können die Untersuchungsintervalle nach fünf Jahren verlängert werden. Bei jeder Remanifestation des Melanoms wird in der Nachkontrolle wie für High-Risk-Melanome verfahren	

In Tabelle 2 ist ein für die Belange des malignen Melanoms erstelltes *Konzept von Staging und Nachsorge* dargestellt. Dieses Modell kann als orientierendes Raster zur Nachsorge von Melanompatienten eingesetzt werden, sollte allerdings stets auf die individuellen Belange des jeweilig vorliegenden Erkrankungsverlaufes zugeschnitten werden. Insofern werden zum einen eher erweiterte diagnostische Verfahren, in anderen Fällen eher deren Einschränkung oder Aussparung zu vertreten sein.

Auf Möglichkeiten und Grenzen der Aussagemöglichkeiten einzelner Untersuchungsverfahren wird im Anschluß eingegangen.

Der *Vorteil* einer wie in Tabelle 2 dargestellten, genau strukturierten Nachsorge von Patienten mit malignem Melanom ist eine mögliche Überlebenszeitverlängerung für Patienten, bei denen Rezidive oder Metastasen früh- bzw. rechtzeitig diagnostiziert werden können und durch eine sofortige Therapie die Tumormasse rasch reduziert wird. Auch wenn eine Heilung i. e. S. in fortgeschrittenen Erkrankungsstadien nicht mehr realisierbar ist, können durch gezielte onkologische Therapiemaßnahmen doch Beschwerden gelindert, Komplikationen vermieden oder aufgeschoben und das erkrankungsfreie Intervall verlängert werden ([22, 28, 34], s. Kap. 18).

Überdies vermag eine eng angelegte und dokumentierte Nachsorge wichtige Detailerkenntnisse über die Krankheitsdynamik zu liefern, welche für zukünftige therapeutische Konzepte eine noch nicht übersehbare Bedeutung haben werden.

Als *Nachteil* muß zweifellos die psychische Erwartungsspannung des Patienten angesehen werden, der ja regelmäßig zur Kontrolluntersuchung aufgefordert und so immer wieder an seine Erkrankung erinnert wird.

Hinzu kommt, daß bei malignen Melanomen – dem unberechenbaren Verlauf zufolge – sehr lange Nachbeobachtungszeiten erforderlich sind. Dies alles verursacht zudem erhebliche Kosten, da viele Untersuchungen radiologischer oder labortechnischer Art neben den klinischen Untersuchungen durchgeführt werden müssen.

Bei Abwägung von Vor- und Nachteilen einer spezifischen Melanomnachsorge darf allerdings nicht vergessen werden, daß das maligne Melanom jeder Primärlokalisation in fortgeschrittenen Stadien eine außerordentlich ungünstige bis infauste Prognose besitzt. Die Indikation zur Durchführung von Nachsorgemaßnahmen ist damit bereits zum Zeitpunkt der Primärtherapie gegeben und jeder Patient, der *nicht* entsprechend in der postprimären Erkrankungsphase nachbeobachtet und untersucht wird, trägt das Risiko, daß gerade bei ihm eine einsetzende Tumorprogression zu spät erkannt wird, um durch gezielte Therapiemaßnahmen noch eine Lebensverlängerung zu erreichen. Dies bedeutet dann für den Patienten und seine Familie einen um so größeren Einbruch in die persönliche Situation und die Gestaltung des Lebensplanes für die noch verbleibende Zeit. Es sollte deshalb schon frühzeitig mit Unterstützung des Hausarztes die gesamte durch die Erkrankung eingetretene Situation offen mit dem Patienten, seiner Familie sowie den Bezugspersonen besprochen worden sein, damit die psychosoziale Integration des Patienten bezüglich Familie und Arbeitsplatz erhalten bleibt. Unter diesem Aspekt muß onkologische *Nachsorge* mit psychosozialer *Vorsorge* einhergehen.

Ausrichtung der Nachsorge nach prognostischen Gruppen: „High-Risk"/„Low Risk"-Melanome

In einer ersten prognostischen Einschätzung im Anschluß an die operative Primärtherapie lassen sich Patienten mit einem hohen von solchen mit einem niedrigen Metastasierungsrisiko abgrenzen. Eine derartige Unterteilung in *„High-Risk"* und *„Low-Risk"*-Melanome (Tabelle 3) fußt in erster Linie auf die histopathologisch determinierte Tiefeninvasion nach Clark ([12], Tabelle 4), dem maximalen vertikalen Tumordurchmesser nach Breslow ([6], Tabelle 5) bzw. dem prognostischen Index nach Schmoeckel und Braun-Falco ([50], Kap. 5A).

Zeitpunkt der Diagnosestellung sowie Ausdehnung der Erkrankung nach klinischem Staging (s. Kap. 6) ergänzen diese orientierende Aussage, in der *Microstaging* und *Macrostaging* verknüpft werden (Tabelle 6).

Tabelle 3. Malignes Melanom: Risikogruppen

Low-Risk-Melanom	*High-Risk-Melanom*
pT 1	pT 2 bis pT 4
Clark level I und II	Clark level III bis V
Tumordicke unter 0,76 Millimeter	Tumordicke ab 0,76 Millimeter
Clark level III, sofern Tumordicke unter 0,76 Millimeter	Clark level III, sofern Tumordicke über 0,76 Millimeter
	Jedes primär noduläre Melanom
	Jedes akrolentiginöse Melanom

Tabelle 4. Malignes Melanom. Relative Invasionsgrade (nach Clark et al. [12]).

Clark level I	Intraepidermaler Tumor, sogenanntes „Melanoma in situ"
Clark level II	Infiltration des Stratum papillare der Dermis
Clark level III	Infiltration des Stratum papillare bis zur Grenze zum Stratum reticulare der Dermis
Clark level IV	Infiltration des Stratum reticulare der Dermis
Clark level V	Infiltration der Subcutis

Tabelle 5. Tumordicke nach Breslow [6] und Überlebensrate (fünf Jahre) nach Peter et al. [46]

Definition: Abstand in Millimeter von der tiefstgelegenen Tumorzelle bis zur am weitesten apikal gelegenen Tumorzelle in der Epidermis exklusive Stratum corneum

Vertikale Tumordicke in Millimeter	5 Jahres-Überlebensrate in Prozent
Kleiner 0,76	100
0,76–1,50	60–88
Über 1,50 ohne Infiltration der Subcutis	30–66
Über 1,50 mit Infiltration der Subcutis	15–30

Tabelle 6.

Mikrostadium des malignen Melanoms = pT-Klassifikation aufgrund der relativen Invasionstiefe und der vertikalen Tumordicke

Invasionsgrad nach Clark	pT	Tumordicke nach Breslow
II	1	0,01–0,75 Millimeter
III	2	0,76–1,50 Millimeter
IV	3	1,51–3,00 Millimeter
V	4	3,01–.,.. Millimeter

A = Satelliten innerhalb 2 Zentimeter
B = Satelliten außerhalb 2 Zentimeter und/oder In-Transit-Metastasen

Klinische Stadieneinteilung des malignen Melanoms UICC: TNM-Klassifikation der malignen Tumoren 1978

I	Ia Primärtumor pT 1 und pT 2; Tumordicke unter 1,5 Millimeter Ib Primärtumor pT 3 und pT 4; Tumordicke über 1,5 Millimeter
II	Regionäre Lymphknotenmetastasen, Satellitenmetastasen, In-Transit-Metastasen
III	Iuxtaregionale Lymphknotenmetastasen
IV	Fernmetastasen

In den letzten Jahren lassen sich in der Literatur weitere prognostische Kategorien finden, bei denen eine Patientengruppe mittleren Metastasierungsrisikos („*Intermediate Risk*") – gemessen an dem 10-Jahres-Survival – zusätzlich eingeführt wird (Kap. 4, 8). Die Definition der unterschiedlichen Risikokategorien wird an einzelnen Behandlungszentren unterschiedlich gehandhabt, insbesondere was die Eingruppierung von akrolentiginösen Melanomen sowie von Sonderformen anbetrifft oder die Schaffung sog. „Grauzonen", in denen Melanome mit hohem *und* niedrigem Metastasierungsrisiko unter bestimmten Voraussetzungen zusammengefaßt werden.

Die anläßlich der operativen Primärtherapie erhaltenen histomorphologischen Daten wie Melanomtyp, relative Invasionstiefe nach Clark sowie vertikale Tumordicke nach Breslow erlauben eine erste, orientierende prognostische Abschätzung des Metastasierungsrisikos. Nach Entlassung aus der primären Behandlung wird der Patient im Anschluß an das komplette Micro- und Macrostaging in die postprimäre Nachsorge überwiesen.

Wegen der Unberechenbarkeit des Verlaufes der Melanomerkrankung ist anzustreben, daß ein Zeitraum von zumindest 8 Jahren, möglichst eher mehr – bei „High-Risk"-Melanomen sogar 12–14 Jahre – zur Nachsorge angesetzt wird. Entsprechend der Risikogruppe erfolgen die Nachkontrollen *vierteljährlich* für die Patienten der „Low-Risk"-Gruppe, *zweimonatlich* für die der „High-Risk"-Gruppe. Bei jedem Patienten mit primär nodulärem oder akrolentiginösem Melanom sowie bei Auftreten von Rezidiven oder Metastasen wird nach entsprechender therapeutischer Intervention so wie für „High-Risk"-Melanome verfahren.

Bei Patienten mit multiplen Melanomen (syn- oder metachron) sowie Patienten mit positiver Familienanamnese ist eine *Familienuntersuchung* erforderlich.

Klinische Kontrolluntersuchung

Die klinische Kontrolluntersuchung (Tabelle 7) ist der wesentlichste Anteil der postoperativen Verlaufsdiagnostik.

Aufgrund der dem Melanom eigentümlichen Eigengesetzlichkeit ist prinzipiell jederzeit mit dem Auftreten von Metastasen oder metastasenbedingter Komplikationen zu rechnen (s. Kap. 18). Das Melanom ist wie kein anderer Tumor für die Variabilität seines Verlaufes bekannt, wobei jahrelange krankheitsfreie Intervalle, „spontane" partielle oder sogar totale Regressionen [66] und foudroyante Verläufe mitunter bei ein- und demselben Patienten beobachtet werden.

Für den die onkologische Nachsorge durchführenden Arzt bedeutet dies eine komplexe, diffizile und verantwortungsbewußte Tätigkeit, denn die Untersuchung darf sich nicht auf die Haut und die peripheren Lymphknoten beschränken, sondern muß wegen des Systemcharakters metastasierender Melanome sämtliche Organsysteme in den Ablauf der Kontrolluntersuchung einbeziehen. Dies gilt uneingeschränkt auch für die Melanome des Auges, bei denen eine organbegrenzte Nachkontrolle weder ausreichend noch verantwortbar ist. Wegen des o. g. Systemcharakters maligner Melanome sollte deshalb die klinische Nachsorgeuntersuchung in der Hand internistisch-onkologisch weitergebildeter Ärzte liegen oder aber zumindest in *ständiger* enger Kooperation mit dem internistischen Onkologen, damit fatale Fehleinschätzungen einzelner Befunde aufgrund diagnostischer Unsicherheit und mangelnder Erfahrung vermieden werden [65].

Die klinische Kontrolluntersuchung beinhaltet zunächst die Erhebung der Zwischenanamnese einschließlich des Gewichtsverhaltens und des subjektiven Befindens. Graduell kann dieser Befund nach der Karnofsky/ECOG-Skala angegeben werden (s. Kap. 13).

Vom Patienten spontan geäußerte Beschwerden sind in jedem Falle ernstzunehmen und weiter abzuklären, da in Anbetracht der Grunderkrankung diesen Beschwerden Metastasen zugrunde liegen könnten (z. B. „Grippe" = Verdacht auf Pleuraerguß oder Lungenmetastasen; „Fieber" = Verdacht auf Lebermetastasierung; „Kopfschmerz" = Verdacht auf Hirnmetastasen, desgleichen bei „Schwindel", „Brechreiz", „Übelkeit"; „Hexenschuß" = Verdacht auf Skelettmetastasen; „Gastritis" = Verdacht auf Lebermetastasierung oder Metastasierung in Ösophagus/Cardia; „Herzstolpern" = Verdacht auf myokardiale oder perikardiale Metastasen, u. U. mit Perikarderguß – s. Kap. 18 – u. v. a. m.).

Tabelle 7. Klinische Kontrolluntersuchung

Zwischenanamnese	Allgemeinbefund
Gewichtsverhalten	Auskultation und Perkussion der Lunge
Subjektives Befinden	Palpation und Perkussion des Abdomens
Lokalbefund	Palpation und Perkussion des Skelettsystems
Narbe(n)	Neurologische Untersuchung (orient.)
Lymphknotenstatus	Dokumentation
Subkutane Transitwege	

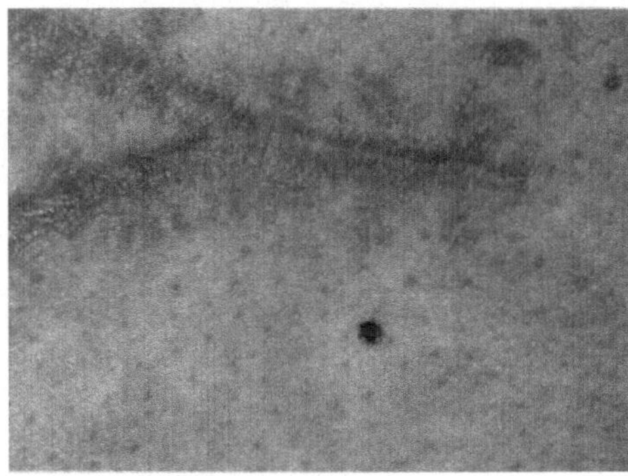

Abb. 1. Cutan-epidermotrope Metastase in Narbennähe, klinisch wie Naevuszellnaevus imponierend

Bei der lokalen Inspektion werden zunächst die Narbenverhältnisse überprüft sowie die Umgebung der Narben beurteilt. Eine ausreichende Beleuchtung mit identischen Lichtverhältnissen ist dabei unumgänglich. Satellitenförmig sich ausbreitende cutane Metastasen sind so bereits leicht zu erkennen (Abb. 1).

Im Gegensatz dazu sind tiefer gelegene, cutan-subcutane Metastasen nur durch eine systematische Palpation der gesamten Umgebung des ehemaligen Primärtumors zu erfassen. Diese Palpation ist auszudehnen auf die subcutanen Transitwege bis zur nächsten regionären Lymphknotenstation. Im Anschluß daran ist systematisch der gesamte der Palpation zugängliche Lymphknotenstatus zu erheben und reproduzierbar zu dokumentieren. Bei suspekten Tastbefunden empfiehlt sich die Klärung durch Feinnadelpunktionscytologie (s. Kap. 7), u. U. nach weichteilsonographischer Lokalisation, oder durch Exstirpation mit histomorphologischer Aufarbeitung.

Im Anschluß an die Überprüfung des integumentalen lymphatischen Systems erfolgt eine Perkussion und Auskultation des Thorax zum Ausschluß eines Pleuraergusses oder größerer pulmonaler Infiltrate.

Perkussion und Palpation des Abdomens (Leber – Milz – intraabdominelle Lymphome oder Konglomerattumoren? Ascites? Abb. 2) sowie Perkussion und Palpation des Skelettsystems (Schmerzangabe? Pathologisch veränderte Beweglichkeit?) und eine orientierende neurologische Untersuchung (Sensibilität – Koordination – Reflexstatus – Pupillomotorik und Motilität mit Ausschluß von Doppelbildern) schließen die klinische Nachuntersuchung ab. Es hat sich bewährt, an den Beginn der Untersuchung diejenigen Lokalisationen zu stellen, welche erfahrungsgemäß bei der Inspektion oftmals vergessen werden (Abb. 3):

- Capillitium
- Mundhöhle
- Naseneingang
- Äußerer Gehörgang
- Iris und Conjunctiven beider Augen
- Anogenitalregion
- Nagelregion

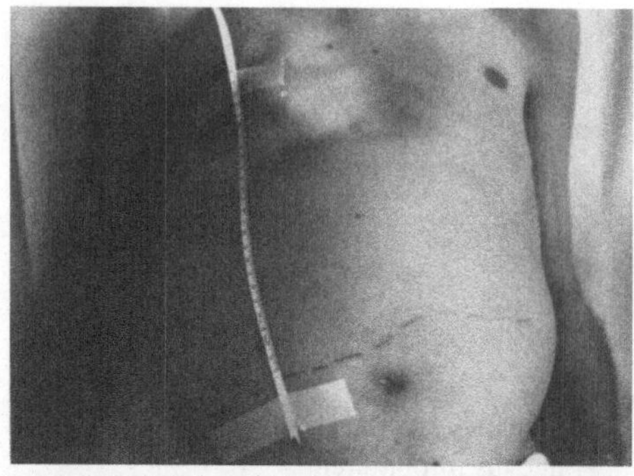

Abb. 2. Hepatomegalie u. Ascites

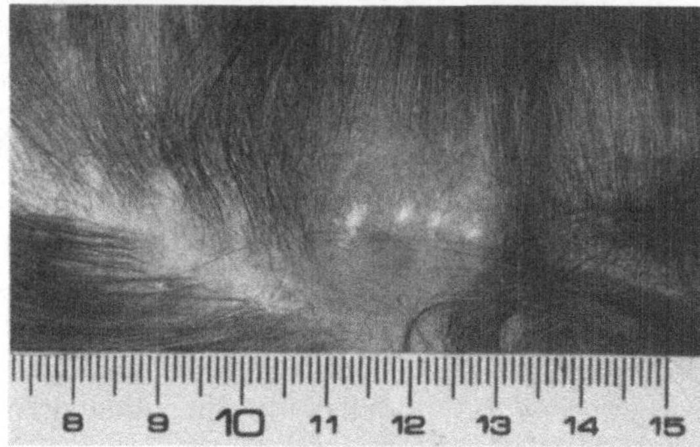

Abb. 3. Cutan-subcutane Metastase im Bereich des Capillitiums

Eine Spiegelung des Augenhintergrundes sollte am Anfang der Nachsorge und anschließend in etwa jährlichen Abständen vom Augenarzt oder Neurologen durchgeführt werden.

Alle Untersuchungsbefunde müssen exakt dokumentiert werden. Größenangaben sind aus Gründen der Reproduzierbarkeit für nachfolgende Untersucher möglichst metrisch zu quantifizieren. Verdächtige Befunde erfordern stets schnellstmögliche Klärung.

Apparative Untersuchungen

Während der Nachsorgephase ist der Einsatz unterschiedlicher apparativer Untersuchungsverfahren zur Beantwortung der Frage einer möglicherweise eingetretenen Tumorprogredienz hilfreich.

Die Indikation *für* bzw. *gegen* eine bestimmte diagnostische Modalität muß im Einzelfall abhängig gemacht werden vom Verhältnis des Informationsgewinns zur Belastung des Patienten sowie zum Kostenaufwand.

Überflüssige Untersuchungen, deren Informationen ohnehin keine spezifische Klärung klinisch-onkologischer Fragestellungen erlauben, sind zu vermeiden und durch alternative und geeignetere diagnostische Verfahren zu ersetzen.

So eignen sich computertomographische Untersuchungen in serieller Abfolge nicht als vertretbare Basis einer Nachsorge. Bei guter Technik kann stets mit der Sonographie derselbe Informationsgehalt erzielt werden.

Die nicht komplikationslose und ohnehin nicht beliebig wiederholbare Lymphographie hat beim malignen Melanom kaum noch einen Indikationsbereich.

Szintigraphische Untersuchungen sind zwar sehr sensitiv, doch im allgemeinen nicht sehr spezifisch, weshalb bei ihrem Einsatz zu prüfen ist, inwieweit die dadurch eingeschränkte Aussage für die klinische Fragestellung noch eine Bedeutung hat.

Möglichkeiten und Grenzen der apparativen Untersuchungsverfahren bei der Tumornachsorge werden aus diesen Gründen nachfolgend präzisiert. Bei den vorgestellten Untersuchungsmethoden handelt es sich dabei um diagnostische Modalitäten, die sowohl bei der primären Durchuntersuchung des Patienten im Sinne eines Staging eingesetzt werden, als auch in serieller Folge als Screening-Verfahren im Verlauf der Nachsorge eine organbezogene Tumorprogredienz ausschließen sollen.

Präoperative Untersuchungen

Präoperative Untersuchungen dienen einerseits zur Ergänzung und Abschluß von Diagnose und Differentialdiagnose maligner Melanome wie auch zur präoperativen Klärung lokalisationsbezogener chirurgischer Strategien.

Auflichtmikroskopie (Incident Light Microscopy = ILM)

Die Betrachtung der Oberfläche einer pigmentierten Hautveränderung mit einer Stereolupe unter Verwendung der Auflichtmikroskopie stellt eine der Kolposkopie in der Gynäkologie vergleichbare Erweiterung der direkten Inspektion dar. Die Möglichkeiten entsprechend differenzierter optischer Systeme sind geeignet, bei verdächtigen pigmentierten Läsionen anhand des aufgehobenen reticulären Pigmentmusters in Höhe der Junktionszone morphologische Kriterien (in vivo) bereits zu einem präoperativen Zeitpunkt zu erhalten. Pigmentierte oder angiomatöse Tumoren zeigen entsprechend differente Feinstrukturen, die eine Abgrenzung untereinander bzw. zwischen nicht malignen und malignen Pigmenttumoren ermöglichen. Auch dysplastische Naevi eignen sich für dieses Untersuchungsverfahren, da ja gerade bei ihnen eine präoperative Selektion excisionsbedürftiger Veränderungen erforderlich ist.

Die Auflichtmikroskopie (Incident Light Microscopy = ILM) ist allerdings – je nach Ausstattung – ein sehr kostspieliges Verfahren. Ihr routinemäßiger Einsatz wird wohl aus Kostengründen größeren Kliniken vorbehalten bleiben. Kleinere optische Systeme in Größe gewöhnlicher Lichtmikroskope oder auch die Betrachtung mit dem Ophthalmoskop unter Verwendung eines Tropfens Immersionsöles können nahezu Ähnliches für die Präoperativdiagnostik leisten, erfordern jedoch entsprechend manuelles Geschick. Auch die Betrachtung mit der Wood-Leuchte und die Verwendung kleinerer, aber stark vergrößernder Lupen wird von einzelnen Autoren empfohlen [23, 45, 55].

Ultraschalluntersuchung zur Bestimmung der Tumordicke

Durch technische Weiterentwicklung sonographischer Signalsender und -empfänger wurde das in der Material- und Werkstoffkunde zur Prüfung von

Schichtstärken bereits seit längerem verwendete Verfahren auch für den Bereich der in-vivo-Diagnostik von Dickenmessungen in der Human- und Veterinärmedizin erschlossen. In der Dermatologie kommen die Bereiche der Hautdickenmessung und die Tumordiagnostik für dieses Untersuchungsverfahren in Betracht.

Sonographische Bestimmungen der Tumordicke *vor* dessen operativer Entfernung haben den Vorteil, daß die Ausdehnung des operativen Eingriffes präoperativ geplant werden kann.

Unter Verwendung geeigneter Schallkopfsysteme hochauflösender 20-MHz-Detektoren lassen sich unter Verwendung des A-Bild-Verfahrens sonographisch Invasionstiefen maligner Melanome präoperativ bestimmen. Auch wenn hohe Korrelationen zu den postoperativ histomorphologisch bestimmten Daten mit dieser Technik erzielbar sind, gibt es dennoch eine Reihe von Problemen und Einschränkungen, welche weniger von der Technologie als von der im Einzelfall vorliegenden Struktur des Tumors vorgegeben werden.

Auch dieses Verfahren wird größeren Kliniken vorbehalten bleiben, da der mit dieser Technik erzielbare Informationsgewinn sehr von der Erfahrung des Untersuchers abhängt und in keinem Fall die exakte postoperative Aufarbeitung des Excisates entbehrlich macht [31].

Thermographie

Die Thermographie (*Plattenthermographie – Infrarotthermographie – Mikrowellenthermographie*) stellt ein bereits bei der Frühdiagnostik des Mammacarcinoms gebräuchliches, komplementäres diagnostisches Verfahren dar.

Für Frühdiagnose und Verlaufsdiagnostik maligner Melanome hat sie allerdings nur einen begrenzten Stellenwert im Spektrum der verschiedenen apparativen Verfahren.

Mit der Thermographie werden Temperaturgradienten erfaßt und bildgebend dargestellt, die sich im Bereich der untersuchten Läsionen und ihrer direkten Umgebung messen lassen.

Maligne Veränderungen sowie gut vaskularisierte Tumoren sind gegenüber ihrer Umgebung hypertherm. Das Ausmaß der Temperaturdifferenz kann in verschiedene Kategorien graduell eingeteilt werden ($Q_0 - Q_4$) und erlaubt damit eine reproduzierbare Angabe der gemessenen Werte. Zur Vermeidung von Fehlinterpretationen sind Seitenvergleiche unerläßlich. Die bildgebende Darstellung erfolgt in Form sog. Grautonthermogramme oder als Farbthermogramme, in denen die Grautonbereiche unterschiedlicher thermischer Meßbereiche durch eine Farbtreppe ersetzt werden.

Insbesondere bei nodulären malignen Melanomen findet sich fast ausnahmslos eine reproduzierbare peritumorale Hyperthermie. Nekrotische Partien innerhalb des Manifestationsbereiches maligner Tumoren zeigen sich als hypotherme Inseln innerhalb eines insgesamt im Vergleich zur umgebenden Haut hyperthermen Areals. Insofern korreliert der thermographische Befund gut mit dem Anteil der Vaskularisation bzw. der Perfusion des untersuchten Hautbezirks. Zur weiteren Eingrenzung der diagnostischen Aussage, wie sie zur Dignitätsbeurteilung benötigt wird, ist stets ein Vergleich zum klinischen und histologischen Befund anzustreben. Unter diesem Apsekt stellt sich die Frage, inwieweit mit thermographischen Untersuchungen in der Frühdiagnostik maligner Melanome überhaupt Vorteile gegenüber der konventionellen klinisch-histologischen Abklärung zu erzielen sind. Dieses dürfte am ehesten auf die Beurteilung suspekter bzw. dysplastischer Naevi zutreffen, bei denen ein nicht-invasives Verfahren überflüssige Excisionen vermeiden helfen könnte. Immerhin zeigt sich, daß flache Tumoren im Gegensatz zu benignen Veränderungen ebenfalls hypertherm sind. Insgesamt sollen bis 90% aller Melanome mit deutlichen Veränderungen der Hauttemperatur einhergehen. Das Ausmaß der Temperatursteigerung soll mit der histologischen Invasionstiefe korrelieren. Der Anteil falsch-negativer Befunde liegt bei etwa 10%, empfindlichere Aussagen sind nach vorangegangenem Kältereiz erzielbar.

Auch die regionalen Lymphknotenstationen lassen sich in der Verlaufsdiagnostik thermographisch untersuchen, doch weisen einzelne Untersuchungsserien hierfür auf einen höheren Anteil falsch-negativer Befunde hin [5, 26, 33].

Lymphoszintigraphie

Die von Zum Winkel [70] in die nuklearmedizinische Diagnostik eingeführte Lymphoszintigraphie stellt ein sehr wertvolles Instrument präoperativer Untersuchungsverfahren bei der Versorgung von Melanompatienten sowie auch Patienten mit anderen Tumorerkrankungen dar.

Mit der Lymphoszintigraphie wird das peritumorale Muster der präferentiellen Lymphdrainage zur Darstellung gebracht. Damit dient dieses Verfahren im Gegensatz zu den anderen vorgestellten diagnostischen Methoden *nicht* zum Ausschluß oder Nachweis von Metastasen. Es ist demzufolge auch ausschließlich einmalig, nämlich präoperativ, einzusetzen, um die erhaltenen Informationen in die operative Strategie einfließen zu lassen. (Ausnahme: Peritumoral-interstitielle Doppelnuklid-Doppelcompound-Lymphoszintigraphie (PIDDL), Munz et al. [42].)

Die Indikation zur Durchführung einer Lymphoszintigraphie ist insbesondere bei Patienten mit Rumpfhautmelanomen gegeben, bei denen je nach Lymphdrainagemuster die regionale/iuxtaregionale Lymphadenektomie ausgerichtet wird.

Bei der Lymphoszintigraphie handelt es sich streng genommen um eine *Zwei-Phasen Lymphangio-Lymphadeno-Szintigraphie.* Technisch werden peritumoral zirkuläre Injektionsdepots in Form einer peritumoral-interstitiellen Applikation (PIL = Peritumoral-Interstitielle Lymphoszintigraphie) gesetzt. Verwendet wird eine Dosis von 1,5 – 2,0 mCi ^{99m}Tc-markiertem Antimontrisulfid-Kolloid oder ^{99m}Tc-markiertes Humanserumalbumin-Nanokolloid (Munz et al. [40, 41]).

Der peritumorale Abstand beträgt 0,5 – 1,0 oder auch 0,3 – 0,5 cm, die Menge des jeweiligen Depots 25 – 50 µl. Die einzelnen Depots liegen dabei maximal 0,5 cm auseinander.

Nach 3 bis 6 Stunden und körperlicher Bewegung zur Steigerung des lymphatischen Abtransportes wird das Drainagemuster mit einer Großfeld-Gammakamera registriert.

Bisher vorliegende Untersuchungsserien zeigen, daß 52% der Rumpfhautmelanome durch eine einzige Lymphknotenstation drainiert werden. Bei 94% der Rumpfhautmelanome waren die axillären Lymphknoten an der Drainage beteiligt. Auch bei Tumorsitz an Kopf und Extremitäten läßt sich das Drainagemuster präoperativ zuverlässig darstellen [21, 38, 40, 41, 70].

Operativ-interventionelle Diagnostik – Endoskopische Untersuchungen

Operative Untersuchungsverfahren im Sinne von Staging und Restaging finden beim malignen Melanom nur im Falle einer spezifischen Fragestellung Verwendung, wenn diese durch andere diagnostische Verfahren nicht zweifelsfrei beantwortet werden kann.

Es handelt sich dabei dann in erster Linie um diagnostische Verfahren anläßlich einer ohnehin vorgesehenen operativen Intervention, bei der beispielsweise über eine *Laparatomie* weitere Informationen über die Ausdehnung der Metastasierung erhalten werden können (Abb. 4). *Second-Look-Operationen* nach erfolgter Therapie werden nur dann zum Einsatz gebracht, wenn bei *klinisch* dokumentierter und langfristig erhaltener Vollremission über die Fortsetzung oder Beendigung der Therapie zu befinden ist. Bei dieser Indikation muß stets eine explorativ-bioptische Sicherung des Inspektionsbefundes erfolgen.

Laparaskopische und andere *endoskopische Untersuchungen* werden jeweils *gezielt* bei entsprechend präzisierter klinischer Fragestellung durchgeführt; eine routinemäßige Durchführung einer Ösophago-Gastroskopie, Coloskopie, Rektoskopie etc. als Staging-Maßnahme kann nicht empfohlen bzw. vertreten werden. Es empfiehlt sich jedoch bei organbezogener *Symptomatik* die rasche Durchführung des geeigneten endoskopischen Verfahrens ([11]; Abb. 5).

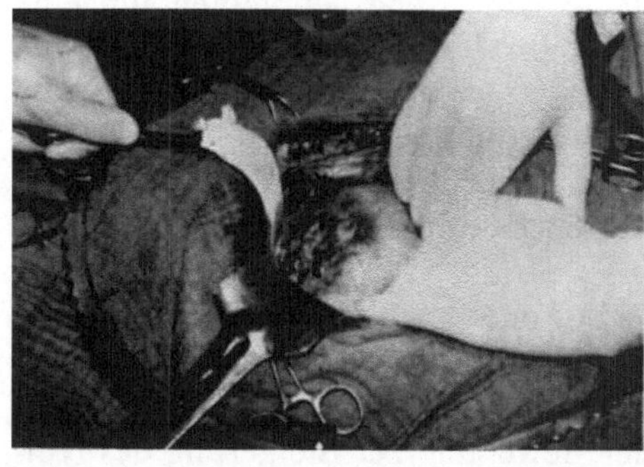
4

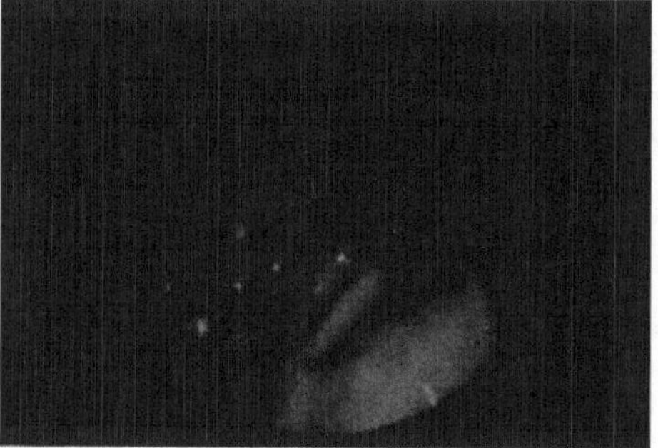
5

Abb. 4. Laparatomie zur Abklärung von Netzmetastasen

Abb. 5. Multiple Metastasen im Fundus ventriculi (Gastroskopie)

Postoperative Verlaufsdiagnostik

Lymphographie

Die Lymphographie hat durch ihre begrenzte Sensitivität und Spezifität als auch durch ihre technischen Einschränkungen (Komplikationen: Via falsa, nicht beliebig wiederholbar, Artefakte) sehr an Bedeutung verloren. Angesichts sonographischer und computertomographischer Untersuchungsverfahren besteht für die Lymphographie bei der Primär- und Verlaufsdiagnostik maligner Melanome kaum noch ein Indikationsbereich. Auch zur Verlaufskontrolle unter Therapie kann die Lymphographie nicht viel beitragen, zumal lymphographische Befundänderungen stets eine histomorphologische Klärung verlangen [30].

Angiographie

Angiographische Untersuchungen erfordern das Vorliegen spezifischer Fragestellungen, welche zumeist die Planung operativer Eingriffe betreffen. Auch zur Durchführung einer regionalen, intraarteriellen Chemotherapie (s. Kap. 13) sind angiographische Analysen des Perfusionsgebiets erforderlich.

Phlebographische Darstellungen zeigen bei Abflußbehinderungen durch Tumormassen Lokalisation, Ausdehnung und Suffizienz eines Kollateralkreislaufes an (s. Kap. 18).

Konventionelle Röntgenuntersuchung

Die Durchführung röntgenologischer Untersuchungen gehört als fester Bestandteil in das Nachsorge-Programm des malignen Melanoms.

Je nach spezieller Fragestellung kommen besondere Techniken bzw. Einstellungen zum Einsatz. Die übliche *p. a.-Thoraxaufnahme* (mit Seitaufnahme) zum Ausschluß pulmonaler Metastasen oder eines Pleuraergusses ist unproblematisch und kann in regelmäßigen Abständen wiederholt werden (Abb. 6). Verdächtige Befunde müssen mit der *Tomographie* oder *Computertomographie* weiter abgeklärt werden. Ebenso werden durch *Röntgenzielaufnahmen* verdächtige Bezirke näher analysiert, die zum Beispiel durch eine Mehrbelegung im Skelettszintigramm aufgefallen waren (Abb. 7). Einschränkend muß aber für dieses Beispiel erwähnt werden, daß szintigraphische Veränderungen den röntgenologischen Veränderungen zum Teil erheblich lange Zeit vorausgehen können (6–10 Wochen) und deshalb bei klinischem Verdacht ein – noch? – negativer Befund in der Röntgendarstellung unbedingt kontrolliert werden muß [29, 59].

Computertomographie

Computertomographische Untersuchungen (CCT, Thorax-CT, Abdomen-CT, Becken-CT, WS-CT, Extremitäten-CT) sollten lediglich bei *präzisierter* Fragestellung eingesetzt werden nach Durchführung szintigraphischer, sonographischer oder konventioneller Röntgenverfahren [20, 48, 51, 56]. Mit Hilfe der Computertomographie lassen sich verdächtige Befunde treffsicher lokalisieren und für die Verlaufskontrolle gegebenenfalls auch ausmessen (Abb. 8, 9). Diese Informationen können aber bereits oftmals sonographisch gesichert werden, so

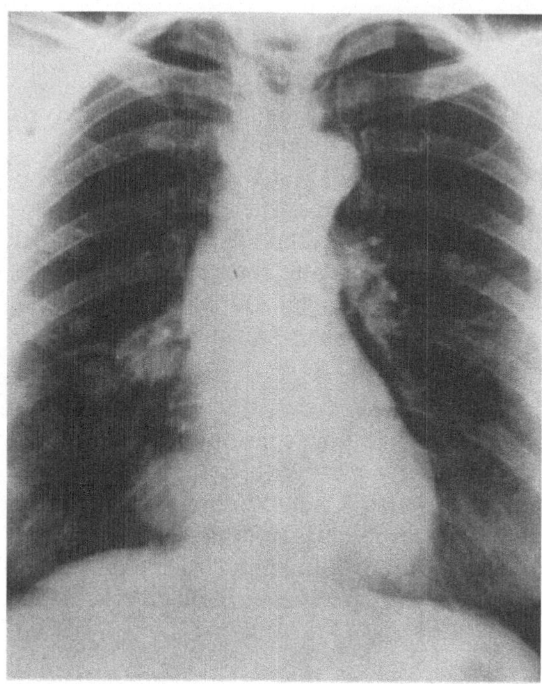

Abb. 6. Multiple Lungenmetastasen (Röntgen-Thorax, p. a.)

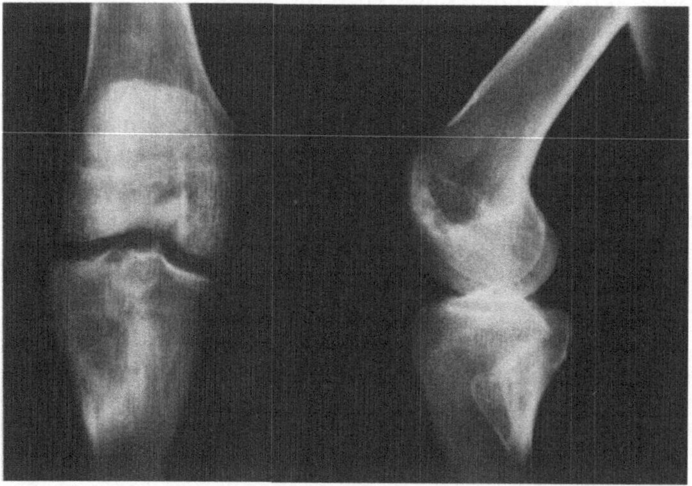

Abb. 7. Osteolytische Knochenmetastase (Röntgen-Zielaufnahme) im Bereich der Tibia

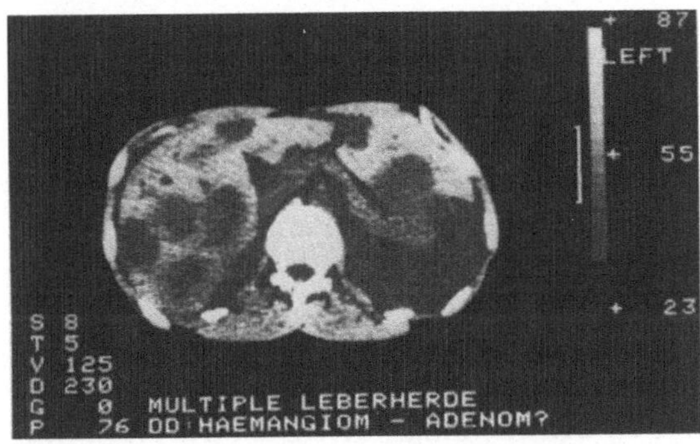

Abb. 8. Multiple Lebermetastasen (Abdominelles Computertomogramm)

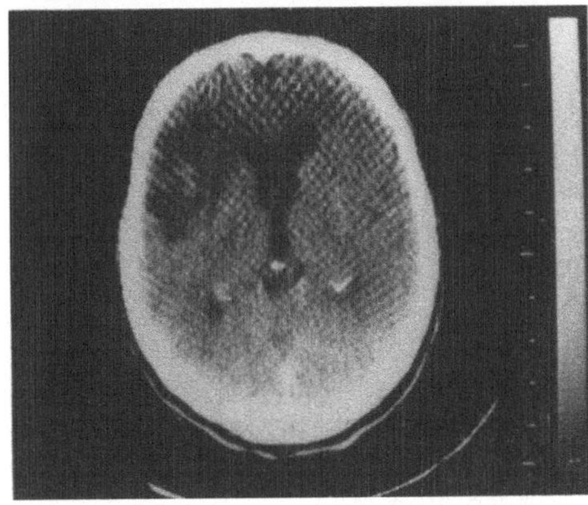

Abb. 9. Solitäre Hirnmetastase (Craniales Computertomogramm)

daß die Computertomographie für viele Fragestellungen entbehrlich sein kann. Unter Bildwandlerkontrolle kann eine gezielte Feinnadelpunktion die Diagnostik durch den gezielten Tumorzellnachweis optimieren ([27]; s. Kap. 7).

Kernspintomographie – Nuclear Magnetic Resonance = NMR

Von einer noch nicht absehbaren Weiterentwicklung bildgebender diagnostischer Verfahren, deren Grundlage elektromagnetische Resonanzfelder darstellen, werden spezifische und sensitive Diagnostikmöglichkeiten erwartet, wie sie bislang nicht verfügbar waren. Dieses als *Kernspintomographie* bezeichnete Verfahren wurde erst in den letzten Jahren entwickelt und zeichnet sich durch eine sehr hohe Auflösung bei fehlender bzw. zu vernachlässigender Belastung des Patienten aus. Allerdings sind die bislang verfügbaren Systeme sehr teuer und zudem störanfällig. Die Relation des Kostenfaktors in Verbindung mit dem diagnostischen Vorteil ist gegenwärtig eher ungünstig. Augenblicklich befinden sich nur wenige Geräte im Einsatz und der Erfahrungswert ist sehr begrenzt. Die zukünftige Entwicklung wird zeigen müssen, für welche Fragestellungen der Einsatz der Kernspintomographie herkömmlichen Untersuchungsverfahren überlegen ist.

Aufgrund bislang vorliegender Untersuchungsserien läßt sich allerdings schon jetzt erkennen, daß durch die Kernspintomographie insbesondere die Diagnostik cerebrospinaler bzw. intracranieller Veränderungen profitieren dürfte [53, 54]. Da es sich um ein nicht-invasives Verfahren handelt, ist die Belastung des Patienten minimal, was insbesondere für diese Patientengruppe von erheblicher Bedeutung ist und bei der Beurteilung im Vergleich zu anderen diagnostischen Verfahren berücksichtigt werden sollte.

Im Vergleich zur Ultraschalldiagnostik und zur Röntgen-Tomographie wird bei der Kernspintomographie ein grundlegend anderes physikalisches Signal erfaßt. Während bei den vorgenannten Verfahren jeweils nur eine Meßgröße, nämlich die Schallreflexion bzw. der Schwächungskoeffizient für Röntgenstrahlen, bestimmt wird, bietet die Kernspintomographie gleich mehrere Meßgrößen, die jeweils eine andere medizinische Information enthalten können. Bei den heute und in der näheren Zukunft verfügbaren Geräten, die den im Körper reichlich vorhandenen Wasserstoff benutzen, sind dies 1. die Protonendichte P, 2. die Spin-Gitter-Relaxationszeit T_1 und 3. die Spin-Spin-Relaxationszeit T_2. Diese drei physikalischen Meßgrößen lassen sich jedoch nicht durch eine einzige Messung bestimmen; vielmehr hängt das direkte Meßsignal von allen diesen Einzelgrößen ab.

Protonendichtebilder bieten einen guten Kontrast zwischen Knochen, Weichteilgewebe und Flüssigkeiten. Dabei treten die beim Röntgen-CT bekannten Artefakte nicht auf.

Standardmäßig werden Sagittal-, Transversal- und Coronalschnitte durchgeführt. Die Schnittebene wird elektronisch gewählt. Der Patient braucht sich nicht zu bewegen.

Die modernsten derzeitig verfügbaren Kernspintomographen verwenden die in der Universität Aberdeen entwickelte sog. Spin-Warp-Technik. Diese ermöglicht die gleichzeitige Bestimmung der Verteilung der wahren T_1-Werte und der wahren Protonendichte sowie ihre einzelne oder überlagerte Darstellung.

Für das maligne Melanom ergeben sich insbesondere in der Frühdiagnostik von Metastasen im Bereich des Zentralnervensystems durch die Kernspintomographie verbesserte und sensitivere Erfassungsmöglichkeiten. Im Einzelfall kann die Darstellung stark Melanin-haltiger Metastasen aufgrund paramagnetischer Eigenschaften von Melanin zur Signalabschwächung führen und die Auflösung beeinflussen (Abb. 10[1]).

Nuklearmedizinische Verfahren – Szintigraphische Untersuchungen

Szintigraphische Kontrolluntersuchungen sind heutzutage aus der Onkologie nicht mehr fortzudenken. Sie ermöglichen nicht nur eine präzise Information über die Einbeziehung spezieller Organsysteme in den Erkrankungsprozeß und tragen somit zum klinischen Staging bei, sondern sind auch in der verlaufsbezo-

---

[1] Für die Überlassung der Abbildung sei an dieser Stelle Herrn Dr. F.W. Smith sowie Prof. Dr. J. Mallard von der Universität Aberdeen gedankt.

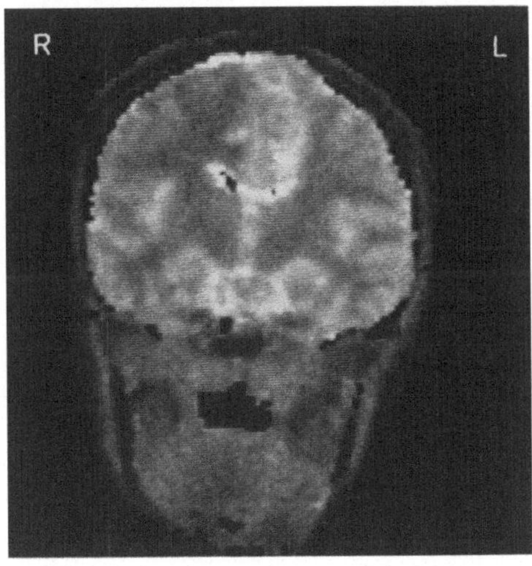

Abb. 10. Hirnmetastase oberhalb des linken Seitenventrikels (Kernspintomographie)

genen Diagnostik wertvolle Verfahren, mit denen therapeutische Effekte dokumentiert (allerdings nicht ausgewertet) werden können.

Alle szintigraphischen Untersuchungen sind primär funktionsorientierte Untersuchungsverfahren, die mittelbar über Alterationen der Aktivitätsverteilungsmuster auch Informationen über die Morphologie bzw. die morphologische Integrität ermöglichen [57]. In Ergänzung zu primär morphologisch orientierten Untersuchungsverfahren der Radiodiagnostik sind sie auch in der Verlaufskontrolle des Melanoms geläufig. Dies trifft insbesondere für die *Skelettszintigraphie* zu, die bereits frühzeitig pathologische Veränderungen im Knochenstoffwechsel sichtbar machen kann, bevor durch röntgenologische Befunde das Vorliegen von Knochenmetastasen festgestellt wird (Abb. 11). Ein frühzeitiges therapeutisches Eingreifen ist so eher möglich. Supportiv-chirurgische Eingriffe (Abb. 12) können rechtzeitig geplant werden (s. Kap. 18). Die im Skelettszintigramm zur Darstellung kommenden pathologischen Funktionsmuster sind allerdings bei hoher Sensitivität relativ unspezifisch, so daß genauere Aussagen über die Dignität von diesbezüglichen Veränderungen nur im Verlauf und bei entsprechender Befundkonstellation möglich sind.

Da nur in etwa bis zu 12% asymptomatischer Patienten mit malignem Melanom pathologische skelettszintigraphische Befunde zu erheben sind [52], wird der Einsatz der Skelettszintigraphie als Screening-Verfahren im Rahmen der Nachsorge widersprüchlich beurteilt. Allerdings zeigen symptomatische Verläufe wiederum weit fortgeschrittene Befunde, die oftmals eine chirurgische Intervention nicht mehr zulassen. Bei Patienten mit „High-Risk"-Melanomen sollte deshalb auch bei fehlenden Symptomen von seiten des Skelettsystems die regelmäßige Durchführung eines Skelettszintigrammes geplant werden.

Die *Leber-Milz-Szintigraphie,* auch in Form einer Sequenzszintigraphie, hat durch die abdominelle Sonographie an Bedeutung für die Verlaufskontrolle des Melanoms verloren, ist aber in der Lage, Metastasen in den dorsalen Leberabschnitten gut zur Darstellung zu bringen und gleichzeitig eine Information über

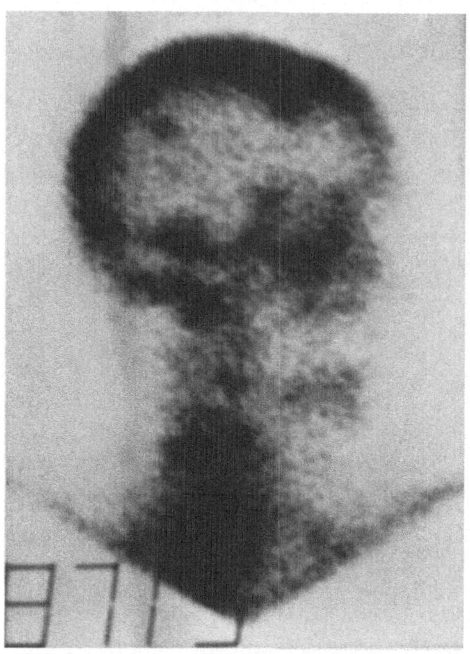

Abb. 11. Skelettmetastasen im Bereich der Schädelkalotte (Skelettszintigramm)

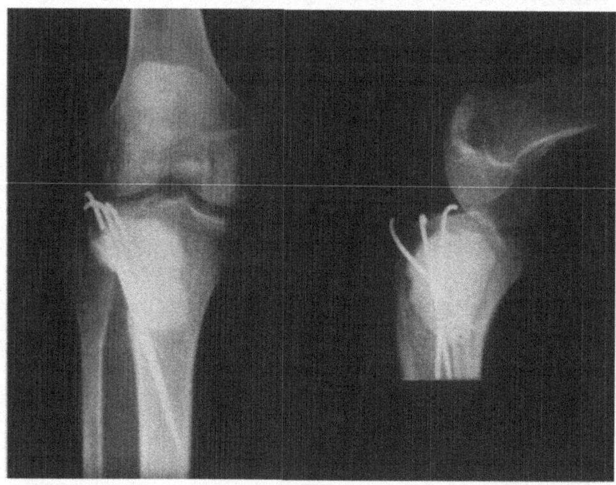

Abb. 12. Zustand nach operativer Versorgung einer solitären Knochenmetastase im Bereich der Tibia

die Funktionsstruktur des Leberparenchyms zu liefern, was von Bedeutung sein kann, wenn hepatotoxische Cytostatika eingesetzt werden. Unregelmäßigkeiten in der Radionuklidspeicherung können sowohl bei normalem Leberparenchym als auch bei kleinherdiger Metastasierung gefunden werden, weshalb im Zweifelsfall eine zusätzliche sonographische oder computertomographische Klärung, u. U. mit Feinnadelpunktion, angestrebt werden sollte (Abb. 13).

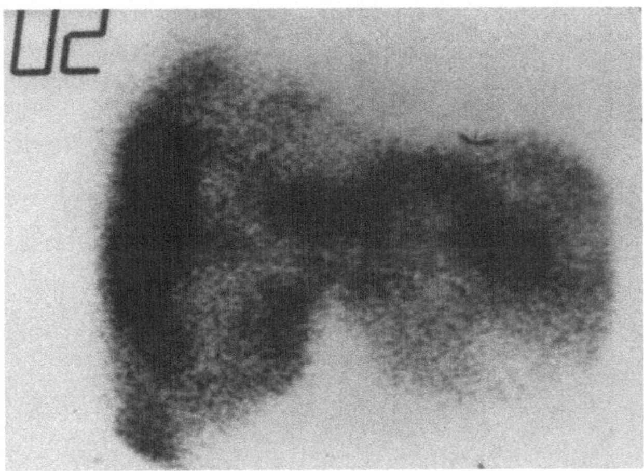

Abb. 13. Grobknotige Lebermetastasierung (Leber-Szintigramm)

Die *Hirnszintigraphie* wird zur Beantwortung der Frage nach Hirnmetastasen eingesetzt, wenn computertomographische Methoden nicht zur Verfügung stehen und aufgrund der klinischen Situation auf ein craniales Computertomogramm verzichtet werden kann. Besteht klinisch jedoch dringender Verdacht auf Hirnmetastasen, kann auf ein CCT nicht verzichtet werden. Zur Frage der Operabilität wird häufig zusätzlich eine Angiographie erforderlich sein.

Insgesamt dürfte die Hirnszintigraphie in der Nachsorge von Melanompatienten eher entbehrlich sein, da sie einen sicheren Ausschluß von Hirnmetastasen nicht ermöglicht und damit, dem EEG vergleichbar, lediglich eine grobe Informationsaussage zuläßt.

Zum Nachweis okkulter, z. T. auch an lympathische Strukturen gebundener Metastasen wird von einzelnen Autoren die Durchführung einer ^{67}*Gallium-Szintigraphie* empfohlen. Sie hat eine Sensitivität zwischen 39 und 90%, zeigt aber eine mit 96–99% sehr hohe Spezifität des *negativen* Ausfalls. Dieses Verfahren kann deshalb in der Verlaufskontrolle eingesetzt werden, um frühestmögliche Hinweise einer Tumorprogression bzw. deren Ausschluß zu erfassen [35].

Sonographie

Sonographische Untersuchungen haben sich in den letzten Jahren als treffsichere und ohne Strahlenbelastung unproblematisch durchführbare Hilfsmittel in der Verlaufskontrolle sowie bei klinischem Staging maligner Tumoren bewährt [30].

Mit Hilfe der Ultraschalluntersuchung, welche als Bedside-Methode einer Weiterentwicklung von Perkussion und Palpation vergleichbar ist, können zum Beispiel intrahepatische Metastasen, paraaortale und retroperitoneale Lymphome sowie Milz- und Nierenmetastasen diagnostiziert werden. Zystische Prozesse benigner Dignität können von sekundär zystischen Veränderungen kolliquierter Metastasen gut abgegrenzt werden; in Zweifelsfällen vermag auch hier eine sonographisch kontrollierte Feinnadelpunktion mit Aspirationscytologie (s. Kap. 7) die diagnostische Ausbeute zu erhöhen.

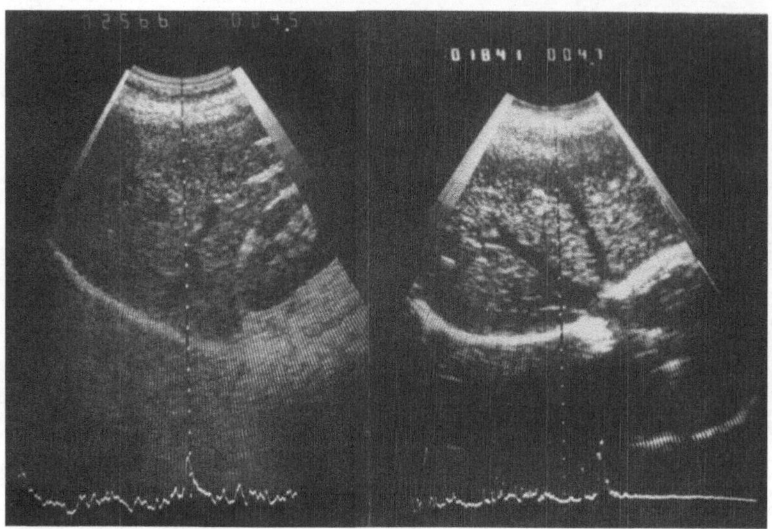

Abb. 14. Kleinherdige, multiloculäre Lebermetastasierung mit diffuser, aber inhomogener Binnenechoverstärkung. Links: Normalbefund (Abdominelle Sonographie)

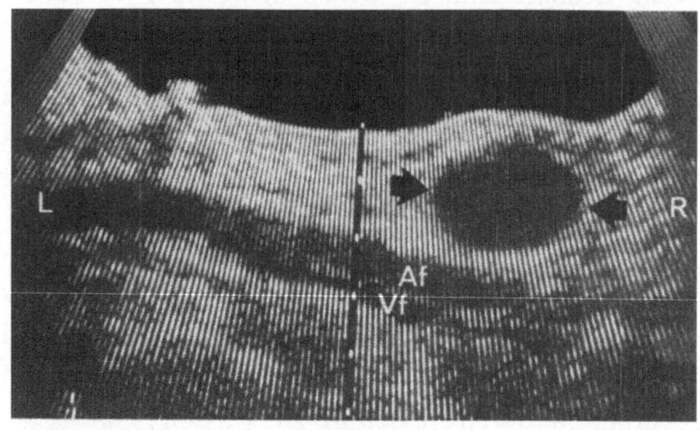

Abb. 15. Inguinale Lymphknotenmetastase (*Pfeile*), *Af* = A. femoralis, *Vf* = V. femoralis (Weichteilsonographie)

Binnenechoverteilungsmuster im Bereich des Parenchyms von Leber und Milz können sonographisch sehr sensitiv dokumentiert werden und zeigen frühzeitig das Entstehen einer disseminierten, multiloculären Metastasierung an (Abb. 14[2]).

Die von Brockmann et al. erstmals bei malignen Melanomen im Rahmen der Nachsorge eingesetzte *Weichteilsonographie* [7–9] erlaubt bei Verwendung hochauflösender Real-Time-Scanner-Geräte mit Schallkopffrequenzen von mindestens 3,5 MHz eine sehr sensitive Auflösung palpatorisch nicht differenzierbarer Weichteil- und Lymphknotenstrukturen (Abb. 15[3]). Während die

---

[2] Für die Überlassung der Abbildung sei Herrn Dr. W. Crone-Münzebrock, Hamburg, an dieser Stelle gedankt.

[3] Für die Überlassung der Abbildung sei Herrn Dr. W.P. Brockmann, Hamburg, an dieser Stelle gedankt.

Computertomographie Lymphknotenvergrößerungen erst ab ca. 2 cm Durchmesser als pathologisch erkennt und die Lymphographie in der Inguinal- und Axillarregion maligne Speicherdefekte von narbigen Veränderungen häufig nicht zu trennen vermag, zeigt die Sonographie diese Nachteile nicht. Da eine Eindringtiefe von ca. 6 cm ausreicht, können die Senderquarze auf diese kurze Distanz fokussiert werden, so daß sich die Bildauflösung weiter verbessert. Bei den meisten Geräten, insbesondere den mechanischen Sektor-Scannern, ist allerdings eine Wasservorlaufstrecke unabdingbar.

Mit dieser Methode ist eine beliebig wiederholbare Screening-Untersuchung der regionären Lymphknotenstationen schnell und zuverlässig durchführbar, auf die im Rahmen der Nachsorge nicht verzichtet werden sollte [63, 65].

Diese Untersuchungstechnik, die auch für die Untersuchung von Hoden/Nebenhoden und Schilddrüse geeignet ist, erlaubt sogar die nicht-invasive Abgrenzung nicht-maligner Lymphknotenveränderungen von denen neoplastischer Genese und kann speziell bei dieser Fragestellung auch als Verlaufsparameter zur Therapiekontrolle miteingesetzt werden.

Bei suspekten Befunden muß immer eine punktionscytologische oder histologische Klärung angestrebt werden.

Zusammenfassend läßt sich feststellen, daß sonographische Untersuchungen hinsichtlich ihres Informationswertes für die Verlaufskontrolle maligner Tumoren eine wesentliche Bereicherung und letztlich nicht mehr entbehrliche Modalität darstellen.

Allerdings ist die Verläßlichkeit der Aussage in besonderem Maße von der Technik und Erfahrung des Untersuchers abhängig.

Laboruntersuchungen

Laboruntersuchungen (Tabelle 8) in der postoperativen Verlaufsdiagnostik des malignen Melanoms haben zur Früherfassung von Rezidiven und Metastasen nur einen begrenzten Wert [63].

Durch die Einführung von monoklonalen Antikörpern in Diagnostik und Therapie und die durch sie erschlossenen Möglichkeiten der Zielzellenmarkierung („Targeting“) lassen sich allerdings für die Zukunft sensitivere und spezifischere Nachweisverfahren erhoffen, deren Ansätze bereits zu ermutigenden, wenngleich vorläufigen Ergebnissen geführt haben [1, 2, 10, 18, 19, 58, 60].

In der Regel ist bei einsetzender Metastasierung mit der Veränderung einzelner, meist unspezifischer Laborparameter zu rechnen, doch sind auch vollständig unauffällige Laborbefunde bei fortgeschrittener Erkrankung möglich.

Tabelle 8. Laboruntersuchungen

Blutbild	Gesamteiweiß
Blutkörperchensenkungsgeschwindigkeit	Kreatinin
Urinstatus	Harnstoff-N
SGOT, SGPT, γGT, alkalische Phosphatase	Elektrolyte
LDH	Harnsäure
Serumelektrophorese	Tumormarker

Die wichtigsten Parameter, die auf eine einsetzende oder bestehende viscerale Metastasierung hinweisen können, sind die Blutkörperchensenkungsgeschwindigkeit (BSG), das C-reaktive Protein (CRP), die Serumelektrophorese mit Erhöhung der alpha-1- und alpha-2-Globulinfraktion sowie die Laktatdehydrogenase (LDH). In wechselndem Ausmaß können auch serologische Tumormarker wie Phosphohexoseisomerase (PHI), Carcinoembryonales Antigen (CEA) oder das Tissue-Polypeptide-Antigen (TPA) besonders für den Verlauf verwertbare Befunde liefern [3, 4, 17, 36, 67]. Je nach Organbefall fallen zusätzlich gröbere Störungen der normalen Funktionswerte auf, wenn entsprechende Parenchymbezirke beteiligt sind, so z. B. Erhöhung der LDH und der Transaminasen sowie der y-GT und der alkalischen Phosphatase bei Lebermetastasen etc. Es sei aber darauf hingewiesen, daß z. B. ausgedehnte Lungenmetastasen mit einem stummen laborchemischen Befund einhergehen können und oftmals nur durch eine Röntgen-Thorax-Aufnahme nachgewiesen werden.

Die Urinprobe nach Thormälen weist die Ausscheidung von Melanogen in meist sehr weit fortgeschrittenen Fällen nach; sie hat deshalb als Methode zur Früherkennung von Metastasen eines Melanoms so gut wie keinen Wert, zumal auch bei disseminierter Metastasierung häufig negative Befunde erhalten werden. Die Ausscheidung von 5-S-Cysteinyl-Dopa im Urin zeigt in einigen Untersuchungsserien zwar gewisse Korrelationen zur Ausbildung von Metastasen, doch hat sich diese Untersuchung nicht als zuverlässiger Verlaufsmarker durchgesetzt [25, 39, 43, 44, 47].

Dasselbe gilt für die Untersuchung der Hydroxyprolin-Ausscheidung im Urin als Indikator für eine Skelettmetastasierung sowie für die serologische Bestimmung der Sialyltransferase, Sialylsäure, Thymidin-5'-triphosphatase oder Prolactin [13, 14, 24].

Skelettmetastasen können die Laborwerte für Calcium, Phosphat sowie für die alkalische Phosphatase beeinflussen, sind in der Regel aber vorher im Skelettszintigramm erkannt worden.

Für die routinemäßige Überwachung von Laborparametern kann deshalb lediglich die Durchführung folgender Untersuchungen empfohlen werden:

- Blutbild incl. Thrombocyten
- Differentialblutbild
- Blutkörperchensenkungsgeschwindigkeit (BSG)
- LDH
- γ-Gt – SGOT – SGPT – AP
- Serumelektrophorese.

Zusätzliche Untersuchungen sind je nach der speziell vorliegenden Fragestellung zu veranlassen.

Psychologisch-onkologische Nachsorge

Auch wenn beim malignen Melanom in fortgeschrittenen Stadien die therapeutischen Mittel begrenzt sind, muß die Führung des Patienten im Rahmen der onkologischen Nachsorge immer an der Wahrheit orientiert bleiben [37, 61].

Es versteht sich von selbst, daß jede Unterrichtung des Patienten und seiner Angehörigen über den sich ändernden Erkrankungszustand mit größtmöglichem Fingerspitzengefühl erfolgen muß, was eine spezielle Fähigkeit und Ausbildung des Arztes und seiner Mitarbeiter voraussetzt.

Der Patient muß Gelegenheit erhalten, *immer wieder* die ihn beschäftigenden Fragen an seinen Arzt richten zu können. Dieser muß *immer wieder* eine wahrheitsgemäße, aufrichtige Antwort geben.

„Tröstliche Notlügen" disqualifizieren den Arzt, zumal vorhandene Realitäten die Lüge schnell einholen und damit ein für alle Mal die Vertrauensbasis zwischen dem Patienten und dem Arzt, darüber hinaus aber auch oftmals gegenüber *jedem* anderen irreversibel zerstören.

Jedes durch Information über einen ungünstigen Sachverhalt ausgelöste Trauma muß unverzüglich durch Motivationsübertragung und Relativierung aufgearbeitet werden, mitunter sogar in wiederholtem Ansatz. Das Sterben als das Krankheitsende im Gegensatz zur Genesung beschließende Ereignis wird von Tumorpatienten wie auch von „Gesunden" unterschiedlich in die bewußte Wirklichkeitserfahrung integriert. Es erweist sich bei der Versorgung von Krebspatienten in vielen Fällen als hilfreich, über den Tod offen zu sprechen bzw. die unausgesprochene Angst vor dem Tode im Gespräch mit dem Patienten zur Sprache zu bringen. Obgleich allgemeinverbindliche Hinweise zum Verhalten des Arztes in dieser Versorgungssituation nicht gegeben werden können, zeigen die Erfahrungen doch eine überwiegend positive Reaktion der betroffenen Patienten [37].

Für die Belange der Nachsorge gilt es, zu gewährleisten, daß der Patient jederzeit diese als eine für seine persönlichen Belange ausgerichtete *gesundheitserhaltende* Maßnahme erkennt.

Zwischen den onkologischen Nachuntersuchungsterminen sollte die Betreuung des Melanompatienten beim Hausarzt erfolgen. Dieser ist die primäre medizinische Bezugsperson, welche die verschiedenen Nachsorgemaßnahmen untereinander koordinieren kann.

Bei ungünstigem Erkrankungsverlauf bewährt sich in der dann letztlich eintretenden Terminalphase der Erkrankung eine gut funktionierende Zusammenarbeit zwischen Familie, Hausarzt und Fachonkologen, so daß dem Patienten in diesem Zeitabschnitt das Gefühl des Alleingelassenseins und der terminalen Isolation erspart bleibt (s. Kap. 19).

Literatur

1. Attili A, Belli F, Buraggi GD, Turrin A, Gasparini G, Terno G, Cascinelli N (1985) Antimelanoma monoclonal antibody 225-8 S in immunoscintigraphy. An evaluation of side effects. 1st Internat. Conf. Skin Melanoma, Venice 6. – 9. 5. 1985 (8)
2. Bhardwaj S, Goldsmith SJ, Strashun A, Vallabhajosula S, Lehrer D, Holland J (1985) Scintigraphic Evaluation of Metastatic Melanoma with ^{111}In-labelled Monoclonal Antibodies: Work in Progress. 1st Internat. Conf. Skin Melanoma, Venice 6. – 9. 5. 1985 (139)
3. Björklund B (1980) On the nature and clinical use of tissue polypeptide antigen (TPA). Tumor Diagnostik 1:9 – 20
4. Bodansky O (1975) General aspects of enzymes in cancer: the glycolytic sequence. In: Bodansky O (ed) Biochemistry of Human Cancer. Academic Press, New York, pp 33 – 60

5. Bourjat P, Gautherie M, Grosshans E (1974) Diagnosis, follow-up and prognosis of malignant melanomas by thermography. Bibl Radiol 6:115–127
6. Breslow A (1970) Thickness, cross-sectional areas and depth of invasion in the prognosis of cutaneous melanoma. Ann Surg 172:902–908
7. Brockmann WP, Maas R, Voigt H (1982) Early Detection of Soft Tissue and Lymph Node Metastases by Ultrasonography. Proc. 13th Internat. Cancer Congr., Seattle 8.–15. 9. 1982 (3422)
8. Brockmann WP, Hermanns PM (1984) Ultraschalldiagnostik der Körperweichteile. Chir Praxis 33:1–12
9. Brockmann WP, Maas R, Voigt H, Thoma A, Schweer S (1985) Veränderungen peripherer Lymphknoten im Ultraschall. Ultraschall 6:164–169
10. Buraggi GL, Cascinelli N, Turrin A, Gasparini M, Callegaro L, Attili A, Bombardieri E, Ferrone S, Seregni E, Terno G, Mariani G (1985) Immunoscintigraphy with Anti-melanoma Monoclonal Antibody. 1st Internat. Conf. Skin Melanoma, Venice 6.–9. 5. 1985 (138)
11. Caldironi MW, Nitti D, Schiavon M, Aldinio MT, Angelastri F, Azzena B (1985) Laparascopy in the Staging of Malignant Melanoma in 282 Cases. 1st Internat. Conf. Skin Melanoma, Venice 6.–9. 5. 1985 (102)
12. Clark WH, From L, Bernardino EA, Mihm MC (1969) The histogenesis and biologic behavior of primary human malignant melanomas of the skin. Cancer Res 29:705–726
13. Cupissol D, Grenier J, Pujol H, Serrou B (1985) Prognostic Value of Prolactin in the Follow-Up of Patients with Malignant Melanoma. 1st Internat. Conf. Skin Melanoma, Venice 6.–9. 5. 1985 (70)
14. Dahlmann N, Müller D (1980) Thymidine-5′-triphosphatase: A New Human Enzyme Activity and its Significance in Malignant Diseases. Hoppe-Seylers Z Physiol Chem 361:1851–1854
15. Day CL, Mihm MC, Lew RA, Kopf AW, Sober AJ, Fitzpatrick TB (1982) Cutaneous Malignant Melanoma: Prognostic Guidelines for Physicians and Patients. CA 2:113–122
16. Diehl (1980) Nachsorge für Krebspatienten. Med Klin 75:602–608
17. Di Filippo F, Isabella F, Calabro AM, Carlini S, Piarulli L, Merucci P, Cavaliere R (1985) TPA Monitoring during Surgical Follow Up of Melanoma. 1st Internat. Conf. Skin Melanoma, Venice 6.–9. 5. 1985 (71)
18. Dippold WG, Dienes HP, Knuth A, Meyer zum Büschenfelde KH (1985) Monoklonale Antikörper beim malignen Melanom. In: Holzmann H, Altmeyer P, Hör G, Hahn K (Hrsg) Dermatologie und Nuklearmedizin. Springer, Berlin Heidelberg New York Tokyo, S 130–136
19. Dippold W, Knuth A, Dienes HP, Meyer zum Büschenfelde KH (1985) Immunohistochemistry with monoclonal G_{D3}-ganglioside antibody R-24: A new basis for the diagnosis and treatment of malignant melanoma? 1st Internat. Conf. Skin Melanoma, Venice 6.–9. 5. 1985 (6)
20. Elke M, Wiggli U, Huenig R (1977) Praktische Gesichtspunkte zur Diagnose intracranieller Tumoren durch die Computer-Tomographie (CT). Radiologe 17:157–170
21. Fee HJ, Robinson DS, Sample WF, Graham LS, Holmes EC, Morton DL (1978) The determination of lymph shed by colloidal gold scanning in patients with malignant melanoma: A preliminary study. Surgery 84:626–632
22. Feun LG, Gutterman J, Burgess MA, Hersh EM, Mavligit G, McBride CM, Benjamin RS, Richman SP, Murphy WK, Bodey GP, Brown BW, Mountain CF, Leavens ME, Freireich EJ (1982) The Natural History of Resectable Metastatic Melanoma (Stage IVA Melanoma). Cancer 50:1656–1663
23. Fritsch P, Pechlaner R (1981) Differentiation of benign from malignant melanocytic lesions using incident light microscopy in: Ackerman AB (ed): Pathology of Malignant Melanoma. Masson, New York, pp 301–312
24. Ganzinger U, Dorner F, Unger FM, Moser K, Jentzsch K (1977) Erhöhung der Serum-Siayltransferase bei menschlichen Malignomen: Grundlage für ein neues Diagnostikum? Klin Wochenschr 55:553–555
25. Graef V, Paul E (1982) Urinary free and conjugated 5-S-cysteinyldopa in normal subjects and in patients with melanoma. Br J Dermatol 106:53–57

26. Grosshans E, Gautherie M (1984) Thermographie bei malignen Melanomen der Haut. In: Stüttgen G, Flesch U (Hrsg) Dermatologische Thermographie. edition medizin, Weinheim Deerfield Basel, S 141–158
27. Haaga JR, Alfidi RJ (1976) Precise biopsy localization by computed tomography. Radiology 118:603–607
28. Harrelson JM (1982) Orthopaedic considerations in the treatment of malignant melanoma. In: Seigler HF (ed) Clinical Management of Melanoma. Martinus Nijhoff Publishers, The Hague Boston London, pp 435–449
29. Heaston DK, Putman CE (1982) Radiographic manifestations of thoracic malignant melanoma. In: Seigler HF (ed) Clinical Management of Melanoma. Martinus Nijhoff Publishers, The Hague Boston London, pp 63–132
30. Heimpel H, Bargon G, Hetzel WD, Lohrmann HP, Heymer B, Müller E, Potthoff PC, Schulze K, Sonntag A (1980) Indikationen und Wertigkeit diagnostischer Maßnahmen bei der Metastasensuche. In: Heimpel H, Herfarth C, Schreml W (Hrsg) Metastasen: Pathobiologie – Diagnostik – Therapiemöglichkeiten. Aktuelle Probleme in Chirurgie und Orthopädie, Band 14 (Begr v Saegesser M; hrsgg. v Burri C, Herfarth C, Jäger M). Huber, Bern Stuttgart Wien, S 47–56
31. Hiss J, Shafir R, Itzchak Y, Bubis JJ (1985) Pitfalls in Ultrasonographic Measurements of the Thickness of Cutaneous Malignant Melanoma. 1st Internat. Conf. Skin Melanoma, Venice 6.–9. 5. 1985 (118)
32. Illiger HJ (1981) Aufgaben, Konzepte und Praxis der Tumornachsorge aus der Sicht des Klinikers. In: Hartwich G (Hrsg) Aktuelle internistische Tumortherapie. Aktuelle Onkologie, Band 2. Zuckschwerdt, München Bern Wien, S 15–25
33. Ippolito F, Di Carlo A (1985) The Usefulness of Thermographic Investigation in the Diagnosis of Melanoma. 1st Internat. Conf. Skin Melanoma, Venice 6.–9. 5. 1985 (99)
34. Karakousis CP, Moore R, Holyoke ED (1983) Surgery in Recurrent Malignant Melanoma. Cancer 52:1342–1345
35. Kirkwood JM, Myers JE, Vlock DR, Neumann R, Ariyan S, Gottschalk A, Hoffer P (1982) Tomographic gallium-67 citrate scanning: Useful new surveillance for metastatic melanoma. Ann Intern Med 97:694–699
36. Lüthgens M, Schlegel G (1980) CEA + TPA in der klinischen Tumordiagnostik, insbesondere des Mamma-Karzinoms. Tumordiagnostik 2:63–77
37. Meerwein F (1981) Die Arzt–Patientenbeziehung des Krebskranken. In: Meerwein F (Hrsg) Einführung in die Psycho-Onkologie. Huber, Bern Stuttgart Wien, S 84–164
38. Meyer CM, Lecklitner ML, Logic JR, Balch CE, Bessey PQ, Tauxe WN (1979) Technetium-^{99m} sulfur-colloid cutaneous lymphoscintigraphy in the management of truncal melanoma. Radiology 131:205–209
39. Mojamdar M, Ichihashi M, Mishima Y (1979) Detection and Quantitation of 5-S-Cysteinyldopa in Melanotic and Amelanotic Melanoma in Comparison with Nopigment Cell Tumors and its Urinary Excretion. J Dermatol (Tokyo) 6:379–382
40. Munz DL, Altmeyer P, Sessler MJ, Hör G (1982) Axillary lymph node groups – the center in lymphatic drainage from the truncal skin in man: Clinical significance for management of malignant melanoma. Lymphology 15:143–147
41. Munz DL, Altmeyer P (1985) Erfahrungen mit der präoperativen peritumoral-interstitiellen Lymphoszintigraphie (PIL) beim malignen Melanom an 300 Patienten. In: Holzmann H, Altmeyer P, Hör G, Hahn K (Hrsg) Dermatologie und Nuklearmedizin. Springer, Berlin Heidelberg New York Tokyo, S 148–160
42. Munz DL, Jung H, Altmeyer P (1985) Die präoperative peritumoral-interstitielle Doppelnuklid-Doppelcompound-Lymphoszintigraphie (PIDDL) zum nicht-invasiven Nachweis von Lymphknotenmetastasen: Prinzip und klinische Einsatzmöglichkeiten. In: Holzmann H, Altmeyer P, Hör G, Hahn K (Hrsg) Dermatologie und Nuklearmedizin. Springer, Berlin Heidelberg New York Tokyo, S 190–193
43. Paul E, Graef V, Ruppel R (1980) 5-S-Cysteinyldopa im Urin – ein „Tumortest" bei malignem Melanom? Vergleich mit den „üblichen" Laboruntersuchungen. Z Hautkr 55:1543–1560
44. Pavel S, Van der Slik W (1985) High-Performance Liquid Chromatography of Indolic

Melanin-related Compounds in Melanotic Urine. 1st Internat. Conf. Skin Melanoma, Venice 6.–9. 5. 1985 (38)

45. Pehamberger H, Steiner A, Wolff K (1985) Improvement of Clinical Diagnosis of Pigmented Skin Lesions by Incident Light Microscopy. 1st Internat. Conf. Skin Melanoma, Venice 6.–9. 5. 1985 (96)
46. Peter HH, Deutschmann KEM, Deicher H, Guthy E, Cesarini JP, Löblich HJ (1979) Das maligne Melanom aus onkologisch-chirurgischer Sicht. Therapiewoche 29:5410–5420
47. Peter RU, Mamberger HW (1985) Surgical Treatment of Malignant Melanoma and Urinary 5-S-Cysteinyl-Dopa (5-SCD) Values Relevance for Diagnosis and Therapy Control. 1st Internat. Conf. Skin Melanoma, Venice 6.–9. 5. 1985 (73)
48. Rothe R, Scherer U, Lissner J (1977) Besondere Indikationen für die Anwendung der Ganzkörper-Computer-Tomographie. Fortschr Roentgenstr 127/6:530–535
49. Rubin P, Keys H (1982) The Staging and Classification of Cancers: A Unified Approach. In: Carter SK, Glatstein E, Livingston RB (eds) Principles of Cancer Treatment. McGraw-Hill Book Company, New York, pp 14–25
50. Schmoeckel C, Braun-Falco O (1978) Prognostic index in malignant melanoma. Arch Dermatol 114:871–873
51. Schulze K, Hübener KH (1980) Extrakranielle Metastasendiagnostik mit der Ganzkörper-Computertomographie. In: Heimpel H, Herfarth C, Schreml W (Hrsg) Metastasen: Pathobiologie – Diagnostik – Therapiemöglichkeiten. Aktuelle Probleme in Chirurgie und Orthopädie, Band 14 (Begr v Saegesser M, hrsgg v Burri C, Herfarth C, Jäger M). Huber, Bern Stuttgart Wien, S 32–42
52. Seigler HF, Fetter BF (1977) Current management of melanoma. Ann Surg 186:1–12
53. Smith FW, Mallard JR, Hutchison JMS, Reid A, Johnson G, Redpath TW, Selbie RD (1981) Clinical application of nuclear magnetic resonance. Lancet I:1250–1251
54. Smith FW (1983) Nuclear Magnetic Resonance in the Investigation of Cerebral Disorder. J Cereb Blood Flow Metab 3:263–269
55. Steiner A, Pehamberger H, Konrad K, Wolff K (1985) Incident Light Microscopy – A New Tool for the Clinical Diagnosis of Dysplastic Nevi. 1st Internat. Conf. Skin Melanoma, Venice 6.–9. 5. 1985 (97)
56. Stephens DH, Sheedy PF, Hettery RR, Williamson B (1977) Diagnosis and evaluation of retroperitoneal tumors by computed tomography. Am J Roentgenol 129:395–402
57. Sullivan DC (1982) Radionuclide studies in malignant melanoma. In: Seigler HF (ed) Clinical Management of Melanoma. Martinus Nijhoff Publishers, The Hague Boston London, pp 331–353
58. Thomas J, Schmelter R, Friefeld G, Unger M, Robinson WA (1985) Detection of Metastatic Disease in Human Malignant Melanoma using 111-In-labelled Monoclonal Antibody Type 96.5. 1st Internat. Conf. Skin Melanoma, Venice 6.–9. 5. 1985 (146)
59. Thompson WM (1982) Radiographic manifestations of metastatic melanoma to the gastrointestinal tract, hepatobiliary system, pancreas, spleen, and mesentery. In: Seigler HF (ed) Clinical Management of Melanoma. Martinus Nijhoff Publishers, The Hague Boston London, pp 133–190
60. Vennegoor C, Rümke P (1985) Detection of Melanoma-associated Antigen in serum with monoclonal antibody NKI/C-3. 1st Internat. Conf. Skin Melanoma, Venice 6.–9. 5. 1985 (12)
61. Voigt H, Crone-Münzebrock W (1981) Nachstationäre ambulante Diagnostik und Überwachung des malignen Melanoms. Therapiewoche 31:6409–6416
62. Voigt H (1982) Postoperative Verlaufsdiagnostik der Melanomerkrankung. MEDICA 10:628–633
63. Voigt H (1982) Das maligne Melanom der Haut: Diagnose, Verlaufsdiagnose und Nachsorge. Inform Arzt 16:41–51
64. Voigt H, Kleeberg UR (1983) Herausforderung Melanom – Eine Übersicht über Frühdiagnose, Diagnostik, Therapie und Nachsorge aus dermatologischer und internistisch-onkologischer Sicht. Hamb Ärztebl 2:41–48
65. Voigt H (1985) Klinisch-onkologische Erfordernisse einer Melanomnachsorge. In: Wolff HH, Schmeller W (Hrsg) Fehlbildungen – Naevi – Melanome. Fortschr der oper Dermatol Bd 2. Springer, Berlin Heidelberg New York Tokyo S 290–297

66. Voigt H, Goos M (1986) Partielle und komplette Regression maligner Melanome. Akt Dermatol 12:36–40
67. Wagener C, Breuer H (1977) Diagnostic, significance and clinical application of tumor-associated antigens in man with special reference to the carcinoembryonic antigen. J Clin Chem Clin Biochem 15:529–543
68. Wander HE, Nagel GA (1984) Nachsorge. In: Wander HE, Nagel GA (Hrsg) Mammakarzinome: Vorsorge, Therapie, Nachsorge, besondere Fragestellungen. Zuckschwerdt, München Bern Wien, S 147–152
69. Zartman GM, Thomas MR, Robinson WA (1985) Effectiveness of Current Diagnostic Techniques for Staging Malignant Melanoma. 1st Internat. Conf. Skin Melanoma, Venice 6.–9. 5. 1985 (101)
70. Zum Winkel K, Priwitzer U, Jancke T, Schnyder UW (1972) Lymphoszintigraphie beim malignen Melanom. Hautarzt 23:394–399

11. Immunologische Aspekte maligner Melanome

E.-B. BRÖCKER, J. BRÜGGEN, L. SUTER, C. SORG und E. MACHER

Einleitung

Klinische und histologische Beobachtungen führten zu der Vorstellung, daß immunologische Vorgänge bei der Melanomerkrankung eine wichtige Rolle spielen.

Das maligne Melanom gehört zu den Tumoren, die sich spontan vollständig zurückbilden können. Primärmelanome der Haut zeigen recht häufig das Phänomen partieller Tumorregression. Ein entzündliches Infiltrat ist ein regelmäßiger Begleiter primärer Melanome.

Körpereigene (immunologische?) Mechanismen können offenbar das Wachstum von Mikrometastasen eines malignen Melanoms jahre- bis jahrzehntelang aufhalten.

Trotz intensiver immunologischer Forschung am Melanom gibt es heute viele ungelöste Fragen.

Die Notwendigkeit, „Melanomimmunologie" kritisch zu sehen, ergibt sich aus folgenden Tatsachen:

1. Melanompatienten im Stadium I und II haben keinen generalisierten Immundefekt (Übersicht bei [74]). Ein Melanom entsteht offenbar nicht aufgrund fehlender „Immune-Surveillance". Mit Ausnahme des (seltenen) Lentigo-maligna-Melanoms ist das Melanom eine Erkrankung des jüngeren und mittleren Lebensalters [63].
2. Immuntherapie hat beim malignen Melanom ebenso wie bei vielen anderen menschlichen Tumoren bisher keine überzeugenden Erfolge erbracht. Weder „spezifische" Immuntherapie mit Tumorvaccinen [66], noch unspezifisch immunstimulierende Maßnahmen, z. B. mit Levamisol oder BCG haben in randomisierten Studien zu meßbarer Verbesserung der Prognose im Stadium I oder II geführt [106, 116].
3. Starke lymphozytäre Infiltrate in Primärmelanomen sind, entgegen früherer Vorstellung, nicht mit einer günstigen Prognose assoziiert (s. u.). Auch Regression ist kein günstiges prognostisches Zeichen [24, 36, 67, 99].
4. Es gibt kein melanomspezifisches Antigen. Weder mit menschlichen Seren [87], noch mit monoklonalen Antikörpern (s. u.) konnten Antigene aufgedeckt werden, die einzig und regelmäßig auf Melanomzellen vorkommen.

Dieser Beitrag will anhand des entzündlichen Infiltrats in Melanomen und der Expression von Histokompatibilitätsantigenen auf den Tumorzellen auf die kritische Rolle aufmerksam machen, die immunologische Interaktionen für den

Tumorverlauf spielen können. Weiterhin sollen phänotypische Heterogenität und Wandelbarkeit der Melanomzellen gezeigt werden. Dies ist eine wichtige Voraussetzung dafür, zukünftige immuntherapeutische Ansätze, z. B. mit monoklonalen Antikörpern gegen melanomassoziierte Antigene, realistisch einzuschätzen.

Das entzündliche Infiltrat beim malignen Melanom

Im Gegensatz zu gutartigen Naevuszellnaevi sind maligne Melanome, insbesondere Primärmelanome, von lymphohistiozytären Infiltraten begleitet. Auf experimentelle Tumormodelle gründet sich die Vorstellung, daß solche Infiltrate Ausdruck einer spezifischen Immunreaktion gegen Tumorantigene sind. Aber auch unspezifische Faktoren, z. B. die Produktion lymphokinähnlicher Mediatoren durch Tumorzellen [57, 91, 117] könnten die Ansammlung von Lymphozyten und Makrophagen im Bereich maligner Melanome erklären. Die Frage, welche Funktion das entzündliche Infiltrat beim Primärmelanom hat, und wie es entsteht, ist ungeklärt. In der radialen Wachstumsphase findet man unterhalb des Tumors häufig ein bandförmiges Infiltrat, das anscheinend keinen direkten Kontakt zu Tumorzellen hat (Abb. 1). Beim Eintritt in die vertikale Wachstumsphase scheint der Tumor dieses Infiltrat zu durchbrechen; unterhalb invasiver Tumorpartien findet man in dicken Melanomen oft kein Infiltrat [65]. Es gibt aber auch intratumorale Infiltrate (Abb. 2), die ebenso wie die peritumoralen Infiltrate aus Lymphozyten, Makrophagen, Mastzellen, Plasmazellen und (selten) eosinophilen Granulozyten bestehen [28].

Die Frage, ob die Intensität des entzündlichen Infiltrats bei Primärmelanomen eine prognostische Bedeutung hat, ist in der Literatur widersprüchlich beantwortet worden. Einige Autoren fanden eine bessere Prognose bei Patienten, deren Melanom von einem starken Infiltrat begleitet war [40, 56, 96, 101], bzw. eine besonders schlechte Prognose, wenn das basale Infiltrat fehlte [89, 90], während in vielen anderen Studien keine Beziehung zwischen der Intensität entzündlicher Infiltrate im Primärtumor und der Prognose ermittelt werden konnte [4, 37, 60, 65, 102]. Eine neuere Untersuchung [10] hat ergeben, daß Infiltrate, die innerhalb des Melanoms engeren Kontakt zu Tumorzellen haben, sogar ein prognostisch ungünstiges Zeichen sein können. Wir fanden, daß Metastasen bevorzugt bei solchen Patienten aufgetreten waren, in deren Melanom ein größerer Anteil des Gesamtinfiltrats intratumoral lokalisiert war (Abb. 3). Dies weist darauf hin, daß möglicherweise die Balance funktionell gegensätzlicher Infiltratzellen einen Einfluß auf den Verlauf der Erkrankung haben könnte.

Funktionelle Untersuchungen an tumorinfiltrierenden Lymphozyten, wie sie von Tötterman et al. [98], Vose und Moore [107], Kaszubowski et al. [51], Moore and Vose [70], Vose und Bonnard [108] bei Lungen-, Mamma- und Darmkarzinomen durchgeführt wurden, sind bei Primärmelanomen schwierig, weil die Tumoren zu klein sind, um genügend Zellen für solche Studien zu extrahieren.

Erste Anfänge, Einblick in Funktionen von Tumorinfiltraten zu gewinnen, scheinen möglich geworden zu sein durch die Entwicklung monoklonaler Anti-

1
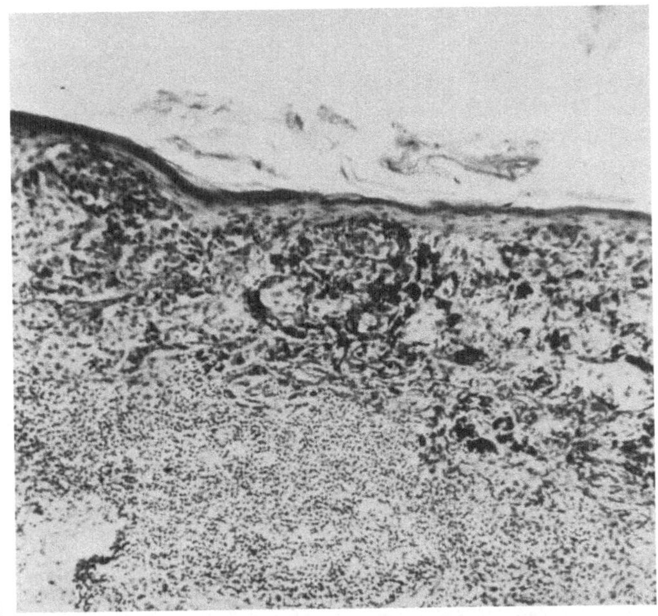

2
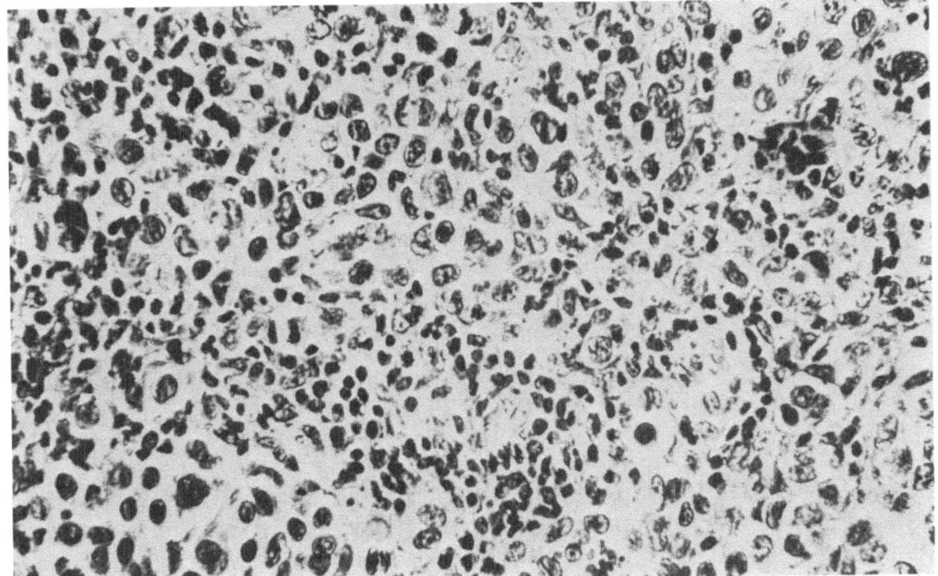

Abb. 1. Lymphohistiozytäres Infiltrat unter einem Primärmelanom (SSM III). H & E ×80

Abb. 2. Lymphozyten inmitten eines Primärmelanoms (SSM IV, klinisches Stadium II), H & E, ×400

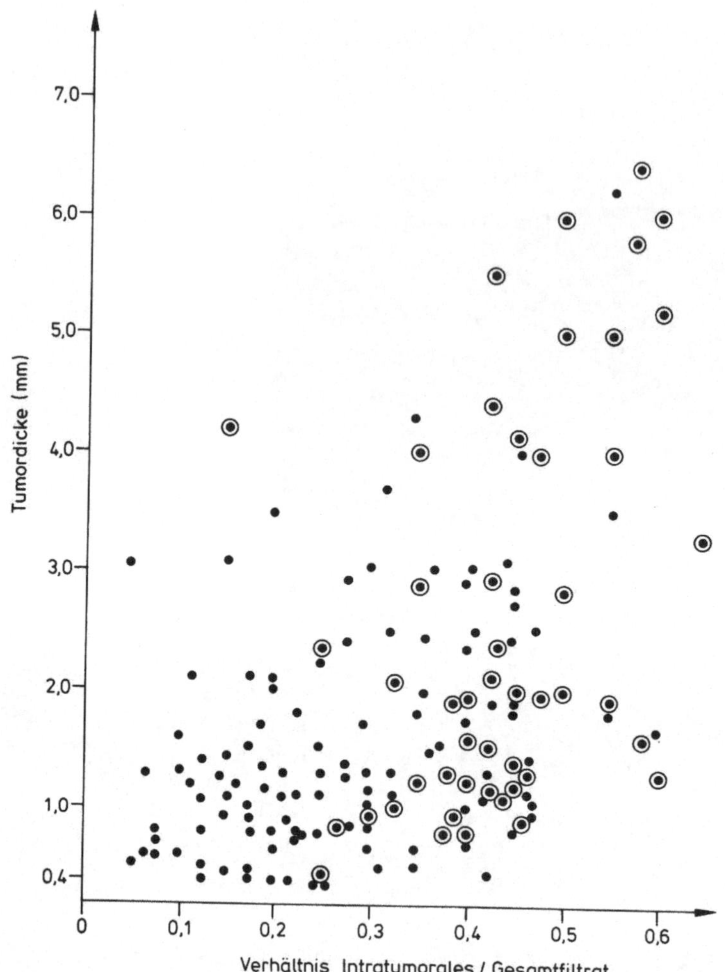

Abb. 3. Tumordicke, Infiltratmuster und Prognose. • Tumoren ohne Metastasierung (nach ≧ 5 Jahren). ⊙ Tumoren mit Metastasierung

körper gegen funktionell definierte Lymphozyten- und Makrophagensubpopulationen. Mit diesen monoklonalen Antikörpern kann man immunhistologische Untersuchungen durchführen und ohne Zerstörung des „Microenvironment" eines Tumors die Anwesenheit bestimmter Infiltratzellen nachweisen.

Tabelle 1 verweist auf Literatur über solche monoklonalen Antikörper und stellt Befunde zusammen, die von verschiedenen Autoren an entzündlichen Infiltraten in Melanomen und anderen malignen Tumoren erhoben wurden.

Wie bei der allogenen Hauttransplantat-Abstoßungsreaktion, die von Bhan et al. [6] am Menschen immunhistologisch untersucht wurde (Tabelle 1), bestehen entzündliche Infiltrate in malignen Tumoren ganz überwiegend aus aktivierten T-Lymphozyten. B-Lymphozyten, Monozyten und junge Makrophagen kommen nur vereinzelt in diesen Infiltraten vor. Auch phänotypisch durch die

Tabelle 1. Zusammensetzung von Tumorinfiltraten. Analysen mit monoklonalen Antikörpern

Monokl. Antikörper	Reaktion	Literatur	Melanom [59, 77, 85, 118, 119]	Mamma-CA [7, 84, 113]	Ovarial-CA [49]	Transplantatabstoßung [6]
B 1, anti IgM	B-Lymphozyten	[7]	±	±	±	±
OKT 1, 3, 11	Reife, periphere T-Lymphozyten	[80, 105]	+/+++	+/+++	+/+++	+++
OKT 4, Leu 3a	Helfer-T-Lymphozyten	[62, 81]	+/+++	+/+++	+/+++	+++
OKT 8	Suppressor/zytotoxische T-Lymphozyten	[83]	+/+++	+/+++	+/+++	+
OKT 6	Langerhanszellen Thymozyten	[76]	0/+	0/±	n.u.	+
OKI a	HLA-DR: aktiv.	[28, 82, 92]	+/+++	+/++	++	+++
910D7	T-Ly, B-Ly, Monozyten-Makroph. u.a.					
OKM 1	Monozyten, Granulozyten, NK-Zellen	[8]	±	±	±	10–15% esterasepositive Zellen
25F9	Ältere Makrophagen	[115]	+/+++	n.u.	n.u.	n.u.
HNK 1 Leu 7	NK- u. K-Zellen	[1]	±	±	±	n.u.

monoklonalen Antikörper OKM 1 und Leu 7 (HNK-1) determinierbare natürliche Killer-Zellen (NK-Zellen) und K-Zellen [43, 73] sind in situ in Tumorinfiltraten kaum nachweisbar (Tabelle 1).

In Melanominfiltraten und auch in entzündlichen Infiltraten anderer Tumoren kann das Verhältnis der phänotypisch unterscheidbaren T-Lymphozyten-Subpopulationen anders als im peripheren Blut sein. Karavodin et al. [50] fanden im Blut von Melanompatienten keine Abweichung von dem normalen Verhältnis der OKT 4/Leu 3a$^+$ Helfer-T-Lymphozyten zu den OKT 8-positiven Suppressor/zytotoxischen T-Lymphozyten von etwa 2:1. In frühen Phasen der allogenen Hauttransplantat-Abstoßungsreaktion fanden Bahn et al. [6] ganz überwiegend Helfer-T-Zellen im Infiltrat. Wir haben gefunden, daß diese Lymphozyten-Subpopulation auch in den peritumoralen Melanominfiltraten, vor allem in dünneren Primärtumoren überwiegt (Abb. 4, 6 [119]). Demgegenüber bestehen intratumoral lokalisierte Infiltrate, besonders in dicken Primärmelanomen der Haut und in Melanommetastasen überwiegend aus OKT 8-positiven T-Lymphozyten (Abb. 5, 7). Die Abbildungen 6 und 7 verdeutlichen graphisch immunhistologische Befunde, die an 25 dünnen und 17 dicken Primärmelanomen erhoben wurden.

Die wichtigste antigenpräsentierende Zelle der Haut, die Langerhans-Zelle [94], ist durch die Reaktion mit dem monoklonalen Antikörper OKT 6 lichtmikroskopisch erkennbar [76]. Langerhans-Zellen kommen in entzündlichen Infil-

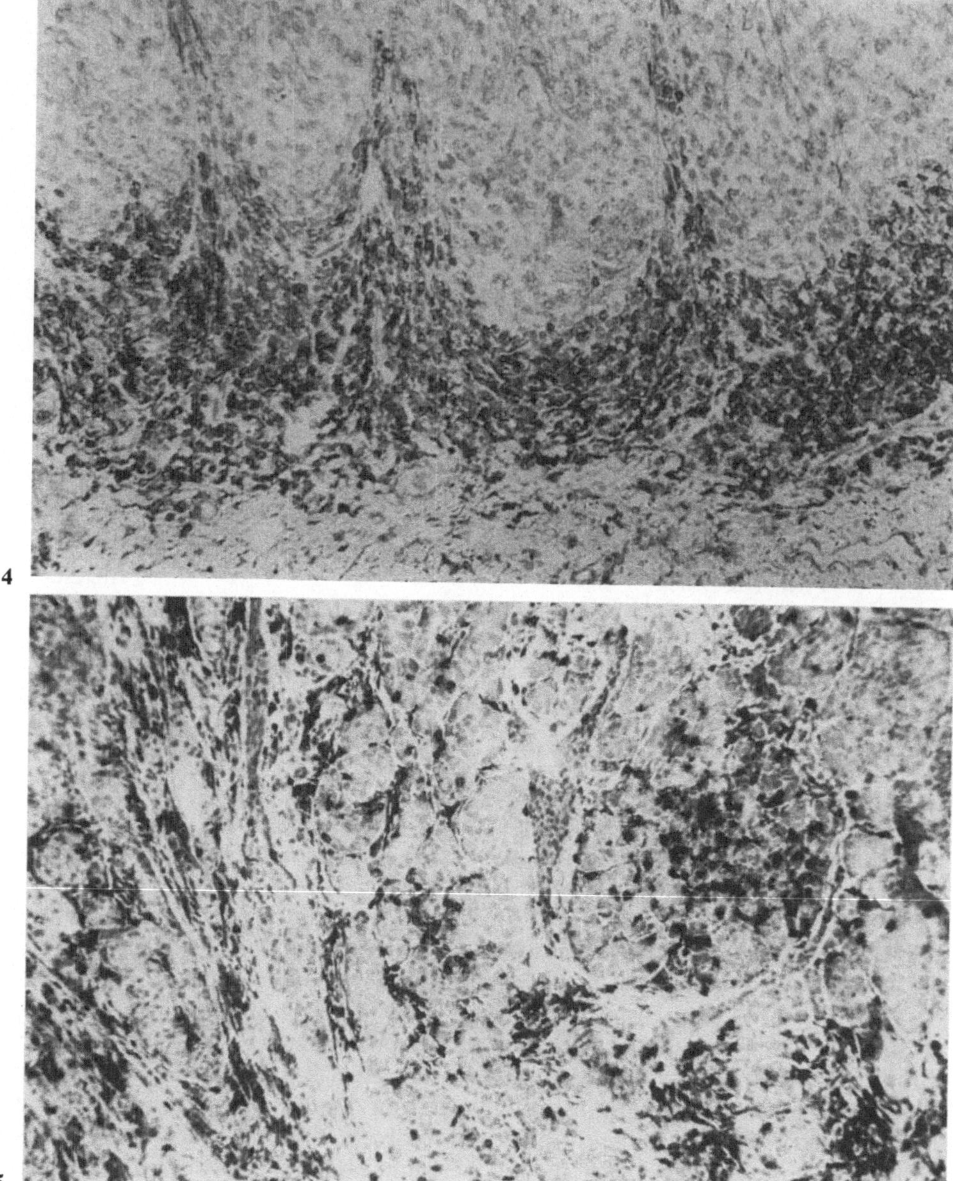

4

5

Abb. 4. Peritumorales Infiltrat (SSM III). Immunhistologischer Nachweis Leu 3a+ T-Lymphozyten, ×100

Abb. 5. Intratumorales Infiltrat (NM IV). Immunhistologischer Nachweis OKT 8+ T-Lymphozyten, ×80

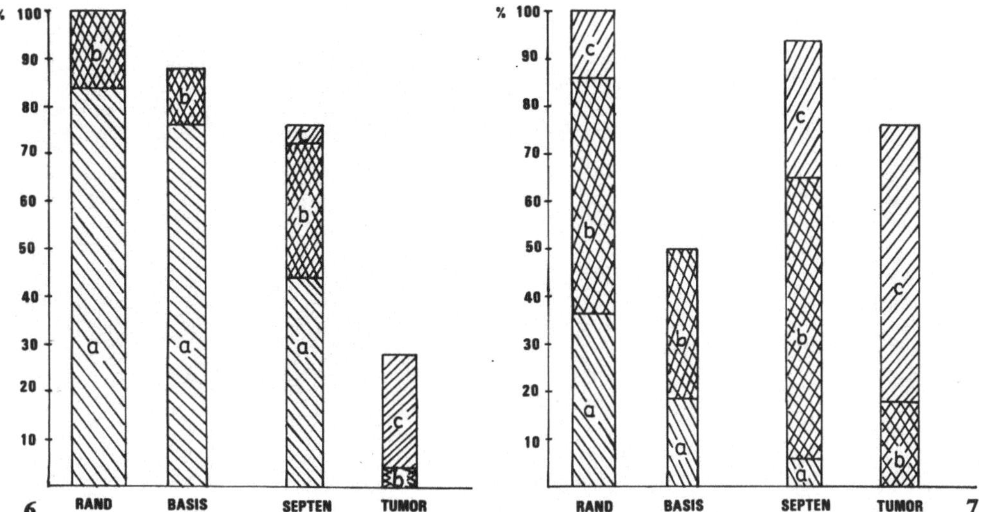

Abb. 6. Infiltrat in dünnen Primärmelanomen (TD $< 1{,}5$ mm, n=25). Die Höhe der Säulen zeigt, wieviel Prozent der untersuchten Tumoren Infiltrate an verschiedenen Lokalisationen aufweisen. Die Breite der Säule entspricht der mittleren Stärke dieser Infiltrate. *a* überwiegend OKT4$^+$ (Leu 3$^+$) T-Lymphozyten; *b* etwa gleichviele OKT4$^+$ (Leu 3$^+$) und OKT8$^+$ Lymphozyten; **c** überwiegend OKT8$^+$ Lymphozyten

Abb. 7. Infiltrat in dicken Primärmelanomen (TD > 3 mm, n=17). Weitere Legende s. Abb. 6

traten primärer Melanome regelmäßig vor, nicht immer jedoch in Infiltraten im Bereich von Melanommetastasen der Haut und der Lymphknoten [77, 119].

Vergleicht man entzündliche Infiltrate im Bereich maligner Melanome mit „normalen" Hautinfiltraten, z. B. bei Ekzemen, ist folgendes bemerkenswert: Melanominfiltrate enthalten auffallend viele Makrophagen vom 25F9 positiven Phänotyp (Abb. 8). Solche Makrophagen kommen in benignen entzündlichen Hautinfiltraten nur in geringen Prozentsätzen vor. Die Funktion der 25F9-positiven Makrophagen ist noch nicht geklärt; wir wissen bisher nur, daß das 25F9 Antigen nicht auf Monozyten und jüngeren Makrophagen vorkommt, jedoch auf einem Teil älterer Makrophagen [115].

Bis hierher wird festgestellt, daß mononukleäre Zellinfiltrate im Bereich maligner Melanome alle zellulären Komponenten für eine erfolgreiche Immunantwort enthalten: Langerhans-Zellen als antigenpräsentierende Zellen, OKT 4/ Leu 3a$^+$ Helfer-T-Lymphozyten, die die Reifung spezifisch zytotoxischer OKT 8$^+$ T-Lymphozyten induzieren und durch Lymphokinproduktion Amplifikatorzellen rekrutieren können. Die T-Lymphozyten in Melanominfiltraten sind z.T. aktiviert, was durch die Expression von HLA-DR Antigenen und des Interleukin 2 Rezeptors erkennbar ist [77, 119].

Trotz der verfeinerten analytischen Möglichkeiten mit Hilfe der oben beschriebenen monoklonalen Antikörper ist die funktionelle Interpretation der hier kurz beschriebenen Ergebnisse schwierig. Nur das Fehlen phänotypisch erkennbarer NK-Zellen (OKM 1, Leu 7) entspricht funktionellen Befunden, die in malignen Tumoren erhoben wurden [70, 98, 108]. Obwohl im peripheren

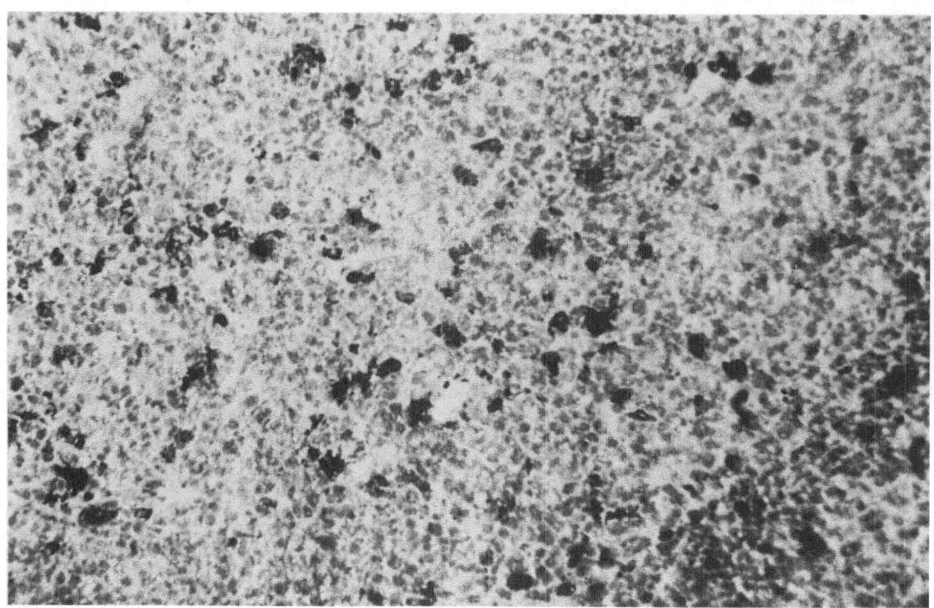

Abb. 8. Immunhistologischer Nachweis von Makrophagen (25F9⁺) in einer Melanommetastase, ×100

Blut von Tumorpatienten Lymphozyten mit NK-Aktivität gefunden wurden, fehlten diese in den Tumorinfiltraten derselben Patienten.

Beim Vergleich der Häufigkeit spezifisch zytotoxischer T-Lymphozyten im peripheren Blut von Tumorpatienten mit dem Tumorinfiltrat fand Vose [109] eine gewisse Anreicherung dieser Zellen in den Tumoren. Allerdings war nur etwa jeder tausendste Lymphozyt in einem Tumorinfiltrat zytotoxisch gegen die Tumorzellen. Diese Frequenz liegt weit unter der in einem virusinduzierten Maustumor gefundenen Frequenz spezifisch zytotoxischer T-Zellen von 1:60 [17]. Auf die phänotypische Analyse von menschlichen Tumorinfiltraten bezogen, bedeutet dies, daß die OKT 8^+ T-Lymphozyten in spontan entstandenen Tumoren nur zu einem verschwindend geringen Prozentsatz spezifisch zytotoxische T-Zellen sein können. Es gibt bis heute keine phänotypische Unterscheidungsmöglichkeit zwischen zytotoxischen T-Lymphozyten und Suppressor-T-Lymphozyten; beide tragen das T8-Antigen (Tabelle 1). Durch zahlreiche tierexperimentelle Daten und auch durch Befunde in menschlichen Tumoren wird die Vorstellung nahegelegt, daß der größere Teil der in Melanominfiltraten vorkommenden OKT 8^+ T-Lymphozyten Suppressorzellen sein müssen. Suppressor T-Zellen werden in der experimentellen Karzinogenese früh aktiviert und in loco angereichert [9, 18, 30]. Suppressor T-Lymphozyten scheinen auch das sogenannte „sneaking through"-Phänomen zu bewirken, nämlich das Anwachsen eines Tumors aus transplantierten syngenen Tumorzellen weit unterhalb der für ein experimentelles Tumormodell erforderlichen minimalen Zelldosis [33, 69]. In entzündlichen Infiltraten von Lungen- und Mammakarzinomen beim Menschen fanden Vose und Moore [107] T-Lymphozyten mit Suppressorfunktion. Dies wurde in späteren Untersuchungen am Colon-Karzinom bestätigt und erweitert durch den Nachweis von Suppressor T-Lymphozyten in den drainierenden Lymphknoten [110]. Den Suppressor T-Lymphozyten werden nicht nur tumoretablierende Funktionen in der frühen Cancerogenese zugeschrieben, sondern auch Wachstums- und Metastasierungsförderung etablierter Tumoren, worauf zahlreiche experimentelle Tiermodelle hinweisen [9, 100].

Der OKT 4/Leu $3a^+$ T-Lymphozyten-Subset hat im allgemeinen Helferfunktionen in der afferenten Phase einer Immunantwort. Eine wichtige Funktion dieser Lymphozyten-Subpopulation ist die Produktion von Lymphokinen. Bei der Maus sind Helfer T-Lymphozyten auch verantwortlich für die lymphozyteninduzierte Neoangiogenese [3]. Das bedeutet, daß diese Lymphozyten-Subpopulation auf der einen Seite eine erfolgreiche Immunreaktion gegen den Tumor induzieren, aber auf der anderen Seite durch Induktion der Neovaskularisierung dem Tumor indirekt helfen kann.

Auch Makrophagen in malignen Tumoren spielen eine zwiespältige Rolle. Unspezifische Zytotoxizität gegenüber Tumorzellen ist eine seit langem bekannte Funktion aktivierter Makrophagen [44]. Außer dieser für den Tumorpatienten günstigen Makrophagenfunktion gibt es Mechanismen, durch die Tumorwachstum und Metastasierung gefördert werden können. Durch die Produktion von Plasminogen-Aktivator durch aktivierte Makrophagen [53] kann z. B. das invasive Wachstum eines Tumors gefördert werden. Das bedeutet, daß Melanomzellen, die nicht selbst die Auflösung von Fibrinbarrieren durch die Produktion von Plasminogen-Aktivator bewirken, nur mit Hilfe aktivierter Makrophagen in ihrem Infiltrat invasiv wachsen können. Auch die Bildung neuer Blutgefäße wird durch Makrophagenprodukte induziert [3, 75]. Makrophagen können über die Produktion von Prostaglandinen immunsuppressiv wirken [34] und das Tumorwachstum fördern [23, 35]. Die zweischneidige Rolle aktivierter Makrophagen innerhalb solider Tumoren mag ferner deutlich werden durch Befunde, die von Evans [30] referiert wurden: Zytotoxische Makrophagen zerstörten in vitro Tumorzellen bei direktem Kontakt. Die Überstände dieser Kulturen aus Tumorzellen und Makrophagen jedoch förderten das Wachstum anderer Tumorzellen derselben Linie. Nicht nur direkte und indirekte Proliferationsförderung, sondern sogar die Bildung neuer Mutanten innerhalb von Tumoren wird aktivierten Makrophagen zugeschrieben [112].

Ein Schema (Abb. 9) stellt bisher bekannte Wirkungen immunologischer Interaktionen zwischen Lymphozyten, Makrophagen und Tumorzellen zusammen. Auf der einen Seite gibt es tumorzerstörende Mechanismen (spezifisch zytotoxische T-Lymphozyten, NK-Zellen und zytotoxische Makrophagen), auf der anderen Seite kann das Tumorwachstum durch Produkte aktivierter Lymphozyten und Makrophagen direkt und indirekt gefördert werden. Auch für eine dritte Wirkung, nämlich die Modulation von Tumorzellen und deren Antigene durch Lymphozyten- und Makrophagenprodukte, gibt es Hinweise [16, 71, 120]. Aus Abb. 9 wird auch verständlich, warum eine unspezifische Immunstimulation in der Therapie maligner Tumoren, so auch beim malignen Melanom des Menschen, bisher so wenig Erfolge gezeigt hat, denn eine Makrophagenaktivierung, z. B. mit BCG, bewirkt nicht nur, daß die Makrophagen direkt zytotoxisch werden oder durch die Produktion von Interferonen NK-Zellen ak-

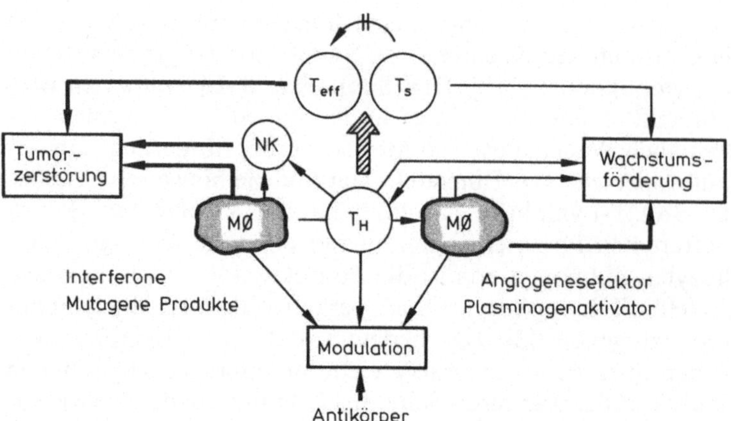

Abb. 9. Wirkungen immunologischer Reaktionen auf den Tumor. T_{eff} Effektor-T-Zelle, T_S Suppressor-T-Zelle, T_H Helfer-T-Zelle, *Mø* Makrophage, *NK* "natural killer cells"

tivieren, sondern kann als „Nebenwirkung" supprimierende und tumorwachstumsfördernde Mechanismen stimulieren. Selbst „Immuntherapie" mit gereinigten, bzw. rekombinanten Interferonen, wie sie neuerdings auch für das maligne Melanom beschritten wird [31], birgt die Gefahr gegenteiliger Wirkung. Interferon stimuliert zwar NK-Zellfunktionen im peripheren Blut, kann aber gleichzeitig die Resistenz von Melanomzellen gegenüber NK-Zellen bewirken [48]. Verschiedene Interferone können melanomassoziierte Antigene in unterschiedlicher Weise modulieren [71, 120].

Immuntherapeutische Ansätze beim malignen Melanom sollten nicht nur die „linke Seite" des oben stehenden Schemas (Abb. 9) aktivieren, sondern auch mit geeigneten Maßnahmen die „rechte Seite" unterdrücken.

Monoklonale Antikörper gegen melanomassoziierte Antigene

Dank einer Hybridisierungsmethode, die von Köhler und Milstein (1975) entwickelt wurde, kann man Klone, die aus einzelnen B-Lymphozyten hervorgehen, in der Zellkultur am Leben erhalten, und deren Immunglobulin, die monoklonalen Antikörper, in unbegrenzten Mengen produzieren [55].

Mit Hilfe monoklonaler Antikörper, die gegen Melanomzellen hergestellt wurden, ist es möglich geworden, die strukturellen Eigenschaften von Melanomen in einer Weise zu studieren, wie es zuvor mit polyklonalen Antiseren nicht möglich war. „Monoklonal" bedeutet aber nicht „monospezifisch". Ein monoklonaler Antikörper reagiert zwar spezifisch mit einem einzigen Epitop eines Antigens; dieselbe Determinante kann jedoch auf vielen verschiedenen Zellen vorkommen. So wurde auch mit monoklonalen Antikörpern bisher kein Antigen gefunden, das wirklich melanomspezifisch ist, also ausschließlich und regelmäßig von Melanomzellen exprimiert wird. Dennoch wurden melanomassoziierte Antigene entdeckt, deren Nachweis mit den entsprechenden monoklonalen Antikörpern diagnostische und prognostische Bedeutung haben kann.

Konstitutiv exprimierte melanomassoziierte Antigene

Monoklonale Antikörper mit diagnostischem Wert sollten möglichst mit allen Melanomen, nicht jedoch mit normalen Zellen oder anderen Tumoren reagieren. Keiner der bisher bekannten Antikörper erfüllt diese Forderung. Tabelle 2 zeigt einige konstitutiv exprimierte melanomassoziierte Antigene, Antigene also, die man auf den meisten Melanomzellen findet.

Das Antigen p97, ein onkofetales melanomassoziiertes Glykoprotein vom Molekulargewicht um 97000 Dalton [13, 27], wird in vielen Melanomen gefunden, dort jedoch nicht auf allen Tumorzellen. Außer in Melanomen kommt es in gutartigen Naevuszellnaevi und auf anderen Zellen, z. B. in der Haut auf myoepithelialen Zellen vor [32]. Mit einem radioaktiv markierten Fab-Fragment eines monoklonalen Antikörpers gegen das p97 Antigen konnten Melanommetastasen innerer Organe szintigraphisch nachgewiesen werden. Allerdings trat bei diesem Ansatz auch eine unspezifische Bindung des Antikörpers an normales Leber- und Nierenparenchym auf [61].

Das melanomassoziierte HMW-(high molecular weight)Antigen, ein Proteoglycan, wurde von verschiedenen Autoren beschrieben [19, 20, 41, 71]. Mit monoklonalen Antikörpern gegen verschiedene Epitope dieses Antigens konnten ebenfalls szintigraphisch Melanommetastasen nachgewiesen werden [42]. Immunhistologisch findet man das HMW-Antigen in den meisten Melanomen. Dieses Antigen kommt außer in Melanomen auch in Naevi, einigen Karzinomen und im Serum von Normalpersonen vor.

Das melanomassoziierte Antigen M-2-2-4 [95] wird von Melanomzellen in vivo regelmäßiger exprimiert als das p97-Antigen und das HMW-Antigen [103]. Der monoklonale Antikörper M-2-2-4 reagiert vorwiegend mit dem Zytoplasma von Melanomzellen (Abb. 10). Auch dieser Antikörper ist nicht melanomspezifisch, denn er reagiert außer mit Melanomen mit Naevuszellnaevi und mit einzelnen Zellen in Talgdrüsen und der Nebenniere. Er reagierte bisher selten mit Nicht-Melanom-Tumoren.

Ein Disialogangliosid, das GD3 [27], ist ebenfalls eine konstitutive Komponente von Melanomzellen, vor allem der Zellmembran [54]. Aber auch dieses melanomassoziierte Antigen kommt auf anderen Zellen als Melanomzellen vor [79]. Der monoklonale Antikörper R24 wird versuchsweise bereits in der Melanomtherapie eingesetzt (Dippold 1984, persönliche Mitteilung, [121]).

Trotz der fehlenden Melanomspezifität im strengen Sinne kann der Nachweis der obengenannten melanomassoziierten Antigene diagnostische Bedeutung haben. Allerdings schließt das Fehlen dieser Antigene ein Melanom nicht sicher aus, denn gerade in undifferenzierten Melanommetastasen findet man gelegentlich einen Verlust sämtlicher melanomassoziierter Antigene. Die bisher genannten monoklonalen Antikörper reagieren nur in Gefrierschnitten nativ eingefrorenen Gewebes, da die entsprechenden Antigene durch Formalinfixierung und anschließende Paraffineinbettung zerstört werden.

Tabelle 2. Monoklonale Antikörper gegen konstitutiv exprimierte, melanomassoziierte Antigene

Antigen	Literatur	Antikörper	Reaktion in vivo (Histologie)			
			P-Melanome [a]	M-Metastasen [a]	Heterogenität [b] in einem Tumor	Sonstige Reaktionen in der Haut
p97, Glycoprotein 97 KD	[13, 27, 42]	8,2 96.5, u. a.	+ + +	+ +	+ +	Naevi, myoepitheliale Zellen
HMW-Antigen 250 KD Glycoprotein 400 KD Proteoglycan	[19, 20, 41, 71]	Me-1-14 u. a.	+ + +	+ +	+	Naevi, Gefäßmuskulatur
Glycolipid?	[12, 95]	M-2-2-4	+ + +	+ + +	+	Naevi, einzelne Zellen in Drüsen
Gangliosid GD3	[27, 54]	R 24 u. a.	+ + +	+ + +	+	Naevi, Melanozyten, einzelne Zellen im Bindegewebe
Glycoprotein 30–220 KD	[38, 64, 104]	NK1/C-3 u. a.	+ + +	+ + +	+ +	In Nativmaterial breite Kreuzreaktivität. In formalinfixierten Paraffinschnitten präferentielle Melanomreaktion

[a] + 10–50% der Fälle; + + 51–80% der Fälle; + + + 81–100% der Fälle.
[b] + vorhanden; + + stark ausgeprägt.

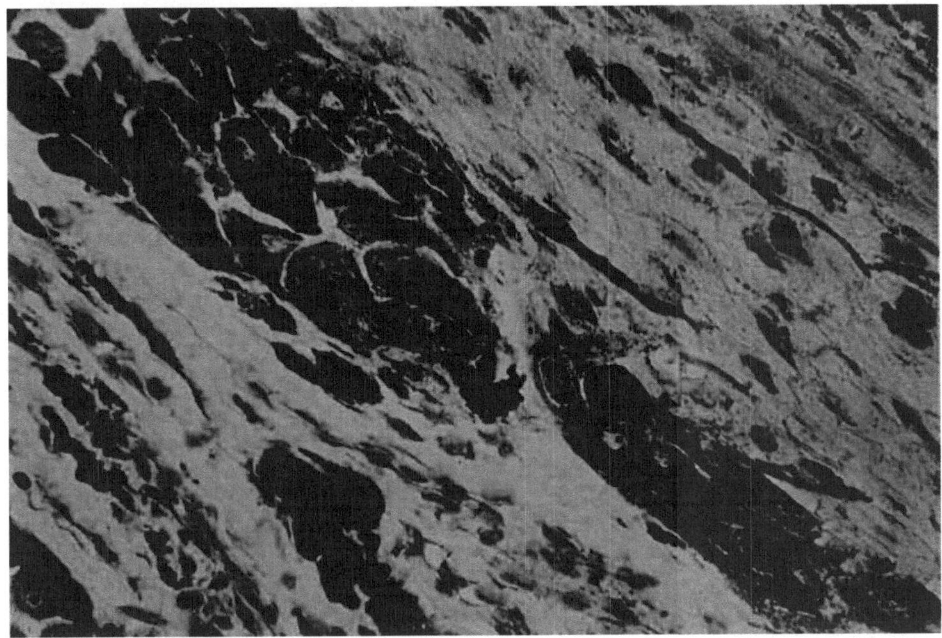

Abb. 10. Immunhistologischer Nachweis des M-2-2-4 Antigens in einem Acral lentiginösen Melanom. Rot = positive Reaktion der Tumorzellen. Schwarz = Melanin. Substrat: Aminoäthylcarbazol; Gegenfärbung: Hämatoxylin/Methylgrün, ×430

Ein monoklonaler Antikörper, NK1-C3, der von C. Vennegoor (Amsterdam) hergestellt wurde [38], zeigt in routinehistologisch bearbeiteten Paraffinschnitten eine präferentielle Reaktion mit Melanomzellen [64, 104]. Immunhistologische Untersuchungen an frischem Gewebe lassen zwar ein breites, „unspezifisches" Vorkommen des Antigens erkennen; die Anwendung des Antikörpers NK1-C3 kann jedoch für die histopathologische Differentialdiagnose in formalinfixierten Geweben sehr wertvoll sein.

Histokompatibilitätsantigene auf Melanomzellen

Immunologisch spezifische Interaktionen zwischen einem Tumor und den Lymphozyten des Wirts setzen die Expression von HLA-Antigenen auf den Tumorzellen voraus. Spezifisch zytotoxische T-Lymphozyten können nur dann ihre Zielzelle zerstören, wenn diese Histokompatibilitätsantigene der Klasse I (HLA-A, B, C) trägt [68, 86]. Eine der Bedingungen für erfolgreiche Antigenpräsentation in der afferenten Phase einer Immunantwort ist das Vorhandensein von Klasse II Transplantationsantigenen auf den antigenpräsentierenden Zellen [97]. Die den Ia-Antigenen der Maus analogen HLA-DR Antigene [88] sind beim Menschen zuerst auf B-Lymphozyten und Monozyten entdeckt worden. HLA-DR-Antigene kommen besonders dicht auf den Zellen vor, die wichtige Funktionen bei der Antigenpräsentation haben, so z. B. auf den Langerhans-Zellen der Epidermis [46, 94] und den interdigitierenden und dendritischen Retikulumzellen in lymphatischen Organen [78]. Aber auch andere Zellen können HLA-DR-Antigene exprimieren, z. B. Endothelzellen [45, 46], aktivierte T-Lymphozyten [29] und Drüsenepithel bei physiologischer Aktivierung [52] und bei pathologischen Zuständen [39]. HLA-DR-Expression wurde auch in malignen Tumoren einschließlich des Melanoms beobachtet [2, 5, 7, 11, 25, 48, 49, 72].

Während HLA-DR-Antigene restringiert exprimiert werden, kommen HLA-A, B, C-Antigene auf den meisten kernhaltigen menschlichen Zellen vor. Interessanterweise findet man in Naevuszellnaevi immunhistologisch kaum Expression von HLA-A, B, C-Antigenen, bzw. von Beta-2-Mikroglobulin [77, 85]. Auf den Tumorzellen primärer maligner Melanome ist die Expression von HLA-A, B, C-Antigenen regelmäßig nachweisbar, während HLA-DR-Antigene nur in einem Teil der Tumoren auf einem Teil der Tumorzellen exprimiert sind [11, 77, 85].

Immunhistologische Untersuchungen an Melanomen haben ergeben, daß die Typisierung für Histokompatibilitätsantigene prognostisch bedeutungsvoll sein kann: Das *Fehlen* von HLA-A, B, C-Antigenen auf den Tumorzellen in Melanommetastasen war assoziiert mit einem besonders ungünstigen Verlauf [103]. In derselben Studie fanden wir einen ebenso ungünstigen Verlauf in den Fällen, bei denen die Metastasenzellen zwar HLA-A, B, C-Antigene exprimierten, aber gleichzeitig auch viel HLA-DR-Antigene.

Das Vorhandensein von HLA-DR-Antigenen auf mehr als 10–20% der Tumorzellen in einem Primärmelanom ist assoziiert mit größerer Tumordicke, höherem Invasionslevel und, unabhängig von diesen Parametern, mit dem frühen Auftreten von Metastasen [11, 122]. Die prognostische Bedeutung breiterer HLA-DR-Expression in Primärmelanomen wird in Abb. 11 deutlich. Im bisherigen Beobachtungszeitraum sind signifikant mehr Metastasierungsfälle in der Gruppe der Patienten mit HLA-DR-positiven Primärmelanomen beobachtet worden.

Eine Untersuchung der Frage, ob das Fehlen von HLA-A, B, C-Antigenen auf einem Teil der Tumorzellen in Primärmelanomen ebenfalls mit einer ungünstigen Prognose assoziiert ist, ist noch nicht abgeschlossen. Bei der immun-

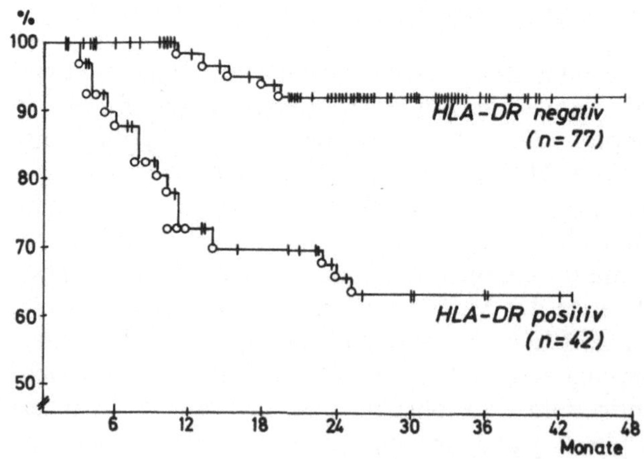

Abb. 11. Rezidivfreie Zeit für Primärmelanome, Stadium I (n = 119). ○ Patienten mit Metastasen. | Patienten ohne Metastasen

histologischen Typisierung sehr dicker Primärmelanome fällt auf, daß es in den unteren Partien der Tumorknoten häufiger Gruppen HLA-A, B, C-negativer Tumorzellen gibt.

Eine routinemäßige Typisierung maligner Melanome mit Antikörpern gegen monomorphe Determinanten von Histokompatibilitätsantigenen erfordert deren Reaktivität in formalinfixierten Paraffinschnitten. In jüngster Zeit wurden monoklonale Antikörper gegen HLA-DR entwickelt, die auch in routinehistologischen Schnitten reaktiv sind [92, 114]. Sollten retrospektive immunhistologische Untersuchungen an Paraffinschnitten die prognostischen Tendenzen, die bisher prospektiv in Kryostatschnitten erhoben wurden, bestätigen, wäre die Typisierung von HLA-Antigenen für die Routinediagnostik maligner Melanome wünschenswert.

Melanomassoziierte Antigene mit prognostischer Bedeutung

Melanomzellen können außer den „konstitutiven" Antigenen und Histokompatibilitätsantigenen Marker exprimieren, die mit tumorbiologischen Eigenschaften der Zellen zusammenhängen. Der Nachweis derartiger Antigene in vivo kann prognostische Hinweise geben.

Kultivierte Melanomzellen spiegeln die Heterogenität wider, die man in vivo findet. Etablierte Melanomlinien unterscheiden sich nicht nur hinsichtlich der Morphologie, sondern auch in ihrem Antigenspektrum [14, 15, 47], sowie in meßbaren Parametern der Malignität, wie zum Beispiel dem Wachstum in athymischen Nacktmäusen, der Produktion von Plasminogen-Aktivator [14] und der Produktion von Angiogenesefaktoren [93].

Durch Immunisierung von Mäusen mit biologisch differenten Melanomlinien [15] wurden monoklonale Antikörper generiert, von denen zumindest zwei prognostische Bedeutung haben [12, 122].

Ein Glykoprotein vom Molekulargewicht um 130000 Dalton, welches der monoklonale Antikörper A.1.43 erkennt, wird nur von wenigen Melanomlinien exprimiert, z. B. von der Linie A-375 (Immunisierungslinie). A-375 wächst in der Kultur unpigmentiert, hat epitheloide Form und wächst in Nacktmäusen als metastasierender Tumor. A-375 Zellen produzieren große Mengen Plasminogen-Aktivator [14] und Angiogenesefaktor [93]. Auch nach anderen Kriterien [26] ist diese Melanomlinie ein hochgradig maligner Prototyp eines Tumors. Das Antigen A.1.43 [15, 95, 122] kommt nur selten auf gutartigen Naevuszellen vor, aber in etwa 35% der Primärmelanome. Besonders häufig fanden wir es auf den Tumorzellen in lokoregionalen Melanommetastasen der Haut und der Lymphknoten [12]. Während das Antigen A.1.43 in vitro „melanomspezifisch", wenn auch restringiert, vorkommt [15], findet man es in histologischen Schnitten regelmäßig auf den Basalzellen der Epidermis, auf Nerven und nicht selten auf Nichtmelanom-Tumoren [95]. Mit besonders empfindlichen Methoden kann man es auch auf Endothelzellen nachweisen.

In Primärmelanomen nimmt die Häufigkeit A.1.43-positiver Tumoren mit der Tumordicke zu [12]. In einer prospektiven Studie an Melanompatienten im Stadium I haben bisher A.1.43-positive Tumoren häufiger metastasiert als A.1.43-negative (Abb. 12 [122]).

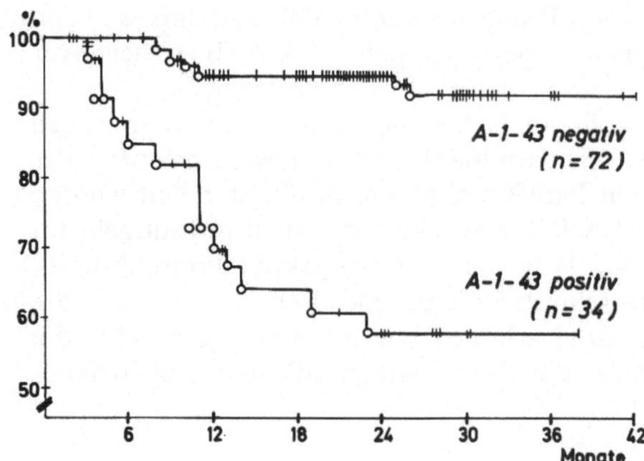

Abb. 12. Rezidivfreie Zeit für Primärmelanome, Stadium I (n = 106). ○ Patienten mit Metastasen. | Patienten ohne Metastasen

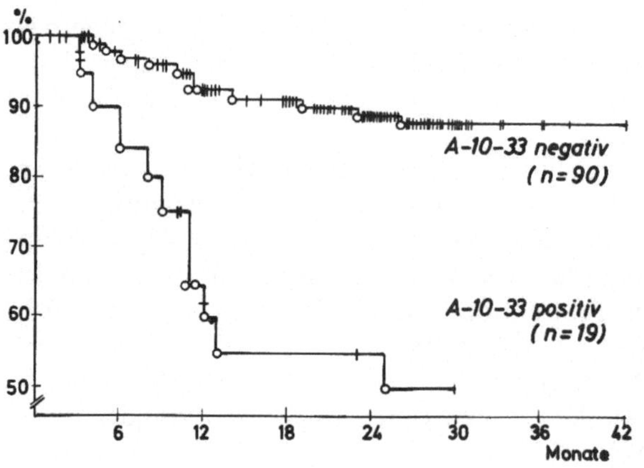

Abb. 13. Rezidivfreie Zeit für Primärmelanome, Stadium I (n = 109). ○ Patienten mit Metastasen. | Patienten ohne Metastasen

Ein prognostisch besonders ungünstiges Zeichen ist die Expression eines anderen Antigens der Melanomlinie A-375, das von dem monoklonalen Antikörper A.10.33 erkannt wird [15]. Wie aus Abbildung 13 erkennbar ist, schließt aber ein Fehlen dieses Antigens in einem Primärmelanom eine Metastasierung keineswegs aus.

A.10.33 ist ein Endothelantigen [95]. Die molekulare Struktur ist noch nicht geklärt, wahrscheinlich gehört es zu den Gangliosiden.

Wir haben A.10.33 bisher nie auf gutartigen Naevuszellnaevi gefunden, eher selten in Primärmelanomen und häufiger in Melanommetastasen (50% der Lymphknotenmetastasen sind positiv). In Primärmelanomen scheint die Expression dieses melanomassoziierten Antigens mit dem Invasionsgrad zusammenzuhängen: Nur 7% der Melanome mit Clark-Level II und III waren A.10.33-positiv, 17% im Clark-Level IV und 45% der Primärmelanome im Clark Level V [122].

Zusammenfassend wird festgestellt: Es gibt Antigene auf Melanomzellen, deren Vorkommen in Primärtumoren mit erhöhter Metastasierungsgefahr einhergeht. Solche Risikoantigene sind HLA-DR-Antigene (Abb. 11), A.1.43

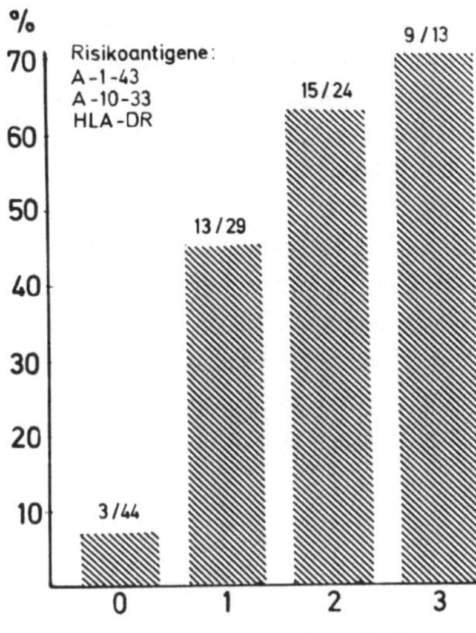

Abb. 14. Häufigkeit der Metastasierung

(Abb. 12) und A.10.33 (Abb. 13). Die Metastasierungsgefahr ist gering, wenn keines dieser Risikoantigene exprimiert ist und steigt auf über 60%, wenn zwei oder mehr Risikoantigene im Tumor nachweisbar sind (Abb. 14).

Therapeutische Aspekte

Immunhistologische Analysen von melanomassoziierten Antigenen können zukünftige therapeutische Konsequenzen haben: Die Kenntnis von Risikoantigenen [122] im Primärtumor könnte wichtig bei der Evaluation von Therapiestudien bei Stadium I-Melanompatienten sein, weil die Prognose enger gestellt werden kann. Die „Risikoantigene" HLA-DR, A.1.43 und A.10.33, aber auch andere, in vivo restringiert exprimierte Antigene, sind in vitro modulierbar, zum Beispiel mit Retinoiden, Phorbolestern oder Produkten stimulierter Lymphozyten ([16] und Brüggen et al., in Vorbereitung). Da die Richtung der Wirkung solcher „biological response modifier" von dem Zustand der Zielzellen abhängt [16], könnte die immunhistologische Bestimmung des Differenzierungszustands der Tumorzellen eine Basis für therapeutische Ansätze mit modulierenden Pharmaka werden. Das Hauptproblem wird allerdings immer die Heterogenität der Zellen in ein und demselben Tumor sein, was die Gefahr gegensätzlicher Wirkung ein und derselben Substanz birgt [71, 72].

Die intraläsionale und interläsionale Heterogenität (bei disseminierten Metastasen) der Melanomzellen auch hinsichtlich der melanomassoziierten Antigene ([72, 95] Tabelle 2), wird ein Problem bei passiver Immuntherapie mit monoklonalen Antikörpern und Immunotoxinen [22] sein, über die jetzt erste Berichte vorliegen [42].

Toxin-, Radionuklid- oder Zytostatika-konjugierte monoklonale Antikörper mit breiter Melanomreaktivität können nur dann eingesetzt werden, wenn sie gegen Antigene gerichtet sind, die nicht (oder kaum) auf wichtigen Normalstrukturen vorkommen. Die häufige Kreuzreaktion solcher Antikörper mit Nerven, aber auch mit Endothel, würde eine therapeutische Anwendung mit schweren Nebenwirkungen belasten.

Jede Form passiver Immuntherapie kann durch die phänotypische Heterogenität und vor allem durch die Wandelbarkeit der Tumorzellen unterlaufen werden. Trotz dieses grundsätzlichen Problems besteht Hoffnung, daß in Zukunft mit Hilfe eines geeigneten „Cocktails" aus mehreren Antikörpern bei Melanompatienten im Stadium III größere Palliativerfolge als mit Chemotherapie oder Bestrahlung erzielt werden können, und daß auch in einzelnen Fällen eine Heilung möglich wird.

Literatur

1. Abo T, Balch CM (1981) A differentiation antigen of human NK and K cells identified by a monoclonal antibody (HNK-1). J Immunol 127:1024–1029
2. Albino AP, Lloyd KO, Houghton AN, Oettgen HF, Old LJ (1981) Heterogeneity in surface antigen and glycoprotein expression of cell lines derived from different melanoma metastases of the same patient. J Exp Med 154:1764–1778
3. Auerbach R (1981) Angiogenesis-inducing factors: a review. In: Pick E, Landy M (Hrsg) Lymphokines, Bd 4. Academic Press, New York, pp 61–88
4. Balch CM, Murad TM, Soong SJ, Ingalls AL, Halpern NB, Maddox WA (1978) A multifactorial Analysis of Melanoma: Prognostic histopathological features comparing Clark's and Breslow's staging methods. Ann Surg 188:732–742
5. Bernard D, Maurizis JC, Rusé F, Chassagne J, Chollet P, Sauvezie B, De Latour M, Plagne R (1984) Presence of HLA-D/DR antigens on the membrane of breast tumour cells. Clin Exp Immunol 56:215–221
6. Bhan AK, Mihm C, Dvorak HF (1982) T cell subsets in allograft rejection. *In situ* characterization of T cell subsets in human skin allografts by the use of monoclonal antibodies. J Immunol 129:1578–1583
7. Bhan AK, DesMarais CL (1983) Immunohistologic characterization of major histocompatibility antigens and inflammatory cellular infiltrate in human breast cancer. JNCI 71:507–516
8. Breard J, Reinherz EL, Kung PC, Goldstein G, Schlossman SF (1980) A monoclonal antibody reactive with human peripheral blood monocytes. J Immunol 124:1943–1948
9. Brodt P, Lala PK (1983) Changes in the host lymphocyte subsets during chemical carcinogenesis. Cancer Res 143:4315–4322
10. Bröcker EB, Kolde G, Steinhausen D, Peters A, Macher E (1984) The pattern of the mononuclear infiltrate aş a prognostic parameter in flat superficial spreading melanomas. J Cancer Res Clin Oncol 107:48–52
11. Bröcker EB, Suter L, Sorg C (1984) HLA-DR antigen expression in primary melanomas of the skin. J Invest Dermatol 82:244–247
12. Bröcker EB, Brüggen J, Suter L, Ruiter DJ, Macher E, Sorg C (1984) Prognostic significance of melanoma-associated antigens in primary and metastatic melanomas. In: McDonald DM (ed) Immunodermatology, pp 71–74
13. Brown JP, Wright PW, Hart CE, Woodbury G, Hellström KE, Hellström I (1980) Protein antigens of normal and malignant human cells identified by immunoprecipitation with monoclonal antibodies. J Biol Chem 255:4980–4983
14. Brüggen J, Macher E, Sorg C (1981) Expression of surface antigens and its relation to parameters of malignancy in human malignant melanoma. Cancer Immunol Immunother 10:121–127

15. Brüggen J, Sorg C (1983) Detection of phenotypic differences on human malignant melanoma lines and their variant sublines with monoclonal antibodies. Cancer Immunol Immunother 15:200–205
16. Brüggen J, Redmann K, Sorg C (1983) Changes of biochemical and antigenic properties in human melanoma cells after treatment with biological response modifiers. J Cancer Res Clin Oncol 105:A 38
17. Brunner KT, MacDonald HR, Cerottini JC (1981) Quantitation and clonal isolation of cytolytic T lymphocyte precursors selectively infiltrating murine sarcome virus-induced tumors. J Exp Med 154:362–373
18. Buessow SC, Paul RD, Miller AM, Lopez DM (1984) Lymphoreticular cells isolated by centrifugal elutriation from a mammary adenocarcinoma. I. Characterization of an *in situ* lymphocyte suppressor population by surface markers and functional reactivity. Int J Cancer 33:79–85
19. Bumol TF, Reisfeld RA (1982) Unique glycoprotein-proteoglycan complex defined by monoclonal antibody on human melanoma cells. Proc Natl Acad Sci USA 79:1245–1249
20. Carrel S, Accolla RS, Carmagnola AL, Mach JP (1980) Common human melanoma-associated antigen(s) detected by monoclonal antibodies. Cancer Res 40:2523–2528
21. Carrel S, de Tribolet N, Mach JP (1982) Expression of neuroectodermal antigens common to melanomas, gliomas, and neuroblastomas. Acta Neuropathol (Berl) 57:158–164
22. Casellas P, Brown JP, Gros O, Gros P, Hellström I, Jansen FK, Poncelet P, Roncucci R, Vidal H, Hellström KE (1982) Human melanoma cells can be killed *in vitro* by an immunotoxin specific for melanoma-associated antigen p 97. Int J Cancer 30:437–443
23. Ceuppens J, Goodwin JS (1981) Prostaglandins and the immune response to cancer (review). Anticancer Research 1:71–78
24. Czarnetzki BM, Denter M, Bröcker EB, Rümke P, Krieg V, Vakilzadeh F, Macher E (1984) Clinical features of superficial spreading melanomas with zones of regression. J Cancer Res Clin Oncol 107:225–228
25. Daar AS, Fuggle SV, Ting A, Fabre JW (1982) Anamolous expression of HLA-DR antigens on human colorectal cancer cells. J Immunol 129:447–449
26. Diala ES, Cheah MSC, Rowitch D, Hoffman RM (1983) Extent of DNA methylation in human tumor cells. JNCI 71:755–764
27. Dippold WG, Lloyd KO, Li LTC, Keda H, Oettgen HF, Old LJ (1980) Cell surface antigens of human malignant melanoma: Definition of six antigenic systems with mouse monoclonal antibodies. Proc Natl Acad Sci USA 77:6114–6118
28. Dvorak AM, Mihm MC Jr, Osage JE, Dvorak HF (1980) Melanoma. An ultrastructural study of the host inflammatory and vascular responses. J Invest Dermatol 75:388–393
29. Evans RL, Faldetta TJ, Humphreys RE, Pratt DM, Yunis EJ, Schlossman SF (1978) Peripheral human T cells sensitized in mixed leukocyte culture synthesize and express Ia-like antigens. J Exp Med 148:1440–1448
30. Evans R (1979) Host cells in transplanted murine tumors and their possible relevance to tumor growth. J Reticuloendothel Soc 26:427–437
31. Flodgren P, Borgström S, Jönsson PE, Lindström C, Sjögren HO (1983) Metastatic malignant melanoma: Regression induced by combined treatment with interon (HuIFN-α (Le)) and cimetidine. Int J Cancer 32:657–665
32. Garrigues HJ, Tilgen W, Hellström I, Franke W, Hellström KE (1982) Detection of a human melanoma-associated antigen, p97 in histological sections of primary human melanomas. Int J Cancer 29:511–515
33. Gatenby PA, Basten A, Creswick P (1981) "Sneaking through": A T-cell-dependent phenomenon. Br J Cancer 44:753–756
34. Goodwin JS, Bankhurst AD, Messner RP (1977) Suppression of human T-cell mitogenesis by prostaglandin. Existence of a prostaglandin-producing suppressor cell. J Exp Med 146:1719–1734
35. Goodwin JS, Husby G, Williams Jr RC (1980) Prostaglandin E and Cancer Growth. Cancer Immunol Immunother 8:3–7
36. Gromet MA, Epstein WL, Blois MS (1978) The regressing thin malignant melanoma. A distinctive lesion with metastatic potential. Cancer 42:2282–2292
37. Hacene K, Le Doussal V, Brunet M, Lemoine F, Guerin P, Hebert H (1983) Prognostic index for clinical stage I cutaneous malignant melanoma. Cancer Res 43:2991–2996

38. Hageman Ph, Vennegoor C, van der Valk M, Landegert J, Jonker A, van der Mispel L (1982) Reactions of monoclonal antibodies against human melanoma with different tissues and cell lines. In: Peeters H (ed) Protides of the Biological Fluids. 29:889–892. Pergamon Press, Oxford
39. Hanafusa T, Chiovato L, Doniach D, Pujol-Borrell R, Russel RCG, Bottazzo GF (1983) Aberrant expression of HLA-DR antigen on thyrocytes in graves' disease: relevance for autoimmunity. Lancet II:1111–1115
40. Hansen MG, McCarten AB (1974) Tumor thickness and lymphocytic infiltration in malignant melanoma of the head and neck. Am J Pathol 128:557–561
41. Hellström I, Garrigues HJ, Cabasco L, Mosely GH, Brown JP, Hellström KE (1983) Studies of a high molecular weight human melanoma-associated antigen. J Immunol 130:1467–1472
42. Hellström KE, Hellström I, Brown JP, Larson SM, Nepon GT, Carrasquillo JA (1984) Three human melanoma-associated antigens and their possible clinical application. Contr Oncol 19:121–131
43. Herberman RB (ed) (1982) NK Cells and other Natural Effector Cells. Academic Press, New York
44. Hibbs JB (1973) Macrophage nonimmunologic recognition: Target cell functors related to contact inhibition. Science 180:868–870
45. Hirschberg H, Bergh OJ, Thorsby E (1980) Antigen-presenting properties of human vascular endothelial cells. J Exp Med 152:249–255
46. Hirschberg H, Braathen LR, Thorsby E (1982) Antigen presentation by vascular endothelial cells and epidermal Langerhans cells: The role of HLA-DR. Immunol Rev 66:57–77
47. Houghton AN, Eisinger M, Albino AP, Cairncross JG, Old LJ (1982) Surface antigens of melanocytes and melanomas. Markers of melanocyte differentiation and melanoma subsets. J Exp Med 156:1755–1766
48. Imai I, Ng AK, Glassy MC, Ferrone S (1981) Differential effect of interferon on the expression of tumor-associated antigens and histocompatibility antigens on human melanoma cells: Relationship to susceptibility to immune lysis mediated by monoclonal antibodies. J Immunol 127:505
49. Kabawat SE, Bast RC Jr, Welch WR, Knapp RC, Bhan AK (1983) Expression of major histocompatibility antigens and nature of inflammatory cellular infiltrate in ovarian neoplasms. Int J Cancer 32:547–554
50. Karavodin LM, Giuliano AE, Golub SH (1981) T lymphocyte subsets in patients with malignant melanoma. Cancer Immunol Immunother 11:251–254
51. Kaszubowski PW, Husby G, Tung KSK, Williams Jr RC (1980) T-lymphocyte subpopulations in peripheral blood and tissues of cancer patients. Cancer Res 40:4648–4657
52. Klareskog L, Forsum U, Peterson PA (1980) Hormonal regulation of the expression of Ia antigens on mammary gland epithelium. Eur J Immunol 10:958–963
53. Klimetzek V, Sorg C (1979) The production of fibrinolysis inhibitors as a parameter of the activation state in murine macrophages. Eur J Immunol 9:613–619
54. Knuth A, Dippold W, Meyer zum Büschenfelde K-H (1984) Target level blocking of T-cell cytotoxicity for human malignant melanoma by monoclonal antibodies. Cell Immunol 83:398–03
55. Köhler G, Milstein C (1975) Continuous cultures of fused cells secreting antibody of predefined specificity. Nature 256:495–497
56. Kokoschka EM, Niebauer G (1976) Zur histologischen Prognosestellung beim primären Melanoma. Wien Klin Wochenschr 88:685–689
57. Kokoschka EM, Luger TA, Köck A, Wirth U, Vetterlein M, Micksche M (1983) Stimulierbare Produktion eines Interleukin 1-assoziierten „Thymozyten-aktivierenden Faktors" durch Melanomzellen. Vortrag ADF, Kiel 13. 11. 1983
58. Koprowski H, Steplewski Z, Herlyn D, Herlyn M (1978) Study of antibodies against human melanoma produced by somatic cell hybrids. Proc Natl Acad Sci USA 75:3405–3409
59. Kornstein MJ, Brooks JSJ, Elder DE (1983) Immunoperoxidase localization of lymphocyte subsets in the host response to melanoma and nevi. Cancer Res 43:2749–2753

60. Larsen TE, Grude TH (1978) A retrospective histological study of 669 cases of primary cutaneous malignant melanoma in clinical stage I. 3. The relation between the tumour-associated lymphocyte infiltration and age and sex, tumour cell type, pigmentation, cellular atypia, mitotic count, depth of invascion, ulceration, tumour type and prognosis. Acta Pathol Microbiol Scand Immunol [A] 86:523–530
61. Larson SM, Carrasquillo JA, Krohn KA, Brown JP, McGuffin RW, Ferens JM, Graham LD, Beaumier PL, Hellström KE, Hellström I (1983) Localization of ^{131}I-labelled p97-specific Fab fragments in human melanoma as a basis for radiotherapy. J Clin Invest 72:2101–2114
62. Ledbetter JA, Evans RL, Lipinski M, Cunningham-Rundles C, Good RA, Herzenberg LA (1981) Evolutionary conservation of surface molecules that distinguish T lymphocyte helper/inducer and cytotoxic/suppressor subpopulations in mouse and man. J Exp Med 153:310–323
63. Macher E, Czarnetzki BM, Vakilzadeh F (1983) Malignes Melanom – Klinik. In: Luger A, Gschnait F (Hrsg) Dermatologische Onkologie. Wien München Baltimore S 145–177
64. MacKie RM, Campbell I, Turbitt ML (1984) Use of NK1 C3 monoclonal antibody in the assessment of benign and malignant melanocytic lesions. J Clin Pathol 37:367–372
65. McGovern VJ, Shaw HM, Milton GW, Farago GA (1982) Lymphocytic infiltration and survival in malignant melanoma. In: Ackerman AB (ed) Pathology of Malignant Melanoma. Masson, New York, pp 341–344
66. MacIllmurray MB, Embleton MJ, Reeves WG, Langsman MJS, Deane M (1977) Controlled trial of active immunotherapy in management of stage IIB malignant melanoma. Br Med J 1977:540
67. McLean DI, Lew RA, Sober AJ, Mihm MC Jr, Fitzpatrick TB (1979) On the prognostic importance of white depressed areas in the primary lesion of superficial spreading Melanoma. Cancer 43:157–161
68. McMichael AJ, Ting A, Zweerink HJ, Askonas BA (1977) HLA restriction of cell-mediated lysis of influenza virus-infected human cells. Nature 270:524–526
69. Mengersen R, Schick R, Kölsch E (1975) Correlation of "sneaking through" of tumor cells with specific immunological impairment of the host. Eur J Immunol 5:532–537
70. Moore M, Vose BM (1981) Extravascular natural cytotoxicity in man: Anti-K562 activity of lymph-node and tumour-infiltrating lymphocytes. Int J Cancer 27:265–272
71. Natali PG, Aguzzi A, Veglia F, Imai K, Burlage RS, Giacomini P, Ferrone S (1983) The impact of monoclonal antibodies on the study of human malignant melanoma. J Cutan Pathol 10:514–528
72. Natali PG, Cavaliere R, Bigotti A, Nicotra MR, Russo C, Ng AK, Giacomini P, Ferrone S (1983) Antigenic heterogeneity of surgically removed primary and autologous metastatic human melanoma lesions. J Immunol 130:1462–1466
73. Peter HH, Knoop F, Kalden JR (1976) Spontaneous and antibody-dependent cellular cytotoxicity in melanoma patients and healthy control persons. Z Immun Forsch 151:263–281
74. Peter HH (1983) The immunology of malignant melanoma and possible immunotherapeutic approaches. In: Mackie R (ed) Pigment Cell, Vol. 6, Karger, Basel, p 65–92
75. Polverini PJ, Cotran RS, Gimbrone Jr MA, Unanue ER (1977) Activated macrophages induce vascular proliferation. Nature 269:804–806
76. Poppema S, Bhan AK, Reinherz EL, McCluskey RT, Schlossman SF (1981) Distribution of T cell subsets in human lymph nodes. J Exp Med 153:30–41
77. Poppema S, Bröcker EB, De Leij L, Terbrack D, Visscher T, Ter Haar A, Macher E, Thé TH, Sorg C (1983) *In situ* analysis of the mononuclear cell infiltrate in primary malignant melanoma of the skin. Clin Exp Immunol 51:77–82
78. Poulter LW (1983) Antigen presenting cells *in situ:* their identification and involvement in immunopathology. Clin Exp Immunol 53:513–520
79. Pukel CS, Lloyd KO, Travassos LR, Dippold WG, Oettgen HF, Old LJ (1982) G_{D3}, a prominent ganglioside of human melanoma. Detection and characterization by mouse monoclonal antibody. J Exp Med 155:1133–1147
80. Reinherz EL, Kung PC, Goldstein G, Schlossman SF (1979) A monoclonal antibody with selective reactivity with functionally mature human thymocytes and all peripheral human T cells. J Immunol 123:1312–1317

81. Reinherz EL, Kung PC, Goldstein G, Schlossman SF (1979) Further characterization of the human inducer T cell subset defined by monoclonal antibody. J Immunol 123:2894–2896
82. Reinherz EL, Kung PC, Pesando JM, Ritz J, Goldstein G, Schlossman SF (1979) Ia determinants on human T-cell subsets defined by monoclonal antibody. Activation stimuli required for expression. J Exp Med 150:1472–1482
83. Reinherz EL, Kung PC, Goldstein G, Schlossman SF (1980) A monoclonal antibody reactive with the human cytotoxic/suppressor T cell subset previously defined by a heteroantiserum termed TH_2. J Immunol 124:1301–1307
84. Rowe DJ, Beverley PCL (1984) Characterization of breast cancer infiltrates using monoclonal antibodies to human leucocyte antigens. Br J Cancer 49:149–159
85. Ruiter DJ, Bhan AK, Harrist TJ, Sober AJ, Mihm MC Jr (1982) Major histocompatibility antigens and mononuclear inflammatory infiltrate in benign nevomelanocytic proliferations and malignant melanoma. J Immunol 129:2808–2815
86. Schrader JW, Edelman GM (1976) Participation of the H-2 antigens of tumor cells in their lysis by syngeneic T cells. J Exp Med 143:601–614
87. Seibert E, Sorg C, Happle R, Macher E (1976) Membrane associated antigens of human malignant melanoma. III. Specificity of human sera reacting with cultured melanoma cells. Int J Cancer 19:172–178
88. Shackelford DA, Kaufman JF, Korman AJ, Strominger JL (1982) HLA- DR antigens: structure, separation of subpopulations, gene cloning and function. Immunol Rev 66:133–187
89. Sober AJ, Day CL Jr, Fitzpatrick TB, Lew RA, Kopf AW, Mihm MC Jr (1983) Early death from clinical stage I melanoma. J Invest Dermatol 80:050–052
90. Sober AJ, Day CL, Fitzpatrick TB, Lew RA, Kopf AW, Mihm MC Jr (1983) Factors associated with death from melanoma from 2 to 5 years following diagnosis in clinical stage 1 patients. J Invest Dermatol 80:053–055
91. Sorg C, Geczy CL (1978) Antibodies to guinea pig lymphokines. VII reactivity with products of lymphoid and nonlymphoid cells. J Immunol 121:1199–1205
92. Sorg C, Bröcker EB, Zwadlo G, Redmann K, Feige U, Ax W, Feller AC (1985) A monoclonal antibody to a formaldehyde-resistant epitope on the nonpolymorphic constant parts of the HLA-DR antigens. Transplantation 39:90–93
93. Stenzinger W, Brüggen J, Macher E, Sorg C (1983) Tumor angiogenic activity (TAA) production *in vitro* and growth in the nude mouse by human malignant melanoma. Eur J Cancer Clin Oncol 19:649–656
94. Stingl G, Katz SI, Clement L, Green I, Shevach EM (1978) Immunologic functions of Ia-bearing epidermal Langerhans cells. J Immunol 121:2005–2013
95. Suter L, Bröcker EB, Brüggen J, Ruiter DJ, Sorg C (1983) Heterogeneity of primary and metastatic human malignant melanoma as detected with monoclonal antibodies in cryostat sections of biopsies. Cancer Immunol Immunother 16:53–58
96. Thompson PG (1973) Relationship of lymphocytic infiltration to prognosis in primary malignant melanoma of skin. Pigment Cell 1:285–291
97. Thorsby E, Bergholtz B, Berle E, Braathen L, Hirschberg H (1981) Involvement of HLA in T-cell immune responses. Transplant Proc 13:903–908
98. Tötterman TH, Häyry P, Saksela E, Timonen T, Eklund B (1978) Cytological and functional analysis of inflammatory infiltrates in human malignant tumors. II. Functional investigations of the infiltrating inflammatory cells. Eur J Immunol 81:872–875
99. Trau H, Rigel DS, Harris MN, Kopf AW, Friedman RJ, Gumport SL, Bart RS, Grier WRN (1983) Metastases of thin melanomas. Cancer 51:553–556
100. Treves AJ, Carnaud C, Trainin N, Feldman M, Cohen IR (1974) Enhancing T lymphocytes from tumor-bearing mice suppress host resistance to a syngeneic tumor. Eur J Immunol 4:722–727
101. Tritsch H (1972) Untersuchungen über Relationen zwischen entzündlicher Infiltration, Zelltyp und Prognose beim malignen Melanom. Arch Dermatol Forsch 244:222–224
102. van der Esch EP, Cascinelli N, Preda F, Morabito A, Bufalino R (1981) Stage 1 melanoma of the skin: evaluation of prognosis according to histologic characteristics. Cancer 48:1668–1673

103. van Duinen SG, Ruiter DJ, Bröcker EB, Sorg C, Welvaart K, Ferrone S (1984) Association of low level of HLA-A, B, C, antigens or high level of Ia antigens in metastatic melanoma with a high grade of malignancy. J Invest Dermatol 82:558
104. van Duinen SG, Ruiter DJ, Hageman P, Vennegoor C, Dickersin GR, Scheffer E, Rümke P (1984) Immunohistochemical and histochemical tools in the diagnosis of amelanotic melanoma with a high grade of malignancy. Cancer 53:1566–1573
105. Verbi W, Greaves MF, Schneider C, Koubek K, Kanossy G, Stein H, Kung P, Goldstein G (1982) Monoclonal antibodies OKT 11 and OKT 11A have pan-T reactivity and block sheep erythrocyte "receptors". Eur J Immunol 12:81–86
106. Veronesi U, Adamus J, Aubert C, Bajetta E, Beretta G, Bonadonna G, Bufalino R, Cascinelli N, Cocconi G, Durand J, De Marsillac J, Ikonopisov RL, Kiss B, Lejeune F, MacKie R, Madej G, Mulder H, Mechl Z, Milton GW, Morabito A, Peter H, Priario J, Paul E, Rumke P, Sertoli R, Tomin R (1982) A randomized trial of adjuvant chemotherapy and immunotherapy in cutaneous melanoma. N Engl J Med 307:913–916
107. Vose M, Moore M (1979) Suppressor cells activity of lymphocytes infiltrating human lung and breast tumours. Int J Cancer 24:579–585
108. Vose BM, Bonnard GD (1982) Specific cytotoxicity against autologous tumour and proliferative responses of human lymphocytes grown in interleukin 2. Int J Cancer 29:33–39
109. Vose BM (1982) Quantitation of proliferative and cytotoxic precursor cells directed against human tumours: Limiting dilution analysis in peripheral blood and at the tumour site. Int J Cancer 30:135–142
110. Vose BM, Ferguson R, Moore M (1982) Mitogen responsiveness and inhibitory activity of mesenteric lymph node cells. Cancer Immunol Immunother 13:105–111
111. Weidner F, Hornstein OP (1983) Untersuchungen zur prognostischen Bedeutung der „Stromareaktion" beim malignen Melanom. II. Entzündliches Infiltrat und Prognose. Virchows Arch [A] 359:77–85
112. Weitberg AB, Weitzman SA, Destrempes M, Latt SA, Stossel TP (1983) Stimulated human phagocytes produce cytogenetic changes in cultured mammalian cells. N Engl J Med 308:26–30
113. Whitwell HL, Hughes HPA, Moore M, Ahmed A (1984) Expression of major histocompatibility antigens and leucocyte infiltration in benign and malignant human breast disease. Br J Cancer 49:161–172
114. Wilson BS, Herzig MA, Lloyd RC (1984) Immunoperoxidase staining for Ia-like antigens in paraffin-embedded tissues from human melanoma and lung carcinoma. Am J Pathol 115:102–116
115. Zwadlo G, Bröcker EB, von Bassewitz DB, Feige U, Sorg C (1985) A monoclonal antibody to a differentiation antigen present on mature human macrophages and absent from monocytes. J Immunol 134:1487–1492

Nachtrag

116. Macher E, Kleeberg UR, Lejeune F, Rümke Ph, Prade M, Thomas D, Suciu S (1986) A randomized phase-III-study on DTIC, Levamisole, and placebo as adjuvant treatment of high risk stage I primary melanoma. J Cancer Res Clin Oncol 111:147
117. Luger TA, Köck A, Danner M, Vetterlein M, Kudlacek S, Micksche M (1986) Production of distinct cytokines by human melanoma cells. J Invest Dermatol 86:338
118. Hersey P, Murray E, Grace J, McCarthy WH (1985) Current research on immunopathology of melanoma: analysis of lymphocyte population in relation to antigen expression and histological features of melanoma. Pathology 17:385–391
119. Bröcker EB, Zwadlo G, Sorg C (1986) Changes in the inflammatory infiltrates of cutaneous melanoma in the course of tumor progression. J Invest Dermatol, in press (Abstract)
120. Carrel S, Schmidt-Kessen A, Giuffrè L (1985) Recombinant interferon-γ can induce the expression of HLA-DR and -DC on DR-negative melanoma cells and enhance the expression of HLA-ABC and tumor-associated antigens. Eur J Immunol 15:118–123
121. Dippold WG, Knuth A, Meyer zum Büschenfelde KH (1985) Inflammatory tumor response to monoclonal antibody infusion. Eur J Cancer Clin Oncol 21:907–912
122. Bröcker EB, Suter L, Brüggen J, Ruiter DJ, Macher E, Sorg C (1985) Phenotypic dynamics of tumor progression in human malignant melanoma. Int J Cancer 36:29–35

12. Endokrinologische Aspekte maligner Melanome

F. H. J. Rampen und P. Rümke

Während der vergangenen zehn Jahre hat es ein erneutes Interesse an der vermuteten Rolle hormoneller Einflüsse auf die Prognose des cutanen Melanoms gegeben. Eine Reihe von Beobachtungen legen die Annahme nahe, daß gewisse Faktoren wie beispielsweise das *Geschlecht* des Patienten oder das Vorliegen einer *Gravidität* möglicherweise das biologische Verhalten dieses Tumors beeinflussen. In den letzten Jahren sind zahlreiche Veröffentlichungen erschienen, in denen offensichtliche Vorteile oder aber eine vollständige Wirkungslosigkeit endokriner Therapiemaßnahmen beim Melanom mitgeteilt wurden, ohne daß dabei verbindliche Schlußfolgerungen hätten angestellt werden können.

In diesem Beitrag werden *epidemiologische* und *klinische Daten* diskutiert, die die Rolle endokriner Faktoren bei zumindest einem Teil der Melanompatienten unterstreichen. Darüber hinaus werden kürzlich erschienene Arbeiten besprochen, die sich mit den Verfahren zum Nachweis von *Steroidhormonrezeptoren* sowie mit den Möglichkeiten *endokriner Manipulationen* zur Beeinflussung des biologischen Verhaltens maligner Melanome befassen.

Hormonelle Einflüsse auf das biologische Verhalten des Melanoms

Bis vor kurzem waren die Anzeichen für das Vorhandensein hormoneller Einflüsse auf das Melanomwachstum überwiegend epidemiologischer Natur.

Da Melanomerkrankungen vor der Pubertät sehr selten vorkommen, liegt die Annahme eines möglicherweise hormonabhängigen Wachstums nahe [37]. Abgesehen von einigen Krebserkrankungen im Kindesalter treten jedoch die meisten malignen Erkrankungen, ob hormonabhängig oder nicht, beim erwachsenen oder alten Menschen auf. Diese Relation von Inzidenz und Alter belegt aber nicht notwendigerweise hormonelle Einflüsse. Zudem ist bekannt, daß sich auch im Kindesalter Melanome mit außerordentlich foudroyantem Verlauf im Bereich größerer behaarter congenitaler Naevi entwickeln können.

Frauen haben eine günstigere Prognose als Männer [23, 32]. Dieser Umstand ist möglicherweise auf eine frühere Diagnosestellung zurückzuführen. Bei weiblichen Patienten manifestiert sich das Melanom vorzugsweise im Bereich der unteren Extremitäten und ist somit einer frühen diagnostischen Erfassung leichter zugänglich. Darüber hinaus sind die voraussichtlichen Stationen der lymphogenen Dissemination vom Bein aus bekannt (inguinale Lymphknoten). Ein regionaler Eingriff ist daher eher durchführbar als bei axialen (Rumpf-) Lokalisationen des Melanoms, wie sie vorzugsweise beim männlichen Patienten angetroffen werden. Aber auch unabhängig von Stadium und Lokalisation erscheint die Prognose bei weiblichen günstiger als bei männlichen Patienten [1, 16, 23, 34, 35]. Als Shaw et al. die 5-Jahres-Überlebenszeit in Relation zur Tumordicke setzten, fanden sie bei weiblichen Melanompatienten eine günstigere Prognose bei allen Breslow-Stufen [33].

Die Überlebensrate ist bei prämenopausalen Frauen höher als bei postmenopausalen Patientinnen. Allerdings ist die Überlebensrate auch bei Männern unter 50 Jahre höher als bei Männern über 50 Jahre. Fortgeschrittenes Alter wirkt sich offenbar nachteilig auf die Prognose aus. Zahlreichen Beobachtungen zufolge verlieren Frauen ihren statistischen Vorteil gegenüber Männern, sobald sie das postmenopausale Alter erreicht haben, was die Annahme nahelegt, daß weibliche Sexualhormone einen prognostisch günstigen Einfluß auf das Melanomwachstum besitzen. Andererseits haben jedoch Shaw et al. gezeigt, daß Frauen auch in der Altersgruppe über 50 Jahre zumindest einen Teil dieses prognostischen Vorteils behalten [32].

Nach mehreren Berichten in der Literatur hat das Vorliegen einer Gravidität bei Melanompatientinnen einen prognostisch ungünstigen Effekt auf die Überlebensrate [4, 20, 23]. Einzelne Autoren berichten über spontane Regressionen nach der Entbindung [2]. Andererseits wurden vereinzelt Beobachtungen publiziert, die von einem prognostisch günstigen Einfluß einer Schwangerschaft auf die Melanomaktivität sprachen [5]. Der überwiegende Teil größerer epidemiologischer Studien ist allerdings bei der Diskussion dieses Problems wenig hilfreich, weil diese prognostisch ohnehin günstige Fälle (Stadium I) beinhalten, welche leicht während der Gravidität primär chirurgisch behandelt werden konnten. Ausschließlich diejenigen Fälle, bei denen die Melanomaktivität im Verlaufe der Schwangerschaft genau dokumentiert werden kann, können zu einem besseren Verständnis schwangerschaftsabhängiger Vorgänge im Verlauf des Melanomwachstums beitragen. Darüber hinaus ist anzumerken, daß nachteilige Auswirkungen einer Gravidität in größeren Untersuchungsreihen durch den Vorteil einer frühen Diagnosestellung anläßlich häufiger Schwangerschaftsvorsorgeuntersuchungen wieder aufgewogen werden können. Für das Krankheitsstadium II dokumentierten Shiu et al. eine niedrigere Überlebensrate für gravide Patientinnen als für nichtgravide [36].

Auch die Anzahl erfolgter Entbindungen kann möglicherweise einen Einfluß auf die Melanomentstehung haben. Hersey et al. nahmen für Mehrgebärende eine bessere Prognose an [13]. Sie vermuteten, daß die Exposition gegenüber fetalen Antigenen möglicherweise eine Schutzfunktion gegenüber der Dissemination von Melanomzellen ausübt, welche strukturell ähnliche Antigene tragen. In späteren Untersuchungen konnten allerdings diese Befunde nicht reproduziert werden.

Obwohl die voranstehenden Überlegungen die Möglichkeit hormoneller Einflüsse auf das biologische Verhalten cutaner Melanome nahelegen, lassen sie keinen definitiven Schluß auf die exakte Natur derartiger Faktoren zu. Oftmals sind *Östrogene* angeschuldigt worden, für die Steigerung der Melanomaktivität verantwortlich zu sein [31], was in den letzten Jahren zu einem weitreichenden experimentellen Einsatz von Antiöstrogenen geführt hat. Die Östrogen-Theorie erscheint jedoch etwas paradox, zumal die Prognose bei weiblichen Patienten eher besser ist als bei Männern. Andere Autoren haben deshalb angenommen, daß *Androgene* eine prognostisch nachteilige Wirkung auf die Überlebensrate haben [27, 28, 36].

Neben der Erhebung klinischer und epidemiologischer Daten wurde auch die Tumorwachstumskinetik bei weiblichen und männlichen Melanompatienten verglichen [27, 28]. Zunächst galt die Aufmerksamkeit der Überlebenszeit nach dem ersten Auftreten von Fernmetastasen, um einen groben Parameter für die Wachstumsaktivität zu gewinnen. Dabei ergab sich bei Frauen eine signifikant längere Überlebenszeit als bei Männern, jedoch kein Unterschied zwischen prä- und postmenopausalen oder zwischen gebärenden und nichtgebärenden Frauen. Darüber hinaus wurden die Intervalle zwischen den Erkrankungsstadien untersucht (T = lokaler Tumor → N = regionale Metastasierung → M = Fernmetastasierung). Dabei waren die medianen Zeitintervalle bei weiblichen Patientinnen übereinstimmend länger. Schließlich wurde bei Patienten beiderlei Geschlechts die Größenverdopplungszeit von Lungenmetastasen gemessen, wobei sich ebenfalls eine deutlich geringere Wachstumsrate bei weiblichen Patienten zeigte. Diese Beobachtungen legen die Annahme nahe, daß das maligne Melanom möglicherweise ein androgenabhängiger Tumor ist, wenngleich zur Unterstützung dieser Hypothese zunächst noch weiterreichende Untersuchungen erforderlich sind.

Einer besonderen Erwähnung bedarf zudem das metastatische Ausbreitungsmuster des cutanen Melanoms. Es wurde beobachtet, daß Männer eher zu einer initial visceralen Metastasierung neigen, während Frauen häufiger eine cutane oder nodale Metastasierung entwickeln [25, 28]. Diese Beobachtung könnte auf eine bevorzugte lymphogene Metastasierung bei weiblichen Melanompatienten hinweisen. Eigene Untersuchungen zeigten, daß Frauen eine besondere Tendenz zur Entwicklung von Satelliten- und In-Transit-Metastasen aufweisen (unveröffentlichte Daten). Diese Befunde könnten nicht nur im Hinblick auf die Patientenauswahl für eine regionale elektive Lymphadenektomie oder eine isolierte Extremitätenperfusion von Bedeutung sein, sondern auch hinsichtlich der Ausdehnung des Sicherheitsabstandes bei der Excision des Primärtumors. Wenn Frauen früher und häufiger Satellitenmetastasen entwickeln als Männer, dann könnten sie auch bei gleichem mikroskopischen Stadium von einer ausgedehnteren Excision profitieren.

Steroidhormonrezeptoren und endokrine Manipulation

Steroidhormone wirken auf Zielgewebe („target tissues") aufgrund der Anwesenheit spezifischer cytoplasmatischer Proteine, der sog. Steroidrezeptoren. Steroidhormone wirken unterschiedlich spezifisch auf spezielle Gewebe, welche infolge ihrer hohen Rezeptorkonzentration als Zielgewebe hormonvermittelter Wirkungen angesehen werden können. Tumoren im Bereich dieser Gewebe werden als hormonabhängig oder hormonresponsiv bezeichnet. Die geschlechtsspezifischen Unterschiede im biologischen Verhalten maligner Melanome haben mittlerweile zu der Annahme geführt, daß es sich bei dem cutanen Melanom um einen hormonresponsiven Tumor handeln könnte. Eine Reihe von Studien befaßte sich mit der Suche nach Östrogenrezeptoren auch beim malignen Melanom in dem Bemühen, eine Patientengruppe zu identifizieren, welche auf eine hormonelle Therapie ansprechen könnte [6, 9, 17, 30]. Der Anteil rezeptorhaltiger Gewebeproben schwankte allerdings in den publizierten Untersuchungen beträchtlich, was möglicherweise auf unterschiedliche Kriterien bei der Definition „signifikanter" Östrogenrezeptorkonzentrationen zurückzuführen ist. Im ganzen gesehen enthalten Melanome sehr viel niedrigere Rezeptorkonzentrationen als Mammacarcinome. Zwischen den vermuteten Östrogenrezeptoren und dem Ansprechen des Melanoms auf eine Antiöstrogentherapie (Tamoxifen) konnte keine verläßliche Korrelation gefunden werden [10, 15]. Des weiteren stellte sich heraus, daß Gewebeproben verschiedener Lokalisation beim *gleichen* Patienten sich sowohl rezeptorpositiv als auch rezeptornegativ verhielten [15]. Rümke et al. bestimmten den Rezeptorstatus unterschiedlicher Metastasen des gleichen Patienten zu verschiedenen Zeitpunkten und fanden ihn niemals durchgehend positiv [30]. Aus diesen Befunden läßt sich mit Vorbehalt schließen, daß Rezeptorbestimmungen bei der Behandlung von Patienten mit fortgeschrittenem Melanom kaum von Nutzen sind.

Ein weiterer Grund dafür, daß die Bestimmung des Östrogenrezeptorstatus in der Melanomtherapie nicht den erwarteten Durchbruch brachte, mag in der Unspezifität der Hormonbindungsphänomene liegen. McCarty et al. wiesen eine Korrelation zwischen Östrogenbindung und Melaningehalt des Tumors nach [17]. Sie nahmen an, daß das Östrogen sich an den inaktiven Rezeptor Tyrosinase bindet. Demzufolge würde die Östrogenbindungskomponente in der Melanomzelle ein Artefakt des Rezeptornachweissystems darstellen, ein Gesichtspunkt, der kürzlich von Zava und Goldhirsch wieder aufgegriffen worden ist [38].

Progesteron- und Androgenrezeptoren sind ebenfalls im Melanomgewebe des Menschen nachgewiesen worden [11, 15, 21, 30]. Es muß betont werden, daß diese Rezeptoren (oder rezeptor-ähnliche Proteine?) eine letztlich noch ungewisse physiologische Bedeutung besitzen.

Nur bei wenigen Patienten ist ein klinisch faßbares Ansprechen auf endokrine Manipulationen zu beobachten. Im Einzelfall ist dies nicht vorhersehbar, kann aber von höchst eindrucksvollem Verlauf und langer Dauer sein [3]. Die angenommene Östrogenabhängigkeit des menschlichen Melanoms [31] hat zu dem bereits erwähnten experimentellen Einsatz von Antiöstrogenen in der Therapie geführt. Anfänglich galt Tamoxifen als vielversprechende Substanz mit hoher Ansprechrate, besonders bei postmenopausalen Patientinnen [19, 22]. In der Folgezeit jedoch gelang es in größer angelegten Studien nicht, diese frühen Daten zu erhärten [7, 8]. Die Rolle von Tamoxifen in der Melanomtherapie ist nach wie vor unklar, zumal Frauen eine deutlich bessere Prognose als Männer haben. Auch eine Behandlung mit Östrogenen hat sich als wenig wertvoll erwiesen. Gleiches gilt für die Behandlung mit Progesteron. Die Wirkung von Progesteron ist sehr unterschiedlich, denn einzelne synthetische Progestine können auch über eine androgene Aktivität verfügen. Nach der Hypothese einer Androgenabhängigkeit [28] könnten Melanompatienten möglicherweise von einer Antiandrogentherapie profitieren, obwohl Publikationen zu dieser Fragestellung sehr widersprüchlich erscheinen [12, 30].

Abschließend sollte erwähnt werden, daß das, was über die gonadalen Steroidhormone ausgeführt wurde, eine übermäßige Vereinfachung darstellen dürfte, denn der Melanocyt ist eine vielseitig spezialisierte Zelle, welche sich von der Neuralleiste ableitet und in ihrer Morphologie und Funktion an Nervenzellen erinnert; aus diesem Grunde sollte man auch den Einfluß neuro-endokriner Faktoren nicht außer acht lassen. MSH wurde eingesetzt, um den natürlichen Verlauf des Melanomwachstums zu beeinflussen. Die Aktivierung der Tyrosinase durch MSH führt zu einer Steigerung der Melaninbildung und gleichzeitig zu einem signifikanten Absinken der Zellproliferation [24]. Weitere neuro-endokrine Faktoren sind möglicherweise beteiligt, wie auch ACTH, FSH, LH und der sog. „nerve-growth-factor". Für eine weitergehende Information über die Rolle von Steroid- und Peptidhormonen bezüglich des biologischen Verhaltens maligner Melanome sei auf einzelne aktuelle Übersichtsartikel hingewiesen [14, 18, 26, 29].

Schlußfolgerungen

Klinische Beobachtungen in bezug auf geschlechtsabhängige Unterschiede in der Überlebensrate beim malignen Melanom haben zu der Vermutung Anlaß gegeben, daß gonadale Steroidhormone eine modulierende Rolle im natürlichen Ablauf dieser Erkrankung spielen könnten. Die genauen Zusammenhänge dieser Einflüsse sind derzeit noch nicht erkannt. Ansprechraten nach therapeutischer endokriner Manipulation waren bislang ausgesprochen niedrig. Obwohl es gelang, signifikante Konzentrationen von Rezeptoren, insbesondere von Östrogenrezeptoren, im Melanomgewebe nachzuweisen, hat dies keinerlei Bedeutung für die Voraussage des therapeutischen Effektes hormoneller Therapiemaßnahmen. Für den Östrogenrezeptornachweis gilt zusätzlich, daß hierbei falsch-positive Resultate auftreten, welche auf die Anwesenheit von Tyrosinase und die durch sie vorgetäuschte Östrogenbindung zurückgeführt werden können.

Weitere wissenschaftliche Untersuchungen auf diesem Gebiet können in Zukunft vielleicht dazu beitragen, verbesserte Behandlungsmöglichkeiten für Patienten mit cutanem malignen Melanom zu entwickeln.

Literatur

1. Allen AC, Spitz S (1953) Malignant melanoma; a clinicopathological analysis of the criteria for diagnosis and prognosis. Cancer 6:1–45
2. Allen EP (1955) Malignant melanoma; spontaneous regression after pregnancy. Br Med J 2:1067
3. Bodenham DC, Hale B (1972) Malignant melanoma. In: Stoll BA (ed) Endocrine therapy in malignant disease. Saunders, London, pp 377–383
4. Byrd BF, McGanity WJ (1954) The effect of pregnancy on the clinical course of malignant melanoma. South Med J 47:196–200
5. Conybeare RC (1964) Malignant melanoma and pregnancy; report of 3 cases. Obstet Gynecol 24:451–454

6. Creagan ET, Ingle JN, Woods JE et al. (1980) Estrogen receptors in patients with malignant melanoma. Cancer 46:1785–1786
7. Creagan ET, Ingle JN, Green SJ et al. (1980) Phase II study of tamoxifen in patients with disseminated malignant melanoma. Cancer Treat Rep 64:199–201
8. Creagan ET, Ingle JN, Ahmann DL et al. (1982) Phase II study of high dose tamoxifen (NSC-180973) in patients with disseminated malignant melanoma. Cancer 49:1353–1354
9. Fisher RI, Neifeld JP, Lippman ME (1976) Oestrogen receptors in human malignant melanoma. Lancet II:337–339
10. Furnival CM, Cough IR, Thynne GSJ (1981) Malignant melanoma; tamoxifen and oestrogen receptors. Lancet II:374–375
11. Grill HJ, Benes P, Manz B et al. (1982) Steroid hormone receptors in human melanoma. Arch Dermatol Res 272:97–101
12. Herbst WP (1943) Malignant melanoma of the choroid with extensive metastases treated by removing secreting tissue of the testicles. J Am Med Assoc 122:597
13. Hersey P, Morgan G, Stone DE et al. (1977) Previous pregnancy as a protective factor against death from melanoma. Lancet I:451–452
14. Hodgins MB (1983) Steroid hormones, receptors and malignant melanoma. In: MacKie RM (ed) Malignant melanoma; advances of a decade. Pigment cell, vol VI. Karger, Basel 1983, pp 116–126
15. Karakousis CP, Lopez RE, Bhakoo HS et al. (1980) Estrogen and progesterone receptors and tamoxifen in malignant melanoma. Cancer Treat Rep 64:819–827
16. Magnus K (1977) Prognosis in malignant melanoma of the skin; significance of stage of disease, anatomical site, sex, age and period of diagnosis. Cancer 40:389–397
17. McCarty KS jr, Wortman J, Stowers S et al. (1980) Sex steroid receptor analysis in human melanoma. Cancer 46:1463–1470
18. McCarty KS jr, Paull DE, McCarty KS sr (1982) Hormonal aspects of melanoma. In: Seigler HF (ed) Clinical management of melanoma. Developments in oncology, vol V. Martinus Nijhoff, The Hague, pp 355–380
19. Meyskens FL, Voakes JB (1980) Tamoxifen in metastatic malignant melanoma. Cancer Treat Rep 64:171–173
20. Mouly R, Dufourmentel C, Glicenstein J (1966) Mélanome malin et grossesse. Bull Soc Franc Derm Syphil 73:661–666
21. Neifeld JP, Lippman ME, Fisher RI (1976) Receptors for steroid hormones in human melanoma. Surg Forum 27:108–110
22. Nesbit RA, Woods RL, Tattersall MHN et al. (1979) Tamoxifen in malignant melanoma. N Engl J Med 301:1241–1242
23. Olsen G (1966) The malignant melanoma of the skin. Acta Chir Scand [Suppl] 365:1–222
24. Pawelek JM (1976) Factors regulating growth and pigmentation of melanoma cells. J Invest Dermatol 66:201–209
25. Pondes S, Hunter JAA, White H et al. (1981) Cutaneous malignant melanoma in South-East Scotland. Q J Med 50:103–121
26. Posey LE, Krementz ET (1983) The role of neuro-endocrine factors in human malignant melanoma. In: Costanzi JJ (ed) Malignant melanoma 1. Cancer Treatment and research, vol IX. Martinus Nijhoff, The Hague, pp 195–206
27. Rampen FHJ (1980) Malignant melanoma; sex differences in survival after evidence of distant metastasis. Br J Cancer 42:52–57
28. Rampen FHJ, Mulder JH (1980) Malignant melanoma, an androgen-dependent tumour? Lancet I:562–566
29. Rampen FHJ (1984) Sex differences in survival from cutaneous melanoma. Int J Dermatol 23:444–452
30. Rümke P, Persijn JP, Korsten CB (1980) Oestrogen and androgen receptors in melanoma. Br J Cancer 41:652–656
31. Sadoff L, Winkley J, Tyson S (1973) Is malignant melanoma an endocrine-dependent tumor? Oncology 27:244–257
32. Shaw HM, Milton GW, Farago GA et al. (1978) Endocrine influences on survival from malignant melanoma. Cancer 42:669–677

33. Shaw HM, McGovern VJ, Milton GW et al. (1980) Histologic features of tumors and the female superiority in survival from malignant melanoma. Cancer 45:1604–1608
34. Shaw HM, McGovern VJ, Milton GW et al. (1980) Malignant melanoma; influence of site of lesion and age of patient in the female superiority in survival. Cancer 46:3731–3735
35. Shaw HM, McGovern VJ, Milton GW et al. (1982) The female superiority in survival in clinical stage II cutaneous malignant melanoma. Cancer 49:1941–1944
36. Shiu MH, Schottenfeld D, Maclean B et al. (1976) Adverse effect of pregnancy on melanoma; a reappraisal. Cancer 37:181–187
37. Skov-Jensen T, Hastrup J, Lambrethsen E (1966) Malignant melanoma in children. Cancer 19:620–626
38. Zava DT, Goldhirsch A (1983) Estrogen receptor in malignant melanoma: fact or artefact? Eur J Cancer Clin Oncol 19:1151–1159

13. Systemische Chemotherapie maligner Melanome

H. VOIGT und U. R. KLEEBERG

Einführung

Die Überlebensprognose von Patienten mit metastasierendem malignem Melanom der fortgeschrittenen Stadien III und IV ist bis heute denkbar ungünstig, nur vereinzelt überleben wenige von ihnen ohne weitere onkologische Therapie den Zeitpunkt der diagnostischen Erfassung visceraler Fernmetastasen um 1 Jahr.

Mit den gegenwärtig zur Verfügung stehenden Behandlungsverfahren lassen sich *kurative* Zielsetzungen bei fortgeschrittener Melanomerkrankung nicht realisieren. Das bescheidene Spektrum therapeutischer Einflußmöglichkeiten auf den weiteren Erkrankungsverlauf orientiert sich an deren *palliativer* Effizienz.

Das *Ziel einer palliativen Behandlung* ist es, möglichst langfristige tumorfreie Erkrankungsphasen bei nicht oder nur geringfügig reduzierter Lebensqualität des jeweiligen Patienten zu erreichen [495]. Auf diesem Wege kann nicht nur eine vordringliche *Verbesserung der symptomatischen Situation*, sondern mittelbar auch eine *Verlängerung der Überlebenszeit* erzielt werden [276]. Dabei muß – insbesondere im Hinblick auf vergleichbare Situationen fortgeschrittener Stadien anderer solider Tumoren – auch für das maligne Melanom daran erinnert werden, daß zur Realisation palliativer Behandlungsziele durchaus sehr intensive therapeutische Maßnahmen erforderlich werden können, wenn dadurch aussichtsreiche Verbesserungen der individuellen Erkrankungssituation möglich erscheinen. Insofern darf „palliativ" nicht mißverständlich als Rückzug zu roborierenden Maßnahmen mangelnder Spezifität und therapeutischer Resignation aufgefaßt werden. In einer derartigen Situation wird es also zunächst darauf ankommen, neben einer *gezielten* Behandlung tumorassoziierter Symptome die vorhandene Tumormasse rasch weitmöglichst zu reduzieren, wozu eine systemische Chemotherapie trotz ihrer begrenzten Effektivität in vielen Fällen bei adäquater Indikationsstellung (s. d.) beitragen kann.

Die Progression des malignen Melanoms von einer ortsständigen, primär cutanen Neoplasie zu einer disseminierten, das Manifestationsorgan „Haut" z. T. vollständig verlassenden *systemischen Melanomerkrankung* bedeutet für therapeutische Erwägungen, daß die primär locoregionär orientierten Maßnahmen im Stadium I und II durch den Einsatz *systemischer* Behandlungsmodalitäten im Stadium III und IV erweitert werden.

Versuche, das metastasierende maligne Melanom z. B. mit cytostatisch wirksamen Substanzen zu behandeln, reichen bis in die 60er Jahre zurück. Tumorregressionen konnten zwar gelegentlich beobachtet werden, doch nennenswerte längerfristige Erfolge wurden nicht erzielt.

So hat De Vita 1975 in einer Übersichtsarbeit das maligne Melanom unter die Tumoren eingereiht, die zwar chemotherapeutisch beeinflußbar sind, bei denen aber reproduzierbare Überlebenszeitverlängerungen nicht zu erreichen sind [158].

Dieser Einschätzung, die heute zumindest für einen Teil der chemotherapeutisch behandelten Patienten nicht mehr zutreffend ist, lagen die insgesamt enttäuschenden Ergebnisse verschiedenster – zumeist empirischer und nicht durchgehend kontrollierter Therapiestudien mit ständig neu hinzukommenden Cytostatika zugrunde. Letztere wurden dabei zunächst jeweils im Rahmen einer cytostatischen *Monotherapie* eingesetzt.

Trotz durchaus ermutigender Einzelhinweise auf eine antineoplastische Aktivität beim malignen Melanom zeigte sich jedoch bei Überprüfung an größeren Patientenzahlen und unter den Bedingungen kontrollierter Studien, daß initial positive Primärresultate andernorts oftmals nicht bestätigt werden konnten. Hinsichtlich der eingesetzten Cytostatika fiel auf, daß Substanzen, die sich in der Behandlung anderer Neoplasien bewährt hatten – wie z. B. Adriamycin oder Bleomycin – beim Melanom keine oder nur marginale Aktivität zeigten [65, 358, 430].

Unter den Alkylantien oder den in funktioneller Analogie stehenden Substanzen erreichte allein *Dacarbazin* [5-(3,3-dimethyl-l-triazeno)-imidazol-4-carboxamid, DTIC] eine kumulative Gesamtansprechrate von 23,4%, ein Resultat, welches von keiner der anderen antineoplastisch wirksamen Substanzen erreicht oder übertroffen wurde [98, 119, 301]. Allerdings lag der Anteil an Patienten mit Vollremission unter 5%, und auch bei eingetretener partieller Remission war diese i.d.R. nur von kurzer Dauer. Eine kürzlich publizierte retrospektive Analyse sämtlicher in 3 Therapieprotokollen der COG (Central Oncology Group) mit Dacarbazin – sowohl in Monotherapie, als auch im Rahmen einer Dacarbazin-haltigen Therapiekombination – behandelter Patienten läßt allerdings erkennen, daß Patienten mit einer länger als 2 Jahre andauernden kompletten Remission möglicherweise kurativ therapiert wurden. Dieses war im untersuchten Patientenkollektiv in 1–2% der ausgewerteten Patienten der Fall mit einem Anteil von 26 Patienten mit chemotherapeutisch induzierter kompletter Remission bei insgesamt 580 Patienten (= 4,5%). Von den 26 Patienten mit kompletter Remission hatten 7 eine Dacarbazin-Monotherapie erhalten, 19 eine dacarbazinhaltige Polychemotherapie. Der Anteil von Patienten mit kompletter oder partieller Remission, also die Gesamtansprechrate, betrug 19,0% [251].

In dieser wie auch in anderen Studien zeigte sich, daß es überwiegend Metastasen im Bereich der Haut, Weichteile, Lymphknoten und Lunge waren, die auf die Chemotherapie ansprachen (s. u.).

In die Folgezeit dieser frühen Phase einer Chemotherapie des metastasierenden malignen Melanoms mit Dacarbazin fallen die Bestrebungen, eine Verbesserung der primären als auch langfristigen Behandlungsergebnisse über eine *Kombinationstherapie* zu erzielen [435].

Hierfür kamen neben Dacarbazin einige Cytostatika in Betracht, denen eine gewisse Wirksamkeit beim Melanom zuzuschreiben war, ohne daß sie allerdings überzeugende Therapieresultate in der Monotherapie aufzuweisen hätten (Vincristin, BCNU, Hydroxyurea etc.).

Auch hier zeigte es sich, daß anfänglich günstigere Behandlungsergebnisse einer multizentrischen Überprüfung nicht standhielten [50]. Wegen der Inhomogenität der unterschiedlichen Studienansätze, die in immer kürzeren Zeitabschnitten einander folgten, und der insgesamt enttäuschenden Resultate nahezu sämtlicher Kombinationstherapien wurde die Annahme gestärkt, eine Polychemotherapie des Melanoms sei unsinnig, da die Ergebnisse in der Behandlung dieses kapriziösen soliden Tumors nicht weiter zu verbessern seien und die toxische Belastung des Patienten in keinem Verhältnis zum therapeutischen Nutzen stünde [21, 177, 205, 234, 267, 291, 305, 306, 317, 345].

Ab Mitte der 70er Jahre wurde Dacarbazin nicht erst in den prognostisch infausten Stadien III und IV, sondern bereits in einem *adjuvanten* Therapieansatz nach operativer Entfernung des Primärtumors (Stadium I) bzw. operativer Entfernung regionaler Lymphknotenmetastasen (Stadium II) eingesetzt, ein Behandlungskonzept, welches die Elimination subklinisch-okkulter Mikrometastasen zum Ziel hat.

Weitere in der Folge durchgeführte Studien *kombinierten* die adjuvante Chemotherapie mit verschiedenen Immunmodulatoren (adjuvante Chemo-/ Immunotherapie), um die Frage nach möglichen additiven oder synergistischen Effekten von Chemo- und Immunotherapie zu überprüfen (s. Kap. 9).

So unterschiedlich die Ergebnisse für anteilsmäßige Subpopulationen der in dieser Form nachbehandelten Patienten im einzelnen auch aussehen mögen, läßt sich zusammenfassend zu diesem Ansatz bis heute sagen, daß ein die Verlaufsprognose günstig beeinflussender Effekt *nicht* nachzuweisen ist. Auch die zwischenzeitlich abgeschlossenen multizentrischen Studien der WHO (Dacarbazin vs. BCG vs. Dacarbazin + BCG vs. Kontrolle *ohne* adjuvante Therapie) oder der E.O.R.T.C. (Dacarbazin vs. Levamisol/Placebo) haben kein positives Behandlungsresultat erkennen lassen (s. Kap. 9).

Auch die in den letzten Jahren unternommenen Versuche einer *endokrinen* Therapie des metastasierenden Melanoms (z. B. mit Tamoxifen, Megestrolacetat, Medroxyprogesteronacetat, Estramustin u. a.) zeigen bis heute noch keinen Ausweg aus dem therapeutischen Dilemma fortgeschrittener Melanomstadien (s. Kap. 9, 12).

Für die Zukunft kann erhofft werden, daß neben einer Verbesserung chemotherapeutischer Behandlungsprotokolle die Einführung monoklonaler Antikörper in Verbindung mit cytotoxischen Substanzen als sog. *Drug-Targeting* die Therapie des metastasierenden Melanoms selektiver und effizienter machen wird (s. [67, 446] und Kap. 9).

Für den einzelnen zu behandelnden Patienten mit Metastasen eines Melanoms ist die wissenschaftliche Diskussion über zu wählende Behandlungsmodalitäten von untergeordneter Bedeutung. Für ihn ist entscheidend, welche *realistischen* Erfolgsaussichten bei einer bestimmten Therapie bestehen und welche Therapie-assoziierten Belastungen auf ihn zukommen.

Bei einer Entscheidungsfindung kann er von seiten des behandelnden Onkologen eine zumindest teilweise verläßliche Auskunft bzgl. des erzielbaren Therapieeffektes erwarten, sofern auf Resultate größerer, multizentrisch-kooperativer und kontrollierter Studien zurückgegriffen werden kann, welche – bei allen Einschränkungen direkter Voraussagemöglichkeiten für den Einzelfall – wenigstens eine Orientierungsbasis darstellen.

Über die Arbeit derartiger Gemeinschaftsstudien sind gerade in den letzten Jahren eine Reihe von Therapiekombinationen unter kontrollierten Bedingungen überprüft worden, deren Resultate durchaus erkennen lassen, daß die primäre Remissionsrate durch eine geeignete Kombinationstherapie gesteigert und die Überlebenszeit bei Respondern signifikant verlängert werden kann. Gegenüber einer alleinigen Monotherapie mit Dacarbazin gibt es zwischenzeitlich eine Reihe von Alternativen in Form unterschiedlicher Kombinationsprotokolle, die der Monotherapie deutlich überlegen sind. Dennoch ist die Überlebensprognose von Patienten mit metastasierendem malignem Melanom im Stadium IV infaust: Die *mediane Überlebenszeit* für Responder *und* Non-Responder zusammen beträgt nur *37 Wochen,* und trotz eindrucksvoller Chemotherapie-induzierter Remission wird der weitere Verlauf oftmals durch das therapeutisch kaum zugängliche Auftreten von Hirnmetastasen limitiert. Die Rolle der systemischen Chemotherapie in der Behandlung des metastasierenden malignen Melanoms wird infolge vielfältiger, noch unbekannter biologischer Variablen zwangsläufig durch ihre Einschränkungen und Grenzen definiert. Aus diesen ergibt sich das Spektrum ihrer Möglichkeiten im Rahmen eines multimodalen Behandlungsansatzes.

Im Folgenden wird eine Übersicht über den derzeitigen Stand der systemischen Chemotherapie des metastasierenden malignen Melanoms gegeben, welche bisher erzielbare Resultate der Mono- und Kombinationstherapie zusammenfaßt, die Problematik von Indikationsstellung und Therapiedurchführung darstellt sowie verschiedene neuere Therapieansätze in der Behandlung des disseminierten Melanoms erläutert.

Antineoplastisch wirksame Chemotherapeutika

Einteilung

Die in der Chemotherapie disseminierter Tumoren gebräuchlichen antineoplastisch wirksamen Substanzen lassen sich zunächst in drei größeren Gruppen zusammenfassen:

- Cytostatika
- Hormone
- Biological Response Modifiers (BRM-Substanzen).

Eine Auswahl der wichtigsten Vertreter dieser Gruppen ist in Tabelle 1 wiedergegeben.

Die Zuordnung zu Gruppen und Untergruppen folgt dabei einer mehr arbiträren Gliederung, in der einzelne der aufgelisteten Substanzen letztlich auch unter mehreren Merkmalen aufgeführt werden könnten.

Tabelle 1. Antineoplastisch wirksame Chemotherapeutika (Einteilung und Beispiele)

1 Cytostatika		
Alkylantien	*Antimetaboliten*	*Pflanzenalkaloide*
1. „Klassische“ Cyclophosphamid (CTX) Ifosfamid (IFO) Chlorambucil (CLB) Melphalan (L-PAM) Mechlorethamin (HN_2 Thio-TEPA Busulfan (BSF) Yoshi 864 2. Nitrosoharnstoffderivate Carmustin (BCNU) Lomustin (CCNU) Semustin (meCCNU) Nimustin (ACNU) Streptozotocin (SZT) Chlorozotocin (DCNU, CZT) 3. Andere Cisplatin (CDDP) Dacarbazin (DTIC) Galactitol (DAG) Hexamethylmelamin (HXM)	1. Folat-Antagonisten Methotrexat (Amethopterin, MTX) 2. Purin-Antagonisten Azathioprin 6-Mercaptopurin (6-MP) 6-Thioguanin (6-TG) 3. Pyrimidin-Antagonisten 5-Azacytidin (5-ACD) Cyclocytidin (CCD) Cytarabin (ARA-C) 5-Fluorouracil (5-FU) Ftorafur Floxuridin (FUDR) *Antibiotika* Daunorubicin (Daunomycin) Doxorubicin (Adriamycin, ADM) Epirubicin (4-EPI) Rubidazone Carminomycin Actinomycin-D (ACT-D) Mitomycin-C (MMC) Mithramycin Bleomycin (BLM) Pepleomycin Piperazinedione (PZD) Chromomycin A_3 Mitoxantrone	Vinblastin (VLB) Vincristin (VCR) Vindesin (DVA/VDS) Etoposid (VP 16–213) Teniposid (VM-26) Maytansin *Sonstige* Hydroxyurea (HU) Razoxan (ICRF-159) L-Asparaginase (L-ASP) Procarbazin (PBZ)

2 Hormone	
1. Östrogene 2. Gestagene Medroxyprogesteronacetat (MPA) Megestrolacetat (MGA) 3. Androgene	4. Corticosteroide 5. Hormonantagonisten Tamoxifen (Anti-Östrogen) Aminogluthetimid (Anti-NNR) Cimetidin (Anti-Androgen)

3 Biological Response Modifiers		
1. Antitumorale Cytokine Interferon (± Cimetidin) 2. Regulator-Cytokine Interleukin-II 3. Differenzierungsregulatoren Retinoide 4. Makrophagen-Stimulatoren Cumarin (± Cimetidin)	5. Immunstimulierende Substanzen, Immunoadjuvantien BCG, MER-BCG, BCG-Cell-Walls 6. Immunrestaurative Substanzen Corynebacterium parvum Levamisol	7. Interferon-Inducers ABPP 8. Prostacyclin-Aktivatoren Nafazatrom 9. Topische Biomodulatoren Azelainsäure 10. Topische Immunmodulatoren DNCB

Cytostatisch wirksame Chemotherapeutika z. B. werden üblicherweise sowohl nach den Kriterien ihres Wirkungsmechanismus in der Tumorzelle (Alkylantien, Antimetaboliten, Antibiotika, Antimitotika), als auch unter primär tumorzellunabhängigen chemisch-pharmakologischen Gesichtspunkten (Nitrosoharnstoffderivate, Anthracycline + -Derivate, anorganische Schwermetallsalze etc.) bzw. nach ihrer Herkunft (Pflanzenalkaloide) geordnet [66, 172, 230, 318, 437, 522].

Von einzelnen Cytostatika ist der pharmakodynamisch entscheidende Angriffspunkt innerhalb des Tumorzellstoffwechsels nicht bekannt bzw. nicht vollständig aufgeklärt und bleibt damit mehr oder minder hypothetisch („Andere“ = z. T. alkylierend wirksam, z. T. interkalierend oder als Inhibitoren von Protein-, RNS- und DNS-Synthese u. a. = „Sonstige“).

Viele der aufgeführten endokrin wirksamen Substanzen fungieren gleichzeitig auch als „Biological Response Modifiers“ (wie dies im weitgefaßten Sinn auch auf einen Teil der Cytostatika zutrifft).

Zu den BRM gehören eine große Zahl unterschiedlichster *Mediatoren,* die sowohl direkt in den Tumorzellstoffwechsel eingreifen (z. B. Inhibitoren der Nucleotid- und Proteinbiosynthese), als auch mittelbar (z. B. Interferon bzw. Interferon-Inducers) über *immunstimulierende* (z. B. BCG) oder *immunrestaurative* (z. B. Levamisol) Effekte Einfluß auf die Tumor-Wirt-Beziehung nehmen.

Welche weiteren Vorgänge i. S. *induktiver Regulationsmuster* durch den Einsatz antineoplastisch wirksamer Substanzen *zusätzlich* aktiviert, inhibiert oder moduliert werden (können), entzieht sich derzeit noch weitgehend unserer Kenntnis.

Humorale und zelluläre Immunreaktionen, die bei der Interaktion von Tumor und Wirt beteiligt sind, werden durch eine cytostatische Therapie in vielfältiger Weise beeinflußt, ohne daß gegenwärtig ihre direkte Bedeutung für die praktische Therapiedurchführung im einzelnen verbindlich präzisiert werden kann. Auch ohne eine spezifische Therapie (Cytostatika) bzw. unspezifische Modulation (Immunotherapie, BRM) ist die Immunkompetenz im Verlauf der Melanomerkrankung großen inter- und intraindividuellen Schwankungen unterworfen, weshalb *kausale* Interpretationen in Verbindung mit einer erfolgten Therapie nur mit großer Zurückhaltung formuliert werden sollten.

Für den Arzt, der die systemische Tumortherapie durchführt, sind umfassende Kenntnisse über Wirkungsweise, Dosierung, Applikation und Nebenwirkungen (incl. Komplikationen sowie deren Prävention und Behandlung) der in der klinischen Onkologie gebräuchlichen Chemotherapeutika unverzichtbar. Nur bei entsprechender fachlicher Kompetenz, die eine spezielle Weiterbildung in klinischer Onkologie voraussetzt, läßt sich das mit einer Tumortherapie verknüpfte therapeutische Risiko irreversibler Komplikationen so niedrig wie möglich halten. Dazu gehört ferner das präsente Wissen um das mutagene/carcinogene Potential der in der Tumortherapie eingesetzten Substanzen, welches für Patienten und Personal ein nicht unerhebliches Risiko darstellt.

Für spezielle Fragestellungen bzgl. einzelner Substanzen sei in diesem Zusammenhang auf die onkologisch-pharmakologischen Monographien und die Primärliteratur hingewiesen.

Entwicklung

Eine Substanz, von der eine antineoplastische Wirksamkeit angenommen wird, durchläuft vom Zeitpunkt der chemisch-pharmakologischen Erstdarstellung einen genau festgelegten mehrstufigen Entwicklungs- und Prüfungsprozeß, der einen durchschnittlichen Zeitraum von 11 Jahren umfaßt [360, 483]. Dieses Auslese- und Prüfverfahren besteht aus einem *präklinischen* und *klinischen* Anteil. Die in den verschiedenen Entwicklungsstufen zu ermittelnden Zielgrößen und die dazu verwendeten Methoden sind in Tabelle 2 zusammengefaßt.

Der dargestellte Mehrstufenprozeß der Entwicklung einer pharmakodynamisch *aktiven* und für die klinisch-onkologische Anwendung am Menschen *effektiven* Substanz gewährleistet ein hohes Maß an Sicherheit der Aussagen bzgl. pharmazeutisch-pharmakologischer Daten (Isolierung, Darstellung, Standardisierung, Herstellung), pharmakokinetischer Beziehungen (Resorption, Verteilung, Bioverfügbarkeit, Halbwertzeit, Elimination, Applikationsweg), pharmakodynamischer Angriffspunkte (Zielsubstrat, Dosierungsbereiche, Dosis-Wirkungsbeziehung, Einflüsse der Applikationsform), Toxicität (akut – protrahiert – chronisch, organbezogene Toxicität, Mutagenität – Cancerogenität) sowie klinischem Aktivitäts- bzw. Indikationsspektrum.

Auf jeder Stufe ist es möglich und ggf. auch erforderlich, die weitere Entwicklung und Prüfung der betr. Substanz aus Gründen dokumentierter Toxicität oder Wirkungslosigkeit abzubrechen. Dies wird i.d.R. auf einer sehr frühen Entwicklungsstufe, oftmals bereits kurz nach Abschluß eines primären Screening-Verfahrens, erkannt, so daß kostenintensive und unter dem Gesichtspunkt der Toxicität bedenkliche Fehlentwicklungen vermieden werden.

Andererseits gelangen ausschließlich diejenigen Substanzen in den Bereich der klinischen Anwendung, die diesen langwierigen Weg erfolgreich durchlaufen haben.

Den vermeintlichen Nachteilen dieses zeitlich und kostenmäßig aufwendigen Entwicklungs- und Prüfverfahrens stehen also die entscheidenden Vorteile einer größtmöglichen Arzneimittelsicherheit im Interesse des Patienten gegenüber. Jede Substanz, die ohne eine derartige Prüfung in den klinischen Gebrauch gelangen sollte, muß demzufolge – insbesondere im Bereich der Onkologie – als potentiell gefährlich oder wirkungslos bzw. unseriös eingestuft werden (s. Kap. 9).

Präklinische Studien: Experimentelle Tumorsysteme, Biochemie – Pharmakologie – Pharmakokinetik, Toxicität – Tierversuche

In präklinischen Studien wird von der zu prüfenden Substanz *vor* Einsatz beim Menschen ein präliminares Profil erarbeitet, welches nach insgesamt positiver Bewertung in die Phase der klinischen Erprobung überleitet. Das präklinische Testverfahren läßt sich in 4 verschiedene Ansätze unterteilen (Tabelle 2).

Zunächst wird in einem Screening-Ausleseverfahren unter Verwendung unterschiedlicher experimenteller Tumorsysteme (Tabelle 3) eine *antineoplastische Aktivität* bestätigt oder ausgeschlossen. In einem zweiten Ansatz wird ein

Tabelle 2. Entwicklungsphasen einer antineoplastisch wirksamen Substanz/Therapiekombination von der Erstdarstellung bis zum klinischen Einsatz

Entwicklungsabschnitt		Methodik	Zielgröße	Kriterien
Präklinisch	Antineoplastische Aktivität (Screening)	Experimentelle Tumorsysteme	Nachweis einer antineoplastischen Aktivität	
	Biochemisches Modell	Aussage über chemische Struktur, molekularen Wirkungsmechanismus, Stabilität, Standardisierung, Herstellung		
	Pharmakokinetik	Daten bzgl. Resorption, Verteilung, Bioverfügbarkeit, Halbwertzeit, Elimination, Applikation		Jeweils nach Abschluß der Vorphase
	Toxicitätsprofil	Tierversuch (Maus, Ratte, Hund, Affe): Ermittlung der LD_{50} in verschiedenen Spezies, der akuten, protrahierten und chronischen Toxicität sowie der organbezogenen Toxicität ("Target Toxicity Organs")		
Klinisch	Phase I	Bestätigung des Toxicitätsprofils und pharmakologischer Eigenschaften beim Menschen Ermittlung der maximalen tolerierten Dosis (MTD)	Nachweis der therapeutischen Sicherheit, Dosisfindung	Patienten mit disseminierter Tumorerkrankung, refraktär auf anderweitig bekannte Therapie Verschiedene Tumoren Measurable Disease nicht erforderlich
	Phase II	Ermittlung der objektiven Responserate bei Pat. mit Measurable Disease nach Einsatz von MTD-Protokollen	Ermittlung des antineoplastischen Wirkungsspektrums einer Substanz oder Kombination	Patienten mit disseminierter Tumorerkrankung, refraktär auf anderweitig bekannte Therapie Tumorbezogene Studie. Measurable Disease erforderlich
	Phase III	Randomisiert-kontrollierte, zumeist multizentrische Studie, z.T. mit unterschiedlichen Dosierungsbereichen	Vergleich der antineoplastischen Aktivität einer Substanz oder Kombination mit etablierter Substanz oder Kombination	Patienten mit disseminierter Tumorerkrankung Tumorbezogene Studie. Measurable Disease erforderlich
	Phase IV	Multizentrische klinische Studie, combined-modality-Behandlung	Ermittlung von Langzeitresultaten, Integration in etablierte Standardtherapie	

Tabelle 3. Experimentelle Tumorsysteme [211, 483]

Maus	Leukemia L 1210 P 388 Leukemia P 1534 Leukemia Friend Virus Leukemia Leukemia L 4946 Mecca Lymphosarcoma Gardner Lymphosarcoma Ridgway Osteogenic Sarcoma Sarcoma 180 Wagner Osteogenic Sarcoma Sarcoma T 241 Lewis Lung Carcinoma	Carcinoma 755 CD 8 F_1 Mammary Carcinoma Colon 38 Carcinoma 1025 Ehrlich Carcinoma Krebs 2 Carcinoma Adenocarcinoma E 0 771 Miyono Adenocarcinoma Bashford Carcinoma 63 B 16 Melanoma Harding-Passey Melanoma Glioma 26
Ratte	Dunning Leukemia Walker Carcinosarcoma 256 Flexner-Jobling Carcinoma Jensen Sarcoma	Iglesias Sarcoma Iglesias Ovarian Tumor Murphy-Sturm Lymphosarcoma Yoshida Sarcoma
Hamster	Crabb Hamster Sarcoma	
Huhn	Rous Chicken Sarcoma	
		u.a.

biochemisches Modell erarbeitet, welches chemische Struktur, molekularen Wirkungsmechanismus, Stabilität/Standardisierung sowie weitere pharmazeutische Daten erfaßt.

Hierauf folgt in einem dritten Schritt die Erstellung pharmakologischer Daten zur *Pharmakokinetik* (Resorption, Verteilung, Halbwertzeit, Elimination etc.) und zur dadurch vorgegebenen Frage der Applikationsform bzw. des Applikationsweges. Sind diese Untersuchungen abgeschlossen, wird in einem vierten Schritt das *toxische Profil* definiert. An verschiedenen Tierspezies (Maus, Ratte, Hund, Affe etc.) wird die LD_{50} ermittelt und der Einfluß unterschiedlicher Dosierungs- und Applikationsformen bei Kurz- und Langzeittherapie auf die Überlebensrate untersucht. Spezielles Augenmerk wird dabei auch auf die Identifizierung einer organspezifischen Toxicität („Target Toxicity Organs") gerichtet und diese hinsichtlich akuter, protrahierter und chronischer Toxicität näher analysiert.

Die weitere Untersuchung des antineoplastischen Effektes einer Substanz im *Heterotransplantat-Modell* nach Überimpfung von Tumorzellen auf die thymusaplastische, immun-inkompetente Nacktmaus (Human Xenograft Nude Mice Model) ermöglicht die Überprüfung einer Reihe der o. g. Zielgrößen an einem einzigen biologischen Modell und leitet zusätzlich bereits über zu orientierenden Aussagemöglichkeiten bzgl. des Wirkungsspektrums, welche Gegenstand nachfolgender klinischer Phase-II-Studien sind.

Klinische Studien: Phase I–IV

Nach positivem Abschluß der Ermittlung präklinischer Daten zur antineoplastischen Aktivität und Toxicität anhand experimenteller Tumorsysteme und von Tierversuchen werden in dem sich anschließenden Abschnitt die *vorläufigen Resultate* auf ihre *Gültigkeit in der Anwendung am Menschen* überprüft und (nach Freigabe der jeweiligen Studienkonzeption durch eine Ethik-Kommission) anhand aufeinander folgender, differenzierter Therapiestudien mit genau definiertem Studienziel in ihrer *Bedeutung für die klinische Therapie* präzisiert.

Die Überprüfung des *therapeutischen Potentials* einer Substanz mit antineoplastischer Wirksamkeit beginnt mit der Ermittlung der *maximal tolerierten Dosis (MTD).* Diese beträgt in den meisten Fällen etwa ein Drittel der toxischen Dosis (TD) bei den meisten Tierspezies. Die toxische Dosis (TD) ist diejenige Dosis, die beim Versuchstier nach Verdoppelung gerade nicht letal ist.

Im Bereich von Phase-I-Studien erfolgt die klinische Testung i.d.R. unizentrisch, ab Phase-II sowohl uni- als auch multizentrisch und im Bereich von Phase-III und -IV-Studien multizentrisch-randomisiert.

Ab Phase-II kann es sich dabei auch um die Überprüfung einer *Substanzkombination* handeln, welche dann in Phase-III mit einer etablierten Standardkombination oder -substanz verglichen wird. Die klinisch dokumentierbaren antineoplastischen Effekte erfordern ab Phase-II das Vorliegen einer disseminierten Tumorerkrankung mit Metastasen im Sinne eines „Measurable Disease" (MD), so daß objektivierbare („measurable") Aussagen zum Therapieeffekt gemacht werden können. Ascites, Pleuraexsudat, Lymphangiosis carcinomatosa sowie diffuse cutane oder intraabdominelle Infiltrationen gelten als „unmeasurable" und nicht verwertbar für die Beurteilung im Rahmen einer Therapiestudie (s. d.).

In der Phase-IV, in der zumeist die betreffende Substanz klinisch schon verfügbar ist, werden zusätzlich weitere Daten an einer *größeren Patientenzahl* und im Sinne einer *Langzeitbewertung* erhoben bzw. die in Phase I–III geprüfte Substanz oder Substanzkombination in eine bereits vorhandene therapeutische Konzeption vergleichend *integriert.*

In Tabelle 2 sind die einzelnen klinischen Prüfungsphasen mit ihren definierten Zielgrößen und den erforderlichen Studienkriterien zusammenfassend dargestellt.

Erweist sich die zu prüfende Substanz oder Therapiekombination auf einer dieser Stufen als ineffektiv oder unvertretbar toxisch, werden die nachfolgenden Studienphasen nicht mehr aktiviert.

Prädiktive Sensitivitätstests (In-vivo/In-vitro Drug Sensitivity Testing)

In Analogie zur prätherapeutischen Sensitivitätstestung im Bereich der *antimikrobiellen* Chemotherapie hat es in den vergangenen Jahren auch im Bereich der Onkologie nicht an Versuchen gefehlt, Testsysteme zu entwickeln, mit denen ein antineoplastischer Therapieeffekt zuverlässig vorausgesagt werden kann.

Derartige *„Onkobiogramme"* haben allerdings bei weitem nicht die gleiche klinische Bedeutung erlangen können, wie sie *Antibiogramme* bzw. *Resistogramme* für die Behandlung von Infektionen besitzen. Im Gegensatz zu homogen proliferierenden, monoclonalen Bakterienzellpopulationen handelt es sich bei malignen Tumoren i.d.R. um polyclonale, sehr heterogen zusammengesetzte Proliferationssysteme, welche unter den klinischen in-vivo-Bedingungen einer Vielzahl regulatorischer Vorgänge unterliegen und zudem von nicht standardisierbaren funktionellen und topographischen Faktoren abhängig sind. Die methodische Schwierigkeit hinsichtlich der Aussagekraft prädiktiver Sensitivitätstests in der Onkologie liegt also darin, daß unter Fortfall für die Tumor-Wirt-Beziehung wichtiger Einflußgrößen ein *direkter* Rückschluß auf den biologischen Response beim Patienten nicht zulässig ist.

Die Zielgröße prädiktiver Testverfahren ist dabei nicht allein die *Ermittlung einer Chemosensibilität* gegenüber einem bestimmten Cytostatikum, sondern – eher von noch größerer klinischer Bedeutung – die *Feststellung einer primären oder sekundären Resistenz.*

Diese Informationen können für die Therapiedurchführung von wichtiger praktischer Bedeutung sein, indem z. B. bei Nachweis einer *klinischen* Resistenz diese im Testsystem *verifiziert* werden und eine Therapieänderung vorgenommen werden kann.

Letztlich haben alle hier vorgestellten Testverfahren in dieser Hinsicht nicht nur die Bedeutung einer *prä*diktiven, sondern auch einer begleitenden Komplementärdiagnostik.

Prädiktive Sensitivitätstests können eingeteilt werden in:

In-vivo-Systeme:	– Subrenal Capsule Assay (SRCA)
	– Heterotransplantatmodell der Nacktmaus
In-vitro-Systeme:	– Sensitivitätstest nach Volm
	– Human Tumor Stem Cell Assay (HTSCA)

In-vivo-Systeme

Subrenal Capsule Assay (SRCA). Bei dem SRCA werden Anteile von Tumorgewebe unter die Nierenkapsel thymusaplastischer, immun-inkompetenter bzw. normaler, immun-kompetenter Mäuse verpflanzt. Bei beiden Versuchstieren korreliert das 6-Tage-Resultat in 83% der Fälle, weshalb dieser Test auch an der nicht immundeprivierten Maus durchgeführt werden kann [68–70, 223].

Da es sich um bioarchitektonisch in ihrer morphologisch-funktionellen Integrität unveränderte Tumoranteile, also um Tumorexplantate als Heterotransplantat handelt, wird im SRC-Test nicht nur der antineoplastische Effekt als *Response des Tumorzellsystems,* sondern darüber hinaus der *biologische Einfluß auf die individuelle Tumorwachstumskinetik* (durch *wirt*eigene Vorgänge unter Cytostatika-Exposition wie z. B. Metabolisation – Elimination, Aktivierung – Inaktivierung, endokrine und/oder immunologische Regulationen/Interaktionen etc.) miterfaßt. Nach 6–11 Tagen ist an der eingetretenen Tumorvolumenänderung der antineoplastische Effekt an dem aus *unterschiedlichen Tumorzellpopulationen* zusammengesetzten Heterotransplantat ablesbar.

Heterotransplantatmodell der Nacktmaus. Das Heterotransplantatmodell der thymusaplastischen, immun-inkompetenten Nacktmaus eignet sich als prädiktives in-vivo-Verfahren zur Analyse von Chemosensitivität bzw. primären wie sekundären Resistenzmustern sowie zum Nachweis bzw. Ausschluß von Kreuzresistenzen *vor* und *während* einer cytostatischen Therapie [360, 361, 362]. Hierbei werden Tumoranteile aus Biopsie- bzw. Resektionsmaterial subcutan im Bereich der dorsalen Flanke der Nacktmaus implantiert. Nach der Implantation gelten weitgehend entsprechende biologische Bedingungen, wie sie auch für den SRCA beschrieben wurden. Als Zielgröße zur Ermittlung des therapeutischen Effektes auf die implantierten Tumorzellklone wird der nach Chemotherapie meßbare *Wachstumsverzögerungsfaktor GD* als Differenz der medianen Tumorverdopplungszeiten der behandelten bzw. nicht behandelten Tiere bezogen auf die Tumorverdopplungszeit der Kontrollgruppe nach der Formel

$$GD = (Tb - Tk)/Tk$$

bestimmt. Tb bzw. Tk stellen die medianen Tumorverdopplungszeiten für behandelte bzw. unbehandelte Tiere dar. Dieser Wachstumsverzögerungsfaktor GD korreliert mit der zellulären Absterberate.

Resistenz bzw. Chemosensitivität sind pharmakologisch definiert durch den Abstand der Dosis-Wirkungskurven für die erwünschte Tumorinhibition gegenüber der unerwünschten Wirtstoxicität. Zugrundegelegt wird als Bezugsgröße der Dosierungsbereich einer Dosis letalis 10/30 und zum Vergleich der Wachstumsverzögerungsfaktor als Funktion der Letalitätswahrscheinlichkeit dargestellt. Nach Untersuchungen von Osieka lassen sich mit diesem methodischen Ansatz klinische und präklinische Resistenz in etwa 90% der Fälle, eine Chemosensitivität hingegen nur in ca. 75% der Fälle prädiktiv erfassen [361, 362].

In-vitro-Systeme

Sensitivitätstest nach Volm. Das Prinzip des von Volm [313, 463, 501] angegebenen Verfahrens liegt in einer Aussage über das quantitative *Ausmaß einer Proliferationshemmung* anhand der prozentualen Einbauhemmung Tritium-markierter Nucleotidpräcursoren (^{3}H-Thymidin, ^{3}H-Uridin; Kontaktzeit 60 Minuten) nach einer zweistündigen Inkubation aliquotierter Tumoranteile mit dem betreffenden Cytostatikum. Die prozentuale Einbaurate wird in einer Konzentrationsreihe auf der Grundlage der Testkonzentration 100 (10^{-1} mg/ml) als Maß für die Chemosensibilität eines Tumors gewertet: 0–55% Einbaurate ≙ sensibel, 55–100% ≙ resistent.

Der Vorteil dieses Testsystems ist seine zeitlich günstige Verfügbarkeit, der Nachteil liegt in dem Umstand, daß letztlich nur das proliferierende Tumorzellkompartiment erfaßt wird.

Human Tumor Stem Cell Assay (HTSCA). Der von Hamburger und Salmon [233] eingeführte HTSCA ermittelt den antineoplastischen Effekt cytostatisch wirksamer Substanzen an einer *einzigen, selektiv kultivierten Tumorstammzellpopulation.* Nach Herstellung einer Zellsuspension aus bioptischem oder reseziertem Material werden die Tumorzellen für eine Stunde bei 37 °C mit den zu prüfenden Cytostatika inkubiert. Anschließend werden die Zellen durch Zentrifugation gewaschen und in Kulturmedium kloniert. Die Kultivation benötigt einen Zeitraum von 14–21 Tagen. Durch entsprechende Monolayer-Systeme ist eine Überwucherung mit Fibroblasten ausgeschlossen. Geht die Stammzellkultur an, was in einem weiten Bereich von 30–60% der Fall ist, erfolgt in dieser Zeit das Wachstum von Zellkolonien aus Einzelzellen. Im Vergleich zur unbehandelten Kontrolle wird die Anzahl der gewachsenen Kolonien pro Platte als Maß für die prozentuale Hemmung der Stammzellproliferation ausgezählt. Eine Reduktion auf einen Wert < 30% der Kontrolle läßt auf eine in-vitro-Sensitivität schließen. Zur Auswertung sind nur Kolonieansätze beurteilbar, die > 30 Kolonien pro Kulturplatte aufweisen. Diese Voraussetzung ist nach bisherigen Erfahrungen allerdings nur in etwa 30% der Fälle erfüllt.

Weitere methodologische Schwierigkeiten, die die Möglichkeiten des HTSCA einschränken können, sind neben der schwankenden Angehrate bzw. niedrigen Kolonieausbeute Probleme der Kontamination und präparatorisch bedingten Zellschädigung, welche wiederum zu den vorgenannten Ausfällen führen. Ein weiteres Problem betrifft die Repräsentativität der Gewebeprobe: sie ist einerseits abhängig von den Entnahmebedingungen, andererseits von nicht auszuschließenden Artefakten im Kultursystem. Als Verifikationskontrolle kann die histogenetische Provenienz kultivierter Zellen aus dem betreffenden Tumorgewebe sowohl direkt als auch indirekt morphologisch über das Heterotransplantatsystem der thymusaplastischen Nacktmaus bewiesen werden; des weiteren stehen biochemische Untersuchungen sowie immuncytologische Markernachweise dafür zur Verfügung.

Nach den bislang vorliegenden Erfahrungen läßt sich mit dem HTSCA eine Resistenz in 75%, eine Chemosensitivität in 60–65% der Fälle zum klinischen Effekt korrelieren [323, 412, 445, 502–505].

Einschränkend muß dabei aber erwähnt werden, daß proliferationskinetische Differenzen unterschiedlicher Tumorzellklone und -spezifitäten bei einer einstündigen Inkubation ohne Berücksichtigung bleiben. Wenn also z. B. beim malignen Melanom von einer mittleren S-Phasendauer von 20 Stunden bei einer Generationszeit von 3 Tagen und einer Tumorverdopplungszeit von 6–8 Wochen auszugehen ist [420], bedeutet eine zeitlich weit darunterliegende, standardisierte Inkubationsdauer eine möglicherweise nicht ausreichende Exposition zur Induktion einer Proliferationshemmung innerhalb des selektiv erfaßten, „self-propagating compartments“ der Tumorstammzellen (s. a. Kap. 15).

Ergebnisse

Die therapeutischen Resultate einer systemischen Chemotherapie sind bis heute enttäuschend. Weder mit einer Monotherapie, noch mit einer Polychemotherapie lassen sich überzeugende Langzeitresultate erzielen [49, 141, 301, 408, 492].

Die Anzahl von Patienten, die durch eine systemische Chemotherapie geheilt wurden, bewegt sich in kasuistischen Größenordnungen. Für den überwiegenden Teil metastasierter Melanompatienten liegt die Chance einer systemischen Behandlung allein in der Aussicht auf eine möglichst langfristige Palliation [264, 312].

Bei der Bewertung der in der Literatur verfügbaren Ergebnisdaten ergeben sich zahlreiche methodische Schwierigkeiten. So kann zunächst einmal ganz allgemein festgestellt werden, daß die Anzahl chemotherapeutisch behandelter Patienten mit Melanommetastasen, gemessen an der Gesamtzahl von Patienten im fortgeschrittenen Stadium, *gering* ist, ein Zeichen dafür, daß nur anteilsmäßig die Kriterien zur Indikationsstellung *für* eine systemische Chemotherapie erfüllt sind (s. d.) bzw. zunächst andere Therapiemodalitäten bevorzugt werden.

Viele Patienten mit metastasierendem Melanom werden *nicht* chemotherapeutisch behandelt, weil die sie betreuenden Ärzte nicht über eine adäquate Ausbildung bzw. Ausstattung zur Durchführung einer mit Komplikationen behafteten Chemotherapie verfügen oder aber aufgrund eigener, mehr resignativ angelegter Grundeinstellung intensive Behandlungsmaßnahmen bei Melanompatienten nicht befürworten. In diesen Fällen wird möglicherweise iatrogen eine palliativ nutzbare Behandlungschance zulasten des betroffenen Patienten vertan, wenn eine Weiterüberweisung an ein onkologisches Zentrum nicht erwogen wird und letztlich unterbleibt.

Sowohl für die Monotherapie als auch für die Kombinationschemotherapie ergeben sich in der Beurteilung von Literaturdaten dadurch Schwierigkeiten, daß die kumulativen Statistiken betreffend erzielbarer chemotherapeutischer Behandlungsergebnisse zunächst nicht erkennen lassen, welchen Resultaten prospektiv-kontrollierte Studien zugrundeliegen bzw. wann es sich um Mitteilungen retrospektiver, unizentrisch-empirischer Auswertungen oder von Pilotstudien handelt. Auch kasuistische Beiträge, die oftmals an historischen Vergleichskollektiven bewertet werden, und denen manchmal exakte Bewertungskriterien (s. d.) fehlen, fließen in die onkologische Literatur zur Chemotherapie des Melanoms ein, so daß ein zunächst sehr unübersichtliches Nebeneinander unterschiedlich glaubhafter und verläßlicher Daten resultiert und die kritische Durchsicht der Primärpublikation erforderlich macht. Hierbei wird man – besonders im amerikanischen Schrifttum – wiederholt auf Mehrfachpublikationen stoßen und entdecken, daß einzelne Behandlungsergebnisse z. T. simultan in mehreren Zeitschriften bzw. als Abstracts, z. T. aber auch aufeinanderfolgend im Sinne einer fortlaufenden Längsschnittanalyse (in die die vormals veröffentlichten Daten wieder einfließen) publiziert werden.

Trotz dieser offensichtlichen Hindernisse in der Bewertung der Therapieresultate lassen sich zusammenfassend einige grundsätzliche Aussagen treffen:

1. Das metastasierende maligne Melanom zeigt eine enttäuschend *niedrige Chemoresponsivität* und läßt sich sowohl mit einer Mono- als auch Polychemotherapie i.d.R. nur unter palliativer Zielsetzung behandeln.

2. Es gibt bis heute *keine einzige antineoplastisch wirksame Substanz, die reproduzierbar eine 30%ige Remissionsquote übertrifft.* Damit liegt im Vergleich z. B. mit dem Mammacarcinom oder den Hodentumoren eine ungleich ungünstigere Ausgangssituation vor. Wie aber das Beispiel der Hodentumoren gezeigt hat, bedeutet diese ungünstige Prämisse nicht, daß jede Form einer Chemotherapie beim metastasierten Melanom von vornherein sinnlos wäre; neu zu entwickelnde Substanzen könnten auch für diesen Tumor entscheidende Verbesserungen bringen.

3. Die Ergebnisse einer Kombinationschemotherapie lagen bis etwa 1980 in derselben Größenordnung, wie sie bei einer Monotherapie erzielbar waren. Eine signifikant höhere Toxicitätsbelastung ließ in dieser Periode den möglichen Nutzen einer Kombinationstherapie im Verhältnis zur Monotherapie minimal erscheinen. Durch die Einführung von Cisplatin sowie anderer neu entwickelter Substanzen bzw. differenzierter Kombinationsprotokolle und deren studiengemäßer Überprüfung zeigte sich in den letzten Jahren eine deutliche Anhebung der primären Remissionsraten auf über 40% in einzelnen Studien, so daß davon ausgegangen werden kann, im Bereich der *Kombinationstherapie noch weitere Verbesserungen zu erwarten.* Leider war nicht in allen Studien mit hoher primärer Ansprechrate auch eine signifikante Überlebenszeitverlängerung zu erzielen, und oftmals stand trotz der erfreulichen Regression von z. T. ausgedehnten Metastasen am Ende das verlaufslimitierende Problem intractabler Hirnmetastasen [350, 499].

4. Aussagen zur Effektivität einer Chemotherapie beim malignen Melanom lassen sich am verläßlichsten anstellen, wenn ihnen die *Ergebnisse kontrollierter Studien* zugrundegelegt werden. Dies bedeutet gleichermaßen für den Therapeuten aber auch, an der Erstellung überprüfbarer Therapiedaten mitzuwirken, d. h. die Verpflichtung zu einer Teilnahme an kontrollierten Studien im Interesse letztlich aller zukünftigen Melanompatienten.

5. Alle verfügbaren Daten bzgl. der Chemotherapieresultate gehen von der einzelnen Substanz bzw. Substanzkombination aus, berücksichtigen aber nicht, daß zusätzlich *therapieunabhängige Einflußgrößen* den individuell schon unterschiedlich konditionierten Erkrankungsverlauf modifizieren und auch phasenweise bei ein- und demselben Patienten differieren. Biologisch gesehen gleicht kaum ein Melanom dem anderen, was in der klinischen und verlaufsbezogenen Varianz zum Ausdruck kommt [369, 469].

6. Analysiert man die Studienresultate einer Chemotherapie mit einem hohen Anteil von Respondern, so zeigt sich, daß Patienten mit Metastasen im Bereich der *Haut,* der *Weichteile* und der *Lymphknoten* sowohl hinsichtlich des Spontanverlaufes ohne weitere onkologische Therapie als auch hinsichtlich eines möglichen Ansprechens auf eine Chemotherapie günstiger abschneiden als Patienten mit manifesten Organmetastasen oder gar multiplen Systemmanifestationen [251, 495]. Unter den Organmetastasen nimmt die *Lunge* insofern eine Sonderposition ein, als aus der klinisch-onkologischen Praxis bekannt ist, daß Lungenmetastasen im Vergleich zu anderen Metastasenlokalisationen relativ häufig auf eine systemische Chemotherapie ansprechen. Remissionen im Zuge einer Chemotherapie im Bereich der *Leber* oder des *Knochensystems* sind demgegenüber eine ausgesprochene Rarität; doch muß betont werden, daß es auch für diese Lokalisationen objektivierbare partielle und komplette Remissionen gibt.

Patienten mit Fernmetastasen eines malignen Melanoms zeigen einen sehr unterschiedlichen Erkrankungsverlauf, was örtliche und zeitliche Manifestationsfolge sowie Überlebenszeit nach Diagnostik anbetrifft. Dieser sehr differenten Realität wird die geltende UICC-Klassifikation der klinischen Stadien nicht gerecht (s. Kap. 6), da sie sämtliche Metastasierungsmuster im Stadium IV zusammenfaßt, dabei aber zeitliche Koinzidenz oder Successivität nicht be-

Tabelle 4. Metastasierungsmuster des malignen Melanoms [492, 494, 495]

Malignes Melanom Stadium IV: Limited Disease/Extensive Disease	
"Limited Disease" L.D.	*"Extensive Disease" E.D.*
Weniger als 3 Organe beteiligt Haut – Weichteile – Lymphknoten Viscerale Metastasierung ausschließlich pulmonal	Beteiligung von 3 oder mehr Organen Metastasierung in Leber, Skelett und/oder Gehirn Generalisierte viscerale Metastasierung

rücksichtigt und zudem prognostisch unterschiedlichen Systemmanifestationen gleichen Stellenwert einräumt (z. B. Lunge – Gehirn). Aus diesen Überlegungen ergibt sich, daß vor Einleitung einer Chemotherapie (oder einer Combined-Modality-Behandlung unter Einschluß einer Chemotherapie) eine das jeweilige *Metastasierungsmuster* berücksichtigende Zuordnung zu den prognostisch differenten Untergruppen des Stadium IV *„Limited Disease (L.D.)"* bzw. *„Extensive Disease (E.D.)"* vorgenommen werden sollte, welche die spezielle Indikationsstellung der zu wählenden Behandlungsmodalitäten erleichtert (Tabelle 4; [494]).

7. *Hirnmetastasen* stellen ein zentrales Behandlungsproblem des disseminierten Melanoms dar, insbesondere, wenn es gelingt, Metastasen außerhalb des ZNS durch chemotherapeutische und/oder operative Maßnahmen zu reduzieren. Abgesehen von deren mitunter gegebener Operabilität und den fallweise günstigen palliativen Effekten einer Radiatio bestehen kaum Aussichten auf chemotherapeutisch induzierbare Remissionen; positive Berichte in der Literatur haben für derartige Fälle eher kasuistische Qualitäten [235]. Möglicherweise kann aber für diese spezielle topographische Variante durch eine kombinierte Chemo-Radiotherapie unter Ausnutzung strahlensensibilisierender Eigenschaften von Cisplatin [389] oder durch eine pharmakologische Öffnung der Blut-Hirn-Schranke [475] die therapeutisch desolate Situation dieser Patienten in naher Zukunft verbessert werden (s. Kap. 9, 16, und 17).

8. Durch eine geeignete Verknüpfung unterschiedlicher Behandlungsmodalitäten im Sinne eines Combined-Modality-Treatment [96, 118, 339, 497] lassen sich für eine Reihe von Patienten mit Melanommetastasen weitere Verbesserungen erzielen, als dies mit alleiniger Chemotherapie zu erreichen wäre [276, 495]. Überdies lassen Inhomogenität von Proliferationskinetik, Metastasierungsmuster und zeitlicher Manifestationsfolge beim metastasierten Melanom eine *uni*modale Therapie ohnehin nicht als erfolgversprechend erscheinen.

Monotherapie

Die in der Literatur mitgeteilten Ergebnisse einer Monotherapie sind in Tabelle 5 dargestellt. Unter Berücksichtigung unterschiedlicher Patientenzahlen und der dadurch vorgegebenen Konfidenzintervalle für die einzelnen Remissionsraten erscheint nach der gegenwärtigen Einschätzung lediglich *Dacarbazin* mit einer ORR von 23,4% für eine Chemotherapie des Melanoms von Nutzen zu sein. Alle anderen aufgelisteten Substanzen zeigen z. T. erheblich niedrigere primäre Ansprechraten bzw. sind sogar weitgehend wirkungslos.

Ergänzend muß aber erwähnt werden, daß Dacarbazin in der klinischen Anwendung oftmals weit unter der angegebenen Remissionsrate bleibt und letztlich ein bedeutender Unterschied zu den anderen Substanzen nicht feststellbar ist.

Substanzen mit einer primären Ansprechrate zwischen 10% und 20% können als möglicherweise effektiv („potentially useful") bezeichnet werden und kommen damit als Substanzen zweiter Wahl besonders für Kombinationstherapien in Betracht. Hierzu gehören die liquorgängigen *Nitrosoharnstoffderivate*, die *Vinca-Alkaloide* sowie eine *Gruppe unterschiedlicher Substanzen*, die in kleineren Studien eine antineoplastische Aktivität gegenüber metastasierenden Melanomen gezeigt haben: Cisplatin, Ifosfamid, Dibromodulcitol, Procarbazin u. a. Substanzen mit einer Aktivität < 10% beim Melanom können als wirkungslos („useless") bezeichnet werden.

Für einen Teil der aufgeführten Cytostatika gilt, daß ihre Daten einer historischen Entwicklungsperiode entstammen, in der eine adäquate Überprüfung ihres antineoplastischen Potentials und ein vergleichender Einsatz in Phase I–III-Studien nicht oder noch nicht durchgeführt wurde. So dürften u. U. die Remissionsraten einzelner älterer Substanzen möglicherweise erheblich günstiger ausfallen, wenn entsprechende Studienergebnisse vorlägen, wie klinische Hinweise auch für andere solide Tumoren nahelegen (z. B. Mitomycin-C).

Der prozentual unerhebliche Unterschied einzelner Substanzen untereinander ist klinisch völlig ohne Bedeutung; die Entscheidung über den Einsatz im Rahmen einer Kombinationstherapie wird nicht numerisch anhand von Remissionsprozenten, sondern unter Berücksichtigung möglicher synergistischer Effekte bzw. kumulativer Toxicität getroffen.

Zusammenfassend zeigt sich im Vergleich zur Behandlung anderer solider Tumoren und deren Metastasen insgesamt eine *enttäuschend niedrige* Effizienz der gebräuchlichen Cytostatika.

Für alle aufgeführten Substanzen kann eine überzeugende und reproduzierbare Wirksamkeit beim metastasierten Melanom nicht belegt werden, ein Umstand, der die Durchführung einer Monotherapie bei Patienten fortgeschrittener Stadien als nicht indiziert erscheinen läßt.

Monotherapiestudien bei Melanompatienten sind wegen der geringen Erfolgsaussichten ethisch deshalb nur dann vertretbar, wenn nach Ausschöpfung aller anderen Behandlungsansätze die Prüfung einer neu entwickelten Substanz im Zuge einer Phase-II-Studie geboten erscheint.

Kombinationstherapie

Die Ergebnisse einer Kombinationstherapie metastasierender Melanome waren bis vor einigen Jahren ebenso unbefriedigend wie die einer Monotherapie. Nur selten wurden mit einer Kombination Remissionsraten über 30% erzielt; sie wurden erkauft durch eine signifikante Steigerung der subjektiven und objektiven Toxicität. Eine Verlängerung der Überlebenszeit wurde dabei nur in Einzelfällen erreicht, wobei der Anteil an Patienten mit Vollremissionen unter 3–5% blieb.

Tabelle 5. Systemische Chemotherapie des malignen Melanoms: Ergebnisse der Monotherapie

Substanz	ORR %[a]	Literatur
Dacarbazin (DTIC)	23,4	30, 44, 60, 83, 88, 94, 98, 119, 122, 131, 142, 169, 170, 171, 178, 199, 203, 215, 247, 248, 249, 250, 251, 268, 270, 302, 346, 371, 378, 381, 394, 395, 402, 407, 409, 411, 413, 414, 434, 450, 465, 481, 485, 488, 489, 491, 507, 521
Thio-TEPA	20,8[c]	49, 225
Melphalan (L-PAM)	20,0[b]	22, 108, 124, 520
5-Azacytidin (5-ACD)	18,8[c]	42, 46, 383, 513
TEPA	18,8[c]	49, 225
Dibromodulcitol (DBD)	18,6[b]	19, 48, 106, 257, 368, 392, 414, 433
BCNU	17,1	97, 106, 156, 297, 309, 386, 454
Pimozid (PIM)	16,0[b]	352, 353, 354
Cisplatin	15,8	16, 17, 37, 103, 104, 213, 241, 242, 319, 360, 380, 389, 403, 404, 419, 420, 444, 490, 516, 517
Methotrexat (MTX)	15,4[c]	457, 486
Methyl-CCNU (meCCNU)	15,2	45, 147, 187, 188, 217, 472, 473, 529
Vindesin (VDS)	14,9	26, 34, 35, 66, 87, 90, 91, 101, 125, 152, 160, 165, 186, 207, 209, 210, 219, 262, 269, 359, 384, 391, 393, 394, 395, 397, 405, 406, 421, 441, 442, 447, 448, 449, 476, 496, 510, 525, 526, 528
TMCA	14,4	49, 451, 452
Mitomycin-C (MMC)	13,8	81, 208, 337, 514
Methotrexat-HD (MTX)	13,7	163, 168, 191, 273, 292, 457, 486
Ifosfamid (IFO)	13,5	75, 140, 153, 244, 396, 418, 420
Chlorozotocin (CZT)	12,5	11, 239, 258, 259, 261, 415, 431, 460, 478, 479
Cyclophosphamid (CTX)	12,5[b]	61, 79, 111, 192, 214, 229, 286, 343, 371, 410, 429, 443
Vinblastin (VLB)	12,1	25, 62, 72, 193, 252, 253, 439, 524
CCNU	11,1	59, 77, 151, 153, 155, 256, 367, 382
PALA	11,1[b]	143, 144, 173, 174, 175, 220, 237, 281, 289, 477
Cytosin-Arabinosid (ARA-C)	11,1[b]	82, 194, 236
Vincristin (VCR)	11,0[b]	126, 224, 255, 390, 426, 427, 438, 454
Streptozotocin (SZT)	10,5[c]	164, 417
Procarbazin (PBZ)	10,0[b]	287, 288, 321, 356, 470
Chlorambucil (CLB)	9,1[c]	49, 336
Medroxyprogesteronacetat (MPA) Megestrolacetat (MGA)	8,7[c]	56, 146
Dimethylstilböstrol (DMSE)	8,3[c]	190
Hydroxyurea (HU)	8,1	24, 63, 71, 99, 115, 149, 216, 296, 344, 357, 436
Tamoxifen (TAM)	7,9	154, 294, 310, 326, 355, 462, 509
Pregnentrione (PTR)	7,1	266, 385
Mechlorethamin (HN_2)	7,0[b]	238, 254, 458, 531
6-Mercaptopurin (6-MP)	6,9[b]	185, 335, 388
M-AMSA	6,5[b]	10, 27, 144, 198, 231, 260, 293
Piperazinedione (PZD)	5,0	15, 51, 374, 375, 376
5-Fluoro-Uracil (5-FU)	5,0[c]	334, 356
Hexamethylmelamin (HXM)	4,8[b]	64, 453, 518, 519

Tabelle 5. (Fortsetzung)

Substanz	ORR %[a]	Literatur
Estramustin (EM)	3,8[b]	275, 300
Cyclocytidin (CCD)	3,4[b]	316
Bleomycin (BLM)	2,5[b]	65
Dianhydrogalactitol (DAG)	1,5	8, 466, 467
Doxorubicin (ADM)	0,0[b]	358, 430, 471
Actinomycin-D (ACT-D)	0,0[b]	102, 212, 329, 333, 413, 414, 512
Pyrazofuran (PAF)	0,0[c]	80
VM-26	0,0[c]	47
VP-16-213	0,0[c]	8, 100, 179, 181, 184
ICRF-159	0,0[b]	9, 41, 43, 150
Weitere Substanzen, die beim malignen Melanom hinsichtlich ihrer cytostatischen Effizienz untersucht bzw. in nicht kontrollierten Studien eingesetzt wurden:		
Triethylenphosphoramide		76, 180, 474, 531
Methylhydrazin		78
Threosulfan		84
Anguidine		3
Yoshi 864		18
Nordihydroguaiaretic Acid (NDGA)		440
Ibenzmethyzin		157

[a] ORR = Overall Response Rate = kumulative Gesamtansprechrate
[b] = weniger als 50 Patienten in kontrollierten Studien dokumentiert
[c] = weniger als 25 Patienten in kontrollierten Studien dokumentiert

Der Tabelle sind Ergebnisse kontrollierter Studien zugrundegelegt, in denen die Remissionskriterien eindeutig definiert sind.

Ausgehend von der „klassischen“ Substanz in der Chemotherapie des Melanoms, dem Dacarbazin, wurde zunächst versucht, die Remissionsrate durch Kombination mit einer Substanz der Gruppe zweiter Wahl zu verbessern: Dieses waren zunächst die Nitrosoharnstoffderivate BCNU, CCNU und zuletzt Methyl-CCNU. Da die erzielbaren Behandlungsergebnisse immer noch enttäuschend blieben, wurde in der Folge zusätzlich eine weitere Substanz aus dieser Gruppe der Zweier-Kombination zugefügt (zumeist war dies das Vinca-Alkaloid Vincristin). Trotz einzelner günstiger erscheinender Ergebnisse zeigte sich aber bei wachsender Patientenzahl, daß eine derartige Dreier-Kombination in der kumulativen Bewertung bei ungleich toxischer Belastung einer Dacarbazin-Monotherapie nicht überlegen war. Auch Kombinationsprotokolle, die statt eines Vinca-Alkaloides bzw. eines Nitrosoharnstoffderivates andere Substanzen in die Kombination einführten (zusätzlich oder alternativ), zeigten keinerlei reproduzierbare Vorteile. In einer Übersicht von Lucas und Huang [301] ist diese Entwicklung eindrucksvoll nachgezeichnet worden (Tabelle 6). Je mehr unterschiedliche Kombinationstherapie-Protokolle in der Melanomtherapie zum Einsatz gelangten, desto uneinheitlicher wurden die Behandlungsergebnisse bei insgesamt nach wie vor niedriger Effizienz (Tabelle 7).

Mit der Einführung von Cisplatin in die onkologische Chemotherapie wurde eine neue Substanz bekannt, die nicht nur bei einigen bislang als weitgehend

Tabelle 6. Systemische Chemotherapie des malignen Melanoms: Kumulative Ergebnisse von Therapiekombinationen [301]

Kombination	*n*	ORR
Dacarbazin + Nitrosoharnstoffderivat	233	18,5%
Dacarbazin + Nitrosoharnstoffderivat + Vincristin	599	26,0%
Dacarbazin + Nitrosoharnstoffderivat + „andere“	520	26,9%
Dacarbazin + „andere“	503	19,6%
Dacarbazin + Cisplatin [a]	78	21,7%

[a] Unterschiedliche Dosierungsbereiche (40–75 mg/m² bzw. 15 mg/m² D 1–D 5)

Tabelle 7. Kombinationstherapie des metastasierenden Melanoms. Therapieprotokolle

Kombination	Literatur
DTIC + BCNU	120, 245, 246
DTIC + CCNU	245, 246
DTIC + meCCNU	121, 123
DTIC + ACT-D	204, 413
DTIC + CTX	371, 373, 374, 376
DTIC + HD-MTX	163
DTIC + HXM	453
DTIC + CDDP	9, 196, 206, 213, 274
DTIC + VDS	395, 525, 526
DTIC + BCG [a]	226, 227, 228, 275, 347, 450, 484, 487
DTIC + CP [a]	109
DTIC + EST [b]	275
DTIC + DNCB [a]	407, 409
DTIC + BCNU + VCR	53, 54, 91, 113, 114, 246, 248, 280, 303, 304, 314, 315
DTIC + BCNU + HU	93, 94, 95, 128, 129, 137, 138, 141
DTIC + BCNU + ACT-D	54, 55, 57
DTIC + CCNU + VCR	4, 5
DTIC + meCCNU + VCR	171
DTIC + CTX + VCR	201, 202, 379
DTIC + BCG + VCR [a]	464
DTIC + CTX ± CP [a]	370, 373
DTIC + ACT-D + DBD	414
DTIC + ACT-D + CZT	415
DTIC + CDDP + VLB	89
DTIC + CDDP + VDS	14, 221, 283, 480
DTIC + BCNU + VCR + HU	95
DTIC + BCNU + VCR + CPZ	315
DTIC + BCNU + VCR + PBZ	482
DTIC + BCNU + CDDP + TAM [b]	154
DTIC + CCNU + VCR + HU	93
DTIC + CCNU + VCR + BLM	12, 13, 271, 272, 423, 424
DTIC + CCNU + VDS + BLM	162
DTIC + meCCNU + VCR + CTX	6
DTIC + ACNU + VCR + OK 432 [a]	105, 265
DTIC + BCG + TF + L-PAM [a]	422
BCNU + VCR	44, 199, 330, 331, 332, 382, 454
BCNU + CDDP + VDS	38
CCNU + VCR	330, 331, 332, 382

Tabelle 7. (Fortsetzung)

Kombination	Literatur
CCNU + 4-EPI	59
CCNU + VCR + PBZ	92
CCNU + VCR + BLM	1, 159, 176
meCCNU + VCR	45
meCCNU + CTX	284, 341
meCCNU + MTL	147
meCCNU + CPZ + CAF	112
meCCNU + BCG + AMC[a]	311
meCCNU + CTX + VCR + BLM	298
CDDP + IFO	33, 39, 40, 52, 420
CDDP + VDS	107, 161, 340
CDDP + BCNU + VLB	117
CDDP + BCNU + VDS	38
CDDP + VLB + BLM	31, 145, 320, 348, 349, 350, 398, 527
CDDP + VDS + PALA	494, 499
5-FU + PBZ	356
5-FU + CTX + VCR + MTX	116, 127, 428
CTX + VCR + PBZ	85
CTX + VCR + PBZ + BCG[a]	86
ACT-D + VCR	102
ACT-D + LVA[a]	232
ACT-D + PBZ + VLB	287, 288, 366
CMT + IFN[a, b]	432
CMT + CUM[a, b]	468
MTX + L-PAM + ABMX	23

[a] Immunmodulierender Anteil in der Kombination enthalten
[b] Endokrin-wirksamer Anteil in der Kombination enthalten

Abkürzungen:

DTIC	Dacarbazin	VLB	Vinblastin
BCNU	Bis-chloronitrosurea, Carmustin	HU	Hydroxyurea
CCNU	Chloroethyl-cyclohexyl-nitrosurea, Lomustin	CPZ	Chlorpromazin
		PBZ	Procarbazin
meCCNU	Chloroethyl-methylcyclohexyl-nitrosurea, Semustin	TAM	Tamoxifen
		BLM	Bleomycin
ACNU	Amino-methylpyrimidin-methyl-chloroethylnitrosurea, Nimustin	OK 432	Picibanil
		TF	Transfer-Faktor
VCR	Vincristin	L-PAM	Melphalan
ACT-D	Actinomycin-D	4-EPI	4-Epiadriamycin
CTX	Cyclophosphamid	MTL	Mitolactol
HD-MTX	High-Dose Methotrexat	CAF	Caffein
MTX	Methotrexat	AMC	Autologe Melanomzellen
HXM	Hexamethylmelamin	IFO	Ifosfamid
CDDP	Cis-diammino-dichloro-platin (II)	PALA	N-Phosphonacetyl-L-aspartat
VDS	Vindesin	5-FU	5-Fluoro-Uracil
BCG	Bacillus Calmette Guérin	LVA	Levamisol
CP	Corynebacterium parvum	CMT	Cimetidin
EST	Estramustin	IFN	Interferon
DNCB	Dinitrochlorbenzol	CUM	Cumarin
DBD	Dibromodulcitol	ABMX	Knochenmarkstransplantation (autolog)
CZT	Chlorozotocin		

therapierefraktär angesehenen soliden Tumoren und deren Metastasen entscheidende Verbesserungen der therapeutischen Situation ermöglichte, sondern auch beim malignen Melanom wirksam zu sein schien [103, 104, 218, 360, 403, 404]. Von eher noch größerer Bedeutung war aber die Möglichkeit, bei verschiedenen Tumoren additive oder gar synergistische Effekte durch Kombination mit geeigneten Cytostatika im Rahmen einer Kombinationstherapie nutzbar zu machen [161, 419, 420]. Diese Bedeutung wird gegenwärtig dadurch dokumentiert, daß Cisplatin Bestandteil zahlreicher, bei unterschiedlichen Tumorspezifitäten eingesetzter Therapieprotokolle ist.

Auch beim malignen Melanom konnten durch Kombination mit Cisplatin verbesserte primäre Ansprechraten erreicht werden [40, 492]. Verschiedene Therapiestudien sind derzeit noch nicht abgeschlossen, so daß eine endgültige Bewertung gegenwärtig noch nicht vorgenommen werden kann. Nach den vorläufigen Ergebnissen erscheint es zumindest möglich, daß Responder eine signifikante Überlebenszeitverlängerung erwarten können, sofern nicht interkurrent Hirnmetastasen auftreten [495, 499].

In Tabelle 8 sind die bis heute wirksamsten Polychemotherapiekombinationen in der palliativen Behandlung des metastasierenden malignen Melanoms zusammengestellt.

Tabelle 8. Systemische Chemotherapie des malignen Melanoms: Ergebnisse der Kombinationstherapie

Kombination	Erstautor	ORR (%)	Literatur
Cisplatin + Vinblastin + Bleomycin	Nathanson	47,0	348, 349, 350
Cisplatin + Vindesin + PALA	Voigt	42,9	494, 499
Cisplatin + Ifosfamid	Becher	40,0	39, 40, 420
Bleomycin + Vincristin + CCNU + Dacarbazin	Seigler	40,0	423, 424
Cisplatin + Dacarbazin	Karakousis	42,5	274
	Friedman	33,0	196
	Ahmann	10,0	9
Dacarbazin + Vincristin + BCNU	Cohen	42,5	114
	Carmo-Pereira	35,0	91
	Beretta	27,0	53,54, 55, 57
	Kleeberg	25,0	280
	Carter	23,1	93, 94, 95
	McKelvey	23,0	314
	Bellet	22,7	44
Dacarbazin + BCNU + Actinomycin-D	Beretta	31,0	55
Dacarbazin + BCNU + Hydroxyurea + Vincristin	Costanzi	30,0	129
Dacarbazin + meCCNU+Vincristin	Einhorn	30,0	171
Dacarbazin + meCCNU	Ahmann	28,6	7
BCNU + Hydroxyurea + Dacarbazin	Costanzi	27,0	129
	Carter	12,5	95
Cisplatin + Vindesin + Dacarbazin	Kleeberg	26,0	283, 480
Dacarbazin + Actinomycin-D	Samson	23,0	413
Dacarbazin + Vindesin	Retsas	22,7	395
Cisplatin + Vindesin	Mulder	21,3	161, 340

[a] Studie läuft

Kombination mit Immunmodulation

Immunologische Interaktionen spielen beim Melanom eine wichtige konditionierende Rolle [197, 212, 425].

Die Behandlung von Melanommetastasen unter Einsatz einer zumindest passager immunsuppressiven antineoplastischen Chemotherapie hat demzufolge möglicherweise eine Verlagerung der hypothetischen Balance zwischen Tumor und Wirt zur Folge, wobei nicht vorausgesagt werden kann, in welche Richtung sich dieses Verhältnis verschieben wird. Die Pole dieses Gefüges sind tumorseits „Enhancement" und „Regression", doch lassen sich, vom klinischen Verlauf einmal abgesehen, therapeutisch induzierte Veränderungen molekularbiologisch kaum oder nur unter großem methodischen Aufwand messen bzw. erfassen.

Vor diesem Hintergrund sind Bemühungen seit etwa Mitte der 70er Jahre zu verstehen, einen angenommenen immunsupprimierenden Einfluß einer Chemotherapie durch eine begleitende Immunmodulation (Immunstimulation/Immunrestauration) zu antagonisieren bzw. möglicherweise sogar einen synergistischen Effekt durch eine kombinierte Therapie auszunutzen [133, 134, 141].

Klinisch-experimentelle Studien zu diesem Ansatz haben bis heute aber durchweg enttäuscht: Nach ersten eher optimistisch gefärbten Mitteilungen [226–228], welche zumeist Studien mit historischen Kontrollpopulationen zur Grundlage hatten, zeigte sich auch hier in kontrolliert-randomisierten Untersuchungsserien keine signifikante und klinisch bedeutsame Überlegenheit dieser Konzeption (Tabelle 9; Kap. 9; [130, 132, 135, 136, 139]). Ausführliche Darstellung s. Kap. 9.

Adjuvante Immunotherapie – Adjuvante Chemo-/Immunotherapie

Nicht die unmittelbar cytotoxische Zerstörung von Mikrometastasen, sondern die Stimulation oder Restauration körpereigener, gegen den Tumor gerichteter Immunmechanismen hat die adjuvante Immunotherapie zur Grundlage. Für diese adjuvante Therapiekonzeption – auch in Kombination mit Cytostatika – fehlen bis heute überzeugende Wirksamkeitsnachweise [32, 36, 58, 226–228, 243, 318, 327, 328, 342, 363, 408, 425, 484, 511, 523].

Zur adjuvanten Immunotherapie und Chemo-/Immunotherapie s. Kap. 9.

Adjuvante Biomodulation

Siehe Kap. 9.

Endokrine Therapie

Siehe Kap. 9 und [56, 146, 189, 294, 310, 326, 355, 408, 462, 509].

Durchführung

Indikationsstellung

Die Indikationsstellung zur Einleitung einer systemischen Chemotherapie bei Patienten mit fortgeschrittener Melanomerkrankung ist in jedem Einzelfall abhängig von der durch ein klinisches Staging erfaßten Ausdehnung der Tumorerkrankung sowie den zu erwartenden Erfolgsaussichten. Sie wird erschwert

Tabelle 9. Systemische Chemotherapie des malignen Melanoms: Kombination mit Immunmodulation. (Modif. nach [301])

Nichtrandomisiert

Kombination	Erstautor	ORR (%)	ORR[a] (%)	Literatur
Dacarbazin + BCG	Gutterman	27,0	14,4	226, 227, 228
Actinomycin-D + Levamisol	Hall	3,6		232
Dacarbazin + BCG + Transfer-Factor+L-PAM	Schwarz	17,0		422
Dacarbazin + BCG + Transfer-Factor		23,0		
Dacarbazin + BCG + Transfer-Factor×3		20,0		

Randomisiert

Kombination A	Kombination B	Erstautor	ORR (A vs. B) (%)	Literatur
Dacarbazin + CTX	Dacarbazin + CTX + Procarbazin + Corynebacterium parvum	Presant	28,0/33,0	372
Vinblastin + Actinomycin-D + Procarbazin	Vinblastin + Actinomycin-D + Dacarbazin + MER-BCG	Kostinas	15,0/20,0	228
Actinomycin-D + Dacarbazin	Actinomycin-D + meCCNU + MER-BCG	Ramseur	6,7/ 7,7	387
Vincristin + meCCNU	Vincristin + Dacarbazin + Hydroxyurea + BCG	Mastrangelo	23,0/17,0	311
BCNU + Dacarbazin + Hydroxyurea	BCNU + BCG	Costanzi	28,0/29,0	134
Dacarbazin	Dacarbazin + Corynebacterium parvum	Clunie	22,0/27,0	109

[a] ORR der historischen Kontrollgruppe

durch die bekanntlich begrenzte Sensibilität der malignen Zellklone gegenüber den zur Zeit verfügbaren antineoplastisch wirksamen Substanzen, durch das oftmals schlechte Allgemeinbefinden der Patienten sowie durch mangelnde Erfahrung und personaltechnische Voraussetzungen in der Durchführung einer mit Komplikationen behafteten Therapie. Die Zielsetzung bei einer systemischen Chemotherapie kann derzeit ausschließlich in dem Versuch gesehen werden, eine Verlängerung der Erscheinungsfreiheit und der Überlebenszeit i. S. einer *Palliation* zu ermöglichen. Daß eine Palliation nur dann auch als „sinnvoll" eingestuft werden kann, wenn die Qualität der zugewonnenen Lebensspanne nicht wesentlich (oder nur passager) reduziert ist, ist eine grundsätzliche Frage *vor* Einleitung *jeder* Therapie in diesem Stadium. So kann *ohne* weitere Therapie die Lebensqualität eines zunächst asymptomatischen oder symptomenarmen Patienten mit Melanommetastasen innerhalb von wenigen Tagen oder gar Stunden drastisch reduziert werden, wenn tumorbedingte Komplikationen auftreten (z. B. Kompressionsfraktur, Schmerzen, Krampfanfälle, Pleuraerguß u. a.). Eine schon früher eingeleitete systemische Behandlung hätte möglicherweise diese Komplikationen verhindert oder zumindest zeitlich hinausgeschoben.

Auf der anderen Seite ist es möglich, daß ein Patient mit fortgeschrittener Melanommetastasierung und klinisch relevanter Tumorsymptomatik bereits kurze Zeit nach Einleitung einer systemischen Chemotherapie beschwerdefrei wird, obwohl initial durch die Nebenwirkungen der Therapie vorübergehend die Lebensqualität gemindert wurde.

Aus diesen Überlegungen ergibt sich, daß eine „standardisierte" Indikationsstellung für eine systemische Chemotherapie beim metastasierten Melanom nicht vorstellbar ist und letztlich sinnvollerweise auch nicht angestrebt werden sollte.

Zur Klärung der Frage, wie *aussichtsreich* eine Chemotherapie bei dem jeweiligen Patienten sein kann, sollte man sich zunächst auf die in jedem Einzelfall bekannten *Verlaufsdaten* stützen. Sie klären die *Verlaufsdynamik* der Erkrankung, d. h. die zeitliche Entwicklung der Tumormanifestationen unter Berücksichtigung der objektivierbaren *Dokumentation der Ausdehnung der Metastasierung (Staging).*

Je nach vorliegendem Metastasierungsmuster (Tabelle 4) läßt sich die Effizienz chemotherapeutischer Behandlungsverfahren abschätzen. Da für Patienten mit Ausdehnung der Metastasen im Bereich von Haut, Weichteilen, Lymphknoten und Lunge („Limited Disease") eine günstigere Verlaufsprognose und Chemoresponsivität angenommen werden kann als für Patienten mit Metastasen im Bereich von Leber, Skelett und/oder Gehirn bzw. diffuser visceraler Metastasierung („Extensive Disease"), ist der Einsatz einer systemischen Chemotherapie für Patienten der ersten Gruppe vorrangig zu überlegen, wohingegen bei Patienten der zweiten Gruppe zu prüfen ist, ob möglicherweise unter phasenorientiertem Einsatz sich ergänzender Modalitäten eine Chemotherapie nutzbringend sein könnte.

Bei der Prüfung dieser Frage wird man sich auch überlegen müssen, welche unmittelbaren und mittelbaren Auswirkungen auf Symptomatik und Verlauf eine *Unterlassung* einer systemischen Chemotherapie haben wird.

Diese Überlegungen werden durchaus auch wiederholt über einen längeren Zeitraum erforderlich sein, und Änderungen der individualisiert ausgerichteten therapeutischen Strategie werden dabei kurzfristig in Erwägung zu ziehen sein.

Ist die Einleitung einer systemischen Chemotherapie aufgrund der objektivierbaren Tumorparameter und der vorangegangenen sowie vorhersehbaren Verlaufsdynamik geboten, muß der Patient über den beabsichtigten Therapieansatz vollständig und umfassend informiert werden. Diese Information umfaßt dabei sowohl die angenommene Effizienz der Therapie in der jeweiligen Situation, als auch deren Ausbleiben angesichts letztlich nicht vorhersagbarer Therapieeffekte im Einzelfall. Der Patient sollte wissen, daß eine systemische Chemotherapie beim malignen Melanom nur begrenzt wirksam sein kann. Der behandelnde Onkologe muß außerdem den Patienten über die mit der Therapie verbundenen Belastungen und Nebenwirkungen unterrichten. Nur wenn der Patient in Kenntnis der begrenzten Erfolgsaussichten und der möglichen sowie sicheren Therapienebenwirkungen sein Einverständnis zur Einleitung einer Chemotherapie gibt, kann die Behandlung zur Durchführung gelangen.

Vor Beginn der Therapie sind evtl. bestehende absolute Kontraindikationen auszuschließen bzw. relative Kontraindikationen abzuklären.

Voraussetzungen

Hinsichtlich der Voraussetzungen zur Durchführung einer antineoplastischen Chemotherapie ist der *Allgemeinzustand* des Patienten von vorrangiger Bedeutung.

Aber auch unter dem Gesichtspunkt der chemotherapeutisch erzielbaren Behandlungsergebnisse zeigt sich, daß Patienten mit ungünstigem prätherapeutischem Allgemeinzustand (Performance Status, P. S.) ungleich schlechter abschneiden als solche mit gutem Allgemeinbefinden und nur geringgradiger Tumorsymptomatik.

Um subjektive Inkongruenzen bei der Einschätzung des Allgemeinzustandes weitgehend auszuschließen, wird üblicherweise eine auch verlaufsbezogen zu dokumentierende Aussage anhand einer skalierten Bemessungsgrundlage erstellt, welche nach ihrem Erstbeschreiber als Karnofsky-Index benannt ist [277].

Zusätzlich hat sich in den letzten Jahren zunehmend eine etwas einfachere Skalierung durchgesetzt, welche von der E.C.O.G. (Eastern Cooperative Oncology Group) eingeführt wurde (E.C.O.G.-Scale). In Tabelle 10 sind beide Beurteilungssysteme vergleichend zusammengestellt. Hinsichtlich *psychologischer* Faktoren *vor* und *unter* einer Chemotherapie ist eine weitere Dokumentationsgrundlage auf der Basis einer abgestuften Zuordnung im Gebrauch (Tabelle 11).

Wird eine systemische Chemotherapie beim metastasierenden malignen Melanom erwogen, kann diese nur dann zum Einsatz gelangen, wenn nachfolgende Voraussetzungen erfüllt sind (s. Tabelle 12).

Wenn irgend möglich, sollte die Melanommetastase histologisch oder cytologisch gesichert sein (s. Kap. 7). Nicht jedes intraabdominelle Lymphom oder nicht jeder pulmonale Rundherd bei einem Patienten mit Melanomanamnese

Tabelle 10. Performance-Status nach Karnofsky [277]. ECOG-Zubrod-Scale in Adaptation der WHO/UICC [515]

Status	Prozent	Scale	Beschreibung	ECOG-Zubrod-Scale	
Normale Aktivität	100	10	Normalzustand, keine Beschwerden, keine manifeste Erkrankung	0	Normale Aktivität
	90	9	Normale Leistungsfähigkeit, minimale Krankheitssymptome		
	80	8	Normale Leistungsfähigkeit mit Anstrengung, geringe Krankheitssymptome		
Selbstversorgung möglich	70	7	Eingeschränkte Leistungsfähigkeit, arbeitsunfähig, kann sich selbst versorgen	1	Reduzierte Aktivität
	60	6	Eingeschränkte Leistungsfähigkeit, braucht gelegentlich fremde Hilfe	2	Bettlägerig < 50%
	50	5	Eingeschränkte Leistungsfähigkeit, braucht krankenpflegerische und häufige ärztliche Betreuung, nicht dauernd bettlägerig	3	Bettlägerig > 50%
Selbstversorgung nicht möglich	40	4	Patient ist bettlägerig, braucht spezielle Pflege	4	Bettlägerig 100%
	30	3	Patient ist schwerkrank, Krankenhauspflege ist notwendig		
	20	2	Patient ist schwerkrank, Krankenhauspflege und supportive Therapie erforderlich		
	10	1	Patient ist moribund, Krankheit schreitet rasch fort		
	0	0	Patient ist tot		

Tabelle 11. Skala zur Erfassung psychischer Faktoren vor und unter Tumortherapie

1	Adäquates Reaktionsmuster	5	Verleugnung
2	Ängstlichkeit	6	Suicidalität
3	Depression	7	Psychotisch
4	Euphorie	8	Andere

Tabelle 12. Voraussetzungen zur Durchführung einer systemischen Chemotherapie des metastasierenden malignen Melanoms [492]

1. Histologisch oder cytologisch gesichertes metastasiertes Melanom
2. Meßbare Referenzmetastasen
3. Fehlende radikal-kurative Operabilität
4. Fehlende relative und/oder absolute allgemeinmedizinische Kontraindikationen
5. Einwilligung des Patienten nach vollständiger Information
6. Kompetenz und Erfahrung in der Durchführung einer cytostatischen Therapie sowie supportiver Maßnahmen
7. Qualifiziertes Fachpersonal
8. Geeignetes Therapieprotokoll, gesicherte Dokumentation und Organisation
9. Gesicherter Zugriff zu konsiliarischen Untersuchungen (Röntgen, Labor, Blutbank etc.)
10. Gesicherte Auswertung, Qualitätskontrolle, Nachsorge und terminale Pflege

ist deshalb auch zwangsläufig eine Melanommetastase. Auch ein Ascites oder ein Pleuraerguß kann prinzipiell eine ganz andere Genese aufweisen und darf überdies auch nicht als alleiniger oder führender Verlaufsparameter zur Effizienzbeurteilung herangezogen werden.

Die im vorangegangenen Staging dokumentierte Metastasierung muß also *meßbar* sein (Measurable Disease), damit objektivierbare Angaben zum Therapieeffekt ermittelt werden können.

Zudem darf der Patient keine ausschließenden Kontraindikationen aufweisen und muß nach umfassender Aufklärung mit der durchzuführenden Chemotherapie einverstanden sein.

Hinsichtlich der Voraussetzungen von seiten des Therapeuten gilt, daß dieser in der cytostatischen Therapie einschließlich supportiver Maßnahmen kompetent und erfahren sein muß, was von dessen Aus- und Weiterbildung sowie der Anzahl chemotherapeutisch zu versorgender Patienten abhängig ist. Er muß sich bei der Therapiedurchführung auf entsprechend qualifiziertes Fachpersonal stützen können und jederzeit Zugriff zu Konsiliardiensten haben.

Es muß außerdem ein geeignetes Therapieprotokoll vorliegen und dessen Dokumentation und Auswertung organisatorisch gesichert sein. Es muß die Bereitschaft bestehen, sich einer kontinuierlichen *Qualitätskontrolle* – wenn möglich im Rahmen kooperativer Studien – zu unterziehen, wodurch die Effektivität der Therapie und die des Therapeuten transparent wird.

Vor Einleitung einer systemischen Chemotherapie muß die weitere Versorgung des Patienten geklärt sein für den Fall, daß die Tumorprogredienz trotz Chemotherapie rasch zunimmt („Terminal Care“).

Nebenwirkungen

Die Durchführung einer systemischen Chemotherapie ist mit einer Reihe von Nebenwirkungen verknüpft, die zur Erzielung des beabsichtigten Therapieeffektes in Kauf genommen werden müssen.

Neben unspezifisch-irritativen Reizwirkungen, die sich klinisch unter den Zeichen eines *ANE-Syndroms* (Anorexie – Nausea – Emesis) äußern, und einer überwachungsbedürftigen *Myelotoxicität* ist – je nach Art und Dosierung der eingesetzten Chemotherapeutika – mit dem Auftreten einer *organspezifischen Toxicität* („Target Toxicity Organs“) zu rechnen, welche sich im Verlauf der Behandlung limitierend auswirken kann. Beispiele hierfür sind die Kardiotoxicität von Adriamycin, die Neurotoxicität von Vincristin, die Nephrotoxicität von Cisplatin oder auch die pulmonale Toxicität von Bleomycin.

Neben *kumulativ-toxischen* Effekten können auch *hyperergische* Reaktionen eine Fortsetzung der Behandlung limitieren bzw. unvorhersehbare Komplikationen hervorrufen.

In den letzten Jahren wurde wiederholt bei der adjuvanten Chemotherapie des Melanoms mit Dacarbazin das Auftreten einer akuten Lebervenenthrombosierung mit letalem Ausgang beobachtet (Übersicht bei [491]). Diese Komplikation ereignete sich nahezu ausnahmslos am Beginn des 2. Behandlungskurses aus völligem Wohlbefinden, wobei Dacarbazin jeweils über 5 Tage appliziert worden war. Diese zeitlichen Zusammenhänge nach repetitiver Exposition legen die Annahme eines initial hyperergischen Pathomechanismus nahe, zumal bei den betroffenen Patienten eine Eosinophilie im peripheren Blut wie auch autoptisch in den Wänden der thrombosierten Lebervenen nachgewiesen werden konnte. Dieses klinisch unter dem Bild eines „*Budd-Chiari-Syndroms*" ablaufende Schädigungsmuster zeigt morphologisch das Substrat einer eosinophilen Thrombangiitis im Bereich der großen Lebervenen.

Auch ein mehr protrahiert-toxisches (nicht hyperergisches) Schädigungsmuster im Bereich der centrolobulären und/oder sublobulären Lebervenen i. S. eines „*Veno-Occlusive Disease*" bzw. „*Veno-Occlusive Syndrome*" mit nachfolgender Thrombosierung wurde in Zusammenhang mit einer Dacarbazin-Therapie beschrieben [488, 489].

Die *Kenntnis* der bei Einsatz unterschiedlicher Chemotherapeutika im Bereich *der* Onkologie möglichen *organbezogenen Toxicität* ist eine vom Therapeuten zu fordernde Grundvoraussetzung. *Vor* Einleitung einer Chemotherapie muß das therapeutische Risiko bekannt sein und geklärt werden, welche diagnostischen Maßnahmen und therapeutischen Möglichkeiten eingesetzt werden müssen, falls es zu einer gravierenden Toxicität im Verlauf der Behandlung kommt. Leider wird diese Voraussetzung oftmals ignoriert, so daß es immer wieder zu (vorhersehbaren!) z. T. fatalen Komplikationen während einer Chemotherapie kommt.

Zur Dokumentation der unter einer Chemotherapie auftretenden Nebenwirkungen dient ein entsprechendes „*Toxicity-Grading*", nach dem für jedes Organsystem gesondert die Auswirkung einer cytotoxischen Therapie auf die Organfunktionen objektivierbar festgehalten werden kann (Tabelle 13).

Hinsichtlich der bei den einzelnen Cytostatika zu erwartenden Nebenwirkungen sei an dieser Stelle auf die entsprechenden Monographien zur Pharmakologie cytotoxischer Substanzen bzw. die Primärliteratur verwiesen.

Beurteilung des Therapieeffektes

Die Auswirkungen einer antineoplastischen Chemotherapie auf die Tumorausdehnung werden anhand objektiver Befundkriterien dokumentiert. Die Beurteilung des Therapieeffektes setzt voraus, daß vor Einleitung der entsprechenden Therapie die Ausdehnung der Tumormanifestationen exakt gemessen wurde: „*Measurable Disease*". Tumormanifestationen nicht meßbarer Ausdehnung gelten als „*Unmeasurable Disease*" und dürfen primär nicht als alleinige Bemessungsgrundlage herangezogen werden (Tabelle 14). Im Sinne der „Auswertbarkeit" („*Evaluability*") tragen sie zur Gesamtbeurteilung bei Vorliegen meßbarer und nicht meßbarer Tumorparameter bei.

Sind ausschließlich nicht meßbare Tumormanifestationen vorhanden, ist die Aussagekraft der dokumentierten Verlaufsentwicklung geringer als bei meßbaren.

Skelettmetastasen erfordern eine eigene Beurteilungsordnung, da szintigraphische Befunde größenmäßig nicht meßbar sind, eine Entscheidung zwischen metastatisch bedingter Mehrbelegung und reaktiver Stoffwechselsteigerung bei

Tabelle 13. Toxicity-Grading (WHO)

	0	1	2	3	4
Knochenmark					
Hämoglobin	≧ 11,0 g/100 ml	9,5–10,9 g/100 ml	8,0– 9,4 g/100 ml	6,5– 7,9 g/100 ml	≦ 6,5 g/100 ml
Leukocyten ($\times 10^9/l$)	≧ 4,0	3,0– 3,9	2,0– 2,9	1,0– 1,9	≦ 1,0
Granulocyten ($\times 10^9/l$)	≧ 2,0	1,5– 1,9	1,0– 1,4	0,5– 0,9	≦ 0,5
Thrombocyten ($\times 10^9/l$)	≧ 100	75–99	50–74	25–49	≦ 25
Blutungen	Keine	Petechien	Geringfügiger Blutverlust	Beträchtlicher Blutverlust	Gravierender Blutverlust
Gastrointestinaltrakt					
Bilirubin	≦ 1,25 × N[a]	1,26–2,5 × N[a]	2,6–5 × N[a]	5,1–10 × N[a]	≧ 10 × N[a]
SGOT/SGPT					
Alkalische Phosphatase					
Mundschleimhaut	Keine Veränderungen	Rötung, Wundsein	Rötung, Erosionen, kleine Geschwüre. Feste Speisen möglich	Geschwüre. Flüssignahrung erforderlich	Enterale Ernährung nicht möglich
Nausea, Erbrechen	Nicht vorhanden	Nausea	Erbrechen (vorübergehend)	Behandlungsbedürftiges Erbrechen	Therapierefraktäres Erbrechen
Diarrhoe	Nicht vorhanden	Vorübergehend, < 2 Tage	Mäßig, > 2 Tage	Beträchtlich, Therapie erforderlich	Massiv, mit hämorrhagischer Dehydratation
Niere					
Harnstoff-N/ Kreatinin	≦ 1,25 × N[a]	1,26–2,5 × N[a]	2,6–5 × N[a]	5,1–10 × N[a]	≧ 10 × N[a]
Proteinurie	Keine	≦ 3 g/l	3,1–10 g/l	> 10 g/l	Nephrotisches Syndrom
Hämaturie	Keine	Mikroskopisch	Beträchtlich	Beträchtlich + Gerinnsel	Obstruktion

Lunge	Keine Veränderungen	Diskrete Veränderungen/Symptome	Belastungsdyspnoe	Ruhedyspnoe	Vollständige Bettruhe erforderlich
Fieber[b]	Nicht vorhanden	Fieber ≦ 38 °C	Fieber 38 °C–40 °C	Fieber > 40 °C	Fieber mit Blutdruckabfall
Allergie	Nicht vorhanden	Ödem	Bronchospasmen, parenterale Therapie nicht erforderlich	Bronchospasmen, parenterale Therapie erforderlich	Anaphylaktische Reaktion, Schock
Haut	Keine Veränderungen	Erythem	Trockene Desquamation, Vesikulation, Pruritus	Feuchte Desquamation, Ulceration	Exfoliative Dermatitis, Nekrosen, chirurgische Therapie erforderlich
Haare	Keine Veränderungen	Minimaler Haarverlust	Mäßiger Haarverlust, fleckförmige Alopecie	Vollständige Alopecie, reversibel	Vollständige Alopecie, irreversibel
Infektion[b]	Keine	Geringfügig	Mäßig	Beträchtlich	Massiv mit Blutdruckabfall
Herz					
Rhythmus	Keine Veränderungen	Sinustachykardie, > 110 in Ruhe	Unifokale supraventrikuläre ES, Vorhofarrhythmie	Multifokale supraventrikuläre ES	Ventrikuläre Tachykardie
Funktion	Keine Veränderungen	Asymptomatisch, pathologischer EKG-, US-Befund	Vorübergehende symptomatische Dysfunktion, keine Therapie erforderlich	Symptomatische Dysfunktion, auf Therapie ansprechend	Symptomatische Dysfunktion, therapierefraktär
Perikarditis	Keine Veränderungen	Asymptomatischer Erguß	Symptomatischer Erguß, Punktion nicht erforderlich	Tamponade, Punktion erforderlich	Tamponade, operative Entlastung erforderlich
Neurotoxicität					
Bewußtsein	Keine Veränderungen	Vorübergehende Lethargie	Somnolenz, < 50% der Wachstunden	Somnolenz, > 50% der Wachstunden	Koma
Periphere Nerven	Keine Veränderungen	Parästhesien und/oder abgeschwächte Sehnenreflexe	Ausgeprägte Parästhesien und/oder mäßige Muskelschwäche	Gravierende Parästhesien und/oder beträchtliche Einschränkung der Motorik	Lähmungen
Obstipation[b]	Nicht vorhanden	Diskret	Mäßig	Auftreibung des Leibes, Subileus	Auftreibung des Leibes, Erbrechen, Ileus
Schmerz[b]	Nicht vorhanden	Diskret	Mäßig	Gravierend	Therapierefraktär

[a] Obere Grenze des Normalbereiches
[b] Therapiebedingt, *nicht* tumorbedingt oder aus anderer Ursache

Tabelle 14. Auswertbarkeit vorhandener Tumorbefunde als Grundlage zur Effizienzbeurteilung onkologischer Therapiemodalitäten

Measurable Disease (MD)	Unmeasurable Disease (UMD)
1. Bidimensional	Lymphangiosis carcinomatosa
Flächenmaß: a×b	Peritonealcarcinose
(multiple Läsionen: Summe aller Werte)	Pleuritis carcinomatosa
2. Unidimensional	Pericarditis carcinomatosa
a) bei diffuser Organmetastasierung: Longitudinaldistanz	Cutane, diffuse Tumorinfiltration
b) bei Lebermetastasierung: Distanzmessung zum Leberunterrand in 3 Körperlinien[a]	Intraabdominell palpable, nicht meßbare Tumormassen
	Diffuse cerebrale Metastasierung
	Diffuse spinale Metastasierung
	Diffuse ossäre Metastasierung
	Hirnmetastasen mit ausgedehnter perifokaler Ödembildung

[a] Medioclavicularlinie (MCL) rechts – Rippenbogen = I
Medioclavicularlinie (MCL) links – Rippenbogen = II
Sagittalebene – Processus xiphoideus = III
Distanz = I + II + III

effektiver Therapie *nicht* zulassen und auch röntgenologisch oft nicht exakt zwischen Tumorregression und residualer osteolytisch/osteoblastischer Tumormasse unterschieden werden kann.

In Tabelle 15 sind die *Definitionen des Therapieeffektes in bezug auf die unterschiedlichen Ausgangsbefunde* dargestellt. Die darüber hinaus gebräuchlichen Termini bei der *Definition von Studienkriterien* zeigt Tabelle 16.

Neuere Therapieansätze

In Anbetracht der nur begrenzt wirksamen Behandlungsmöglichkeiten bei Patienten mit metastasierendem malignem Melanom wird derzeit weltweit versucht, zusätzlich zu den bereits bekannten Therapieverfahren neue Modalitäten oder Konzeptionen zu entwickeln, welche die heutige Perspektive bei diesem Tumorleiden vielleicht verändern könnten. Zu ihrem Wirkungsnachweis sind allerdings die vorstehend ausgeführten Erfordernisse zu berücksichtigen, ohne die eine allgemeine therapeutische Empfehlung nicht begründet werden kann. Es handelt sich also um derzeit noch klinisch-experimentelle Therapieansätze, welchen in verschiedenen kooperativen Studien nachgegangen wird (s. Kap. 9).

Tabelle 15. Definition der Bewertungskriterien bei einer antineoplastischen Chemotherapie (WHO)

Kategorie	Measurable Disease	Unmeasurable Disease	Skelettmetastasierung[a]
C. R. Complete Response	Vollständiger Rückgang sämtlicher Tumorbefunde für mindestens 4 Wochen	Vollständiger Rückgang sämtlicher Tumorbefunde für mindestens 4 Wochen	Vollständige Rückbildung sämtlicher ossären Tumorbefunde (röntgenologisch und/oder szintigraphisch) für mindestens 4 Wochen
P. R. Partial Response	≧ 50%ige Verkleinerung der Tumordimensionen für mindestens 4 Wochen, keine neuen Metastasen, keine Tumorprogression in irgendeiner Lokalisation	≧ 50%ige Verkleinerung der Tumorbefunde für mindestens 4 Wochen, keine neuen Metastasen, keine Tumorprogression in irgendeiner Lokalisation	Größenreduktion osteolytischer Läsionen, Recalcifizierung osteolytischer Läsionen, röntgenologische Dichteabnahme osteoblastischer Läsionen für mindestens 4 Wochen
N. C. No Change	≦ 50%ige Verkleinerung der Tumordimensionen, ≦ 25%ige Vergrößerung der Tumordimensionen in einem oder mehreren Herden für mindestens 4 Wochen	≦ 50%ige Verkleinerung der Tumorbefunde, ≦ 25%ige Vergrößerung der Tumorbefunde, unveränderter Befund (S.D. = Stable Disease) für mindestens 4 Wochen	Unveränderter Befund (S. D. = Stable Disease) für mindestens 4 Wochen, frühestens feststellbar 8 Wochen nach Therapiebeginn oder -änderung
P. D. Progressive Disease	≧ 25%ige Vergrößerung der Tumordimensionen in einem oder mehreren Herden, Auftreten neuer Herde	≧ 25%ige Vergrößerung der Tumorbefunde, Auftreten neuer Herde	Größenzunahme der ossären Tumorbefunde (röntgenologisch), Auftreten neuer Läsionen

[a] Diagnostische Erfassung von Skelettmetastasen allein durch Szintigraphie *nicht* ausreichend. Abheilung einer pathologischen Fraktur als Bewertungsgrundlage allein *nicht* ausreichend.

Neue Substanzen

Jährlich werden Substanzen unterschiedlicher Herkunft auf ihre u. U. vorhandene antineoplastische Aktivität im Rahmen von sondierenden Screening-Systemen untersucht [211, 483].

Aus diesem Pool gelangen eine große Anzahl möglicherweise aktiver Wirkstoffe nach ihrer chemischen Darstellung in den Bereich präklinischer Untersuchungsverfahren. Auch durch eine gezielte Manipulation der Struktur bekannter und effektiver Cytostatika können völlig neuartige Substanzen entstehen, welche sich u. U. erheblich in ihrem Aktivitäts- und Toxicitätsspektrum von der jeweiligen Muttersubstanz unterscheiden. So kann aus einem Cytostatikum mit begrenzter Wirksamkeit und hohem toxischen Potential allein schon durch eine Reduktion des letzteren eine für die klinische Anwendung bedeutsame

Tabelle 16. Definition von Studienkriterien

Entered	Alle registrierten Patienten
Eligible	Alle auswählbaren Patienten (= Entered – fehlregistrierte Patienten)
Inevaluable	Nicht auswertbar hinsichtlich Toxicität und Antitumor-Response aufgrund fehlender Daten
Early Death[a]	Tod innerhalb kurzer Zeit *nach* Studieneintritt, Patient entfällt für die Bewertung des Antitumor-Response, wird aber in der Angabe der Überlebenszeit miterfaßt
Evaluable	Alle auswertbaren Patienten (= Eligible – Inevaluable – Early Death) bezgl. Tumorprogredienz, Remissionsrate und -dauer, Überlebenszeit
Stratification	Zuordnung zu Prognosegruppen
Randomization	Zuordnung nach Zufallsprinzip
Measurable	Bestimmung des größten Tumorvolumens einer einzelnen Metastase
Relapse	Auftreten neuer Läsionen oder ≧50%ige Vergrößerung der Referenzläsionen nach dokumentierter Remission
Disease Free Interval	Erscheinungsfreiheit, angegeben in Wochen/Monaten nach dokumentierter Vollremission
Survival	Überlebenszeit, angegeben in Wochen, Monaten, Jahren nach Therapiebeginn oder dokumentierter Voll- bzw. Teilremission
Overall Response	Gesamtansprechen (= Measurable + Unmeasurable Disease)
Toxicity Grading	Dokumentation der Toxicität, bezogen auf Organsysteme (Grading 0–4)
Response	Antineoplastischer Effekt einer Chemotherapie
Objective	Studienfragestellung

[a] Sonderfall: Toxic Death = Drug-related Death

Tabelle 17. Neuentwickelte bzw. gegenwärtig geprüfte antineoplastisch wirksame Substanzen, z. T. bereits zugelassen

Literatur:
2, 11, 20, 28, 59, 73, 74, 147, 148, 182, 183, 200, 211, 263, 278, 279, 285, 299, 307, 308, 322, 325, 338, 351, 377, 398, 399, 400, 401, 445, 459, 461, 483, 506, 508, 522, 530

ACNU	4-Hydroxyanisole
HECNU	Diacetyl-Dianhydro-Galactitol (DADAG)
TGU	Ellipticinium
Carboplatin (JM-8)	Azolastone
Iproplatin (JM-9)	Bruceantin
Picibanil	Bisantrene
Saframycin A	Mitoxantrone
Saframycin C	4-Epidoxorubicin
Tallysomycin A	Idarubicin
Tallysomycin B	Theprubicin
Pepleomycin	α-Difluoromethylornithine (DMFO)
Kijanimicin	Nafazatrom
Harringtonine	Diglycoaldehyd
Homoharringtonine	Mitolactol
Pentazirino-cyclo-diphosphat-thiazene (SOAZ)	Aziridinbenzoquinone (AZQ)
	Maytansin
Tiazofurin	Anguidine
Selenazole	u. a.

Weiterentwicklung erfolgen (z. B. Cisplatin – Iproplatin/Carboplatin oder Adriamycin – 4-Epi-Adriamycin und Vincristin/Vinblastin – Vindesin u. a.). Da beim malignen Melanom insgesamt nur eine geringgradige Chemoresponsivität gegenüber einzelnen Cytostatika besteht, ist die Suche nach möglicherweise wirksameren Chemotherapeutika ein wesentlicher Anteil wissenschaftlicher Entwicklungsarbeit, die auch ihren Ausdruck in entsprechenden kooperativen Arbeitsgruppen gefunden hat (z. B. E.O.R.T.C.: Screening & Pharmacology Group, Early Clinical Trial Group, In-vitro Drug Sensitivity Testing Group etc.).

In Tabelle 17 sind eine Reihe in der jüngsten Vergangenheit und Gegenwart getesteter Substanzen zusammengestellt, aus denen sich möglicherweise auch für die Melanomtherapie effektivere Chemotherapeutika rekrutieren könnten.

Indikatortherapie

Das Prinzip der Indikatortherapie [282] geht von dem indikativen antineoplastischen Effekt einer cytostatischen Therapie bei vorerst belassener Tumormasse aus in dem Bestreben, eine Wirksamkeit der eingesetzten Cytostatika in einem in-vivo-Ansatz zu dokumentieren und damit eine Selektion einer chemoresponsiven Patientenpopulation zu ermöglichen. Bei ausbleibendem Effekt ist eine chirurgische Resektion der zuvor dokumentierten Metastasen indiziert, eine nachfolgende Cytostatika-Therapie dagegen nicht sinnvoll.

Ist präoperativ allerdings eine partielle oder gar komplette Remission zu belegen, spricht dieses für eine zumindest partielle Sensibilität der im Einzelfall vorhandenen Tumorzellklone und begründet die Fortsetzung der Chemotherapie als sekundär adjuvante Therapie im Anschluß an die in jedem Fall erfolgende Resektion der residualen Metastasen bzw. des „Tumorbettes“.

Eine Übersicht über die Ergebnisse findet sich in Kap. 9.

Combined-Modality-Behandlung

Aufgrund der Heterogenität vorhandener Tumorzellklone beim metastasierten Melanom ist – je nach der individuellen Befundkonstellation – eine multimodale Therapie unter palliativer Zielsetzung erfolgversprechender als eine unimodale Chemotherapie oder chirurgische bzw. radiologische Therapie. Je nach vorhandenem Metastasierungsmuster kann es sinnvoll sein, eine Chemotherapie z. B. mit wiederholten chirurgischen Eingriffen zur Tumormassenresektion zu kombinieren [96, 495]. Andererseits kann u. U. auch die Effizienz einer Radiotherapie durch eine Vorbehandlung unter Ausnutzung strahlensensibilisierender Effekte (z. B. von Cisplatin) gesteigert werden [389].

Systemische und regionale Chemotherapie können nachfolgend oder aber auch gleichzeitig größere Erfolgsaussichten bieten als der Einsatz nur einer Applikationsmodalität. Eine Combined-Modality-Behandlung erfordert eine sehr flexible und suffiziente Organisationsstruktur, da zum Erreichen des therapeutischen Behandlungszieles die einzelnen Schritte phasengerecht eingesetzt werden müssen [497].

Manipulation biologischer Faktoren

Neben dem Einsatz einer sehr heterogenen Stoffgruppe, deren Substanzen als „Biological Response Modifiers" (BRM) bezeichnet werden (s. Kap. 9), können möglicherweise *antineoplastische Effekte* einer bestimmten Therapiemodalität durch oder nach pharmakologischer und/oder radiologischer Manipulation biologischer Faktoren im Bereich des Tumorbettes oder des Tumors selbst *gesteigert* werden. Beispiele für diesen experimentellen Ansatz sind die transitorische Öffnung der Blut-Hirn-Schranke für cytostatisch wirksame Substanzen [475] oder auch die Ausnutzung strahlensensibilisierender Eigenschaften verschiedener Chemotherapeutika (z. B. Cisplatin, Metronidazol u. a.) zur Erzielung eines verstärkten cytotoxischen Effektes [389].

Drug-Targeting

Da die im Rahmen einer systemischen Chemotherapie zum Einsatz gelangenden Cytostatika keine Selektivität gegenüber Tumorzellen aufweisen und auch andere Zellsysteme pharmakodynamisch beeinflussen, müssen bei einer nur begrenzten Effektivität eine Reihe von Nebenwirkungen und Komplikationsmöglichkeiten bei der Therapiedurchführung in Kauf genommen werden. Gelänge es, selektiv Tumorzellen in ihrem Stoffwechsel zu schädigen, ohne andere Organsysteme zu erfassen, könnte man den gewünschten cytotoxischen Effekt in der Zielzelle (Target) je nach den biologischen Erfordernissen (über eine Dosis-Wirkungsbeziehung bei vorhandener Sensitivität) ausrichten. Wirksame Cytostatika würden dann in höherer Dosierung selektiv Tumorzellen erfassen und damit die therapeutische Breite der Cytostatika-Therapie ausdehnen. Ansätze zur Realisation eines derartigen *Drug-Targeting* [222] sind heute sowohl über die *Technologie monoklonaler Antikörper* (Konjugation von monoklonalen Antikörpern mit Cytostatika, z. B. Vindesin) als auch über eine differenzierte *regionale Chemotherapie* erkennbar geworden. Zielvorstellung ist die *Steigerung der Selektivität der Therapie* mit der dadurch gewonnenen Möglichkeit, eine *höhere cytotoxische Konzentration in der Tumorzelle* aufzubauen und somit eine *gesteigerte „Cell-Killing-Rate"* zu erhalten ([67, 446, 471, 493, 498], s. a. Kap. 9, 11, 14, 15).

Site-Directed Chemotherapy

In einem dem mit monoklonalen Antikörpern durchgeführten Drug-Targeting ähnlichen Ansatz wird bei der *Site-Directed Chemotherapy* versucht, über einen endokrin-humoralen Carrier eine unmittelbar oder mittelbar cytotoxische Substanz in die Zielzelle zu transportieren. Auf diese Weise wäre es möglich, eine cytotoxische Therapie unter Umgehung allgemein-systemischer Nebenwirkungen selektiv in der Tumorzelle zum Einsatz zu bringen. Voraussetzung dafür ist allerdings das Vorhandensein spezifischer membrangebundener Rezeptoren, an denen die zelluläre Identifikation der Zielzelle erfolgt. Weitere Voraussetzungen sind die pharmakologische Möglichkeit der Herstellung eines beständigen Hormon-Cytostatikum-Konjugates, in dem die Wirksamkeit und Spezifität beider Anteile gegenseitig nicht beeinflußt wird, sowie die systemische Nichttoxicität des Konjugates. Der Tumorzelle wird somit das Hormon systemisch angeboten und nach dessen Bindung am Rezeptor der Cytostatika-Ligand inkorporiert.

Einsatzmöglichkeiten für diese Form einer Chemotherapie bestehen derzeit bereits für das Prostatacarcinom, Mammacarcinom sowie Non-Hodgkin- und Hodgkin-Lymphome. Auch beim malignen Melanom wurden über eine Kopplung an MSH (z. B. MSH-Daunomycin) Ansätze zu einer selektiveren Chemotherapie erarbeitet [295].

Regionale Chemotherapie

Die Durchführung einer Chemotherapie in einem topographisch definierten Bereich erlaubt bei entsprechender Befundkonstellation eine Reduktion des pharmakodynamisch erfaßten Kompartiments, sofern die Behandlung locoregionärer Metastasen im Therapieplan vordringlich ist. Unter Modulation der Perfusionsverhältnisse, z. T. über extracorporale Systeme, ist es möglich, lokal höhere cytotoxische Konzentrationen im Tumorgewebe zu erreichen. Die Behandlung kann dadurch selektiver durchgeführt werden unter Reduktion allgemein-systemischer Nebenwirkungen.

Dieses Behandlungskonzept ist bereits seit längerer Zeit in Form der isolierten Extremitätenperfusion klinisch im Gebrauch (s. Kap. 14).

Technische Weiterentwicklungen der letzten Jahre erlauben aber auch ohne extracorporale Zirkulationssysteme eine weitgehend locoregionäre Cytostatika-Applikation.

Bei der *intraarteriellen Cytostatika-Infusion mit partieller Hämofiltration* wird ein Großteil der applizierten Cytostatika nach Passage des Tumorbettes im venösen Schenkel refiltriert und gelangt nicht in die systemische Zirkulation. Somit ist es möglich, höhere cytotoxische Gewebsspiegel bei häufigerer Applikation zu erzielen, wodurch sehr eindrucksvolle Tumorregressionen dokumentiert werden können (Abb. 1, [471, 493, 498]).

Über intraarteriell im arteriellen Zuflußgebiet implantierte Kathetersysteme läßt sich nach der initial operativen Einbringung des Katheters eine wiederholte, auch ambulant unproblematisch durchführbare intraarterielle Cytostatika-Therapie regionär begrenzter Metastasen durchführen ([497, 500] u. Abb. 2).

Im Bereich der Leber können die Perfusionsverhältnisse zur Erzielung eines größeren Therapieeffektes durch Applikation von Spherex[1] oder durch eine Chemoembolisation verändert werden. Dadurch wird eine intensivere Utilisation bei Verlängerung der Kontaktzeit im Bereich des Tumorbettes erzielt und der cytotoxische Effekt gesteigert (s. Kap. 15).

Bei entsprechender Befundlokalisation kann eine über einen Angiographie-Katheter applizierte Cytostatika-Therapie zu einer raschen Regression von Metastasen führen, so daß anschließend anläßlich einer operativen Resektion residualer Tumormassen ein implantierbares Kathetersystem zur postoperativen Fortsetzung der intraarteriellen Chemotherapie eingebracht werden kann. Auf

[1] Fa. Pharmacia, Freiburg

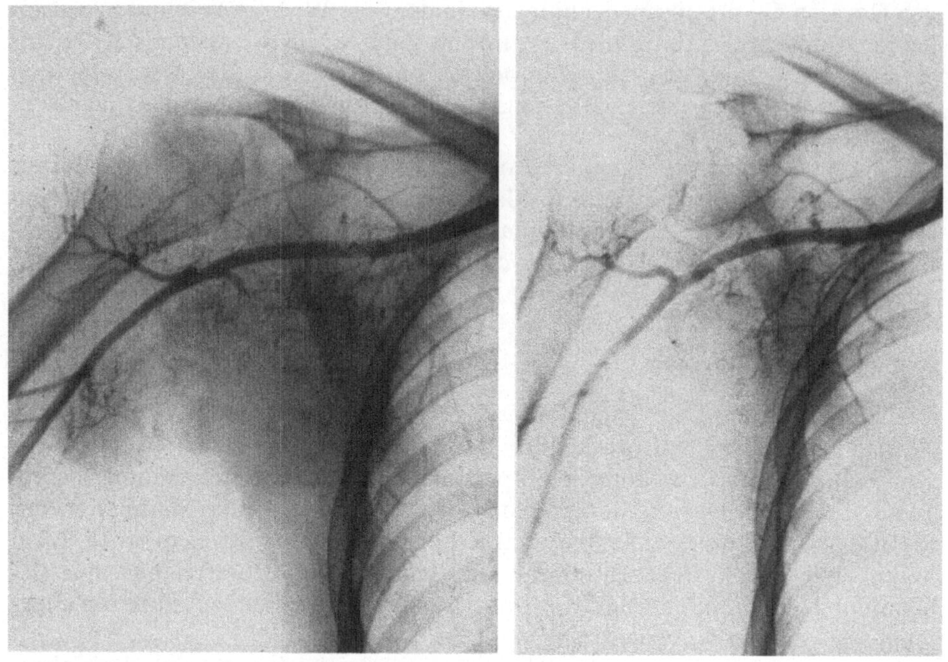

Abb. 1 a,b. Intraarterielle Chemotherapie mit regionaler Hämofiltration: Vor (**a**) und nach (**b**) 2 Behandlungszyklen mit Cisplatin, Vindesin, Dacarbazin

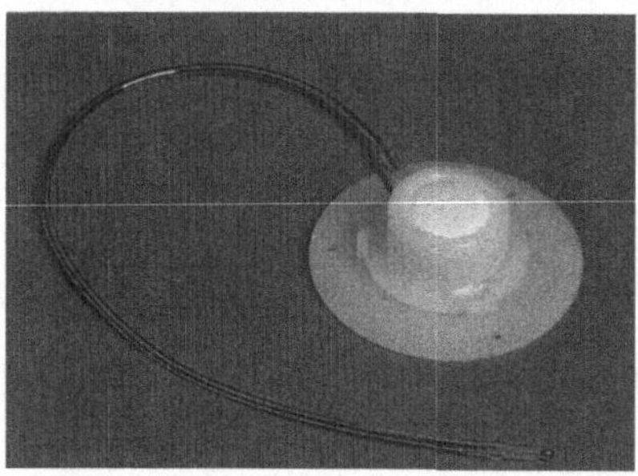

Abb. 2. Implantierbarer Katheter (Implantofix, Fa. Braun-Melsungen)

diese Weise kann die regionale Chemotherapie neben einer Behandlung unter *palliativer* Zielsetzung innerhalb eines multimodalen Behandlungskonzeptes u. U. auch unter *kurativer* Intention eingesetzt werden, wenn es gelingt, präoperativ eine Tumormassenreduktion herbeizuführen, welche ihrerseits eine radikale Resektion erst ermöglicht und über die intraarterielle Nachbehandlung das Auftreten von Rezidiven im Bereich größter Tumordichte verhindert.

Zur regionalen Chemotherapie gehört streng genommen auch die *topische Chemotherapie* (epicutan/intraläsional), welche insbesondere bei nicht operabler, diffuser cutaner Metastasierung zum Einsatz gelangt. In den letzten Jahren wurden eine Reihe unterschiedlichster Substanzen in der topischen Lokaltherapie eingesetzt. Es handelt sich dabei um sehr differente topische (und systemische?) *Biomodulatoren,* z. B. *Azelainsäure* [365], *Pyridoxalphosphat* [351, 508] oder auch *Dinitrochlorbenzol* (DNCB, [364]). Interessanterweise zeigte sich für die letztere Substanz in einer Studie von Rümke et al., daß sie offenbar bei Patienten mit Haut- und Weichteilmetastasen zu einer Modulation der Chemoresponsivität gegenüber Dacarbazin führt und in einer kombinierten Therapie vor bzw. mit DTIC einen großen Anteil kompletter Remissionen von langer Dauer induzieren konnte [407, 409].

Chemotherapie in Verbindung mit autologer Knochenmark-Transplantation

In den letzten Jahren wurden bereits Anfang der 70er Jahre durchgeführte Therapieansätze unter Verwendung der autologen Knochenmark-Transplantation (*Autologous Bone Marrow Xenograft = ABMX*) wiederaufgegriffen und in mehreren Studien untersucht.

Das Behandlungskonzept – aus der Behandlung myeloischer Hämoblastosen geläufig – läßt sich zurückführen auf den Versuch, eine Eradication *sämtlicher* Tumorzellklone zu erreichen, indem eine (sub-)letale Cytostatika-Dosierung eingesetzt wird, deren irreversible Knochenmarkstoxicität durch Reinfusion zuvor entnommenen Stammzell-haltigen Knochenmarks wieder aufgehoben wird. Erhofft wird eine Rekonstitution der Knochenmarksfunktion durch die einsetzende Repopulation *ohne* verbliebene Tumorzellklone.

Diese wegen ihrer ausgeprägten Toxicität nur an wenigen Zentren durchgeführte Therapiemodalität hat, obwohl sie in der Leukämiebehandlung zwischenzeitlich nicht mehr zu entbehren ist, in der Behandlung solider Tumoren bzw. des malignen Melanoms keine entscheidenden Verbesserungen gegenüber konventionellen Behandlungsmodalitäten gezeigt. Zum Einsatz kommen bei dieser Behandlungsform i.d.R. Substanzen wie HN_2, Methotrexat, BCNU, CCNU, Methyl-CCNU, Cyclophosphamid, Ifosfamid oder auch Vepesid. In der Regel gelingt es beim Melanom nicht, die disseminiert proliferierenden Tumorzellklone vollständig zu eliminieren [79, 124, 181, 238].

Biological Response Modifiers

Siehe Kap. 9 und [110, 166, 167, 240, 324, 351, 364, 365, 432, 468, 508, 530].

Hyperthermie

Tumorzellen können durch Hyperthermie physikalisch geschädigt werden. Der Hyperthermie-Effekt kann durch eine gleichzeitige Cytostatika-Therapie erhöht werden [81, 290, 455].

Dieser synergistische Effekt wird z. Z. in der isolierten Extremitätenperfusion ausgenutzt ([14], Kap. 14).

In der Therapie von Melanommetastasen vermag eine Ganzkörper-Hyperthermie als alleinige Behandlungsmaßnahme eindrucksvolle Tumorregressionen hervorzurufen.

Da allerdings bis zum Erreichen der notwendigen Temperatur von 41,8 °C eine mehrstündige (bis 10 h) Allgemeinanästhesie erforderlich ist, bleibt dieses Verfahren (WBH = Whole Body Hyperthermia) nur auf wenige Zentren und für diese Modalität in Frage kommende Patienten begrenzt.

Für die Durchführung einer Strahlentherapie ist überdies bedeutsam, daß eine Radioresistenz durch Hyperthermie moduliert werden kann [416, 456].

Zusammenfassung und Ausblick

- In der Behandlung des metastasierenden malignen Melanoms hat die systemische Chemotherapie die anfänglich in sie gesetzten Erwartungen nicht erfüllen können.
- Mono- und Kombinationschemotherapie sind allerdings auch nicht wirkungslos, doch ist der Anteil derjenigen Patienten, die von einer systemischen Chemotherapie profitieren, gering.
- Adjuvante Chemotherapie ohne oder mit immunmodulierender Begleittherapie ist nach derzeitigem Erkenntnisstand nicht indiziert.
- Bei der Angabe und Einschätzung von Behandlungsergebnissen einer Chemotherapie genügt es nicht, die kumulative Responsivität zu beurteilen. Es ist vielmehr erforderlich, die Bemessung anhand der Kategorie „Response by Site" zu erstellen. Unter dieser Prämisse zeigt sich, daß Patienten mit „Limited Disease" durchaus von einer Chemotherapie auch in bezug auf eine mögliche Verlängerung der Erscheinungsfreiheit und Überlebenszeit profitieren können. Die verbesserten Ergebnisse verschiedener Kombinationsprotokolle der letzten Jahre lassen gerade für diese Subpopulation eine bessere Verlaufsprognose erwarten, auch wenn kurative Effekte zunächst nur die Ausnahme darstellen dürften.
- Durch Kombination mit anderen therapeutischen Modalitäten i. S. eines „Combined-Modality"-Ansatzes lassen sich möglicherweise auch für Patienten mit „Extensive Disease" verbesserte palliative Effekte erzielen.
- Die Reduktion einer systemischen Toxicität bei gleichzeitiger Fokussierung des cytotoxischen Angriffspunktes durch monoclonale Antikörper in Form eines Drug-Targeting oder auch als Site-Directed Chemotherapy bzw. als intraarterielle Chemotherapie mit oder ohne Hämofiltration lassen für die nahe Zukunft eine selektive Ausrichtung mit verbesserten Therapieresultaten erhoffen.
- Substanzen, die die Tumor-Wirt-Interaktion modulierend beeinflussen und darüber einen inhibitiven Effekt auf die Tumorzellproliferation ausüben, stellen einen z. Z. noch nicht überschaubaren Zugewinn therapeutischer Alternativen zur Behandlung des metastasierenden Melanoms dar.

Literatur

1. Abele R, Bernheim J, Cumps E, Buyse M, Kenis Y (1981) Re-evaluation of the combination of CCNU, vincristine, and bleomycin in the treatment of malignant disseminated melanoma. Canc Treat Rep 65:505–506

2. Achterrath W, Raettig R, Franks CR, Seeber S (1984) Aktuelle Cisplatin-Derivate. In: Seeber S, Osieka R, Sack H, Schönenberger H (Hrsg) Das Resistenzproblem bei der Chemo- und Radiotherapie maligner Tumoren, Grundlagen und Klinik. Beitr Onkol 18:58–82, Karger, Basel
3. Adler S, Lowenbraun S, Birch B, Jarrell R, Garrard J (1983) Anguidine (NSC 141537) by continuous infusion for treatment of solid cancers: Completed phase II study of the southeastern cancer study group. Proc ASCO 2:230, C-898
4. Ahmann DL, Hahn RG, Bisel HF (1972) A comparative study of 1 (2-chloroethyl)-3-cyclohexyl-l-nitrosurea (NSC-79037) and imidazole carboxamide (NSC-45388) with vincristine (NSC-67574) in the palliation of disseminated malignant melanoma. Cancer Res 32:2432–2434
5. Ahmann DL, Hahn RG, Bisel HF (1974) Evaluation of 1-(2-chloroethyl-3-4-methyl-cyclohexyl)-l-nitrosurea (methyl-CCNU, NSC-95441) versus combined imidazole carboxamide (NSC-45388) and vincristine (NSC-67574) in palliation of disseminated malignant melanoma. Cancer 33:615–618
6. Ahmann DL, Hahn RG, Bisel HF (1975) Comparative study of methyl-CCNU (NSC-85441) with cyclophosphamide (NSC-26271) and 5-(3,3-dimethyl-l-triazeno)imidazole-4-carboxamide (NSC-45388) with vincristine (NSC-67574) in patients with disseminated malignant melanoma. Cancer Chemother Rep 59:451–453
7. Ahmann DL (1976) Nitrosureas in the management of disseminated malignant melanoma. Cancer Treatm Rep 60:747–751
8. Ahmann DL, Bisel HF, Edmonson JH, Hahn RG, O'Connell MJ, Frytak T (1976) Phase II study of VP-16-213 versus dianhydrogalactitol in patients with metastatic malignant melanoma. Cancer Treat Rep 60:1681–1682
9. Ahmann DL, Edmonson JH, Frytak S, Kvols LK, Bisel HF, Rubin J (1978) Phase II study of ICRF-159 versus combination cis-dichlorodiammineplatinum II and DTIC in patients with disseminated melanoma. Cancer Treat Rep 62:151–153
10. Ahmann DL, Meyskens F, Jones S, Durie B, Alberts D, Salmon S (1980) A broad phase II trial of AMSA with in vitro stem cell culture drug sensitivity correlation. Proc ASCO 21:369
11. Ahmann DL, Frytak S, Kvols LK, Hahn RG, Edmonson JH, Bisel HF, Creagan ET (1980) Phase II study of maytansine and chlorozotocin in patients with disseminated malignant melanoma. Cancer Treat Rep 64:721–723
12. Ahn SS, Morton DL (1982) Preliminary results of BOLD for disseminated melanoma. Proc ASCO 1:179
13. Ahn SS, Giuliano A, Kaiser L, Roe D, Eilber F, Morton D, Holmes EC (1983) The limited role of BOLD chemotherapy for disseminated malignant melanoma. Proc ASCO 2:228, C-893
14. Aigner KR, Jungbluth A, Link KH, Walther H, Müller H, Schwemmle K, Ringenberg T, Börger G, Ruppel R, Illig L, Voigt H (1984) Die isolierte hypertherme Extremitätenperfusion mit Vindesin, Dacarbazin und Cis-Platin bei der Behandlung maligner Melanome. Onkologie 6:348–353
15. Al-Sarraf M, Thigpen T, Groppe CW, Haut A, Padilla F (1978) Piperazinedione in patients with metastatic malignant melanoma. Cancer Treat Rep 62:1101–1103
16. Al-Sarraf M (1979) Clinical trial of cis-platinum (NSC-119875): hydration with and without mannitol in patients with previously treated advanced melanoma: a southwest oncology group study. Proc AACR ASCO 20:185
17. Al-Sarraf M, Fletcher W, Oishi N, Pugh R, Hewlett JS, Balducci L, McCracken J, Padilla F (1982) Cisplatin hydration with and without mannitol diuresis in refractory disseminated malignant melanoma: A southwest oncology group study. Cancer Treat Rep 66:31–35
18. Altman SJ, Metter GE, Nealon TF, Weiss AJ, Ramirez G, Madden RE, Fletcher WS, Strawitz JG, Multhauf PM (1978) Yoshi 864 (1-propanol, 3,3'-iminodi-, dimethanesulfonate[ester], hydrochloride): A Phase II study in solid tumors. Cancer Treat Rep 62:1101–1106
19. Andrews NC, Weiss AJ, Ansfield FJ (1971) Phase I study of dibromodulcitol (NSC-104800). Cancer Chemother Rep 55:61–65

20. Arai T, Takahashi K, Ishiguro K, Mikami Y (1980) Some chemotherapeutic properties of two new antitumor antibiotics, Saframycins A and C. GANN 6:790–796
21. Aranha GV, Grage TB (1977) Single drug and combination chemotherapy in the treatment of disseminated malignant melanoma. Minn Med 60:543–548
22. Ariel IM, Pack GT (1962) Treatment of disseminated melanoma with phenylalanine mustard (melphalan) and autogenous bone marrow transplants. Surgery 51:583–586
23. Ariel IM, Pack GT (1967) Treatment of disseminated melanoma by systemic melphalan, methotrexate and autogenous bone marrow transplants. Experience with 114 patients. Cancer 20:77–85
24. Ariel IM (1970) Therapeutic effects of hydroxyurea. Experience with 118 patients with inoperable solid tumors. Cancer 25:705–714
25. Armstrong JG, Dyke RW, Fouts PJ (1962) Hodgkin's disease, carcinoma of the breast and other tumors treated with vinblastine sulfate. Cancer Chemother Rep 18:49–71
26. Arseneau JC, Mellette SJ, Kuperminc M, Wolter J (1981) Phase II study of vindesine in metastatic malignant melanoma. Cancer Treat Rep 65:355–356
27. Arseneau JC, Wolter JM, Probert JC, Kuperminc M (1982) Phase II study of m-AMSA in advanced malignant melanoma. Am J Clin Oncol 5:433–435
28. Arseneau JC, Wolter JM, Kuperminc M, Horton J (1983) A phase II trial of bruceantin in metastatic melanoma. Proc ASCO 2:225, C-879
29. Backhouse TW, Sicher K (1966) Initial experience with methylhydrazine, a new cytotoxic agent. Clin Radiol 17:132–135
30. Bagley CM, Canellos GP, Young RC (1972) Clinical trials with 5-[3,3-bis(2-chloroethyl)-l-triazeno]imidazole-4-carboxamide (NSC-82196) given intravenously. Cancer Chemother Rep 56:387–391
31. Bajetta E, Rovej R, Buzzoni R, Vaglini M, Bonadonna G (1982) Treatment of advanced malignant melanoma with Vinblastine, Bleomycin, and Cisplatin. Cancer Treat Rep 66:1299–1302
32. Balch CM, Murray DR, Presant CA, Bartolucci A and the Southeastern Cancer Study Group (1981) A randomized evaluation of adjunctive chemoimmunotherapy vs immunotherapy in patients with resected metastatic melanoma. Int J Radiat Oncol Biol Phys [Suppl 1] 7:38–42
33. Balda BR, Jehn U, Klövekorn W, Wohlrab A (1981) Kombinationschemotherapie maligner Melanome mit cis-Diamino-dichloro-platin (II) und Ifosfamid. Klin Wochenschr 59:781–786
34. Balda BR, Jehn U, Klövekorn W, Wohlrab A (1983) Pilot-Studie mit Vindesin als Monotherapie bei metastasierenden malignen Melanomen. MMW 125:54–56
35. Banerjee TK, Ousley JL, Mazza JJ, Gehlsen JA, Tiffany E (1983) Vindesine Response in a Phase II Trial in Malignant Tumors. Proc ASCO 2:C-878
36. Banzet P, Jacquillat C, Civatte J, Puissant A, Maral J, Chastang C, Israel L, Belaich S, Jourdain JC, Weil M, Auclerc G (1978) Adjuvant chemotherapy in the management of primary malignant melanoma. Cancer 41:1240–1248
37. Bauer J, Hausner P, Krajsová I, Vosmík F, Stanová M, Petruzelka L, Rybárová J (1985) Cisplatinum in the therapy of metastatic skin melanoma. 1st Int. Conf. Skin Melanoma, Venice 6.–9. 5. 1985 (158)
38. Becerano S, Knobler R, Kokoschka EM (1983) Randomized chemotherapy study in malignant melanoma stage III. BICNU + Cis Platin versus Vindesine + BICNU + Cis Platin. Preliminary Report. Proc 13th Internat Congr Chemother 246:31–33
39. Becher R, Seeber S, Schmidt CG (1980) Combination chemotherapy with ifosfamide and cis-dichlorodiammineplatinum (II) in advanced malignant melanoma. J Cancer Res Clin Oncol 97:301–306
40. Becher R, Schmidt CG (1980) Ergebnisse der Chemotherapie des malignen Melanoms mit Cis-Platinum II. In: Seeber S, Schmidt CG, Nagel GA, Achterrath W (Hrsg) Cisplatin – derzeitiger Stand und neue Entwicklungen in der Chemotherapie maligner Neoplasien. Karger, Basel München, S 103–111
41. Bellet R, Mastrangelo MJ, Dixon LM (1973) Phase I study of ICRF-159 (NSC-129943) in human solid tumors. Cancer Chemother Rep 57:185–189
42. Bellet RE, Mastrangelo MJ, Engstrom PF (1974) Clinical trial with subcutaneously administered 5-azacytidine (NSC-102816). Cancer Chemother Rep 58:217–222

43. Bellet RE, Catalano RB, Danna VG (1976) A study of the antitumor (Phase II) and immunosuppressive effects of ICRF-159 (NSC-129943) in patients with metastatic melanoma. J Clin Pharmacol 16:433–438
44. Bellet RE, Mastrangelo MJ, Laucius JF, Bodurtha AJ (1976) Randomized prospective trial of DTIC (NSC-45388) alone versus BCNU (NSC-409962) plus vincristine (NSC-67574) in the treatment of metastatic malignant melanoma. Cancer Treat Rep 60:595–600
45. Bellet RE, Mastrangelo MJ, Berd D, Lustbader E (1977) Randomized prospective phase III trial of methyl-CCNU (NSC-95441) alone versus methyl-CCNU plus vincristine (NSC-67574) in the treatment of patients with metastatic malignant melanoma. Proc AACR 18:284
46. Bellet RE, Catalano RB, Mastrangelo MJ, Berd D (1978) Phase II study of subcutaneously administered 5-azacytidine (NSC-102816) in patients with metastatic malignant melanoma. Med Pediatr Oncol 4:11–15
47. Bellet RE, Catalano RB, Mastrangelo MJ, Berd D, Koons LS (1978) Phase II trial of VM-26 in patients with metastatic malignant melanoma. Cancer Treat Rep 62:445–447
48. Bellet RE, Catalano RB, Mastrangelo MJ, Berd D (1978) Positive Phase II trial of dibromodulcitol in patients with metastatic melanoma refractory to DTIC and a nitrosurea. Cancer Treat Rep 62:2095–2099
49. Bellet RE, Mastrangelo MJ, Berd D, Lustbader E (1979) Chemotherapy of metastatic malignant melanoma. In: Clark WH, Goldman LI, Mastrangelo MJ (eds) Human malignant melanoma, clinical oncology monographs. Grune & Stratton, New York San Francisco London, p 325–354
50. Benjamin R, Gutterman J, McKelvey E (1975) Systemic chemotherapy for melanoma. In: Neoplasms of the skin and malignant melanoma. Proceedings of the University of Texas System Cancer Center, M.D. Anderson Hospital and Tumor Institute, 20th Annual Clinical Conference on Cancer. Year Book Medical Publishers, Chicago
51. Benjamin RS, Keating MJ, Valdivieso M, McCredie KB, Livingston RA, Burgess MA, Rodriguez V, Bodey GP, Gottlieb JA (1979) Phase I–II study of piperazinedione in adults with solid tumors and acute leukemia. Cancer Treat Rep 63:939–943
52. Berdel WE, Fink U, Emmerich B, Maubach PA, Busch U, Remy W, Rastetter J (1982) Chemotherapie maligner Melanome mit cis-Diamino-dichloroplatinum und Ifosfamid. Dtsch Med Wochenschr 107:26–28
53. Beretta G, Bajetta E, Bonadonna G (1973) Polichemioterapia con 5-(3,3 dimetil-l-triazeno) imidazole-4-carboxamide (DTIC; NSC-45388), 1,3-bis(2 cloroetil)-l-nitrosurea (BCNU; NSC-409962) e vincristina (NSC-67574) nel melanoma in fase metastatizzata. Tumori 59:239–248
54. Beretta G, Bajetta E, Tancini G (1974) Controlled study with imidazole carboxamide (DTIC), bis-chloroethyl-nitrosurea (BCNU), and vincristine (VCR) versus actinomycin D (ACT D), DTIC, BCNU in metastatic malignant melanoma. 11th Internat Cancer Congr 3:541–542
55. Beretta G, Bonadonna G, Cascinelli N, Morabito A, Veronesi U (1976) Comparative evaluation of three combination regimens for advanced malignant melanoma. Results of an international cooperative study. Cancer Treat Rep 60:33–40
56. Beretta G, Tabiadon D, Fossati P (1979) Clinical evaluation of medroxiprogesterone acetate (MAP) in malignant melanoma. Cancer Treat Rep 63:1200
57. Beretta G (1981) Current indications of medical treatment for metastatic melanoma. WHO Seminar on Malignant Melanoma. Gothenburg, Sweden, 24. 6. 1981
58. Beretta G (1982) Trial 6: Randomized study of prolonged chemotherapy, immunotherapy, chemoimmunotherapy as an adjuvant to surgery for stage I and II melanoma: A progress report. Recent Results Cancer Research 80:259–263
59. Beretta G, Pancera G, Locatelli C, Fraschini P (1985) Lomustine (CCNU) and Epirubicin (EPI) as alternative treatments to Dacarbazine (DIC) for advanced malignant melanoma. 1st Int. Conf. Skin Melanoma, Venice 6.–9. 5. 1985 (148)
60. Beretta G, Pancera G, Tedeschi M, Labianca R, Luporini G (1985) Clinical evaluation of dacarbazine as routine treatment for advanced malignant melanoma (AMM). 1st. Int. Conf. Skin Melanoma, Venice 6.–9. 5. 1985 (165)

61. Bergsagel DE, Levin WC (1960) A prelusive clinical trial of cyclophosphamide. Cancer Chemother Rep 8:120–134
62. Bleehen NM, Jeliffe AM (1965) Vinblastine sulfate in the treatment of malignant disease. Br J Cancer 19:268–273
63. Bloedow CE (1964) Phase II studies of hydroxyurea (NSC-32065) in adults: miscellaneous tumors. Cancer Chemother Rep 40:39–41
64. Blum RH, Livingston RB, Carter SK (1973) Hexamethylmelamine – a new drug with activity in solid tumors. Eur J Cancer Clin Oncol 9:195–202
65. Blum RH, Carter SK, Agre K (1973) A clinical review of bleomycin: a new antineoplastic agent. Cancer 31:903–914
66. Bodey GP, Valdivieso M, Bedikian AY, Yap BS, Freireich EJ (1981) Vindesine in the therapy of solid tumors. In: Brade W, Nagel GA, Seeber S (eds) Proceedings of the International Vinca Alkaloid Symposium: Vindesine. Karger, Basel München, pp 84–91
67. Bodurtha AJ, Norvell ST, Ghose T, Irwin AC (1983) Melanoma antibody as a therapeutic agent in patients with disseminated melanoma. Proc ASCO 2:228, C-890
68. Bogden AE, Haskell PM, LePage DJ, Kelton DE, Cobb WR, Esber HJ (1979) Growth of human tumor xenografts implanted under the renal capsule of normal immunocompetent mice. Exp Cell Biol 47:281–293
69. Bogden AE, Costanza ME, Reich SD, Griffin TW, Cobb WR (1983) Chemotherapy responsiveness of human breast tumors in the 6-day subrenal capsule assay: an update. Breast Cancer Res Treat 3:33–38
70. Bogden AE, Griffin TW, Reich SD, Costanza ME, Cobb WR (1984) Prätherapeutische Testung mit dem Nierenkapseltest („Subrenal Capsule Assay"). In: Seeber S, Osieka R, Sack H, Schönenberger H: Das Resistenzproblem bei der Chemo- und Radiotherapie maligner Tumoren, Grundlagen und Klinik. Beitr Onkol Bd 18:315–333, Karger, Basel
71. Bolton BH, Kaung DT, Lawton RL (1964) Hydroxyurea (NSC-32065): a Phase I Study. Cancer Chemother Rep 39:47–51
72. Bond WH, Rohn RJ, Bates LH, Hodes ME (1966) Treatment of neoplastic disease with an improved oral preparation of vinblastine sulfate. Cancer 19:213–219
73. Bonfante V, Villani F, Bonadonna G (1982) Toxic and therapeutic activity of 4′-epidoxorubicin. Tumori 68:105–111
74. Bradner WT, Claridge CA, Huftalen B (1983) Antitumor Activity of Kijanimicin. J Antibiot (Tokyo) 8:1078–1079
75. Bremner DN, McCormick JS, Thomson JWW (1974) Clinical trial of isophosphamide (NSC-109724): Results and side effects. Cancer Chemother Rep 58:889–893
76. Brindley CO, Salvin LG, Potee KG (1964) Further comparative trial of triethylene thiophosphoramide and mechlorethamine in patients with melanoma and Hodgkin's disease. J Chronic Dis 17:19–30
77. Broder LE, Hansen HH (1973) 1-(2-chloroethyl)-3-cyclohexyl-l-nitrosurea (CCNU, NSC-79037): a comparison of drug administration at four-week and six-week intervals. Eur J Cancer Clin Oncol 9:147–152
78. Brunner KW, Young CW (1965) A methylhydrazine derivative in Hodgkin's disease and other malignant neoplasms. Therapeutic toxic effects studied in 51 patients. Ann Intern Med 63:69–86
79. Buckner CD, Rudolph RH, Fefer A (1972) High-dose cyclophosphamide therapy for malignant disease: Toxicity, tumor response, and the effects of stored autologous marrow. Cancer 29:357–365
80. Budman D, Currie V, Wittes R (1977) Phase II trial of pyrazofuran in malignant melanoma. Cancer Treat Rep 61:1733–1734
81. Bull JM, Jabboury K, Najjar A, Quinn J, Sterling R, Walker W, Winn M, Dubose R (1983) Whole Body Hyperthermie (WBH) Combined with Mitomycin C (M). Proc ASCO 2:233, C-913
82. Burke PJ, Owens AH, Colsky J (1970) A clinical evaluation of a prolonged schedule of cytosine arabinoside (NSC-63878). Cancer Res 30:1512–1515
83. Burke PJ, McCarthy WH, Milton GW (1971) Imidazole carboxamide therapy in advanced malignant melanoma. Cancer 27:744–750
84. Burnett RD, White WF (1981) Phase II trial of treosulfan in patients with advanced malignancy. 12th Internat. Congr. Chemother., Florence 1981, 20–24 July

85. Byrne MJ (1976) Cyclophosphamide, vincristine, and procarbazine in the treatment of malignant melanoma. Cancer 38:1922–1926
86. Byrne MJ, Reynolds PM (1982) Phase-II-study of cyclophosphamide, vincristine and DTIC + BCG in the treatment of malignant melanoma. Aust NZ J Med 12:263–267
87. Camacho FJ, Young CW, Wittes RE (1980) Phase II trial of vindesine in patients with malignant melanoma. Cancer Treat Rep 64:179–181
88. Carbone PP, Costello W (1976) Eastern Cooperative Oncology Group studies with DTIC. Cancer Treat Rep 60:193–198
89. Carey RW, Green MR, Anderson J (1983) Vinblastine – Dimethyltriazenoimidazole carboxamide (DTIC) – Cis-Platinum (VDP): Active Regimen in Metastatic Melanoma. Proc ASCO 2:237; C-927
90. Carmichael J, Atkinson RJ, Calman KC, MacKie RM, Naysmith AM, Smyth JF (1982) A multicentre phase II trial of vindesine in malignant melanoma. Eur J Cancer Clin Oncol 18:1293–1295
91. Carmo-Pereira J, Oliveira CF, Pimentel P (1976) Combination cytotoxic chemotherapy for metastatic cutaneous malignant melanoma with DTIC, BCNU and vincristine. Cancer Treat Rep 60:1381–1383
92. Carmo-Pereira J, Oliveira CF, Henriques E (1983) Triple combination cytotoxic chemotherapy with CCNU, procarbazine and vincristine in disseminated malignant melanoma: 7 years' follow-up. Proc ASCO 2:227, C-886
93. Carter RD, Krementz ET (1971) Combination treatment of metastatic malignant melanoma with hydroxyurea, 1-(2-chloroethyl)-3-cyclohexyl-l-nitroso (CCNU), vincristine (VCR), and dimethyl-triazeno imidazole carboxamide (DIC). Proc AACR 12:88
94. Carter RD, Krementz ET (1975) DTIC and combination therapy for metastatic melanoma: A COG cooperative study. Proc AACR 16:16
95. Carter RD, Krementz ET, Hill GJ, Metter GE, Fletcher WS, Colomb FM, Grage TB, Minton JP, Sparks TC (1976) DTIC (NSC-45388) and combination therapy for melanoma. Studies with DTIC, BCNU (NSC-409962), CCNU (NSC-79037), vincristine (NSC-67574) and hydroxyurea (NSC-3265). Cancer Treat Rep 60:601–609
96. Carter SK, Glatstein E (1982) Principles of Combined-modality Treatment Involving Chemotherapy. In: Carter SK, Glatstein E, Livingston RB (ed) Principles of cancer treatment. McGraw-Hill Book Company, New York, pp 281–287
97. Carter SK, Schabel FM, Broder LE, Johnston TP (1972) 1-3-bis(2-Chloroethyl)-l-nitrosurea (BCNU) and other nitrosureas in cancer treatment – A Review. Adv Cancer Res 16:273–287
98. Carter SK, Friedman MA (1972) 5-(3,3-dimethyl-l-triazeno) imidazole-4-carboxamide (DTIC, DIC, NSC-45388) – a new antitumor agent with activity against malignant melanoma. Eur J Canc Clin Oncol 8:85–92
99. Cassileth PA, Hyman GA (1967) Treatment of malignant melanoma with hydroxyurea. Cancer Res 27:1843–1845
100. Cecil JW, Quagliana JM, Coltman CA, Al-Sarraf M, Thigpen T, Groppe CW (1978) Evaluation of VP-16-213 in malignant melanoma. Cancer Treat Rep 62:801–803
101. Cersosimo RJ, Pharm D, Bromer R, Licciardello JTW, Hong WK (1983) Pharmacology, clinical efficacy and adverse effects of vindesine sulfate, a new vinca alkaloid. Pharmacother 3:259–274
102. Chanes RE, Condit PT, Bottomley RH (1971) Combined actinomycin D and vincristine in the treatment of patients with cancer. Cancer 27:613–617
103. Chary KK, Higby DJ, Henderson ES, Swinerton KD (1977) Phase I study of high-dose cis-diammineplatinum (II) with forced diuresis. Cancer Treat Rep 61:367–370
104. Chary KK, Higby DJ, Henderson ES (1977) A phase I study of high-dose cis-diamminedichloroplatinum II with forced diuresis. J Clin Haematol Oncol 7:633–644
105. Chiba M, Jimbow K, Kizukuri K, Homma K (1982) Chemoimmunotherapy for disseminated malignant melanoma with DTIC, ACNU, VCR and OK 432. Case Presentation of two complete and one partial response out of fifteen attempts. J Dermatol (Tokyo) 1:23–30
106. Clamon G, Sinkey C (1983) Phase II study of dibromodulcitol (DBD) and BCNU for malignant melanoma. Proc ASCO 2:228, C-891

107. Clavel M, Archimbaud E, Brun P, Pommatau E (1980) Vindesine – cis-platinum in advanced melanoma. Eur Soc Med Oncol 6th annual meeting, Nice 1980. Cancer Immunol Immunother [Suppl] 10:9
108. Clifford P, Clift RA, Gillmore JH (1963) Oral melphalan therapy in advanced malignant disease. Br J Cancer 17:381–390
109. Clunie GJA, Gough IR, Dury M, Furnival CM, Bolton PM (1980) A trial of imidazole carboxamide and Corynebacterium parvum in disseminated melanoma. Cancer 46:475–479
110. Coates A, Rallings M, Hersey P, Swanson C (1985) Phase II Trial of Recombinant Alpha-2 Interferon (IFN) in Malignant Melanoma (45). 1st Int. Conf. Skin Melanoma, Venice 6.–9. 5. 1985 (45)
111. Coggins PR, Ravdin RG, Eisman SH (1960) Clinical evaluation of a new alkylating agent: Cytoxan (cyclophosphamide). Cancer 13:1254–1260
112. Cohen MH, Schoenfeld D, Wolter J (1980) Randomized trial of chlorpromazine, caffeine, and methyl-CCNU in disseminated melanoma. Cancer Treat Rep 64:151–155
113. Cohen SM, Greenspan EM, Weiner MJ, Kavakow B (1972) Triple combination chemotherapy of disseminated melanoma. Cancer 29:1489–1495
114. Cohen SM, Greenspan EM, Ratner LH, Weiner MJ (1977) Combination chemotherapy of malignant melanoma with imidazole carboxamide, BCNU and vincristine. Cancer 39:41–44
115. Cole DR, Beckloff GL, Rousselot LM (1965) Clinical results with hydroxyurea in cancer chemotherapy. NY State J Med 65:2132–2136
116. Coltman CA, Costanzi JJ, Dudley GM (1971) Further clinical studies of combination chemotherapy using cyclophosphamide, vincristine, methotrexate and 5-fluorouracil in solid tumors. Am J Med Sci 261:73–78
117. Comella G, De Marco MR, Melillo G, Ianniello G, Scarpa A, Zarrilli D (1985) 3-Year results of combination chemotherapy (VLB-BCNU-DDP) in advanced malignant melanoma. 1st Int. Conf. Skin Melanoma, Venice 6.–9. 5. 1985 (159)
118. Comis RL, Carter SK (1974) Integration of chemotherapy into combined modality therapy of solid tumors. IV. Malignant melanoma. Cancer Treat Rev 1:285–304
119. Comis RL (1976) DTIC (NSC-45388) in malignant melanoma: A perspective. Cancer Treatm Rep 60:165–176
120. Costanza ME, Nathanson L, Lenhard R, Wolter J, Colsky J, Oberfield RA, Schilling A (1972) Therapy of malignant melanoma with an imidazole carboxamide and bis-(chloroethyl)-nitrosurea. Cancer 30:1457–1461
121. Costanza ME, Nathanson L (1974) Combination DTIC and methyl CCNU vs single agents in disseminated malignant melanoma: preliminary report. Proc AACR ASCO 15:173
122. Costanza M, Nathanson L, Costello W, Wolter J, Brunk F, Colsky J, Hall T, Oberfield R, Regelson W (1976) Results of a randomized study comparing DTIC with TIC mustard in malignant melanoma. Cancer 37:1654–1659
123. Costanza ME, Nathanson L, Schoenfeld D, Wolter J, Colsky J, Regelson W, Cunningham T, Sedransk N (1977) Results with methyl-CCNU and DTIC in metastatic melanoma. Cancer 40:1010–1015
124. Cornbleet MA, McElwain TJ, Kumar PJ, Filshie J, Selby P, Carter RL, Hedley DW, Clark ML, Millar JL (1983) Treatment of advanced malignant melanoma with high-dose melphalan and autologous bone-marrow transplantation. Br J Cancer 48 (3):329–334
125. Cornbleet MA, Hunter JAA, Calman KC, Smyth JF (1985) Vindesine in the Management of Advanced Malignant Melanoma: The Scottish Experience. 1st Int. Conf. Skin Melanoma, Venice 6.–9. 5. 1985 (149)
126. Costa G, Hreshchyshyn MM, Holland JJ (1962) Initial clinical studies with vincristine. Cancer Chemother Rep 32:39–44
127. Costanzi JJ, Coltman CA (1969) Combination chemotherapy using cyclophosphamide, vincristine, methotrexate, and 5-fluorouracil in solid tumors. Cancer 23:589–596
128. Costanzi JJ (1973) Combination chemotherapy in the treatment of disseminated malignant melanoma (DMM). Cancer Chemother Rep 57:90–96
129. Costanzi JJ, Vaitkevicius VK, Quagliana JM, Hoogstraten B, Coltman SA (1975) Combination chemotherapy for disseminated malignant melanoma. Cancer 35:342–346

130. Costanzi JJ (1976) Combination chemoimmunotherapy for disseminated malignant melanoma. Proc ASCO 17:241, C-18
131. Costanzi JJ (1976) DTIC (NSC-45388) Studies in the Southwest Oncology Group. Cancer Treat Rep 60:189–192
132. Costanzi JJ (1977) Chemotherapy and BCG in the treatment of disseminated melanoma – a Southwest Oncology Group study. Proc AACR ASCO 18:114
133. Costanzi JJ (1978) Chemotherapy and BCG in the treatment of disseminated malignant melanoma. In: Terry WD, Windhorst D (eds) Progress in Cancer Research and therapy, vol 6. Raven Press, New York
134. Costanzi JJ (1978) Chemotherapy and BCG in the treatment of disseminated malignant melanoma. In: Terry WD, Windhorst D (eds) Immunotherapy of cancer: Present status of trials in man. Raven Press, New York, pp 87–93
135. Costanzi JJ (1979) Chemoimmunotherapy for disseminated melanoma (DM) – a SWOG study. Proc AACR ASCO 20:362
136. Costanzi JJ, Al-Sarraf M, Dixon DO (1980) Chemoimmunotherapy for disseminated melanoma – a SWOG study. Proc ASCO 21:474
137. Costanzi JJ, Fabian C, Wilson H, Dixon D (1981) Sequential combination chemotherapy for disseminated melanoma: a Southwest Oncology Group study. Cancer Treat Rep 65:732–736
138. Costanzi JJ, Al-Sarraf M, Groppe C, Bottomley R, Fabian C, Neidhardt J, Dixon D (1982) Combination chemotherapy plus BCG in the treatment of disseminated malignant melanoma: a Southwest Oncology Group study. Med Pediatr Oncol 10:251–258
139. Costanzi JJ, Al-Sarraf M, Frank J (1982) Chemoimmunotherapy in disseminated melanoma: a Southwest Oncology Group study. Proc ASCO 18:1–169
140. Costanzi JJ, Stephens R, O'Bryan R, Franks J (1982) Ifosfamide in the Management of Malignant Melanoma: a Southwest Oncology Group Phase II study. Semin Oncol [Suppl I] 9:93–95
141. Costanzi JJ (1983) The chemotherapy of human malignant melanoma. In: Costanzi JJ (ed) Malignant Melanoma I. Martinus Nijhoff, The Hague Boston London, pp 259–274
142. Cowan DH, Bergsagel DE (1971) Intermittent treatment of metastatic malignant melanoma with high-dose 5-(3,3-dimethyl-l-triazeno)imidazole-4-carboxamide (NSC-45388). Cancer Chemother Rep 56:175–181
143. Creagan ET, Ahmann DL, Ingle JN, Purvis JD (1980) Phase II study of N-(phosphonacetyl)-L-aspartate (PALA) in disseminated malignant melanoma (DMM). Proc ASCO 21:344
144. Creagan ET, Ahmann DL, Ingle JN, Purvis JD, Green SJ (1981) Phase II evaluation of PALA and AMSA for patients with disseminated malignant melanoma. Cancer Treat Rep 65:169–170
145. Creagan ET, Ahmann DL, Schutt AJ, Green SJ (1982) Phase II study of the combination of Vinblastin, Bleomycin, and Cisplatin in advanced malignant melanoma. Cancer Treat Rep 66:567–568
146. Creagan ET, Schutt AJ, Ahmann DL, Green SJ (1982) Phase II Study of High-Dose Megestrol Acetate in Patients With Advanced Malignant Melanoma. Cancer Treat Rep 66:1239–1240
147. Creagan ET, Schutt AJ, Ahmann DL, Green SJ (1982) Phase II study of mitolactol and semustine combination chemotherapy for advanced malignant melanoma. Cancer Treat Rep 66:1425–1427
148. Creagan ET, Schutt AJ, Ahmann DL, Green SJ (1982) Phase II study of an aziridinylbenzoquinone (AZQ) in disseminated malignant melanoma. Cancer Treat Rep 66:2089–2090
149. Creasey WA, Capizzi RL, DeConti RC (1970) Clinical and biochemical studies of high dose intermittent therapy of solid tumors with hydroxyurea (NSC-32065). Cancer Chemother Rep 54:191–194
150. Creaven PJ, Cohen MH, Hansen HH (1974) Phase I clinical trial of a single-dose and two weekly schedules of ICRF-159 (NSC-129943). Cancer Chemother Rep 58:393–400
151. Cruz AB, Armstrong DM, Aust JB (1974) Treatment of advanced malignancy with CCNU (1-[2-chloroethyl]-3-cyclohexyl-l-nitrosurea, NSC-79037). A phase II cooperative study. Proc AACR ASCO 15:184

152. Currie VE, Wong PP, Krakoff IH (1978) Phase I trial of vindesine in patients with advanced cancer. Cancer Treat Rep 62:1333–1336
153. DeConti RC, Hubbard SP, Pinch P (1973) Treatment of advanced neoplastic disease with 1-(2-chloroethyl)-3-cyclohexyl-l-nitrourea (CCNU, NSC-79037). Cancer Chemother Rep 57:201–207
154. Del Prete SA, Maurer LH, O'Donnell J, Forcier RJ, Le Marbre P (1984) Combination chemotherapy with cisplatin, carmustine, dacarbazine, and tamoxifen in metastatic melanoma. Cancer Treat Rep 68:1403–1405
155. Depierre A (1977) Clinical trial of ifosfamide on patients with disseminated melanoma. In: Burkert H, Voigt HC (ed) Proc Internat Holoxan Symp, p 154
156. DeVita VT, Carbone PP, Owens AH, Gold GL, Krant MJ, Edmonson J (1965) Clinical trials with 1,3-bis(2-chloroethyl)-l-nitrosurea (NSC-409962). Cancer Res 25:1876–1881
157. DeVita VT, Serpick A, Carbone PP (1966) Preliminary clinical studies with ibenzmethyzin. Clin Pharmacol Ther 7:542–546
158. De Vita VT, Young RC, Canellos GP (1975) Combination versus single agent chemotherapy: a review of the basis for selection of drug treatment of cancer. Cancer 35:98–110
159. DeWasch G, Bernheim J, Michel J, Lejeune F, Kenis Y (1976) Combination chemotherapy with three marginally effective agents, CCNU, vincristine, and bleomycin in the treatment of stage III melanoma. Cancer Treat Rep 60:1273–1276
160. DiBella N, Berris R, Garfield D (1982) A phase II study of vindesine in patients with advanced breast cancer, melanoma, and lymphomas. Proc ASCO 23:30
161. Dodion P, Czarnetzki BM, Mulder JH, Thomas D, Cavalli F, Rosencweig M (1982) Cisplatin and vindesine combination chemotherapy in advanced malignant melanoma. Proc ASCO 1:185, C-719
162. Doherty V, Ashworth J, Lever R, Jones S, MacKie R (1985) The Use of Quadruple Chemotherapy (BELD) in Malignant Melanoma. 1st Int. Conf. Skin Melanoma, Venice 6.–9. 5. 1985 (150)
163. Dufour FD, Eilber FR, Morton DL (1978) High-dose methotrexate combined with DTIC for metastatic melanoma. Proc AACR 19:360
164. DuPriest RW, Huntington MC, Massy WH (1975) Streptozotocin therapy in 22 cancer patients. Cancer 35:358–387
165. Dyke RW, Nelson RL (1977) Phase I anti-cancer agents. Vindesine (desacetyl vinblastine amide sulfate). Cancer Treat Rev 4:135–142
166. Eichelberg D, Schmutzler W (1983) Pharmakologische Aspekte der Immunstimulanzien. Immun Infekt 11:109–122
167. Eichelberg D, Schmutzler W (1985) Synthetische Immunstimulantia: Möglichkeiten und Grenzen ihres therapeutischen Einsatzes. Dtsch Ärztebl 2319–2328
168. Eilber FR, Isacoff W (1976) High-dose methotrexate therapy for disseminated malignant melanoma. Proc AACR ASCO 17:262
169. Einhorn LH, Burgess MA, Vallejos C (1971) Prognostic correlations and response to treatment in advanced metastatic malignant melanoma with high dose DTIC. Cancer Chemother Rep 55:175–179
170. Einhorn LH, McBride CM, Luce JK, Caoili E, Gottlieb JA (1973) Intra-arterial infusion therapy with DTIC for malignant melanoma. Cancer 32:749–755
171. Einhorn LH, Burgess MA, Vallejos C, Bodey GP, Gutterman J, Mavligit G, Hersh EM, Luce JK, Frei E, Freireich EJ, Gottlieb JA (1974) Prognostic correlations and response to treatment in advanced metastatic malignant melanoma. Cancer Res 34:1995–2004
172. Eisenbrand G (1984) Neue Entwicklungen auf dem Gebiet der Nitrosoharnstoffe. In: Seeber S, Osieka R, Sack H, Schönenberger H (Hrsg) Das Resistenzproblem bei der Chemo- und Radiotherapie maligner Tumoren, Grundlagen und Klinik. Beitr Onkol, vol 18. Karger, Basel, S 18–25
173. Erlichman C, Strong J, Wiernik P, Edwards L, Cohen M, Levine A, Hubbard S, Chabner B (1979) Phase I trial of PALA (N-Phosphonacetyl-L-Aspartate). Proc AACR & ASCO C-98:314
174. Erlichman C, Strong JM, Wiernik PH (1979) Phase I trial of N-(phosphonacetyl)-L-aspartate. Cancer Res 39:3992–3995

175. Ervin TJ, Blum RH, Meshad MW, Kufe DW, Johnson RK, Canellos GP (1980) Phase I trial of N-(phosphonacetyl)-L-aspartic acid (PALA). Cancer Treat Rep 64:1067–1071
176. Everall JD, Dowd PM (1979) Use of combination chemotherapy with CCNU, Bleomycin, and Vincristine in the treatment of metastatic melanoma in patients resistant to DTIC therapy. Cancer Treat Rep 63:151–155
177. Falkson G, van Dyk JJ (1968) The chemotherapy of malignant melanoma. South Afr Med J 42:89–90
178. Falkson G, Van der Merwe AM, Falkson HC (1972) Clinical experience with 5-[3,3-bis(2-chloroethyl)-l-triazeno]imidazole-4-carboxamide (NSC-82196) in the treatment of metastatic malignant melanoma. Cancer Chemother Rep 56:671–677
179. Falkson G, van Dyk JJ, van Eden EB (1975) A clinical trial of the oral form of 4'-dimethyl-epipodophyllotoxin-β-D ethylidene glucoside (NSC-141540) VP 16-213. Cancer 35:1141–1144
180. Farber S, Appleton R, Downing V (1953) Clinical studies on the carcinolytic action of triethylenphosphoramide. Cancer 6:135–141
181. Fay JW, Levine MN, Phillips GL, Herzig GP, Herzig RH, Lazarus HM, Wolff SN, Weiner RS (1981) Treatment of metastatic melanoma with intensive 1,3-bis(2-chloroethyl)-l-nitrosurea (BCNU) and autologous bone marrow transplantation (AMTX). Proc ASCO 22:532
182. Ferrazzi E, Nicoletto O, Vinante O, Fornasiero A, Sperandio P, Dagnini G, Pagnin E, Fiorentino MV (1982) Preliminary clinical experience with 4'-epi-doxorubicin (epi-DXR). 13th UICC Internat. Canc. Congr., Seattle 1982, 8–15 September, 832
183. Ferrazzi E, Nicoletto O, Vinante O, Maraglino G, Fornasiero A, Pagnin E, Dagnini G, Fiorentino MV (1981) Preliminary experience with 4'-epi-doxorubicin. Internat. Symp. on Anthracyclines in Cancer Therapy, New York 1981, 16–18 September
184. Feun LG, Wallace S, Lee F, Leavens M, Savaraj N, Yung WKA, Chuang V, Burgess MA, Benjamin RS, Fields WS (1983) Phase I Trial of Intracarotid VP-16-213 (Etoposide) in Patients with Intracerebral Tumors. Proc ASCO 2:238, C-930
185. Fink DJ, Foye LV (1970) 6-mercaptopurine (NSC-755) given intermittently in high doses: Phase II study. Cancer Chemother Rep 54:31–34
186. Fiorentino M, Ferazzi E, Zagonel V, Monfardini S, Gianni L, Castellani L, Bajetta E (1981) Vindesine (VDS) in Padua and Milan – Very Preliminary Data. In: Brade W, Nagel GA, Seeber S (eds) Proceedings of the International Vinca Alkaloid Symposium: Vindesine. Karger, Basel München, pp 227–231
187. Firat D, Tekuzman G (1974) Treatment of solid tumors and lymphomas with methyl-CCNU (NSC-95441). Proc AACR ASCO 15:155
188. Firat D, Tekuzman G (1975) Treatment of solid tumors and lymphomas with methyl-CCNU (NSC-95441): A phase II study. Cancer Chemother Rep 59:1021–1023
189. Fisher RI, Neifeld JP, Lippman ME (1976) Oestrogen receptors in human malignant melanoma. Lancet II:337–340
190. Fisher RI, Young RC, Lippman ME (1978) Diethylstilbestrol therapy of surgically non-resectable malignant melanoma. Proc AACR ASCO 19:339
191. Fisher RI, Chabner BA, Myers CE (1979) Phase II study of high-dose methotrexate in patients with advanced malignant melanoma. Cancer Treat Rep 63:147–148
192. Foye LV, Chapman CG, Willett FM (1960) Cyclophosphamide: a preliminary study of a new alkylating agent. Cancer Chemother Rep 6:39–40
193. Frei E, Franzino A, Shnider BI (1961) Clinical studies of vinblastine. Cancer Chemother Rep 12:125–129
194. Frei E, Bickers JN, Hewlett JS (1969) Dose schedule and antitumor studies of arabinosyl cytosine (NSC-63878). Cancer Res 29:1325–1332
195. Frei E, Zubrod CG (1972) Principles of Chemotherapy for Hematologic Neoplasms. In: Mengel CE, Frei E, Nachman R (eds) Hematology: Principles and Practice. Year Book Medical Publishers, Chicago
196. Friedman MA, Kaufman DA, Williams JE, Resser KJ, Rosenbaum EH, Cohen RJ, Glassberg AB, Blume MR, Gershow J, Chan EYC (1979) Combined DTIC and cis-dichlorodiammineplatinum (II) therapy for patients with disseminated melanoma: a Northern California Oncology Group study. Cancer Treat Rep 63:493–495

197. Friedman MA (1982) The Management of Disseminated Malignant Melanoma. In: Carter SK, Glatstein E, Livingston RB (eds) Principles of Cancer Treatment. McGraw-Hill, New York, pp 679–684
198. Fuks JZ, Van Echo DA, Aisner J, Schipper H, Levitt M, Wiernik PH (1982) Phase II evaluation of AMSA in patients with stage III–IV malignant melanoma. Cancer Treat Rep 66:1237–1238
199. Gailani S, Moon J (1971) Comparative study of imidazole carboxamide dimethyl triazeno and combination of BCNU and vincristine in the treatment of metastatic melanoma. Proc. ASCO 12:23
200. Ganzina F (1983) 4′-epi-doxorubicin, a new analogue of doxorubicin: a preliminary overview of preclinical and clinical data. Cancer Treat Rev 10:1–22
201. Gardere S, Hussain S, Cowan DH (1972) Treatment of metastatic malignant melanoma with a combination of DTIC, cyclophosphamide and vincristine. Cancer Chemother Rep 56:357–361
202. Gardere S, Hussain S, Cowan DH (1972) Treatment of metastatic malignant melanoma with a combination of 5-(3,3-dimethyl-l-triazeno)imidazole-4-carboxamide (NSC-45388), cyclophosphamide (NSC-26271), and vincristine (NSC-67574). Cancer Chemother Rep 56:357–361
203. Gerner RE, Moore GE (1973) Study of 5-(3,3-dimethyl-l-triazeno)imidazole-4-carboxamide (NSC-45388) in patients with disseminated melanoma. Cancer Chemother Rep 57:83–84
204. Gerner RE, Moore GE, Didolkar MS (1973) Chemotherapy of disseminated malignant melanoma with dimethyl triazeno imidazole carboxamide and actinomycin D. Cancer 32:756–760
205. Gerner RE, Moore GE, Dickey C (1975) Combination chemotherapy in disseminated melanoma and other solid tumors in adults. Oncology 31:22–30
206. Getaz P, Karakousis C, Bjornsson S, Henderson E, Irequi M, Martinez L, Ospina L, Cavins J, Preisler H, Holyoke E (1979) Diamminedichloroplatinum (DDP) and dimethyl imidazole carboxamide (DTIC) in malignant melanoma. Proc AACR ASCO 20:351
207. Gilby ED (1980) A comparison of vindesine administration by bolus injection and by 24-hour infusion. Cancer Treat Rev 7:47–51
208. Godfrey TE, Wilbur DW (1972) Clinical experience with mitomycin C in large infrequent doses. Cancer 29:1647–1652
209. Goldhirsch A, Joss R, Sonntag RW, Brunner KW (1980) Vindesin, ein neues Zytostatikum aus der Reihe der Vinca-Alkaloide. Dtsch Med Wochenschr 105:931–935
210. Goldhirsch A, Beer M, Sonntag RW, Tschopp L, Cavalli F, Ryssel HJ, Brunner KW (1980) Phase-II-Studie mit Vindesine (Desacetyl-Vinblastin-Amid-Sulfat) bei fortgeschrittenen malignen Erkrankungen. Schweiz Med Wochenschr 110:1063–1067
211. Goldin A, Venditti JM, MacDonald JS, Muggia FM, Henney JE, De Vita VT (1981) Current results of the screening program of the Division of Cancer Treatment, National Cancer Institute. Eur J Cancer 17:129–142
212. Golomb FM, Solowey AC, Postel A (1967) Induced remission of malignant melanoma with actinomycin-D: Immunologic implications. Cancer 20:656–662
213. Goodnight JE, Moseley HS, Eilber FR, Sarna G, Morton DL (1979) Cis-dichlorodiammineplatinum (II) alone and combined with DTIC for treatment of disseminated malignant melanoma. Cancer Treat Rep 63:2005–2007
214. Gottlieb JA, Mendelson D, Serpick AA (1970) An evaluation of large intermittent intravenous doses of cyclophosphamide (NSC-26271) in the treatment of metastatic malignant melanoma. Cancer Chemother Rep 54:365–367
215. Gottlieb JA, Serpick AA (1971) Clinical evaluation of 5-(3,3-dimethyl-l-triazeno)imidazole-4-carboxamide in malignant melanoma and other neoplasms: Comparison of twice- weekly and daily administration schedules. Oncology 25:225–233
216. Gottlieb JA, Frei E, Luce JK (1971) Dose schedule studies with hydroxyurea in malignant melanoma. Cancer Chemother Rep 55:277–280
217. Gottlieb JA, McKredie KB, Hersh EM (1972) Initial clinical studies with 1-(2-chloroethyl)-3-(4-methylcyclohexyl)-l-nitrosurea (methyl CCNU). Proc AACR 13:79

218. Gottlieb JA, Drewinko B (1975) Review of the current clinical status of platinum coordination complexes in cancer chemotherapy. Cancer Chemother Rep 59:621–628
219. Gralla RJ, Tan TC, Young CW (1979) Vindesine – a review of phase II trials. Cancer Chemother Pharmacol 2:271–274
220. Gralla RJ, Casper ES, Natale RB, Yagoda A, Young CW (1980) Phase I trial of PALA. Cancer Treat Rep 64:1301–1305
221. Graubner M, Staebe G, Illig L, Paul E, Hundeiker M, Pralle H (1984) Cisplatin (C) – Vindesine (V) – Dacarbazine (D) in advanced melanoma: Response related to site of metastases. Verh Dtsch Krebs Ges 5:137
222. Gregoriadis G, Senior J, Trouet A (1982) Targeting of Drugs. Plenum Press, New York London
223. Griffin TW, Bogden AE, Reich SD, Antonelli D, Hunter RE, Ward A, Yu DT, Greene HL, Costanza ME (1983) Initial clinical trials of the subrenal capsule assay as a predictor of tumor response to chemotherapy. Cancer 52:2185–2192
224. Gubisch NJ, Norena D, Perlia CP (1963) Experience with vincristine in solid tumors. Cancer Chemother Rep 32:19–22
225. Gumport SL, Wright JC, Golomb FM (1958) The treatment of advanced malignant melanoma with triethylene thiophosphoramide (Thio-TEPA or TSPA). Ann Surg 147:232–238
226. Gutterman JU, Mavligit G, Gottlieb JA, Burgess MA, McBride CE, Einhorn L, Freireich EJ, Hersh EM (1974) Chemoimmunotherapy of disseminated malignant melanoma with dimethyl triazeno imidazole carboxamide and Bacillus calmette guerin. N Engl J Med 291:592–597
227. Gutterman JU, Mavligit GM, Reed R, Burgess MA, Gottlieb JA, Hersh EM (1976) BCG-Immunotherapy in combination with DTIC (NSC-45388) for the treatment of malignant melanoma. Cancer Treat Rep 60:177–182
228. Gutterman JU, Hersh EM, Mavligit GM (1978) Chemoimmunotherapy of disseminated malignant melanoma with BCG: Follow-up report. In: Terry WD, Windhorst D (eds) Progress in Cancer Research and Therapy, vol 6, Raven, New York, pp 103–111
229. Haar H, Marshall GJ, Bierman HR (1960) The influence of cyclophosphamide upon neoplastic diseases in man. Cancer Chemother Rep 6:41–51
230. Hall BE, Willett FM, Hales DR (1960) Observations on the effects of alkylating agents on human neoplastic disease. Ann Intern Med 52:602–625
231. Hall SW, Benjamin RS, Legha SS (1979) AMSA: a new acridine derivative with activity against metastatic melanoma. Proc AACR ASCO 29:372
232. Hall SW, Benjamin RS, Lewinski U, Mavligit G (1979) Actinomycin-D, levamisole chemoimmunotherapy of refractory malignant melanoma. Cancer 43:1195–1200
233. Hamburger AW, Salmon SE (1977) Primary bioassay of human tumour stem cells. Science 197:461–463
234. Hanham IWF, Newton KA, Westbury G (1971) Seventy-five cases of solid tumors treated by a modified quadruple chemotherapy regime. Br J Cancer 25:462–478
235. Hansen HH, Muggia FM (1971) Treatment of malignant brain tumors with nitrosureas. Cancer Chemother Rep 55:99–100
236. Hart JS, Ho DH, George SL (1972) Cytokinetic and molecular pharmacology studies of arabinosylcytosine in metastatic melanoma. Cancer Res 32:2711–2716
237. Hart RD, Ohnuma T, Holland JF (1980) Initial clinical study with N-(phosphonacetyl)-L-aspartic acid (PALA) in patients with advanced cancer. Cancer Treat Rep 64:617–624
238. Hartmann DW, Robinson WA, Morton NJ, Mangalik A, Glode LM (1981) High-dose nitrogen mustard (HN_2) with autologous nonfrozen bone marrow transplantation in advanced malignant melanoma. Blut 42:209–212
239. Hath D, Robichaud K, Wooley PV (1979) Phase II trial of chlorozotocin in metastatic malignant melanoma. Proc AACR ASCO 20:413
240. Hersey P, Hasic E, MacDonald M, Edwards A, Spurling A, Coates A, Milton GW, McCarthy WH (1985) Effects of rIFN-α A in Melanoma Patients. 1st Int. Conf. Skin Melanoma. Venice 6.–9. 5. 1985 (48)
241. Higby DJ, Wallace HJ, Holland JF (1973) Cis-diamminedichloroplatinum (NSC-119875): a Phase I study. Cancer Chemother Rep 57:459–463

242. Higby DJ, Wallace HJ, Albert D (1974) A phase I study showing responses in testicular and other tumors. Cancer 33:1219–1225
243. Hilal EY, Pinsky CM, Hirshaut Y, Wanebo HJ, Hansen JA, Braun DW, Fortner JG, Oettgen HF (1981) Surgical adjuvant therapy of malignant melanoma with Corynebacterium parvum. Cancer 48:245–251
244. Hilgard P, Herdrich K, Brade W (1983) Ifosfamide – current aspects and perspectives. Cancer Treat Rev 10/3:141–157
245. Hill GJ, Ruess R, Berris R (1974) Chemotherapy of malignant melanoma with dimethyl triazeno imidazole carboxamide (DTIC) and nitrosurea derivatives (BCNU, CCNU). Ann Surg. 180:167–174
246. Hill GJ, Metter G, Krementz E, Fletcher W (1978) DTIC and combinations with BCNU, CCNU and VCR for melanoma. Proc AACR 19:9
247. Hill GJ, Moss S, Fletcher W, Golomb F, Grage T (1978) DTIC melanoma adjuvant study: Final report. Proc AACR 19:309
248. Hill GJ, Metter GE, Krementz ET, Fletcher WS, Golomb EM, Ramirez G, Grage TB, Moss SE (1979) DTIC and combination therapy for melanoma. II. Escalating schedules of DTIC with BCNU, CCNU and vincristine. Cancer Treat Rep 63:11–12
249. Hill GJ, Krementz ET (1980) Duration of remission following complete response (CR) to chemotherapy for metastatic melanoma. Proc AACR 21:188
250. Hill GJ, Moss SE, Golomb FM, Grage TB, Fletcher WS, Minton JP, Krementz ET (1981) DTIC and combination therapy for melanoma. III. DTIC (NSC-45388) surgical adjuvant study COG protocol 7040. Cancer 47:2556–2562
251. Hill GJ, Krementz ET, Hill HZ (1984) Dimethyl Triazeno Imidazole Carboxamide and Combination Therapy for Melanoma IV. Late Results After Complete Response to Chemotherapy (Central Oncology Group Protocols 7130, 7131, and 7131 A). Cancer 53:1299–1305
252. Hill JM, Loeb E (1961) Treatment of leukemia, lymphoma and other malignant neoplasms with vinblastine. Cancer Chemother Rep 15:41–61
253. Hodes ME, Rohn RJ, Bond WH (1962) Vincaleukoblastine: a summary of two and one-half years experience in the use of vinblastine. Cancer Chemother Rep 16:401–406
254. Holland JF, Regelson W (1958) Studies of phenylalanine nitrogen mustard (CB 3025) in metastatic malignant melanoma of man. Ann NY Acad Sci 68:1122–1125
255. Holland JF, Scharlau C, Gailani S (1973) Vincristine treatment of advanced cancer: a cooperative study of 392 cases. Cancer Res 33:1258–1264
256. Hoogstraaten B, Gottlieb JA, Caoili E (1973) CCNU (1-[2-chloroethyl]-3-cyclohexyl-l-nitrosurea, NSC-79037) in the treatment of cancer: Phase II study. Cancer 32:38–43
257. Hopkins J, Richards II F, Case D, Pope E, Spurr C, White D, Jackson D, Stuart J, Muss H, Cooper MR (1982) A phase II study of dibromodulcitol (DBD) in stage IV melanoma. Proc ASCO 1:179
258. Hoth DF (1979) Phase II Trial of Chlorozotocin in Metastatic Malignant Melanoma. Proc AACR ASCO 20:413
259. Hoth DF, Schein PS, Winokur S, Woolley PV, Robichaud K, Binder RB, Smith FP (1980) A phase II study of chlorozotocin in metastatic malignant melanoma. Cancer 46:1544–1548
260. Houghton AN, Camacho F, Wittes R, Young CW (1981) Phase II study of AMSA in patients with metastatic malignant melanoma. Cancer Treat Rep 65:170–176
261. Houghton AN, Camacho FJ, Gralla RJ, Wittes R (1981) Phase II evaluation of chlorozotocin in patients with malignant melanoma. Cancer Treat Rep 65:705–709
262. Hudson GV, Jeliffe AM, Worthy TS (1979) Vindesine – further clinical experiences. In: Wild RN (ed) Proc. Sixth Vinca Alkaloid Symposium – Vindesine, pp 17–23
263. Imanishi H, Ohbayashi M, Nishiyama Y, Kawaguchi H (1978) Tallysomycin, a new antitumor antibiotic complex related to Bleomycin III. Antitumor activity of Tallysomycins A and B. J Antibiot (Tokyo) 7:667–4674
264. Jehn U, Wilmanns W (1981) Internistische Therapie des malignen Melanoms. MMW 50:1945–1948
265. Jimbow K, Yanbe H, Nishio C (1981) Chemoimmunotherapy for Melanoma with DTIC, ACNU, VCR and OK432: Evaluation of new combinations for survival rates, side effects and cellular immunity. J Dermatol (Tokyo) 4:259–266

266. Johnson RO, Bisel H, Andrews N (1966) Phase I clinical study of 6-α-methylpregn-4-ene-3,11,20-trione (NSC-17256). Cancer Chemother Rep 50:671–673
267. Johnson RO, Jacobs EM (1971) Chemotherapy of metastatic malignant melanoma: Experience with 73 patients. Cancer 27:1306–1312
268. Johnson RO, Metter G, Wilson W, Hill G, Krementz E (1976) Phase I evaluation of DTIC and other studies in malignant melanoma in the Central Oncology Group. Cancer Treat Rep 60:183–187
269. Jones SE, Miller TP, Dorr R, Chester A (1979) Phase II trial of vindesine in breast cancer, lymphoma and other tumors. Future Directions. Symposium on Vindesine, Washington, DC
270. Jortay AM, Lejeune FJ, Kenis Y (1977) Regional chemotherapy of maxillofacial malignant melanoma with intracarotid artery infusion of DTIC. Tumori 63:299–302
271. Jose DG, Minty CM, Hillcoat B (1981) A phase II study of bleomycin, oncovin, lomustine and DTIC (BOLD) in disseminated melanoma. Proc Clin Oncol Soc Austr (Melbourne), p 70
272. Jose DG, Minty CCJ, Hillcoat BL (1985) Treatment of patients with disseminated malignant melanoma with bleomycin, oncovin, loustine and DTIC (BOLD). 1st Int. Conf. Skin Melanoma, Venice 6.–9. 5. 1985 (151)
273. Karakousis CP, Carlson M (1979) High-dose methotrexate in malignant melanoma. Cancer Treat Rep 63:1405–1407
274. Karakousis CP, Getaz EP, Bjornsson S, Henderson ES, Irequi M, Martinez L, Ospina J, Cavins J, Preisler H, Holyoke E, Holtermann O (1979) Cis-dichlorodiammineplatinum (II) and DTIC in malignant melanoma. Cancer Treat Rep 63:2009–2010
275. Karakousis CP, Holtermann OA, Berger J (1983) Adjuvant Treatment of Malignant Melanoma with DTIC + BCG or Estracyt Proc ASCO 2:227, C-887
276. Karakousis CP, Moore R, Holyoke ED (1983) Surgery in Recurrent Malignant Melanoma. Cancer 52:1342–1345
277. Karnofsky DA, Abelmann WH, Craver LF, Burchenal JH (1948) The use of nitrogen mustard in the palliative treatment of carcinoma with particular reference to bronchogenic carcinoma. Cancer 1:634–656
278. Kerpel-Fronius S, Erdelyi-Toth V, Gyergyay F, Baki M, Hindy I, Kanyar B, Eckhardt S (1983) Phase I study of diacetyl-dianhydrogalactitol (DADAG) with two administration schedules. 2nd Eur. Conf. Clin. Conology, Amsterdam 5.–11. 11. 1983
279. Kitazato K, Takeda S, Unemi N (1982) Effect of 1,3,3,5,5-Pentaziridino-l-thia-2,4,6-triaza-3,5-diphosphorine-l-oxide, a new antitumor agent with inorganic ring, on various experimental tumors. J Pharmacobiodyn 10:803–810
280. Kleeberg UR, Schreml W (1976) Polychemotherapie des metastasierenden Melanoms. Dtsch Med Wochenschr 101:890–894
281. Kleeberg UR, Mulder JH, Rümke P, Thomas D, Rosencweig M (1982) N-(Phosphonacetyl)-L-aspartate (PALA) in Advanced Malignant Melanoma: A Phase II Trial of the EORTC Malignant Melanoma Cooperative Group. Eur J Cancer Clin Oncol 18:723–726
282. Kleeberg UR, Voigt H (1984) Indicative Chemotherapy in Melanoma: A New Concept in Stage II, III, and IV? Verh Dtsch Krebs Ges 5:135
283. Kleeberg UR, Mulder J, Rümke P, Verschraegen C, Czarnetzki B, Truchetet F, Suciu S, Thomas D (1985) Phase-II-Study of a combination of cisplatinum, vindesine and dacarbazine. 1st Int. Conf. Skin. Melanoma, Venice 6.–9.5.1985 (152)
284. Kolarić K, Roth A, Fuss V (1978) Combination chemotherapy with l-methyl-l-nitrosurea and cyclophosphamide in metastatic melanoma. Tumori 64:89
285. Kolarić K, Potrebic V, Cervek J (1983) Phase II clinical trial of 4,-EPI-doxorubicin in metastatic solid tumors. J Cancer Res 106/2:148–152
286. Korst DR, Johnson FD, Frenkel EP (1960) Preliminary evaluation of the effect of cyclophosphamide on the course of human neoplasms. Cancer Chemother Rep 7:1–12
287. Kostinas JE, Leone LA, Rege VB (1978) Procarbazine, vinblastine and dactinomycin in stage III and IV melanoma with or without MER. Proc. AACZ ASCO 19:355
288. Kostinas JE, Leone LA, Cuttner J, Vinciguerra V, Green M, DeBellis R, Pajak TF (1979) Procarbazine, vinblastine and actinomycin-D in stage-III and IV melanoma with or with-

out methanol-extracted residue of bacillus calmette-guérin. Cancer Treat Rep 63:197–200

289. Kovach JS, Schutt AJ, Moertel CG, O'Connell MJ (1979) Phase I study of N-(phosphonacetyl)-L-aspartic acid (PALA). Cancer Treat Rep 63:1909–1912
290. Lange J, Zänker KS, Eisler K, Siewert JR, Landauer B, Remy W, Blümel G, Kolb E (1983) Systemic Hyperthermia and Chemotherapy in Metastatic Colorectal Carcinoma and Malignant Melanoma. Proc ASCO 2:226, C-883
291. Larsen RR, Hill GJ (1971) Improved systemic chemotherapy for malignant melanoma. Am J Surg 122:36–41
292. Leahy MF, Silver HKB, Klimo P, Hall TC (1982) Treatment of advanced malignant melanoma with high dose methotrexate and folinic acid rescue. Med Pediatr Oncol 10:151–155
293. Legha SS, Hall SW, Powell KC, Burgess MA, Benjamin RS, Gutterman JU, Bodey GP (1980) Phase II study of 4'-(-9-acridinyl-amino)methanesulfon-m-anisidine (AMSA) in metastatic melanoma. Cancer Clin Trials 3:111–117
294. Leichman CG, Samson MK, Baker LH (1982) Phase II trial of tamoxifen in malignant melanoma. Cancer Treat Rep 66:1447
295. Lejeune F, Vercammen-Grandjean A, Ghanem G, Libert A, Lienard D, Fruhling J (1985) Hormone Targeting of Human Melanoma using α-Melanocyte Stimulating Hormone (α-MSH). 1st Int. Conf. Skin Melanoma, Venice 6.–9. 5. 1985 (35)
296. Lerner HJ, Beckloff GL, Godwin MC (1969) Hydroxyurea (NSC-32065) intermittent therapy in malignant diseases. Cancer Chemother Rep 53:385–395
297. Lessner HE (1968) BCNU [1,3,bis(2-chloroethyl)-l-nitrosurea]: Effects on advanced Hodgkin's disease and other neoplasia. Cancer 22:451–456
298. Livingston RB, Einhorn LH, Bodey GP (1975) COMB (cyclophosphamide, Oncovin, methyl-CCNU, and bleomycin): A four drug combination in solid tumors. Cancer 36:327–332
299. Lopez M, Lazzaro B, Di Lauro L, Papaldo P, Ganzina F, Di Pietro N (1985) Oral Idarubicin in Patients with Disseminated Malignant Melanoma. 1st Int. Conf. Skin Melanoma, Venice 6.–9. 5. 1985 (160)
300. Lopez R, Karakousis CP, Didolkar MS, Holyoke ED (1978) Estramustine phosphate in the treatment of advanced malignant melanoma. Cancer Treat Rep 62:1329–1332
301. Lucas VS, Huang AT (1982) Chemotherapy of melanoma. In: Seigler HF (ed) Clinical Management of Melanoma. Martinus Nijhoff Publishers, The Hague Boston London, pp 381–404
302. Luce JK, Thurman WG, Isaacs BL, Talley RW (1970) Clinical trials with the antitumor agent 5-(3,3-dimethyl-l-triazene) imidazole-4-carboxamide (NSC-45388). Cancer Chemother Rep 54:119–124
303. Luce JK, Torin LB, Frei E (1970) Combination DTIC, vincristine and BCNU chemotherapy for disseminated malignant melanoma. In: 10th International Canc. Congr., Houston 1970, Abstr. 762. Medical Arts Publishing
304. Luce JK, Torin LB, Price H (1970) Combination dimethyl triazeno imidazole carboxamide (NSC-45388; DIC), vincristine (NSC-67574; VCR) and 1,3-bis(2-chloroethyl)-l-nitrosurea (NSC-409962; BCNU) chemotherapy of disseminated malignant melanoma. Proc AACR 11:50
305. Luce JK (1972) Chemotherapy of malignant melanoma. Cancer 30:1604–1615
306. Luce JK (1975) Chemotherapy of melanoma. Semin Oncol 2:179–185
307. Madajewicz S, Spaulding M, Avellanosa A, West CR, DeLos Santos R, Perry A, Kirshner J (1983) Phase I/II aziridynylbenzoquinone (AZQ) chemotherapy in brain tumors. Proc ASCO 2:230, C-899
308. Malden LT, Coates AS, Milton GW, McCarthy WH, Levi JA, Woods RL, Byrne MJ, Reynolds PM, Fox RM, Hedley DW (1984) Mitolactol chemotherapy for malignant melanoma – a Phase II Study. Cancer Treat Rep 68:1045–1046
309. Marsh JC, DeConti RC, Hubbard SP (1971) Treatment of Hodgkin's disease and other cancers with 1,3-bis(2-chloroethyl)-l-nitrosurea (BCNU; NSC-409962). Cancer Chemother Rep 55:599–606
310. Masiel A, Buttrick P, Bitran J (1981) Tamoxifen in the treatment of malignant melanoma. Cancer Treat Rep 65:531–534

311. Mastrangelo MJ, Bellet RE, Berd D (1978) A randomized prospective trial comparing methyl-CCNU + BCG + allogenic tumor cells in patients with metastatic malignant melanoma. In: Terry WD, Windhorst D (eds) Progress in cancer research and therapy, vol 6. Raven, New York, pp 95–102
312. Mastrangelo MJ, Rosenberg SA, Baker AR, Katz HR (1982) Chemotherapy of malignant melanoma. In: De Vita VT, Hellman S, Rosenberg SA (eds) Principles and practise of oncology. Lippincott, Philadelphia Toronto, pp 1124–1170
313. Mattern J, Volm M (1982) Clinical relevance of predictive tests for cancer chemotherapy. Cancer Treat Rev 9:267–298
314. McKelvey EM, Luce JK, Talley RW, Hersh EM, Hewlett JS, Moon TE (1977) Combination chemotherapy with bischlororethyl nitrosurea (BCNU), vincristine and dimethyl triazeno imidazole carboxamide (DTIC) in disseminated malignant melanoma. Cancer 39:1–4
315. McKelvey EM, Luce JK, Vaitkevicius VK, Talley RW, Bodey GP, Lane M, Moon TE (1977) Bis-cholorethyl-nitrosurea, vincristine, DTIC and chloropromazine for disseminated malignant melanoma. Cancer 39:5–10
316. McKelvey EM, Hewlett JS, Thigpen T, Whitecar J (1978) Cyclocytidine chemotherapy for malignant melanoma. Cancer Treat Rep 62:469–471
317. McLeod R, Davis NC, Herron JJ (1968) A retrospective study of 498 patients with malignant melanoma. Surg Gynecol Obstet 126:99–104
318. McPherson TA, Paterson AH, Williams D (1977) Malignant Melanoma (Stage IIIb): A Pilot Study of Adjuvant Chemo-Immunotherapy. In: Salmon SE, Jones SE (eds) Adjuvant Therapy of Cancer. Elsevier, Amsterdam, pp 439–446
319. Mechl Z, Krejči P (1983) Cis-Diamminedichloroplatinum in the treatment of disseminated malignant melanoma. Neoplasma 30/3:371–377
320. Mechl Z, Nekulová M, Šopková B, Kiss F (1983) The VBD regimen (Vinblastin – Bleomycin – Cisplatinum) with high dosis of cisplatinum in the therapy of advanced malignant melanoma. Proc. 13th Internat. Chemother. Congr. 246:22–25
321. Mechl Z, Krejči P (1985) Procarbazin in the Therapy of Advanced Malignant Melanoma. Ist Int. Conf. Skin Melanoma, Venice 6. – 9. 5. 1985 (154)
322. Medina W, Kirkwood JM (1982) Phase II trial of mitolactol in patients with metastatic melanoma. Cancer Treat Rep 66:195–197
323. Meyskens FL (1983) In vitro sensitivity of clonogenic human melanoma cells to therapeutic agents and clinical response: Results and limitations. Proc 13th Internat. Congr. Chemotherapy 224:5–8
324. Meyskens FL (1984) Retinoid Treatment of Human Precancers and Cancers. Dermatologica 4:248 (Abstract 66)
325. Meyskens FL, Glattke T, Loescher L (1985) Phase II Trial of α- Difluoromethylornithine (DFMO) for Metastatic Melanoma (MM). 1st Int. Conf. Skin Melanoma, Venice 6.–9. 5. 1985 (155)
326. Mirimanoff RO, Wagenknecht L, Hunziker L (1981) Long-term complete remission of malignant melanoma with tamoxifen. Lancet I:1368
327. Misset JL, Delgado M, De Vassal F, Mathé G, Serrou B, Jeanne C, Guerrin J, Plagne R, Schneider M, Le Mevel B, Metz R, Morice V (1981) Immunotherapy or chemoimmunotherapy as adjuvant treatment for malignant melanoma: a GIF trial. In: Salmon SE, Jones SE (eds) Adjuvant Therapy of Cancer III. Grune & Stratton, New York, pp 225–232
328. Misset JL, Mathé G, Serrou B, Jeanne C, Guerrin J, Plagne R, Schneider M, LeMevel B, Metz R, Delgado M, De Vassal F (1983) Adjuvant Treatment of Melanoma: Comparison of BCG alone and BCG following Chemotherapy in a Randomized Control Trial. 2nd Europ. Conference on Clinical Oncology, Amsterdam 1983, 137:11–34
329. Molander DW, Oropeza R (1969) Management of metastatic melanoma with actinomycin D. Proc AACR 10:60
330. Moon JH (1969) Combination chemotherapy of malignant melanoma. Cancer Chemother Rep 53:91–96
331. Moon JH (1970) Combination chemotherapy of malignant melanoma. Cancer 25:468–473

332. Moon JH, Gailani S, Cooper R, Hayes DM, Rege VB, Blom J, Falkson G, Maurice P, Brunner K, Glidewell O, Holland JF (1975) Comparison of the combination of 1,3-bis(2-chloroethyl)-l-nitrosurea (BCNU) and vincristine with two dose schedules of 5-(3,3-dimethyl-l-triazeno) imidazole-4-carboxamide (DTIC) in the treatment of disseminated malignant melanoma. Cancer 35:368–371
333. Moore GE, DiPaolo JA, Kondo T (1958) The chemotherapeutic effects and complications of actinomycin-D in patients with advanced cancer. Cancer 11:1204–1214
334. Moore GE, Bross IDJ, Ausman R (1968) Effects of 5-fluorouracil (NSC-19893) in 389 patients with cancer. Cancer Chemother Rep 52:641–653
335. Moore GE, Bross IDJ, Ausman R (1968) Effects of 6-mercaptopurine (NSC-755) in 290 patients with advanced cancer. Cancer Chemother Rep 52:655–660
336. Moore GE, Bross IDJ, Ausman R (1968) Effects of chlorambucil (NSC-3088) in 374 patients with advanced cancer. Cancer Chemother Rep 52:661–666
337. Moore GE, Bross IDJ, Ausman R (1968) Effects of mitomycin C (NSC-26980) in 346 patients with advanced cancer. Cancer Chemother Rep 52:675–684
338. Morgan BDG, O'Neill T, Dewey DL, Galpine AR, Riley PA (1981) Treatment of malignant melanoma by intravascular 4-hydroxyanisole. Clin Oncol 7:227–229
339. Morton DL, Eilber FR, Weisenburger TH, Liu PY (1981) Multi-modality therapy of malignant melanoma, skeletal and soft tissue sarcomas using immunotherapy, chemotherapy and radiation therapy. In: Salmon SE, Jones SE (eds) Adjuvant Therapy of Cancer III. Grune and Stratton, New York, pp 241–251
340. Mulder JH, Dodion P, Cavalli F, Czarnetzki BM, Clavel M, Thomas D, Suciu S, Rosencweig M (1982) Cisplatin and Vindesine Combination Chemotherapy in Advanced Malignant Melanoma: An EORTC Phase II Study. Eur J Cancer Clin Oncol 18/12:1297–1301
341. Murphy WK (1975) Phase I–II study of combination chemotherapy with cyclophosphamide (CTX) and methyl CCNU. Proc ASCO 16:253
342. Murray JL, Lee ET, Weber K, Ishmael DR, Bottomley RH (1981) Inefficacy of adjuvant immunotherapy with C. parvum in Stage I malignant melanoma. Proc ASCO 22:526
343. Mullins GM, Colvin M (1975) Intensive cyclophosphamide (NSC-26271) therapy for solid tumors. Cancer Chemother Rep 59:411–419
344. Nathanson L, Hall TC (1967) Phase II study of hydroxyurea (NSC-32065) in malignant melanoma. Cancer Chemother Rep 51:503–505
345. Nathanson L, Hall TC, Schilling A (1969) Concurrent combination chemotherapy of human solid tumors: experience with a three-drug regimen and review of the literature. Cancer Res 29:419–425
346. Nathanson L, Wolter J, Horton J, Colsky J, Shnider BI, Schilling A (1971) Characteristics of prognosis and response to imidazole carboxamide in malignant melanoma. Clin Pharmacol Ther 12:955–962
347. Nathanson L, Cunningham T, Kuperminc M, Falkson G, Schoenfeld D, Marsh J, DeWys W, Wolter J (1979) Combination chemoimmunotherapy of malignant melanoma. Proc AACR ASCO 20:C-96, 314
348. Nathanson L, Kaufman SD, Carey R (1980) Vinblastine-bleomycin-platinum (VBD). A high response regimen in metastatic melanoma. Proc ASCO 21:479
349. Nathanson L, Wittenberg B (1980) Pilot study of vinblastine bleomycin containing combinations in melanoma. Cancer Treat Rep 64:133–137
350. Nathanson L, Kaufman SD, Carey RW (1981) Vinblastine, Infusion, Bleomycin, and Cis-Dichlorodiammine-Platinum Chemotherapy in Metastatic Melanoma Cancer 48:1290–1294
351. Nathanson L, Wagner RF, DiSorbo DM (1983) Clinical antitumor effects of pyridoxal (vitamin B_6) in human malignant melanoma. Proc. 13th Internat. Congr. Chemother., Vienna 1983, Suppl p 30–34
352. Neifeld JP, Tormey DC, Baker A, Meyskens FL, Taub RN (1982) Phase-II-trial of a dopaminergic inhibitor in previously treated melanoma patients. Proc ASCO 1:170
353. Neifeld JP, Tormey DC, Baker A, Meyskens FL, Taub RN (1983) Phase II trial of a dopaminergic inhibitor in previously treated melanoma patients. Cancer Treat Rep 67:155–157

354. Neifeld JP (1985) Inhibition of human melanoma by dopamine antagonists. Ist Int Conf Skin Melanoma, Venice 6.–9.5.1985 (211)
355. Nesbit RA, Woods RL, Tattersall MHN, Fox RM, Forbes JF, MacKay IR, Goodyear M (1979) Tamoxifen in malignant melanoma. N Engl J Med 301:1241–1242
356. Nordman EM, Mäntylä M (1977) Treatment of metastatic melanoma with combined 5-fluorouracil and procarbazine. Cancer Treat Rep 61:1709–1711
357. Oberfield RA, Sullivan RD (1970) Continuous infusion of hydroxyurea for advanced cancer. Proc AACR 11:60
358. O'Bryan RM, Luce JK, Talley RW (1973) Phase II evaluation of adriamycin in human neoplasia. Cancer 32:1–8
359. Ohnuma T, Greenspan EM, Holland JF (1980) Initial clinical study with vindesine: tolerance to weekly i. v. bolus and 24-h infusion. Cancer Treat Rep 61:25–30
360. Osieka R (1980) Die präklinische Entwicklung von Cis-Platin (Cis-Diamino-Dichloroplatin II). In: Seeber S, Schmidt CG, Nagel GA, Achterrath W (Hrsg) Cisplatin – derzeitiger Stand und neue Entwicklungen in der Chemotherapie maligner Neoplasien. Karger, Basel München, S 1–12
361. Osieka R (1984) Untersuchungen an heterotransplantierten menschlichen Melanomen zum Resistenzproblem. In: Seeber S, Osieka R, Sack H, Schönenberger H (Hrsg) Das Resistenzproblem bei der Chemo- und Radiotherapie maligner Tumoren. Grundlagen und Klinik. Beitr Onkol, vol 18. Karger, Basel, pp 181–201
362. Osieka R (1984) Studies on drug-resistance in a human melanoma xenograft system. Cancer Treat Rev 11:85–97
363. Paterson AH, McPherson TA, Willans DJ (1978) Malignant melanoma (stage III B): A pilot study of adjuvant chemo-immunotherapy. Cancer Treat Rep 62:571–574
364. Paul E, Illig L, Bödeker RH (1985) Ten Years Survival after Epifocal DNCB Therapy of Primary Melanomas. 1st Int. Conf. Skin Melanoma, Venice 6.–9. 5. 1985 (9)
365. Pehamberger H, Leibl H, Konrad K, Stingl G, Wolff K (1985) In Vivo and In Vitro Effects of Azelaic Acid in Melanoma Cells. 1st Int. Conf. Skin Melanoma, Venice 6.–9. 5. 1985 (27)
366. Perlin E, Engeler J, Reid JW (1975) Treatment of malignant melanoma with vinblastine (NSC-49842), procarbazine (NSC-77213), and actinomycin-D (NSC-3053). Cancer Chemother Rep 59:767–768
367. Perloff M, Muggia RM, Ackerman C (1974) Role of a nitrosurea (CCNU, NSC-79037) in advanced nonhematologic cancer. Cancer Chemother Rep 58:421–424
368. Phillips RW, Brook J (1971) Clinical experiences with dibromodulcitol (NSC-104800) in solid tumors. Cancer Chemother Rep 55:567–573
369. Poste G, Greig R (1983) The experimental and clinical implications of cellular heterogeneity in malignant tumors. J Cancer Res Clin Oncol 106:159–170
370. Presant CA, Smalley R, Vogler WR, and the Southeastern Cancer Study Group (1977) Therapy of metastatic malignant melanoma with cyclophosphamide plus DTIC with or without C. parvum. Proc ASCO 19:68
371. Presant CA, Bartolucci A (1978) Comparison of cyclophosphamide plus 1-day DTIC or 5-day DTIC in metastatic melanoma. Proc AACR 19:320
372. Presant CA, Bartolucci AA, Smalley RV, Vogler WR (1978) Effects of Corynebacterium parvum on combination chemotherapy of disseminated malignant melanoma. In: Terry WD, Windhorst D (eds) Immunotherapy of Cancer: Present Status of Trials in Man, Progress in Cancer Research and Therapy, vol. 6. Raven Press, New York, pp 113–122
373. Presant CA, Bartolucci AA, Smalley RV, Vogler WR (1979) Cyclophosphamide plus 5-(3,3-Dimethyl-l-triazeno)imidazole-4-carboxamide (DTIC) with or without Corynebacterium parvum in metastatic malignant melanoma. Cancer 44:899–905
374. Presant CA, Bartolucci AA, Balch C (1979) Cyclophosphamide plus DTIC alone or with piperazinedione in melanoma. Proc AACR ASCO 20:320
375. Presant C, Bartolucci A, Ungaro P, Oldham R (1979) Phase II trial of piperazinedione in malignant melanoma: a report by the Southeastern Cancer Study Group. Cancer Treat Rep 63:1367–1369
376. Presant CA, Bartolucci A, Balch C, Troner M, and the Southeastern Cancer Study Group (1982) A randomized comparison of cyclophosphamide, DTIC with or without piperazinedione in metastatic malignant melanoma. Cancer 49:1355–1359

377. Presant CA, Gams R, Bartolucci A (1984) Mitoxantrone in malignant melanoma. Cancer Treat Rep 68:903–905
378. Pritchard KI, Cowan DH, Quirt IC, Kutas GJ, Osoba D (1976) DTIC therapy in metastatic malignant melanoma: A simplified dosage schedule. Proc AACR 17:215
379. Pritchard KI, Cowan DH, Quirt IC, Osoba D (1977) Treatment of metastatic malignant melanoma with imidazole carboxamide (DTIC), cyclophosphamide and vincristine, using a simplified DTIC dosage schedule. Proc AACR 18:199
380. Pritchard JD, Mavligit GM, Benjamin RS, Patt YZ, Calvo DB, Hall SW, Bodey GP, Wallace S (1979) Regression of regionally confined melanoma with intra-arterial cis-dichlorodiammineplatinum (II). Cancer Treat Rep 63:555–558
381. Pritchard KI, Quirt IC, Cowan DH, Osoba D, Kutas GJ (1980) DTIC therapy in metastatic malignant melanoma: a simplified dose schedule. Cancer Treat Rep 64:1123–1124
382. Pugh RP, Jacobs EM, Bateman JR (1975) CCNU vs CCNU + vincristine in disseminated melanoma. Proc AACR ASCO 16:246
383. Quagliana M, Costanzi JJ, O'Bryan R (1974) A Phase II study of 5-azacytidine (5-azaC) in the treatment of solid tumors. Proc AACR ASCO 15:121
384. Quagliana J, Stephens R, Baker L, Costanzi JJ (1982) Vindesine in patients with metastatic malignant melanoma (a SWOG study). Proc ASCO 1:182
385. Ramirez G, Weiss AJ, Rochlin DB (1971) Phase II study of 6α-methylpregn-4-ene-3,11,20-trione (NSC-17256). Cancer Chemother Rep 55:265–268
386. Ramirez G, Wilson W, Grage T, Hill G (1972) Phase II evaluation of 1,3-bis-(2-chloroethyl)-l-nitrosurea (BCNU; NSC-409962) in patients with solid tumors. Cancer Chemother Rep 56:787–790
387. Ramseur WL, Richards F, Muss HB, Rhyne L, Cooper MR, White DR, Stuart JJ, Spurr CL (1978) Chemoimmunotherapy for disseminated malignant melanoma: a prospective randomized study. Cancer Treat Rep 62:1085–1087
388. Regelson W, Holland JF, Gold GL (1967) 6-mercaptopurine (NSC-755) given intravenously at weekly intervals to patients with advanced cancer. Cancer Chemother Rep 51:277–282
389. Reimer RR, Gahbauer R, Bukowski RM, Hewlett JS, Groppe CW, Weick JK, Antunez AR (1981) Simultaneous treatment with cisplatin and radiation therapy for advanced solid tumors: a pilot study. Cancer Treat Rep 65:219–222
390. Reitemeier RJ, Moertel CG, Blackburn CM (1964) Vincristine (NSC-67574) therapy of adult patients with solid tumors. Cancer Chemother Rep 34:21–23
391. Retsas S, Newton KA, Westbury G (1979) Vindesine as a single agent in the treatment of advanced melanoma. Cancer Chemother Pharmacol 2:257–260
392. Retsas S (1980) Evaluation of Dibromodulcitol in advanced malignant melanoma. Cancer Immunol Immunother [Suppl] 10:163
393. Retsas S, Peat I, Ahford R, Coe M, Maher J, Drury A, Hanham IWF, Phillips RH, Newton KA, Westbury G (1980) Updated results of vindesine as a single agent in the therapy of advanced malignant melanoma. Cancer Treat Rev 7:87–90
394. Retsas S, Pickering D, Plant G, Newton K, Westbury G (1980) DTIC as a second line treatment in advanced malignant melanoma. Proc AACR ASCO 21:369
395. Retsas S, Athanasiou A, Flynn MD, Smith B, Newton KA, Westbury G (1982) Combination chemotherapy with vindesine and DTIC in advanced malignant melanoma. Proc ASCO 1:169
396. Retsas S (1983) Treatment of refractory malignant neoplasms with ifosfamide as single agent and in combination chemotherapy. Cancer Treat Rev 10:151–155
397. Rhomberg WU, Mesche E (1981) Vindesine in the treatment of advanced solid tumors. A Phase II Study with a biweekly schedule. In: Brade W, Nagel GA, Seeber S (eds) Proceedings of the International Vinca Alkaloid Symposium – Vindesine. Karger, Basel München, pp 222–226
398. Richman SP, Woodcock TW, Kubota TT, Blumenreich MS, Gentile PS, Allegra JC (1984) Phase II trial of vinblastine, bleomycine, and cisplatin (VBP) followed by dacarbazine and mitolactol in metastatic melanoma. Cancer Treat Rep 68:1395–1396
399. Riley PA (1984) Hydroxyanisole: Recent Advances in Anti-Melanoma Therapy. IRL Press, Oxford Arlington

400. Robustelli Della Cuna G, Pavesi L, Cuzzoni Q, Ganzina F, Tramarin R (1981) A phase II study of 4'-epi-adriamycin in advanced solid tumors. 12th Internat. Congr. Chemother., Florence 1981, 19–24 July, 109, p 75
401. Robustelli Della Cuna G, Ganzina F, Tramarin R, Pavesi L (1981) Phase II evaluation of 4'-epi-doxorubicin (epi-ADM). 1st UICC Conference on Clinical Oncology, Lausanne 1981, 28–31 Oct., 05-0201
402. Rochlin DB, Wagner DE, Wilson WL, Weber AP (1970) Results of phase I and II studies with DTIC. In: 10th International Canc. Congr., Houston 1970, Abstr. 474. Medical Arts Publishing
403. Rosencweig M, Von Hoff D, Penta J (1977) Clinical status of cis-diamminedichloroplatinum (II). J Clin Hematol Oncol 7:672–680
404. Rosencweig M, Von Hoff DD, Slavik M, Muggia FM (1977) Cis-diamminedichloroplatinum (II): A new anticancer drug. Ann Intern Med 86:803–812
405. Rubens RD, Minton MJ, Furlong RCS, Cantwell BMJ (1979) Preliminary experience with vindesine in the treatment of solid tumors. Proc. Sixth Vinca Alkaloid Symposium – Vindesine, pp 51–55
406. Rümke P, Everall JD, Mulder J, Rosencweig M, Czarnetzki BM, Thomas D (1981) E.O.R.T.C. Phase II Study of Vindesine (VDS) in Advanced Melanoma. 1st UICC Conference on Clinical Oncology, Lausanne, Abstract 5–135
407. Rümke P, Israels SP (1983) Topical DNCB followed by systemic DTIC treatment in melanoma patients with skin metastases ± other metastases. 2nd European Conference on Clinical Oncology, Amsterdam, Abstract 11-06
408. Rümke P (1984) Malignant melanoma. In: Pinedo HM (ed) Cancer Chemotherapy 1984. The EORTC Cancer Chemotherapy Annual 6. Elsevier, Amsterdam Oxford, pp 427–435
409. Rümke P, Israels SP (1985) Continuous complete remissions of long duration after topical DNCB and subsequent DTIC treatment patients with skin ± other metastases. 1st Int. Conf. Skin Melanoma, Venice 6.–9. 5. 1985 (10)
410. Rundles RW, Laszlo J, Garrison FE (1962) The antitumor spectrum of cyclophosphamide. Cancer Chemother Rep 16:407–411
411. Salem PA, Sinno B, Haji A, Kuzhaya S (1976) High dose intermittent therapy with 5-(3,3-dimethyl-l-triazeno)-imidazole-4-carboxamide (DTIC) in melanoma and other solid tumors. Proc AACR 17:116
412. Salmon SE, Hamburger AW, Soehnlen BS, Durie BGM, Alberts DS, Moon TE (1978) Quantitation of differential sensitivity of human-tumor stem cells to anticancer drugs. N Engl J Med 298:1321–1327
413. Samson MK, Baker LH, Talley RW, Fraile RJ, McDonald B (1978) Phase I–II Study of Intermittent Bolus Administration of DTIC and Actinomycin D in Metastatic Malignant Melanoma. Cancer Treat Rep 62:1223–1225
414. Samson MK, Baker LH, Haas CD (1982) Dibromodulcitol (DBD), DTIC (D) and actinomycin D (A) in metastatic malignant melanoma. Proc ASCO 1:172
415. Samson MK, Baker LH, Cummings G, Talley RW, McDonald B, Bathena DB (1982) Clinical trial of chlorozotocin, DTIC, and dactinomycin in metastatic malignant melanoma. Cancer Treat Rep 66:66–69
416. Sauer R (1984) Hyperthermie bei Radioresistenz. In: Seeber S, Osieka R, Sack H, Schönenberger H (Hrsg) Das Resistenzproblem bei der Chemo- und Radiotherapie maligner Tumoren. Grundlagen und Klinik. Beitr Onkol vol 18. Karger, Basel, pp 427–442
417. Schein PS, O'Connell MJ, Blom J (1974) Clinical antitumor activity and toxicity of streptozotocin (NSC-85998). Cancer 34:993–1000
418. Scheulen ME, Niederle N, Bremer K, Schütte J, Seeber S (1983) Efficacy of ifosfamide in refractory malignant diseases and uroprotection by MESNA – results of a clinical Phase II study with 151 patients. Cancer Treat Rev 10:93–101
419. Schilcher RB, Niederle N, Higi M, Osieka R, Seeber S (1980) Behandlung therapierefraktärer solider Tumoren mit Cisplatin. In: Seeber S, Schmidt CG, Nagel GA, Achterrath W (Hrsg) Cisplatin – derzeitiger Stand und neue Entwicklungen in der Chemotherapie maligner Neoplasien. Karger, Basel München, S 45–50

420. Schmidt CG, Becher R (1979) Kombinierte Chemotherapie des metastasierenden Melanoblastoms mit Ifosfamid und cis-Diamino-dichloro-platin (II). Dtsch Med Wochenschr 104:872–875
421. Schmoll HJ (1981) Vindesine in melanoma, testicular cancer, head and neck cancer, myeloma and other solid tumors, except breast and lung cancer: a critical review. In: Brade W, Nagel GA, Seeber S (eds) Proceedings of the International Vinca Alkaloid Symposium – Vindesine. Karger, Basel München, pp 289–312
422. Schwarz MA, Gutterman JU, Burgess MA, Heilbrun LK, Murphy WK, Bodey GP, Stone E, Turner-Chism V, Evan HM (1980) Chemoimmunotherapy of disseminated malignant melanoma with DTIC-BCG, transfer factor plus melphalan. Cancer 45:2506–2515
423. Seigler HF, Lucas VS, Pickett NJ, Huang AT (1979) A phase II study of bleomycin oncovin lomustine and DTIC (BOLD) in metastatic melanoma. Proc ASCO 20:427
424. Seigler HF, Lucas VS, Pharm BS, Pickett NJ, Huang AT (1980) DTIC, CCNU, bleomycin and vincristine (BOLD) in metastatic melanoma. Cancer 46:2346–2348
425. Seigler HF (1982) Immunotherapy of melanoma. In: Seigler HF (ed) Clinical Management of Melanoma. Developments in Oncology, vol 5. Martinus Nijhoff Publishers, The Hague Boston London, pp 503–513
426. Shaw RK, Bruner JA (1964) Clinical evaluation of vincristine (NSC-67574). Cancer Chemother Rep 42:45–48
427. Shaw RK, Bruner JA (1964) A clinical evaluation of vincristine. Proc AACR 5:58
428. Shnider BI, Baig M, Serpick A (1975) Combination therapy with 5-fluorouracil, cyclophosphamide, vincristine, and methotrexate. J Clin Pharmacol 15:69–73
429. Shnider BI, Gold GL, Hall T (1960) Preliminary studies with cyclophosphamide. Cancer Chemother Rep 8:106–111
430. Sieper WJ, Mastrangelo MJ, Bellet RE (1975) Phase II study of adriamycin (NSC-123127) in patients with metastatic melanoma. Cancer Chemother Rep 59:1181–1182
431. Silver BA, Barlock AL, Lippman ME, Anderson T, Fisher RI (1982) Phase II trial of chlorozotocin in malignant melanoma, breast cancer, and other solid tumors. Cancer Treat Rep 66:1229–1233
432. Sjögren HO, Axelsson B, Boketoft Å, Borgström S, Flodgren P, Jönsson PE, Lindström C, Malmström P (1985) Interferon Combined With Cimetidine in Melanoma. 1st Int. Conf. Skin Melanoma, Venice 6.–9. 5. 1985 (50)
433. Simmonds MA, Lipton A, Harvey HA, Ellison N, White D (1982) Phase II study of dibromodulcitol in metastatic malignant melanoma. Proc ASCO 1:98
434. Skibba JL, Ramirez G, Beal DD, Bryan GT (1969) Preliminary clinical trial and the physiologic disposition of 4(5)3,3 dimethyl-l-triazeno imidazole-5(4) carboxamide in man. Cancer Res 29:1944–1951
435. Skipper HE (1974) Combination therapy. Some concepts and results. Cancer Chemother Rep 54:137–142
436. Slack NH, Jones R (1970) Single reversal trial of hydroxyurea (NSC-32065) in 91 patients with advanced cancer. Cancer Chemother Rep 54:53–63
437. Slavik M, Carter SK (1975) Chromomycin A_3, mithramycin and olivomycin: antitumor antibiotics of related structure. Adv Pharmacol Chemother 12:1–30
438. Smart CR, Ottoman RE, Rochlin DB (1968) Clinical experience with vincristine (NSC-67574) in tumors of the central nervous system and other malignant diseases. Cancer Chemother Rep 52:733–741
439. Smart CR, Rochlin DB, Nahum AM (1964) Clinical experience with vinblastine sulfate (NSC-49842) in squamous cell carcinoma and other malignancies. Cancer Chemother Rep 34:31–45
440. Smart CR, Hogle HH, Robins RK, Broom AD, Barthalomew D (1969) An interesting observation on nordihydroguaiaretic acid (NSC-4291; NDGA) and a patient with malignant melanoma – a preliminary report. Cancer Chemother Rep 53:147–151
441. Smith IE, Hedley DW, Powles TJ, McElwain TJ (1978) Vindesine: A Phase II study in the treatment of breast carcinoma, malignant melanoma and other tumors. Cancer Treat Rep 62:1427–1433
442. Smyth JF (1982) Vindesine in the Treatment of Advanced Malignant Melanoma. Proceedings of the Eighth Vinca Alkaloid Symposium – Vindesine, pp 73–77
443. Solomon J, Alexander MJ, Steinfeld JL (1963) Cyclophosphamide: a clinical study. J Am Med Assoc 183:165–170

444. Song S, Chary K, Highby D (1977) Cis-diammine-dichloride platinum II in the treatment of metastatic malignant melanoma. Clin Res 25:411 A
445. Spiegel RJ, Levin M, Cumps E, Muggia F (1982) Phase II trial of bisantrene in melanoma with clonogenic assay correlations. Proc ASCO 1:175
446. Spitler LE, Lee H, Del Rio M, Khentigan A, Miller L, Kawahata R, Rosendorf L, Scannon P (1985) Phase I trial of monoclonal antimelanoma antibody XMMME-001-ricin A chain conjugate in patients with metastatic malignant melanoma. 1st Int. Conf. Skin Melanoma, Venice 6.–9.5.1985 (52)
447. Stambaugh JE (1979) Treatment of patients with advanced neoplastic disease – late Phase II trial. Proceedings Sixth Vinca Alkaloid Symposium – Vindesine
448. Stambaugh JE (1980) Vindesine (DVA) in the treatment of patients with advanced neoplastic disease. Proc AACR ASCO 21:344
449. Stambaugh JE (1980) Phase II trial of vindesine in advanced neoplastic disease. Cancer Treat Rev [Suppl] 7:75–79
450. Sterchi JM, Cole W, Richards F, Muss HB, White DR, Cooper MR, Spurr CL (1980) Dacarbazine (DTIC) and immunotherapy with the methanol extraction residue of BCG (MER) in stage II and stage III melanoma. Proc ASCO 21:363
451. Stolinsky DC, Jacobs EM, Bateman JR (1967) Clinical trial of trimethylcolchinic acid methyl ether d-tartrate (TMCA; NSC-36354) in advanced cancer. Cancer Chemother Rep 51:25–34
452. Stolinsky DC, Jacobs EM, Braunwald J (1972) Further study of trimethylcolchinic acid methyl ether d-tartrate (TMCA; NSC-36354) in patients with malignant melanoma. Cancer Chemother Rep 56:263–265
453. Stolinsky DC, Bogdon DL, Solomon J, Bateman JR (1972) Hexamethylmelamine (NSC-13875) alone and in combination with 5-(3,3-Dimethyltriazeno)imidazole-4-carboxamide (NSC-45388) in the treatment of advanced cancer. Cancer 30:654–659
454. Stolinsky DC, Pugh RP, Bohannon RA (1974) Clinical trial of BCNU (NSC-409962) combined with vincristine (NSC-67574) in disseminated gastrointestinal cancer and other neoplasms. Cancer Chemother Rep 58:947–950
455. Storm FK, Silberman AW, Ramming KP, Kaiser LR, Harrison WH, Elliott RS, Haskell CM, Sarna G, Morton DL (1983) Clinical Thermochemotherapy: A Controlled Trial in Advanced Cancer Patients. Proc ASCO 2:229, C-895
456. Streffer C, van Breuningen D, Uma Devi P (1984) Hyperthermie in Kombination mit ionisierenden Strahlen in der Behandlung resistenter Tumoren. In: Seeber S, Osieka R, Sack H, Schönenberger H (Hrsg) Das Resistenzproblem bei der Chemo- und Radiotherapie maligner Tumoren. Grundlagen und Klinik. Beitr Onkol, 18, Karger, Basel, S 415–426
457. Sullivan RD, Miller E, Zurek WZ (1967) Re-evaluation of methotrexate as an anticancer drug. Surg Gynecol Obstet 125:819–824
458. Sykes MP, Karnofsky DA, Philips FS (1953) Clinical studies on triethylene phosphoramide and diethylenephosphoramide, compounds with nitrogen mustard-like activity. Cancer 6:142–148
459. Takeda S, Yajima N, Kitazato K, Unemi N (1982) Antitumor activities of harringtonine and homoharringtonine, cephalotaxus alkaloids which are active principles from plant by intraperitoneal and oral administration. J Pharmacobiodyn 10:841–847
460. Talley RW, Samson MK, Brownlee RW, Samhouri AM, Fraile RJ, Baker LH (1981) Phase II evaluation of chlorozotocin (NSC-178248) in advanced human cancer. Eur J Cancer Clin Oncol 17:337–341
461. Taylor S, Von Hoff D, Panettiere F (1983) Phase II trial of dihydroxyanthracenedione in advanced malignant melanoma: a Southwest Oncology Group Study. Proc ASCO 2:225, C-881
462. Telhaug R, Klepp O, Bormer O (1982) Phase II study of tamoxifen in patients with metastatic malignant melanoma. Cancer Treat Rep 66:1437–1441
463. Teufel G, Pfleiderer A (1984) Praktikabilität des Kurzzeittumortests nach Volm zur Resistenzbestimmung des Ovarialkarzinoms gegen Zytostatika. In: Seeber S, Osieka R, Sack H, Schönenberger H (Hrsg) Das Resistenzproblem bei der Chemo- und Radiotherapie maligner Tumoren. Grundlagen und Klinik. Beitr Onkol, 18. Karger, Basel, S 349–359
464. Thatcher N, Blackledge G, Palmer MK, Crowther D (1981) Chemoimmunotherapy for

metastatic malignant melanoma using vincristine (NSC-67574), DTIC (NSC-45388) and Bacillus Calmette-Guérin. Eur J Cancer Clin Oncol 17:465–469

465. Thatcher N, Anderson H, James R, Craig P (1985) DTIC by 24 hour infusion for metastatic melanoma. 1st Int. Conf. Skin Melanoma, Venice 6.–9. 5. 1985 (156)
466. Thigpen JT, Morrison F, Baker L (1977) Phase II evaluation of dianhydrogalactitol (DAG) in treatment of advanced sarcoma and malignant melanoma. Proc AACR ASCO 18:240
467. Thigpen JT, Al-Sarraf M, Hewlett JS (1979) Phase II trial of dianhydrogalactitol in metastatic malignant melanoma: a Southwest Oncology Group Study. Cancer Treat Rep 63:525–528
468. Thornes RD, Lynch G, Sheehan MV (1982) Cimetidine and coumarin therapy of melanoma. Lancet II:328
469. Tidler IJ, Hart IR (1981) The origin of metastatic heterogeneity in tumors. Eur J Cancer Clin Oncol 17:487–494
470. Todd IDH (1965) Natulan in management of late Hodgkin's disease, other lymphoreticular neoplasms, and malignant melanoma. Br Med J 1:628–631
471. Tonn JC, Aigner KR, Kostaki A, Müller H, Schwemmle K (1984) Intraarterielle Infusion von Adriamycin bei regionaler venöser Hämofiltration. Tumor Diagnostik Therapie 5:216–219
472. Tranum BL, Haut A, Rivkin S (1974) Methyl CCNU in Hodgkin's disease and other tumors. Proc AACR ASCO 15:171
473. Tranum BL, Haut A, Rivkin S (1975) A phase II study of methyl CCNU in the treatment of solid tumors and lymphomas: A Southwest Oncology Group Study. Cancer 35:1148–1153
474. Tullis JL (1958) Triethylenephosphoramide in the treatment of disseminated melanoma. J Am Med Wom Assoc 166:37–41
475. Unger C, Eibl H, von Heyden HW, Nagel GA (1984) Reversible opening of the blood-brain-barrier (BBB) for drug transfer by short chain alkyl glycerols. Verh Dtsch Krebs Ges 5:164
476. Valdivieso M, Bedikian AY, Richman S, Burgess MA, Freireich EJ, Bodey GP (1979) Phase I and Phase II studies of vindesine. Proceedings Sixth Vinca Alkaloid Symposium – Vindesine
477. Valdivieso M, Moore EC, Burgess AM (1980) Phase I clinical study of N-(phosphonacetyl)-L-aspartic acid (PALA). Cancer Treat Rep 64:285–292
478. Van Amburg A, Ratkin G, Washington U (1980) Complete responses in metastatic malignant melanoma with chlorozotocin in previously untreated patients. Proc ASCO 21:353
479. Van Amburg AL, Presant CA, Burns D (1982) Phase II study of chlorozotocin in malignant melanoma: A Southeastern Cancer Study Group Report. Cancer Treat Rep 66:1431–1435
480. Vanderlinden B, Rosencweig M, Clavel M, Rümke P, Czarnetzki B, Tagnon H (1983) Combination chemotherapy with cisplatin (C), vindesine (V), and dacarbazine (D) in advanced malignant melanoma: a pilot study. Proc ASCO 2:237, C-928
481. van der Merwe AM, Falkson G, van Eden EB, van Dyk JJ (1971) Metastatic malignant melanoma. Imidazole carboxamide in its treatment. Med Proc 17:399–405
482. van Dyk JJ, Falkson G (1975) A clinical trial of procarbazin plus vincristine plus bis-chloroethyl-nitrosurea plus imidazole carboxamide dimethyl triazeno in metastatic malignant melanoma. Med Pediatr Oncol 1:107–111
483. Venditti JM (1981) Preclinical drug development: Rationale and methods. Semin Oncol 8:349–361
484. Veronesi U, Adamus J, Aubert C, Bajetta E, Beretta G, Bonadonna G, Bufalino R, Cascinelli N, Cocconi G, Durand J, De Marsillac J, Ikonopisov RL, Kiss B, Lejeune F, MacKie R, Madej G, Mulder JH, Mechl Z, Milton GW, Morabito A, Peter H, Priario J, Paul E, Rümke P, Sertoli R, Tomin T (1982) A randomized trial of adjuvant chemotherapy and immunotherapy in cutaneous melanoma. N Engl J Med 15:913–916
485. Vogel CL, Comis R, Ziegler JL (1971) Clinical trials of 5-(3,3-dimethyl-l-triazeno)imidazole-4-carboxamide (NSC-45388) given intravenously in the treatment of malignant melanoma in Uganda. Cancer Chemother Rep 55:143–149
486. Vogler WR, Huguley CM, Kerr W (1965) Toxicity and antitumor effect of divided doses of methotrexate. Arch Intern Med 115:285–293

487. Voigt H (1980) Adjuvante Chemo- und Immunotherapie des primären Melanoms nach dem Hamburger Protokoll. Eine Zwischenbilanz. Hamb Ärtzebl 12:453–456
488. Voigt H, Caselitz J, Jänner M (1981) Veno-occlusives Syndrom mit akuter Leberdystrophie unter Dacarbazin-Therapie eines malignen Melanoms. Klin Wochenschr 59:229–236
489. Voigt H, Crone-Münzebrock W, Caselitz J (1981) Limitations and risks of adjuvant chemotherapy with dacarbazine. 1st UICC Conference on Clinical Oncology, Lausanne, Abstract 14–68
490. Voigt H, Meigel WN, Meißner K, Mensing H, Medenwaldt B, Jensen G (1982) Erfahrungen mit der hochdosierten Cis-Platin-Therapie beim metastasierten malignen Melanom. Onkologie 3:120–129
491. Voigt H, Kleeberg UR, Caselitz J (1982) Pathogenetische und präventiv-diagnostische Hinweise zu Dacarbazin-induzierten Todesfällen. Tumor Diagnostik Therapie 3:150–155
492. Voigt H, Kleeberg UR (1983) Möglichkeiten und Grenzen einer systemischen Chemotherapie beim metastasierenden malignen Melanom. Hautarzt [Suppl] VI:349–351
493. Voigt H, Aigner K (1983) Chemotherapy in advanced malignant melanoma: combination of systemic and selective arterial perfusion chemotherapy: case report. Proc. 13th Internat. Congr. Chemother. 246:35–38
494. Voigt H, Kleeberg UR (1984) PALA, vindesine, and cisplatin combination chemotherapy in advanced malignant melanoma: a pilot study. Cancer 53:2058–2062
495. Voigt H (1984) Aspects of palliative chemotherapy for advanced malignant melanoma. Verh Dtsch Krebs Ges 5:136
496. Voigt H (1984) Die Chemotherapie des metastasierenden malignen Melanoms unter besonderer Berücksichtigung von Desacetylvinblastinamidsulfat (Vindesin). Tumor Diagnostik Therapie 5:171–177
497. Voigt H, Aigner K, Tonn JC (1985) Phasenorientierte Kombination systemischer und selektiv-arterieller Chemotherapie mit tumorreduktiver Chirurgie beim metastasierten Melanom. Akt Dermatol 11:29–33
498. Voigt H, Aigner K (1985) Systemische Chemotherapie in Verbindung mit selektiv-arterieller Zytostatika-Perfusion in der Behandlung des fortgeschrittenen malignen Melanoms: Konzeption und Kasuistik. In: Mahrle G, Ippen H (Hrsg) Dermatologische Therapie: Interdisziplinäre Aspekte – wissenschaftliche Grundlagen – praktische Behandlungsmöglichkeiten. Beiträge zur Dermatologie, Band 11. Perimed Fachbuch-Verlagsgesellschaft mbH, Erlangen, S 91–95
499. Voigt H, Kleeberg UR (1985) Follow-up results on PVP (PALA/vindesine/cisplatin) chemotherapy in metastatic melanoma. 1st Int. Conf. Skin Melanoma, Venice 6.–9. 5. 1985 (163)
500. Voigt H, Aigner K (1985) Intraarterielle Chemotherapie über implantierbare Kathetersysteme. In: Wolff HH, Schmeller W (Hrsg) Fehlbildungen – Nävi – Melanome. Fortsch. der operat. Dermatologie, Bd. 2, Springer, Berlin Heidelberg New York Tokyo, S 277–282
501. Volm M, Wayss K, Kaufmann W, Mattern J (1979) Pretherapeutic detection of tumor resistance and the results of tumor chemotherapy. Eur J Cancer Clin Oncol 15:983–994
502. Von Hoff D (1980) Initial experience with the human tumor stem cell assay system: Potential and problems. In: Salmon S (ed) Proceedings of the Human Tumor Cloning Conference. Alan Liss, New York, pp 113–127
503. Von Hoff DD, Page C, Harris G, Clark G, Cowan J, Coltman JA (1981) Prospective clinical trial of a human cloning system. Proc AACR ASCO 22:154
504. Von Hoff DD, Cowan J, Harris G, Reisdorf G (1981) Human tumor cloning: Feasibility and clinical correlation. Cancer Chemother Pharmacol 6:265–271
505. Von Hoff DD, Forseth B, Metelmann HR, Harris G, Rowan S, Coltman CA (1982) Direct cloning of human malignant melanoma in soft agar culture. Cancer 50:696–701
506. Vosika GJ, Briscoe K, Carey RW, O'Donnell JF, Perry MC, Budman D, Richards F, Coleman M (1981) Phase II study of diglycoaldehyde in malignant melanomas and soft tissue sarcomas. Cancer Treat Rep 65:823–825
507. Wagner DE, Ramirez G, Weiss AJ, Hill GH (1972) Combination phase I–II study of imidazole carboxamide (NSC-45388). Oncology 26:310–316

508. Wagner RF, DiSorbo DM, Nathanson L (1983) Topical application of vitamin B_6 significantly retards the growth of locally recurrent malignant melanoma. Proc ASCO 2:232
509. Wagstaff J, Thatcher N, Rankin E, Crowther D (1982) Tamoxifen in the treatment of metastatic malignant melanoma. Cancer Treat Rep 66:1771–1774
510. Wagstaff J, Anderson HA, Shiu W, Thatcher N (1983) Phase II study of vindesine infusion in visceral metastatic malignant melanoma. Cancer Treat Rep 67:839–840
511. Wallack MK, Bash JA, McNally K (1985) Clinical and serological evaluation of melanoma patients in a phase I/II trial of vaccinia melanoma oncolysates (VMO) immunotherapy. 1st Int. Conf. Skin Melanoma, Venice 6.–9. 5. 1985 (205)
512. Watne AL, Badillo J, Koike A (1960) Clinical studies of actinomycin D. Ann NY Acad Sci 89:445–453
513. Weiss AJ, Stambaugh JE, Mastrangelo MJ (1972) A Phase II study of 5-azacytidine (NSC-102816). Cancer Chemother Rep 56:413–419
514. Whittington RM, Close HP (1970) Clinical experience with mitomycin C (NSC-26980). Cancer Chemother Rep 54:195–198
515. WHO Handbook for Reporting Results of Cancer Treatment (1979) WHO Offset Publication No. 48. WHO, Geneva
516. Wilhelm HJ, Schätzle W (1982) Erste Ergebnisse der Chemotherapie des metastasierenden malignen Melanoms im Kopf-Hals-Bereich mit Cisplatin. Arch Otorhinolaryngol 235:415–418
517. Wilhelm HJ, Dietz R, Schätzle W (1983) Cisplatin-Chemotherapie in the treatment of metastatic malignant melanoblastoma in the head and neck region. Proc. 13th Internat. Congr. Chemother. 246:18–21
518. Wilson WL, Schroeder JM, Bisel HF, Myrazek R, Hummel RP (1969) Phase II study of Hexamethylmelamine (NSC-13875). Cancer 23:132–136
519. Wilson WL, Bisel HF, Cole D, Rochlin D, Ramirez G, Madden R (1970) Prolonged low-dosage administration of Hexamethylmelamine. (NSC-13875). Cancer 25:568–570
520. Wilson WL, Hurley JD, Myrazek RG (1970) Phase II study of alanine mustard (NSC-17663). Cancer Chemother Rep 54:361–363
521. Wittes RE, Wittes JT, Golbey RB (1978) Combination chemotherapy in metastatic malignant melanoma: a randomized study of three DTIC-containing combinations. Cancer 41:415–421
522. Wittes R, Young CW (1982) Phase II study of 4′-epi-doxorubicin. Workshop on Anthracycline Analogs, IVth Course in Hematology (Alberto e Antoinetta Mattarelli Foundation) Milan 1982, 1–5 February
523. Wood WC, Cosimi AB, Carey RW, Kaufman SD (1978) Randomized trial of adjuvant therapy for "high risk" primary malignant melanoma. Surgery 60:677–682
524. Wright TL, Hurley J, Korst DR (1963) Vinblastine in neoplastic disease. Cancer Res 23:169–179
525. Yap BS, Burgess MA, Benjamin RS, Hersh EM, Bodey GP (1982) DTIC and continuous 5-day infusion of vindesine ± IV MER for metastatic malignant melanoma. Proc ASCO 1:178, C-691
526. Yap BS, Burgess MA, Benjamin RS, Bodey GP (1982) Continuous five-day infusion of vindesine in the treatment of metastatic malignant melanoma. Proc AACR 23:528
527. York RM, Lawson DH, McKay J (1983) Treatment of metastatic malignant melanoma with vinblastine, bleomycin by infusion and cisplatin. Cancer 52:2220–2222
528. Young CW (1980) Vindesine trials at Memorial Sloan-Kettering Cancer Center. Cancer Treat Rev [Suppl] 7:53–57
529. Young RC, Canellos GP, Chabner BA, Schein PS, Brereton HD, DeVita VT (1974) Treatment of malignant melanoma with methyl CCNU. Clin Pharmacol Ther 15:617–622
530. Zacharski LR (in press) Interaction of Platelets and Tumor Cells. In: Jamieson GA (ed). Liss, New York
531. Zubrod CG, Schneiderman M, Frei E (1960) Appraisal of methods for the study of chemotherapy of cancer in man: comparative therapeutic trial of nitrogen mustard and triethylene thiophosphoramide. J Chronic Dis 11:7–33

14. Perfusionstherapie

K. R. Aigner, H. Walther, K. H. Link und H. Voigt

Einleitung

Geringe Ansprechraten unter systemischer Chemotherapie und lokale Inoperabilität bei einem Patienten mit multiplen Intransitmetastasen eines Extremitätenmelanoms führten in den frühen fünfziger Jahren an der Tulane Medical School in New Orleans zur Entwicklung der isolierten Extremitätenperfusion. Creech, Krementz et al. beschrieben 1958 [4] erstmals diese Methode. Der erste so behandelte Patient überlebte vierzehn Jahre und verstarb nicht an seiner malignen Erkrankung. Dieser außergewöhnlich gute Verlauf nach einer einmaligen Hochdosistherapie mit Melphalan ermunterte zur Weiterentwicklung dieser Therapieform als Amputationsalternative und adjuvant nach Entfernung des Primärtumors.

Operative Technik

Die isolierte Extremitätenperfusion verfolgt das Prinzip der temporären funktionellen Abtrennung einer Extremität zur hochdosierten Chemotherapie und Hyperthermie, wobei die Blutversorgung im isolierten Kreislauf von einer Herz-Lungen-Maschine übernommen wird (Abb. 1). Bei der am häufigsten angewandten sog. Standardtechnik werden über einen Pararektalschnitt im Unterbauch die Iliacalgefäße bis zur Leiste extraperitoneal freigelegt. Die Dissektion des parailiacalen Lymphgewebes geschieht in diagnostischer, in wenigen Fällen auch in therapeutischer Absicht. A. und V. iliaca externa werden nach distal bis in Höhe des Leistenbandes kanüliert und an das extrakorporale Kreislaufsystem angeschlossen. Dieses besteht aus Rollerpumpe, Oxygenator und Wärmeaustauscher. Eine komplette Isolation läßt sich nur durch zusätzliches Anlegen einer Gummistaubinde erzielen. Diese wird durch einen in die Spina iliaca anterior superior getriebenen Steinmann-Nagel rutschfest in Position gehalten. Der Patient ist während der einstündigen Perfusionsdauer voll heparinisiert. Zur Kontrolle der angestrebten Gewebetemperatur von 39,5 – 40 °C werden in den Ober- und Unterschenkel je zwei Thermosonden in den Muskel und subcutan eingestochen. Die subcutane Sonde liegt stets in der Nähe des Tumors. Zur externen Wärmeanwendung eignet sich eine Temperatur-regulierbare Wärmemanschette. Ebenso läßt sich ein Wärmestau durch Umwickeln der Extremität mit einer Metallfolie erreichen. Die arteriellen Blutflußraten liegen am Bein bei 400 – 600 ml/min und am Arm bei 150 – 250 ml/min. Bei einer

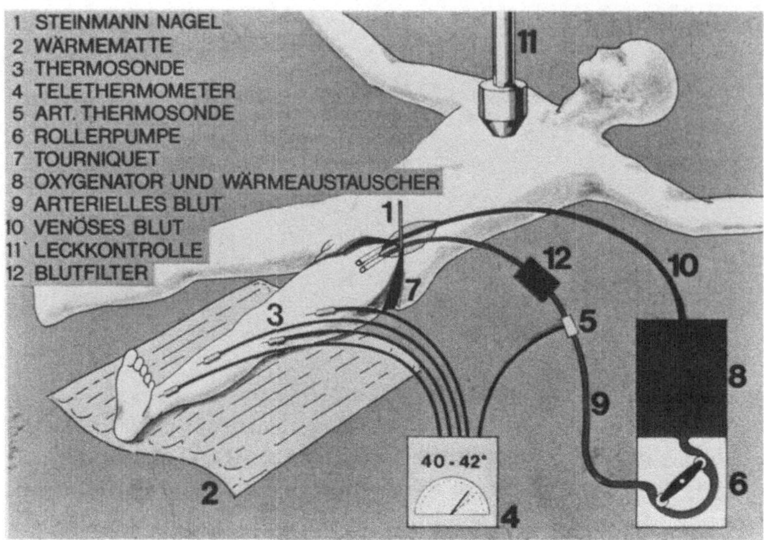

Abb. 1.

Bluttemperatur von 42 °C im Oxygenator erreicht man nach etwa 20 min die gewünschte Muskeltemperatur von 40 °C in der Extremität, wobei die subcutane Temperatur, welche bei der Melanommanifestation die entscheidende ist, in der Regel eine etwas längere „Anlaufzeit" hat. Bei 38 °C werden die Zytostatika in den Oxygenator gegeben. Erfolgt die Injektion in die arterielle Linie selbst, so sollte sie als Infusion über mehrere Minuten, keinesfalls aber als Bolus gegeben werden. Unter diesen Umständen wäre mit postoperativen Komplikationen, wie Schmerzen, Ödem und neurologischen Ausfällen zu rechnen. Ein sogenanntes „Leck", d. h. Übertritt von Perfusionsblut in den systemischen Kreislauf ist bei standardisierter Operationstechnik nur in geringem Umfang von unter 10% des Perfusionsgesamtvolumens zu erwarten und damit hinsichtlich der systemischen Toxizität zu vernachlässigen.

Die Dosierung der Zytostatika richtet sich nach dem Volumen der zu perfundierenden Extremität, gemessen durch Wasserverdrängung [1, 2]. Zur Perfusion eignen sich Melphalan, cis-Platin, Actinomycin D, N-Lost, Vindesin und Dacarbazin (Tabelle 1).

Bei der Armperfusion erfolgt die Incision entlang dem Musculus pectoralis-Rand zum Oberarm hin. Nach sorgfältiger Dissektion der Axilla werden A. und V. axillaris so zentral wie möglich kanüliert. Dies geschieht mitunter durch Längsspaltung des Musculus pectoralis major. Sind stark-kalibrige venöse Aufzweigungen vorhanden, so empfiehlt sich die sogenannte Doppelkanülierung über einen Y-Katheter, wie sie auch arteriell an der unteren Extremität eingesetzt werden kann [1].

Nach einstündiger Perfusion werden das zytostatikahaltige Perfusat aus der Extremität ausgespült und nach Dekanülierung die Gefäße fortlaufend genäht.

Die Patienten werden postoperativ ab dem ersten Tag mobilisiert und die perfundierte Extremität krankengymnastisch beübt. Eine Marcumarisierung ist

Tabelle 1. Dosierung bei der Extremitätenperfusion eingesetzter Zytostatika pro Liter Extremität.

Zytostatikum	Dosierung (mg/l Extr. vol.)
Melphalan (Alkeran)	10 mg/l
Cis-Platin (cis-Platin Medac)	15–20 mg/l
Actinomycin C (Lyovac Cosmegen)	0,1 mg/l
Vindesin (Eldisine)	0,3–0,4 mg/l
Dacarbazin (Deticene)	100 mg/l
N-Lost (Mustargen)	4 mg/l fraktioniert

Tabelle 2. M. D. Anderson Stadieneinteilung von Extremitätenmelanomen.

M. D. Anderson Stadium	Tumormanifestation
I	Primärtumor
II	Lokales Rezidiv
III A	Intransitmetastasen
III B	Regionale Lymphknotenmetastasen
III AB	Intransit- und regionale Lymphknotenmetastasen
IV	Fernmetastasen

nicht erforderlich. Schwellneigung bei orthostatischer Belastung kann über viele Monate hinweg bestehen bleiben. Hier empfiehlt sich die Verordnung von Stützstrümpfen.

Indikation zur Perfusion

In den meisten Zentren, welche die isolierte Perfusion im Therapiekonzept führen, wird die Indikation zur Extremitätenperfusion bei sog. „High-risk"-Melanomen gestellt; im Stadium I ab Tumordicke 1,5 mm und Level III, bei niedrigerer Dicke ab Level IV, sowie bei Rezidivtumoren (Stadium II, M. D. Anderson-Klassifizierung). Bei akrolentiginösen oder nodulären Melanomen besteht grundsätzlich die Perfusionsindikation. Handelt es sich um Intransit- und/oder regionale Lymphknotenmetastasen (Stadium III A, III B und III AB), so stellt die Perfusion eine Amputationsalternative dar (Tabelle 2). Sind Fernmetastasen nachgewiesen (Stadium IV) und führt der Primärtumor an der Extremität zu mechanischer Behinderung oder starken Schmerzen, so führt man die Perfusion in palliativer Absicht zur Schmerzbekämpfung durch Tumorverkleinerung und damit Extremitätenerhaltung durch (Abb. 2).

Komplikationen und Nebenwirkungen

Eine leichte Rötung und geringe Schwellung des perfundierten Beines ist nach jeder „potenten Hochdosistherapie" zu erwarten. Ein Patient kann in diesem

Fall am ersten oder zweiten postoperativen Tag das Bein belasten. Die Entlassung nach Hause erfolgt nach acht bis vierzehn Tagen. Diese Behandlung darf, so invasiv sie auch ist, die Lebensqualität des Patienten nicht wesentlich beeinflussen, zumal es sich meist um eine adjuvante Maßnahme handelt. Ausnahmen bestätigen allerdings auch hier die Regel, und es kommt in seltenen Fällen vor, daß ein mit normaler Dosierung und Temperatur perfundiertes Bein postoperativ mit einer schmerzhaften Schwellung reagiert.

Die wesentliche Komplikation stellen nach Perfusionsbehandlung die *Lymphfisteln* als Folge der Leistendissektion dar. Diese können allerdings nach zwei bis drei Wochen in Lokal- oder Regionalanaesthesie an ihrem Ursprung umstochen und somit verschlossen werden. Den Patienten schwer belastende Nebenwirkungen treten grundsätzlich dann auf, wenn die Gewebetemperatur von 40 °C überschritten wird. Jedes Zytostatikum hat dabei seine spezifische Charakteristik: Unter Verwendung von *cis-Platin* führt eine Temperaturüberschreitung von 40 °C zu ausgeprägten neurologischen Schäden, bevorzugt im Peronaeusbereich.

Nach Einsatz von *Melphalan* können nach geringer Überdosierung oder/und gleichzeitiger Gewebetemperatur von über 41 °C schwerste Ödeme und Hautablösungen stattfinden. Trotzdem muß Melphalan als ein relativ gut steuerbares Zytostatikum bezeichnet werden. Wesentlich anders verhält sich dabei *N-Lost* (Mustargen): Dieses hochwirksame Chemotherapeutikum hat eine schmale Bandbreite zwischen optimaler Tumortoxizität und katastrophalen Nebenwirkungen. Bei geringster Überschreitung der Dosis-Temperatur-Korrelation treten offensichtlich ödembedingte Verschlüsse im Kapillarbereich auf. Diese können neben schwersten ischämischen Schmerzen zu ausgedehnten Gewebenekrosen führen und eine Amputation erforderlich machen. Mustargen wurde an der Tulane Medical School in New Orleans, im M. D. Anderson Institut in Houston und in Giessen in größerem Umfange eingesetzt. Die Erfahrungen bezüglich der Nebenwirkungen sind einstimmig.

Die Melanomwirksamkeit von *Vindesin* wurde sowohl klinisch [1, 12, 13] als auch konzentrationsabhängig in der Zellkultur [7] gezeigt. Bei Vindesin können Temperaturdifferenzen zwischen 0,5 und 1 °C bereits Schmerzreaktionen verursachen, die eine regionale Schmerzbehandlung oder Prophylaxe während der Perfusion [15] erforderlich machen. Bei über der Hälfte der Patienten treten unter Dosierungen von 0,5 mg/l Extremitätenvolumen keine Nebenwirkungen auf. Da aber in etwa 20% der Fälle schon ab 0,35 mg/l stärkste, über Tage andauernde Schmerzen an der perfundierten Extremität auftraten, ist zu empfehlen, 0,30 mg/l als Maximaldosierung nicht zu überschreiten.

Actinomycin D, als Monosubstanz nicht verwendet, führt in der Kombination mit cis-Platin oder Melphalan mitunter zu stärkerer Ödembildung ohne gravierende Beeinträchtigung des Patienten. Das gleiche gilt für *DTIC* mono oder in Kombination.

Eine erhöhte Zytostatikasensibilität besteht bei hellhäutigen und rothaarigen Patienten. Hier wird deshalb häufig die Dosis geringfügig, bis zu 10%, reduziert.

Arterielle Hochdosis-Chemotherapie mit venöser Zytostatikafiltration

Diese Therapiemodalität wurde 1982 erstmals in die Klinik eingeführt. Sie besteht in der intraarteriellen Zytostatikakurzzeitinfusion über einen operativ oder angiographisch plazierten Katheter zur Erreichung hoher lokaler Zytostatikaspiegel. Die den Tumor verlassende „Überdosis" bzw. überhöhte systemische Zytostatikakonzentration wird venös über einen doppellumigen Spezialkatheter (Fa. PfM, Köln-Sürth) vermindert. Das Verfahren ähnelt vom pharmakokinetischen Konzept einer isolierten Perfusion und wird daher auch als Perfusion im halboffenen System bezeichnet [3, 12, 14].

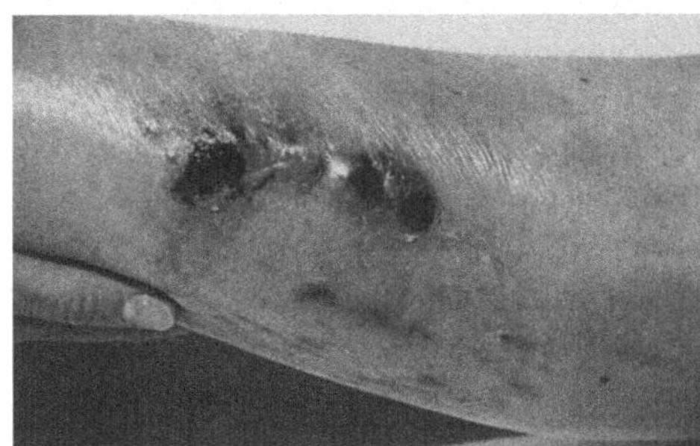
a

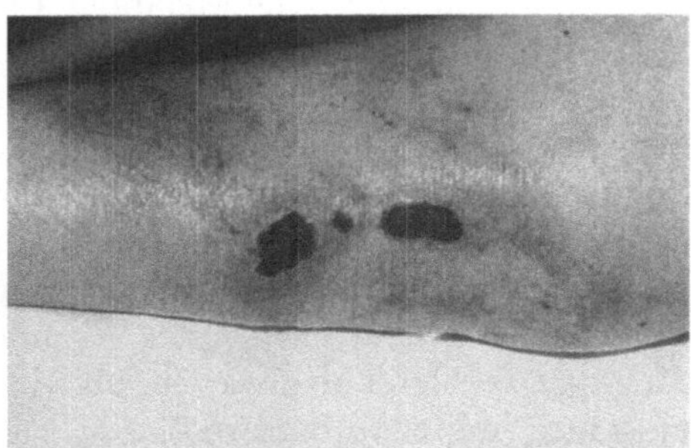
b

Abb. 2. a Melanom-Intransitmetastasen am Unterschenkel vor Perfusion. **b** Intransitmetastasen zwei Wochen nach isolierter Extremitätenperfusion mit cis-Platin, Vindesin, DTIC abgeflacht und verkrustet

Ergebnisse und Diskussion

Als anerkannte Therapieform beim Extremitätenmelanom gilt bislang die Excision im Sicherheitsabstand mit oder ohne regionale Lymphknotendissektion. Obwohl seit 1958 bekannt [4], hat sich die isolierte Extremitätenperfusion noch nicht als adjuvante Therapieform durchgesetzt. Grund ist das Fehlen einer randomisierten Studie, welche die weite Excision mit adjuvanter isolierter Perfusion der weiten Excision allein gegenüberstellt. Eine solche läuft zur Zeit als multizentrische EORTC-Studie. Bislang wurden nur perfundierte Patientengruppen vergleichbaren historischen Kontrollkollektiven gegenübergestellt. Die kumulative Überlebensrate liegt dabei in der Studie von Krementz bei 94% nach fünf, und 85% nach zehn Jahren in der Perfusionsgruppe [6]. Unbehandelte historische Vergleiche liegen wenigstens 20% darunter. Über ähnliche Ergebnisse berichten auch andere Autoren [2, 9–11]. Eine sehr interessante Untersuchung wurde von Schraffordt-Koops u. Mitarb. [8] an Computer-Zwillingen der Kliniken in Groningen und Sydney vorgenommen: Patienten mit übereinstimmender Tumordicke, Clark-Level, Histologie, Alter, Geschlecht, Primärtumorlokalisation im klinischen Stadium I wurden gegenübergestellt. Die Patienten aus Sydney waren nur mit weiter lokaler Excision des Primärtumors behandelt worden, die Patienten aus Groningen hatten weite Excision und adjuvante isolierte Perfusion mit Melphalan. Das Ergebnis war analog zu den Studien mit historischem Vergleich eine 10-Jahres-Überlebensrate von 80,8% in der Groninger-Gruppe (mit Perfusion) gegenüber 53,4% in der Sydney-Gruppe (ohne Perfusion). Ebenso signifikant unterschieden sich die rezidivfreien Intervalle in diesen Patientengruppen. Dies galt für die Melanomlokalisation am Bein. Befand sich der Tumor jedoch am Fuß, was generell mit einem erhöhten Metastasierungsrisiko einhergeht, so unterscheiden sich hier die 5- und 10-Jahres-Überlebensraten der perfundierten und nicht perfundierten Gruppen nicht. Diese Studie ist in ihrer Wertigkeit und Aussage einer prospektiv-randomisierten Studie fast gleichzusetzen, wenn sie diese auch letztlich nicht ersetzen wird. Von außerordentlicher Bedeutung ist hier die Erkenntnis, daß die isolierte Perfusion die Überlebenschancen verbessert, wenn der Primärtumor am Bein lokalisiert ist, beim akrolentiginösen Melanom aber möglicherweise keine Vorteile bringt. Eine Erklärung wäre in der Frühmetastasierung akrolentiginöser Melanome zu sehen. Die niedrigen Patientenzahlen lassen allerdings definitive Stellungnahmen noch nicht zu. In einer kürzlich publizierten prospektiv-randomisierten Studie [5] war die Rezidivhäufigkeit in der Perfusionsgruppe gegenüber der konventionell behandelten Gruppe signifikant niedriger, so daß die Studie vorzeitig abgebrochen wurde. Dies gibt bei aller Kritik über zu niedrige Patientenzahlen doch erneut ein starkes Argument für die lokale Wirksamkeit dieser Therapie. Es bleibt abzuwarten, ob wiederholte Perfusionen die Langzeitergebnisse nicht weiter verbessern.

Neue Perspektiven könnten sich aus der intraarteriellen Infusion mit venöser Zytostatikafiltration ergeben, da sie in ihrer Anwendbarkeit nicht nur auf die Extremitäten beschränkt ist und ein Konzept zur Kombination regionaler Hochdosistherapie mit begleitender systemischer Therapie darstellt.

Literatur

1. Aigner KR, Jungbluth A, Link KH, Walther H, Müller H, Schwemmle K, Ringenberg Th, Börger G, Ruppel R, Illig L, Voigt H (1984) Die isolierte hypertherme Extremitätenperfusion mit Vindesin, Dacarbazin und Cis-Platin bei der Behandlung maligner Melanome. Onkologie 7:348–353
2. Aigner KR et al. (in Vorbereitung) Experiences with 400 isolated extremity perfusions for melanoma and sarcoma
3. Aigner KR, Helling HJ, Link KH, Walther H, Bill G (1985) Zytostatikafiltration unter regionaler Chemotherapie. In: Aigner KR (Hrsg) Regionale Chemotherapie der Leber. Beitr Onkol, Vol 21, S 229–245
4. Creech O, Krementz ET, Ryan RF, Winblad JN (1958) Chemotherapy of cancer: regional perfusion utilizing an extracorporal circuit. Ann Surg 148:616–632
5. Ghussen F, Nagel K, Groth W, Müller JM, Stützer H (1984) Prospective randomized study of regional extremity perfusion in patients with malignant melanoma. Ann Surg 200:764–768
6. Krementz ET, Campbell M (1983) The role of limb perfusion in the management of malignant melanoma. In: Costanzi JJ (ed) Malignant Melanoma I. Martinus Nijhoff, The Hague, pp 225–257
7. Link KH, Aigner KR, Schultheis KH, Kühn W, Walther H, Schwemmle K (1985) High dose regional chemotherapy in melanoma liver metastases. Prediction of response in vitro. Short talks and posters, abstracts (Proceedings). First Intern. Conference on Skin Melanoma, Venice, 6. – 9. 5. 1985

8. Martijn H, Schraffordt-Koops H, Milton GW, Nap N, Oosterhuis JW, Shaw HM, Oldhoff J (1985) Comparison of two methods of treating primary malignant melanomas Clark IV and V, thickness > 1.5 mm, localised on the extremities: Wide surgical excision with and without adjuvant regional perfusion. In: Martijn H (ed) Regional isolated perfusion for malignant melanoma of the extremities. A comparative study. Druckerei van Denderen, Groningen
9. Schraffordt-Koops H, Beekhuis H, Oldhoff J, Oosterhuis JW, van der Ploeg E, Vermey A (1981) Local recurrence and survival in patients with (Clark level IV/V and over 1.5 mm thickness) stage I malignant melanoma of the extremities after regional perfusion. Cancer 48:1952–1957
10. Stehlin JS, Clark RL (1965) Melanoma of the extremities. Experiences with conventional treatment and perfusion in 399 cases. Am J Surg 110:366
11. Tonak J, Hohenberger W, Weidner F, Göhl H (1983) Hyperthermic perfusion in malignant melanoma: 5-year results. In: Schwemmle K, Aigner K (eds), Recent Results in Cancer Research, vol 86, Vascular perfusion in cancer therapy. Springer, Berlin Heidelberg New York, pp 229–238
12. Voigt H, Aigner K (1983) Chemotherapy in advanced malignant melanoma: combination of systemic and selective arterial perfusion chemotherapy. Proc. 13th Internat. Cong. Chemother. 246:35–38
13. Voigt H, Kleeberg UR (1984) PALA, vindesine, and cisplatin combination chemotherapy in advanced malignant melanoma. A pilot study. Cancer 53:2058–2062
14. Voigt H, Aigner KR, Tonn JC (1985) Phasenorientierte Kombination systemischer und selektiv-arterieller Chemotherapie mit tumorreduktiver Chirurgie beim metastasierten Melanom. Akt Dermatol 11:29–33
15. Walther H, Aigner KR, Link KH, Helling HJ, Schwemmle K (1985) Reduktion des postoperativen Ödems nach der isolierten hyperthermen Extremitätenperfusion durch prophylaktische Anwendung von Aprotinin. Arzneimittelforsch – Drug Research

15. In-vitro Sensitivitätstestung von Cytostatika bei regionaler Chemotherapie von Lebermetastasen

K. H. LINK, K. R. AIGNER, K. H. SCHULTHEIS, W. KÜHN, H. WALTHER, H. VOIGT und K. SCHWEMMLE

Einleitung

Das metastasierte maligne Melanom hat sich bisher als äußerst resistenter Tumor gegenüber herkömmlicher systemischer Chemotherapie erwiesen. Die Ansprechraten auf systemische Kombinations-Chemotherapie haben, soweit aus der Literatur ersichtlich, Werte von etwa 40% ([8]; Kap. 13) nicht überschritten. Insbesondere bei Lebermetastasen hat die Verabreichung systemischer Chemotherapie besonders geringe Aussicht auf Erfolg. Individuelle Zytostatikasensitivitätsbestimmungen im sog. „Human Tumor Colony-forming Assay" nach Hamburger und Salmon konnten die Ergebnisse der systemischen Chemotherapie bisher nicht verbessern, denn die in vitro-Ansprechraten bei für die systemische Chemotherapie repräsentativen Testdosen lagen in einer größeren Serie [6] bei 19%, und die in vitro/in vivo-Korrelationen bezüglich der Sensitivität war mit 42% enttäuschend niedrig [6].

Hohe regionale Zytostatikakonzentrationen am Tumorort vermögen die Ansprechraten erheblich zu verbessern. Dies konnten Krementz und Campbell [4] an perfundierten Extremitäten, befallen von nicht resezierbaren Melanommetastasen, aufzeigen. Hier betrug die Ansprechrate ca. 69%. Unter den circa 320 Patienten, die uns seit 1981 zur regionalen Chemotherapie maligner Lebertumoren zugewiesen wurden, befanden sich neun Patienten mit Melanom-Lebermetastasen. Da die Lebermetastasierung bei diesen Patienten die entscheidende Lebensbegrenzung darstellt, behandelten wir die Patienten in palliativer Absicht mittels eines Kombinationsverfahrens aus Chemoembolisation und hochdosierter intraarterieller Chemotherapie mit cis-Platin. In diesem Zusammenhang interessierte uns, inwieweit das Ansprechen der Metastasen auf regionale Chemotherapie in vitro vorherzubestimmen war. Untersuchungen an menschlichen Melanomzellinien, an individuellen Tumorbiopsien und die in vitro-Chemosensitivitätsbestimmung im HTCA ergaben, daß mittels Zellkulturmethoden gegenüber dem menschlichen Melanom aktive Zytostatika identifiziert werden und die klinischen Behandlungsergebnisse sicher vorherbestimmt werden können.

Material und Methoden

Patienten

Unter den ca. 320 uns seit 1981 zur regionalen Chemotherapie von Lebertumoren zugewiesenen Patienten befanden sich neun mit Melanom-Lebermeta-

Tabelle 1. Übersicht der regional chemotherapeutisch behandelten Patienten mit Melanom-Lebermetastasen. Zur Ergänzung sind *in Kursivschrift* zwei Patienten mit subcutanen bzw. Lymphknotenmetastasen von Extremitätenmelanomen aufgelistet.

Tu.-Nr.	Name	Alter	Primärtumor	Metastasen	Kolonien unbehandelt	Kolonien behandelt	HTCA	Chtx
67/84	Z. E.	51	Extremitäten	Leber	495 ± 70	n.t	S	S
–	D. O.	63	Auge	Leber	n.t.	n.t.	n.t.	S
10/85	R.E.	60	Auge	Leber	n.t.	< 30	n.t.	S
–	R.W.	58	Auge	Leber	n.t.	n.t.	n.t.	S
60/84	N. H.	59	Kopfhaut	Leber	73 ± 5	n.t.	S	S
04/85	K. W.	61	Auge	Leber	522 ± 74	n.t.	R	S
07/85	I. E.	58	Auge	Leber	n.t.	< 30	n.t.	S
70/84	H. U.	22	Extremitäten	Leber	217 ± 34	4 ± 1	S	S
91/84	S. K.	64	Auge	Leber	n.t.	40	n.t.	S
15/85	*R. E.*	*58*	*Extremitäten*	*s.c./LN*	*511 ± 56*	*126 ± 59*	*S*	*n.t.*
05/85	*B. A.*	*16*	*Extremitäten*	*s.c./LN*	*1242 ± 99*	*n.t.*	*S*	*n.t.*

stasen (Tabelle 1). Bei sechs Patienten war das Auge, bei zwei Patienten die Extremitätenhaut und bei einem Patienten die Kopfhaut die Primärtumorlokalisation. Alle Patienten hatten ausgedehnte Lebermetastasen. Vier Patienten hatten extrahepatische Metastasen zum Zeitpunkt der Erstbehandlung. Die Patienten mit den Extremitätenmelanomen wurden vor Bekanntwerden der Lebermetastasierung mittels isolierter Extremitätenperfusion behandelt. Das Geschlechtsverhältnis betrug fünf weibliche: vier männliche Patienten und das Durchschnittsalter bei Behandlungsbeginn war 55 ± 13 Jahre.

Chemosensitivitätstestung

Die Chemosensitivitätstestung menschlicher Melanomzellinien (MLV) (erhalten von American Type Tissue Culture Collection) sowie die individuelle Chemosensitivitätsbestimmung menschlicher Melanome wurde in Anlehnung an die ursprünglich von Hamburger und Salmon beschriebene Methode [3] durchgeführt. Die MLV-Melanomzellen wurden aus der Flüssigkultur mittels Trypsinierung gewonnen. – Die Biopsien aus menschlichen Melanom-Lebermetastasen wurden zur Gewinnung von Einzelzellsuspensionen mechanisch zerkleinert und anschließend enzymatisch über Nacht bei 4 °C desaggregiert. Nach Herauswaschen des Enzymmediums wurden die Zellen entsprechend ihrer mittels Trypan-Blau-Färbung bestimmten Vitalität auf eine Konzentration 3 × 1 Mill. vitale Melanomzellen/ml eingestellt. Die Testzellkonzentration der Melanomzellinie lag bei 3 × 100000 vitale Zellen/ml. – Die Zytostatikaexposition in vitro erfolgte über eine Stunde bei 37 °C. Die Zytostatikagrundlösung wurde bei minus 70 °C in steriler Kochsalzlösung aufbewahrt und unmittelbar vor Exposition verdünnt. Die Zytostatikainkubation erfolgte mit 0,5 ml der Testzellsuspension in insgesamt 1,5 ml Kulturmedium mit fetalem Kälberserum. Nach Inkubationsende wurden die Zellen zweimal gewaschen und anschließend in angereichertem CMRL 1066-Medium mit 0,3% Agar auf einer Basislage von angereichertem Mc Coys 5A-Medium in 0,5% Agar ausgesät. Die Kultur erfolgte in 35 mm Petrischalen in einem Gemisch aus 5% CO_2 und Wasserdampfgesättigter Luft bei 37 °C. In Abweichung zu der von Hamburger und Salmon ursprünglich beschriebenen Methode wurde kein konditioniertes Medium, kein Calciumchlorid, Mercaptoaethanol und kein DEAE-Dextran verwendet. Das Pferdeserum wurde durch fetales Kälberserum ersetzt.

Die Kulturschalen wurden über mehrere Wochen beobachtet und das Wachstum der behandelten Ansätze gegenüber den unbehandelten Kontrollen verglichen. Ein Ansatz kam zur Auswertung, wenn in der Kontrolle mehr als dreißig Kolonien, bestehend aus mehr als dreißig Zellen, gewachsen waren. In vitro-Sensitivität lag vor, sobald die Koloniebildungsrate um mehr als 50% gehemmt war. Der HTCA wurde eingesetzt, um entweder die in vivo-Sensitivität vorherzubestimmen, oder auch um die klinische Antwort auf regionale Chemotherapie zu überwachen. Zum letzteren Vorhaben wurden Biopsien nach regionaler Chemotherapie intraoperativ bzw. bei Second-Look Operationen entnommen und auf ihr Weichagarwachstum getestet. Bildeten sich bei diesen Biopsien weniger als dreißig Kolonien, so werteten wir dieses Wachstumsverhalten als Ansprechen auf in vivo-Behandlung, da nach unserer Erfahrung bisher die unbehandelten Melanome in Weichagar wachsen. In einem Fall konnte das Wachstum von Metastasen, entnommen direkt vor und nach intraoperativer Chemoembolisation, verglichen werden.

Klinische Behandlung

Die klinische Behandlung der Patienten bestand aus einer einmaligen intraarteriellen intraoperativen Chemoembolisation mit einer viskösen, im wäßrigen Milieu aushärtenden, alkoholischen Prolaminlösung mit 50 mg angelagertem cis-Platin (Ethibloc[1], Schultheis [7]). Im Anschluß erfolgte in 3-wöchentlichen Abständen die hochdosierte intraarterielle Chemotherapie über sogenannte Implantofix-A.hepatica-Katheter[2] mit jeweils 50 mg cis-Platin an drei aufeinanderfolgenden Tagen.

Ergebnisse

In der Abb. 1 ist die Weichagarkolonie aus einer Extremitätenmelanommetastase dargestellt. Die Kolonie besteht aus circa 500 Zellen, die überwiegend Melanin-pigmentiert sind.

Die Abb. 2 zeigt das Dosis-Wirkungsverhalten der MLV-Melanomzellinie gegenüber den Zytostatika cis-Platinum, Adriamycin und Vindesin. Bei den Konzentrationen, die mittels der Chemoembolisation (Bereich 10 – 100 µg/ml) und der intraarteriellen Infusion (Bereich 2 – 20 µg/ml) repräsentativ sind, fin-

---

[1] Wz. der Fa. Ethicon, Norderstedt.

[2] Wz. der Fa. Braun-Melsungen, Melsungen.

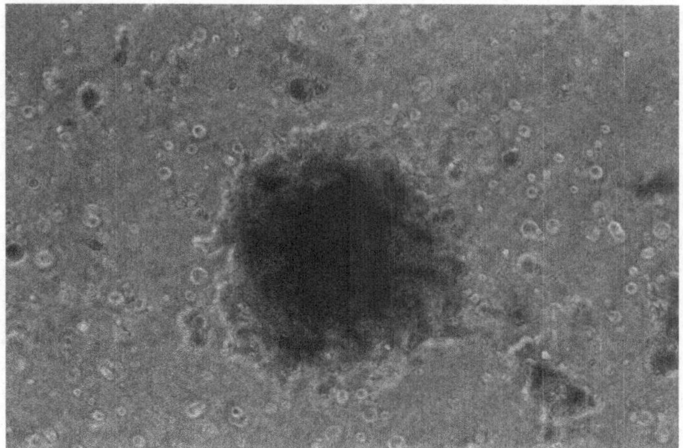

Abb. 1. Nativaufnahme einer Weichagarkolonie eines pigmentierten Melanoms mit dem umgekehrten Lichtmikroskop (Vergrößerung ×330)

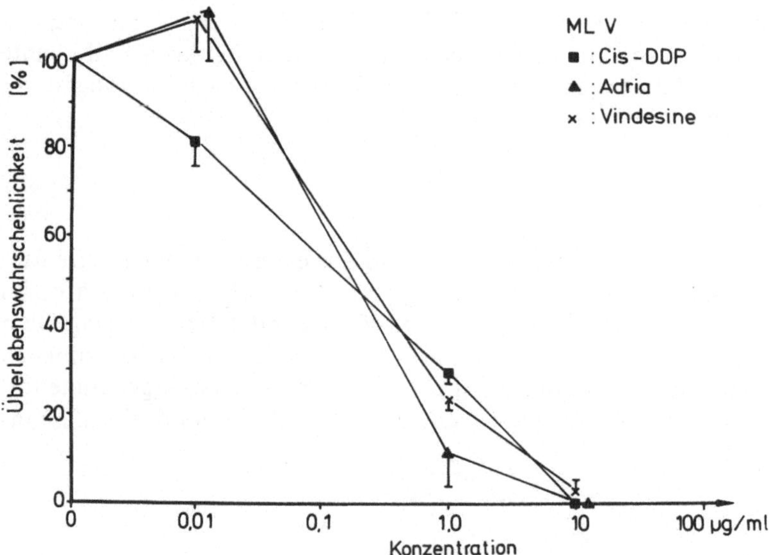

Abb. 2. Dose-Response-Kurve einer menschlichen Melanomzellinie (*MLV*) mit cis-Platin, Adriamycin und Vindesin

det sich eine signifikante Toxizität. – Da cis-Platin sich nach unserer Erfahrung als ein bei der isolierten hyperthermen Perfusion zur Behandlung von Extremitätenmelanomen wirksames und tolerables Zytostatikum erwiesen hatte [1, 2], entschieden wir uns zum Einsatz von cis-Platin bei der regionalen Behandlung von Melanom-Lebermetastasen. Vindesin wurde zwar auch erfolgreich bei der isolierten Extremitätenperfusion eingesetzt, hatte jedoch einen niedrigen Wirkungs-Nebenwirkungsquotienten.

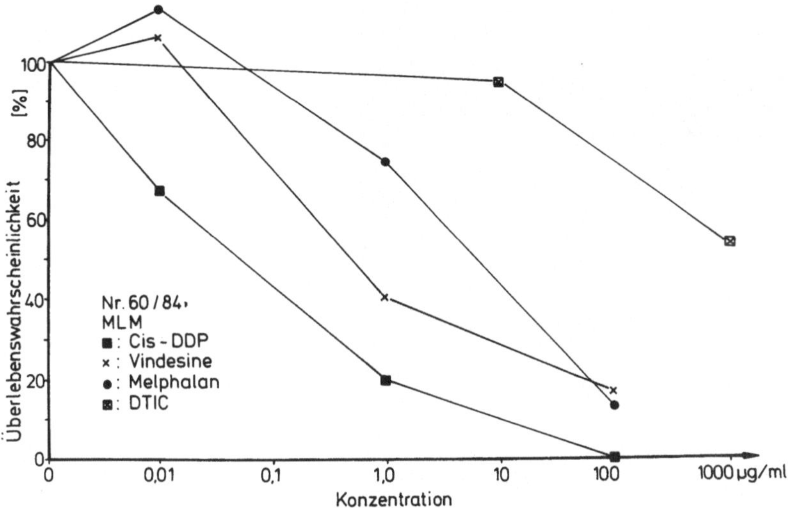

Abb. 3. Dose-Response-Kurve einer menschlichen Melanom-Lebermetastase mit cis-Platin, Vindesin, Melphalan und DTIC

Die anhand der Zellinien gewonnenen Erfahrungen konnten bei der Chemosensitivitätsbestimmung an menschlichen Lebermetastasen bestätigt werden. In Abb. 3 ist das Dosis-Wirkungs-Verhalten von cis-Platin, Vindesin, Melphalan und DTIC gegenüber einer menschlichen Melanom-Lebermetastase (Tu 60/84) dargestellt. Erneut zeigt sich die signifikante Toxizität von cis-Platin und Vindesin. Melphalan zeigt an diesem Material im Ultrahochdosisbereich eine signifikante Reduktion des Weichagar-Kolonienwachstums gegenüber der unbehandelten Kontrolle. DTIC ist unter den Bedingungen des HTCA nur marginal im Hochdosisbereich aktiv.

In Abb. 4 ist das klinische Ergebnis eines Patienten (Tu 67/84) mit einem in die Leber metastasierten Extremitätenmelanom gezeigt. Das Computertomogramm vor Chemoembolisation zeigt eine große, nur im Zentrum gering verflüssigte Metastase des rechten Leberlappens. Im CT nach Chemoembolisation ist die Metastase bis auf einen dünnen Randsaum vollkommen verflüssigt. Dieser Patient zeigte bei der Ultraschalluntersuchung und im CT mehr als neun Monate nach Chemoembolisation nur noch einen verflüssigten residualen Knoten in der Leber. Allerdings treten rezidivierend subcutane Metastasen auf, die chirurgisch entfernt werden. Der Patient ist gegenwärtig bei einem Karnofsky-Index von 100% voll arbeitsfähig. Insgesamt boten alle neun chemotherapeutisch behandelten Patienten zumindest partielles Ansprechen (Tabelle 1). Drei der Patienten leben ohne Hinweis auf extrahepatische Metastasierung, drei Patienten leben mit extrahepatischen Metastasen im Skelettsystem bzw. der Haut. Zwei Patienten sind an cerebralen Metastasen drei bzw. vier Monate nach Beginn der regionalen Chemotherapie verstorben (Abb. 5).

Zur Bestimmung der Chemosensitivität wurden insgesamt sieben Biopsien in Weichagar ausgesät. In Tabelle 1 sind zusätzlich (kursiv) die Kulturergebnisse von zwei Extremitätenmelanomen dargestellt. Bei zwei Patienten wur-

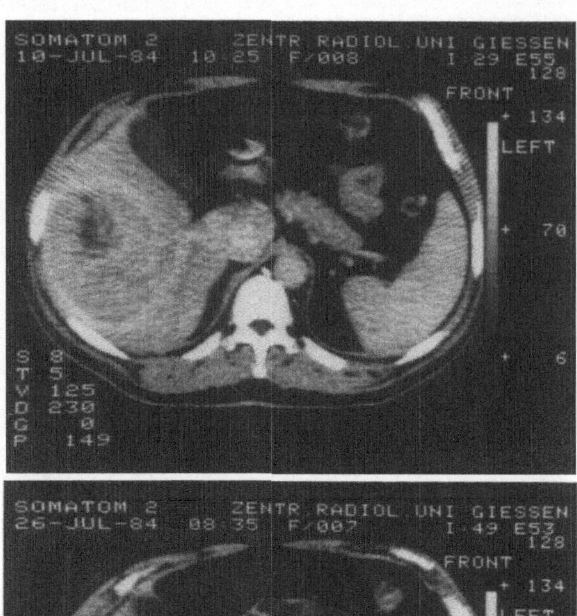

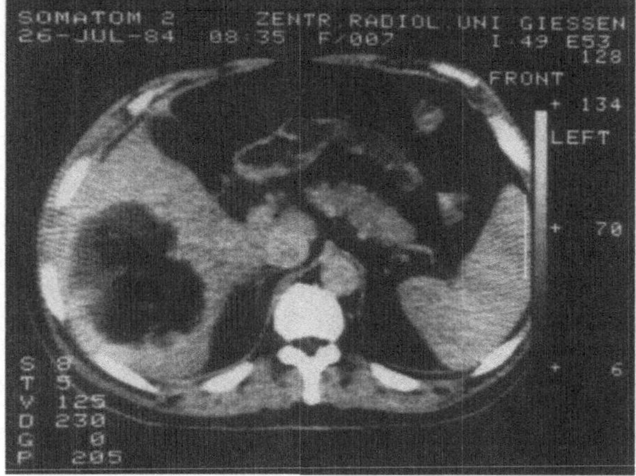

Abb. 4. Klinisches Ansprechen einer Melanom-Lebermetastase auf Chemoembolisation/intraarterielle Infusion mit cis-Platin. Im oberen Computertomogramm ist die Metastase vor, im unteren Computertomogramm nach Behandlung dargestellt

den Biopsien jeweils unmittelbar vor und nach regionaler Chemotherapie auf ihr Weichagarwachstum getestet. Ein Patient hatte Melanom-Lebermetastasen, die chemoembolisiert wurden (Tu 70/84) und der zweite Patient hatte ein Extremitätenmelanom, das regional hochdosiert mit cis-Platin intraarteriell intraoperativ mittels Tourniquet-Infusion behandelt wurde (Tu 15/85). Von den insgesamt sechs unbehandelten Biopsien zeigten alle ein positives Weichagarwachstum, wobei die Koloniebildungsrate bei den unbehandelten Kontrollen zwischen 73 und 1242 Kolonien betrug. Von den vier nach der regionalen Chemotherapie entnommenen Lebermetastasen wuchsen bei drei weniger als dreißig Kolonien, bei einer Metastase waren nur vierzig Kolonien gewachsen. Bei vier Patienten wurde cis-Platin an der unbehandelten Biopsie getestet. Drei dieser Patienten waren in vitro und in vivo sensitiv, ein Patient war in vitro resistent, jedoch in vivo sensitiv.

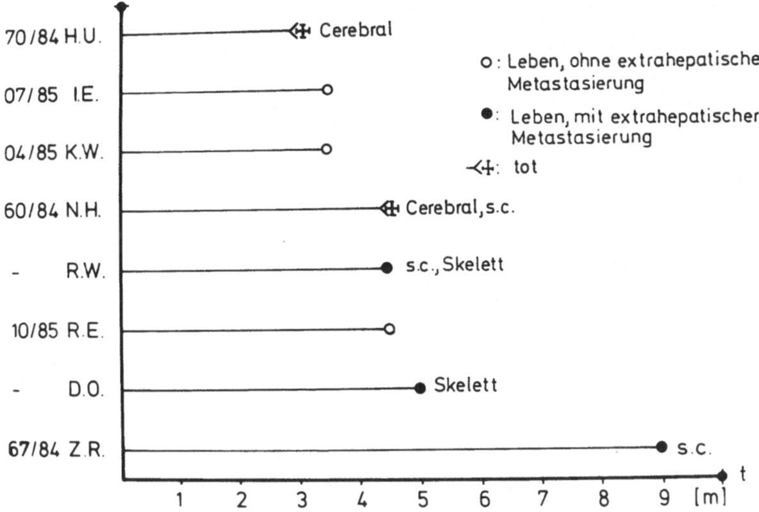

Abb. 5. Überlebenskurve der neun regional chemotherapeutisch behandelten Patienten mit Melanom-Lebermetastasen

Bei dem einen Patienten (Tu 70/84) mit vor und nach intraoperativer Chemoembolisation bestimmtem Weichagarwachstum war die Koloniebildungsrate um mehr als 95% reduziert. Dieser Behandlungseffekt einer einmaligen intraarteriellen Chemotherapie konnte, weniger ausgeprägt, auch bei der infundierten Extremitätenmelanommetastase (Tu 15/85) bestätigt werden. Da im Falle der direkt vor und nach intraoperativer regionaler Chemotherapie entnommenen Metastasen die Hypoxiezeiten für beide Biopsien identisch waren, muß die Hemmung des in vitro-Wachstums durch das im Tumor hochkonzentriert vorliegende cis-Platin erzeugt worden sein. Bei der klinischen Behandlung kommt somit der synergistische Effekt aus Hypoxie und hochdosierter regionaler Zytostase zum Tragen.

Diskussion

Die dargestellten Ergebnisse haben gezeigt, daß Melanom-Lebermetastasen auf Chemoembolisation und intraarterielle Infusion mit cis-Platin ansprechen. Das klinische Ansprechen konnte verläßlich in vitro vorherbestimmt werden. Die klinisch beobachteten hohen Ansprechraten sind durch die mittels regionaler chemotherapeutischer Verfahren erzielbaren hohen regionalen Zytostatikaspiegel zu erklären. Daß auch bei Chemoembolisation nicht allein die Hypoxie, sondern auch das beigemischte cis-Platin zytotoxisch wirkt, konnte in einem perioperativen Test an einer Biopsie, entnommen unmittelbar vor und nach intraoperativer Chemoembolisation, aufgezeigt werden. Die kombinierte Wirkung von Hypoxie und Zytostatikaaktivität bei der Chemoembolisation erschwert jedoch die Möglichkeit der in vitro-Chemosensitivitätsbestimmung. Mittels der HTCA-Ergebnisse konnte bei 75% der Patienten das klinische Ergebnis richtig vorhergesagt werden.

In dem einen Fall von Resistenz in vitro und Sensitivität in vivo ist nicht sicher festzulegen, ob der Tumor klinisch auch signifikant auf die Chemotherapie reagierte oder ob die Hypoxie allein die Remission verursachte. Im HTCA war der Tumor gegenüber cis-DDP resistent, nach Chemoembolisation zeigte die Patientin jedoch partielles Ansprechen.

Die Wachstumsbestimmung von Second-Look-Biopsien in Weichagar zeigte in der Regel kein bzw. in einem Fall nur marginales Wachstum. Histologisch lagen bei zwei Biopsien, die später als unmittelbar nach der intraoperativen Chemoembolisation entnommen wurden, ausgeprägte Nekrosen vor.

Die Möglichkeit der individuellen Chemosensitivitätsbestimmung menschlicher Melanome bei der regionalen intraarteriellen Chemotherapie muß anhand größerer Fallzahlen bestätigt werden, ist jedoch vielversprechend. Bei einer größeren Zahl von kolorektalen Karzinom-Lebermetastasen konnte die Wertigkeit des HTCA bei regionaler Chemotherapie am eigenen Krankengut eindeutig belegt werden [5].

Literatur

1. Aigner KR, Jungbluth A, Link KH, Walther H, Müller H, Schwemmle K, Ringenberg Th, Börger G, Ruppel R, Illig L, Voigt H (1984) Die isolierte hypertherme Extremitätenperfusion mit Vindesin, Dacarbazin und Cis-Platin bei der Behandlung maligner Melanome. Onkologie 6:348–353
2. Aigner KR, Link KH, Wöscher H, Johannes W, Hundeiker M (1983) Regional perfusion of VX2 carcinoma with cis-DDP. Anticancer Res 3:431–434
3. Hamburger AW, Salmon SE (1977) Primary bioassay of human myeloma stem cells. Clin Invest 60:846–854
4. Krementz ET, Campbell M (1983) The role of limb perfusion in the management of malignant melanoma. In: Costanzi JJ (ed) Malignant Melanoma I. Martinus Nijhoff, The Hague Boston London, pp 225–257
5. Link KH, Aigner KR, Kühn W, Roetering N (1985) Zytostatika-Sensitivitätstestung perioperativ und im Tumorzell-Kolonien-Test (TKT) in vitro bei hochdosierter intraarterieller Chemotherapie (HDIAC) von Lebermetastasen. In: Aigner KR (Hrsg) Regionale Chemotherapie der Leber. Beiträge zur Onkologie 21. Karger, Basel München, pp 181–200
6. Meyskens FL, Moon RE, Dana B, Gilmartin E, Casey WJ, Chen HSG, Franks DH, Young L, Salmon SE (1981) Quantitation of drug sensitivity by human metastatic melanoma colony-forming units. Br J Cancer 44:787–797
7. Schultheis KH (1983) Chemoembolization: A new treatment for malignant tumors and metastases. In: Schwemmle K, Aigner K (eds) Vascular perfusion in cancer therapy. Recent Results in Cancer Research. Springer, Berlin Heidelberg New York Tokyo, pp 46–48
8. Voigt H (1984) Die Chemotherapie des metastasierenden malignen Melanoms unter besonderer Berücksichtigung von Desacetylvinblastinamidsulfat (Vindesin). Tumor Diagn Ther 5:171–177

16. Radiotherapie maligner Melanome

M. WANNENMACHER

Die Strahlenempfindlichkeit des Melanoms wird uneinheitlich beurteilt und ist somit häufig zum Streitpunkt im Rahmen eines interdisziplinären Behandlungskonzeptes geworden.

Aus strahlenbiologischer Sicht kann davon ausgegangen werden, daß sich das Melanom nicht wesentlich in seiner Strahlenempfindlichkeit von anderen Tumoren unterscheidet [11]. Bei entsprechenden Untersuchungen zeigte sich jedoch, daß die Erholungsfähigkeit der Melanomzellen außerordentlich gut ist, so daß die üblichen Einzelfraktionierungen von 2 bis 2,5 Gy pro Tag nicht ausreichen dürften; höhere Einzeldosen von 4 bis 5 Gy erbrachten bessere Effekte, wobei zu berücksichtigen ist, daß nicht nur die Dosiseffektkurve, sondern auch das Erholungsvermögen für die Beurteilung des Therapieerfolges heranzuziehen ist [1].

Die Diskussion über eine sinnvolle Fraktionierung scheint nach verschiedenen experimentellen und klinischen Untersuchungen noch nicht abgeschlossen und dem Dosis-Zeit-Problem sollte in zukünftigen Überlegungen auch unter Berücksichtigung der Superfraktionierung mehr Beachtung gewidmet werden [10].

Die Kombination von ionisierender Bestrahlung und Hyperthermie bringt im Experiment an Melanomzellen einen starken synergistischen Effekt auf die Zellverlustrate. Diese Sensibilisierung durch die Hyperthermie gegenüber der Bestrahlung wird durch klinische Erfahrungen gestützt [1].

Kombination von Strahlentherapie mit Operation

Bereits vor 50 Jahren wurde von Holthusen für das Melanom die Vorbestrahlung propagiert und in der Folgezeit auch praktiziert [4]. Da die klinische Diagnose des Melanoms mit einer nicht unerheblichen Fehlerquote belastet ist, lassen sich falsche Indikationen bei diesem Vorgehen nicht vermeiden. Zum anderen konnten, wie umfangreiche Untersuchungen von Heite an historischen Vergleichskollektiven zeigten [3], Rezidivraten und krankheitsfreie Intervalle durch ein kombiniertes strahlentherapeutisch-chirurgisches Vorgehen im Vergleich zur alleinigen Operation nicht verbessert werden. Auch muß aus therapeutischer Sicht die verbesserte atraumatische Operationstechnik akzeptiert werden, die iatrogene Verschleppungen von Tumorzellen weniger wahrscheinlich macht.

Zu vertreten wäre auch die Kurzzeitvorbestrahlung mit einer hohen Dosis, wie sie von v. Braunbehrens als „Bestrahlung am verlorenen Objekt" postuliert wurde. Dabei wird die Bestrahlungsregion in dreidimensionaler Form so geplant, daß sie dem späteren Exzisionsbezirk entspricht. Da die Operation unmittelbar auf die Bestrahlung erfolgt, bleibt das histologische Bild erhalten. Die Strahlendosis beträgt 20–40 Gy und wird entweder als Einzeldosis oder innerhalb von 2 Tagen fraktioniert appliziert [7]. Dieses Verfahren wurde auch bei Aderhautmelanomen vor der Enukleation des Auges angewendet. Zur Strahlentherapie der okularen Melanome vgl. Kap. 3.

Eine alleinige Strahlentherapie des Primärtumors bleibt auf die wenigen Fälle begrenzt, bei denen der operative Eingriff unmöglich oder wenig sinnvoll erscheint [5]. Es ist zwingend, hierbei Primärtumor und abführende Lymphwege als eine Einheit zu betrachten und sie großvolumig zu behandeln. Die erforderliche Herddosis liegt bei 50–80 Gy, wobei zweckmäßigerweise in der Regel *schnelle Elektronen* zum Einsatz kommen.

Eine gewisse Sonderstellung nimmt dabei die *Lentigo maligna* ein. Bei diesem flächenhaft wachsenden Tumor, der speziell bei älteren Patienten im Gesichtsbereich vorkommt, ist die Operationsindikation oft eingeschränkt. Hier kann dann eine primäre und alleinige Strahlentherapie angezeigt sein [6].

Inwieweit eine Verbesserung der Strahlentherapie durch den Einsatz neuer Strahlenarten wie z. B. *Neutronen* oder die Kombination mit der *lokalen Hyperthermie* oder durch den Einsatz von *Radiomimetika* möglich ist, läßt sich zum derzeitigen Zeitpunkt noch nicht abschätzen. Vgl. hierzu Kap. 9.

Strahlentherapie der abführenden Lymphwege

Der entscheidende Ansatz für eine Verbesserung der Gesamtresultate könnte in der *adjuvanten Strahlentherapie der regionären Lymphknotenstationen* liegen. Dies scheint insbesondere nach vorausgegangener Lymphknotenresektion sinnvoll zu sein, da davon ausgegangen wird, daß Mikrometastasen und kleinere Tumorreste einer Strahlenbehandlung besser zugänglich sind, als größere raumfordernde Prozesse.

Für die adjuvante Strahlentherapie von Melanomen der unteren Extremitäten wurde von Edwards 1969 [2] die *endolymphatische Radionuklidtherapie* (ELRT) eingeführt. Sie hat in verschiedenen Pilotstudien zu günstigen Ergebnissen geführt und wurde daher von einer Deutschen Arbeitsgruppe im Rahmen einer Verbundstudie übernommen. Die neuesten Ergebnisse dieser unkontrollierten Studie ergeben für das *Stadium I* eine 5-Jahresüberlebensrate von 77,3% und ein 5jähriges freies Intervall von 73,3% [10]. Die Methode ist in geübter Hand einfach und schnell durchzuführen, ohne subjektive Nebenwirkungen für den Patienten, führt jedoch zu einer Suppression der Hämatopoese. Werden unter dieser Therapie lymphographisch Metastasen nachgewiesen, wird in der Regel nach Abklingen der Radioaktivität eine Lymphadenektomie angeschlossen. Bei der Behandlung einer Extremität werden 5 mCi ^{32}P und 0,5 mCi ^{131}Jod in 3,5 ml Lipiodol intralymphatisch appliziert. Die endolymphatische Therapie kann eine Metastasierung im regionären Lymphabflußgebiet nicht verhindern und es ist offen, ob sich die freien Intervalle und Heilungsraten im Vergleich zum alleinigen operativen Vorgehen mit elektiver regionaler Lymphadenektomie bei prognostisch ungünstigen Melanomen der unteren Extremität signifikant verbessern lassen.

Aus der Sicht des Strahlentherapeuten läßt sich der mögliche Einsatz einer Radiotherapie bei der Behandlung des Melanoms in Anlehnung an eine Empfehlung von Scherer et al. [10] folgendermaßen zusammenfassen:

Stadium I Level I und II nach Clark	Operation (Einzeitige Vorbestrahlung mit 20–40 Gy evtl. möglich)
Level III bis V nach Clark	Nach Operation adjuvante Bestrahlung der regionären Lymphknotenstationen mit mindestens 45, wenn möglich bis 60 Gy. Bei mangelnder chirurgischer Radikalität (z. B. Gesichtsbereich) Einbeziehung des Primärtumorgebietes (offen ist der Wert einer ELRT von Melanomen der unteren Extremitäten).
Stadium II	Nach kurativer Resektion von Primärtumor und regionalen Lymphknoten postoperative Bestrahlung des Lymphabflußgebietes mit 50–60 Gy (evtl. auch des Primärtumorareals bei fehlender Radikalität). An der unteren Extremität evtl. ELRT mit anschließender Lymphknotenresektion und/oder perkutaner Strahlentherapie mit 50–60 Gy.

Strahlentherapie bei Organmetastasen

Hirnmetastasen

Die Strahlenbehandlung von Hirnmetastasen gewinnt zunehmend an Bedeutung. Die Indikation für die Strahlentherapie zerebraler Tumorabsiedlungen ist dann gegeben, wenn der Primärtumor bzw. weitere Metastasen weitgehend unter Kontrolle stehen und die zerebrale Aussaat unter Berücksichtigung des Karnofsky-Indexes der lebenslimitierende Faktor ist.

Bei Solitärmetastasen kann ein operativer Eingriff erwogen werden. Anschließend wird eine postoperative Strahlentherapie des gesamten Gehirnschädels mit 40 Gy empfohlen, da in der Regel davon ausgegangen werden muß, daß der operative Eingriff nicht radikal erfolgte und sich über kurz oder lang weitere Metastasen manifestieren werden.

Beim Nachweis multipler Metastasen können der gesamte Hirnschädel mit 40 Gy bestrahlt und, wenn möglich, einzelne Herde noch zusätzlich mit 10 Gy aufgesättigt werden.

Aus zeitökonomischen Gründen und aus strahlenbiologischen Überlegungen wird häufig eine höhere Einzelfraktionierung bis 5 Gy gewählt. Nach Untersuchungen von Katz [8] hat dies weder einen Einfluß auf die Remissionsdauer noch auf die absolute Überlebenszeit, wohl aber auf die initiale Ansprechrate. Da wir neuerlich jedoch mehrere Patienten beobachteten, die 2 Jahre überlebten, scheint uns das mögliche Risiko einer Hirnschädigung durch hohe Einzelfraktionierungen zu groß zu sein. Wir bleiben daher bei einer Fraktionierung von 5×2 Gy pro Woche bei einer gesamten Behandlungsdauer von 4–5 Wochen. Eine gleichzeitige individuell angepaßte Gabe von Kortikosteroiden ist angezeigt, wenn auch im Einzelfall nicht immer erforderlich [9]. Vgl. hierzu Kap. 17.

Skelettmetastasen

Absiedlungen im Skelettsystem bedürfen einer palliativen, der individuellen Situation angepaßten Strahlentherapie. Für eine Schmerzbestrahlung genügt häufig eine Dosis von 20–30 Gy in 2 Wochen. Liegt eine Gefährdung der Stabilität vor, so muß die Dosis auf 40–60 Gy erhöht werden. Dabei kann die Einzeldosis im Bereich der Extremitäten weiter gesteigert werden. Im Bereich der Wirbelsäule sollte wegen der möglichen Gefährdung des Rückenmarks eine Dosis von 40–45 Gy in 4 Wochen bei einer Einzelfraktionierung von 2 Gy nicht überschritten werden.

Weichteil- und Lymphknotenmetastasen

Unter rein palliativer Zielsetzung wird man auch hier die Strahlendosis eher niedriger wählen als bei einem kurativen Ansatz. Schmerzlinderung und gelegentlich die Linderung oder Beseitigung einer Einflußstauung stehen im Vordergrund. Nach einer Dosis von 20–40 Gy in 2 bis 3 Wochen kann dieses Ziel häufig erreicht werden. Gelegentlich wird bei wesentlicher Besserung der Gesamtsituation die Erhöhung der Dosis erforderlich sein, um den positiven Effekt zu stabilisieren.

Schlußbetrachtung

Der Einsatz der Strahlentherapie scheint uns bei besonderen, durch Lokalisation und klinischen Tumortyp definierten Indikationen in der *Primärbehandlung des Melanoms* sowie aus *adjuvanter Indikation* im Hinblick auf das regionale Lymphabflußgebiet *stadienabhängig* gerechtfertigt zu sein.

Der Wert der endolymphatischen Radionuklidtherapie (ELRT) ist noch nicht sicher definiert; günstige Ergebnisse wurden bei der adjuvanten Behandlung von Melanomen der unteren Extremitäten beschrieben.

Bei der palliativen Behandlung von Organmetastasen ist der erzielbare Erfolg den radiotherapeutischen Maßnahmen sowie der Belastung des Patienten angemessen und somit gerechtfertigt.

Literatur

1. van Beuningen D, Streffer C, Zamboglou N, Schubert B, Lindscheid KR (1978) Effekte nach Kombination von Hyperthermie mit ionisierender Strahlung auf Melanomzellen. In: Wannenmacher M, Gauwerky FM, Streffer F (Hrsg) Kombinierte Strahlen- und Chemotherapie. Urban und Schwarzenberg, München Wien Baltimore, pp 75–81
2. Edwards JM (1969) Malignant melanoma: treatment by endolymphatic radio-isotope infusion. Ann R Coll Surg Engl 44:233–248
3. Heite HJ (1979) Klinik und Prognose des malignen Melanoms. In: Probleme der Erythropoese, Granulozytopoese und des malignen Melanoms, Bd. 21. Hämatologie und Bluttransfusionen. Springer, Berlin Heidelberg New York, S 233–247
4. Hellriegel W (1975) Indikationen und Ergebnisse der perkutanen Strahlentherapie des malignen Melanoms. Strahlentherapie 149:1–20
5. Hess F (1980) Spezielle Strahlentherapie maligner Tumoren: Haut, malignes Melanom. In: Scherer E (Hrsg) Strahlentherapie – Radiologische Onkologie. Springer, Berlin Heidelberg New York. 2. Aufl., S 392–395
6. Illig L, Aigner K (1980) Therapie des malignen Melanoms unter besonderer Berücksichtigung der isolierten Extremitätenperfusion. Dtsch Ärzteblatt 77:2911–2925
7. Jung EG (1982) Maligne Melanome. In: Ott G, Kuttig H, Drings P (Hrsg) Standardisierte Krebsbehandlung. Springer, Berlin Heidelberg New York, S 367–372
8. Katz HR (1982) The relative effectiveness of radiation therapy, corticosteroids and surgery in the management of melanoma metastatic to the central nervous system. Int J Radiat Oncol Biol Phys 7:897–906
9. Mastrangelo MJ, Rosenberg SA, Baker AR, Katz H-R (1982) Cutaneous Melanoma. In: DeVita VTJ, Hellmann S, Rosenberg SA (eds) Cancer, principles and practise of oncology. Lippincott Company, Philadelphia Toronto, pp 1124–1170
10. Scherer E, Bamberg W, Strötges MW, Müller RD, Welp R (1982) Die Rolle der Strahlentherapie bei der interdisziplinären Behandlung des malignen Melanoms. Strahlentherapie 158:131–138
11. Trott KR, Kummermehr J, Hug O, Lukacs S, Braun-Falco O (1978) Die Strahlenempfindlichkeit des amelanotischen Hamstermelanoms in vitro und in vivo. Strahlentherapie 154:571–579

17. Melanome und Hirnmetastasen

H. W. VON HEYDEN

Einleitung

Bei Patienten mit metastasierenden Melanomen muß potentiell auch mit einer cerebralen Beteiligung gerechnet werden. Die Diagnose beruht vorwiegend auf der klinischen Symptomatik, der Computertomographie und der Liquorzytologie. Die therapeutischen Konsequenzen sind beschränkt. In der vorliegenden Arbeit wird versucht, das cerebral metastasierende Melanom sowie die Biologie der zentralnervösen Metastasen näher zu charakterisieren.

Die Auswertung retrospektiver Studien muß aus bekannten Gründen besonders kritisch erfolgen. Fragwürdig ist zusätzlich die Zusammenfassung solcher Studien zum Zwecke der Beantwortung bestimmter und übergeordneter Fragestellungen. Dieses Kapitel ist daher durch seine zwangsläufig methodische Schwäche in seiner Aussage eingeschränkt. Wenn immer möglich, werden zuerst Durchschnitts- und dann die Medianwerte sowie der Bereich durch Maximum und Minimum angegeben, um den zum Teil weit differierenden Einzelstudien auch nur in annähernder Weise gerecht werden zu können.

Relative und absolute Inzidenz

In 12 Autopsie-Studien von 1927 bis 1976 mit 3442 Patienten nimmt das Melanom, gemessen an der Häufigkeit anderer Organtumoren mit cerebralen Metastasen, die fünfte Stelle ein (Tabelle 1). Der Vergleich mit zehn klinischen Stu-

Tabelle 1. Art des Primärtumors bei Patienten mit cerebralen Metastasen. Autopsie- und klinische Studien.

	Autopsie-Studien ($n = 3442$) (%)	Klinische Studien ($n = 1855$) (%)
Bronchialkarzinom	43 (22–61)	33 (16–39)
Mammakarzinom	16 (1–42)	20 (6–41)
Genitourethralkarzinom	11 (6–21)	19 (5–25)
Gastrointestinalkarzinom	9 (5–23)	6 (2–10)
Melanom	8 (2–20)	9 (5–17)
Unbekannte Herkunft / Sonstige	13 (6–19)	22 (1–32)

Tabelle 2. Häufigkeit von ZNS-Metastasen bei Melanompatienten. Autopsie-Studien.

Untersuchungszeitraum	Patientenzahl (*n*)	Hirnmetastasen (%)
1927–41	21	76
1927–75	74	40
1935–60	125	39
1948–55	32	63
1953–57	12	71
1953–62	23	57
1954–65	57	42
1955–65	85	44
1959–74	118	54
1960–70	87	39
1964–76	53	75
vor 1967	22	36
1967–73	85	54
1970–76	125	72
1973–76	67	73
	986	53,5 (36–76)

dien läßt das Melanom an die vierte Stelle rücken. Leukämien und Lymphome werden bei dieser Zusammenstellung nicht berücksichtigt. Wird die relative Inzidenz der Hirnmetastasen, getrennt nach Autopsie- und klinischen Studien, von 1922 bis 1978 verfolgt, ist weder eine abnehmende noch zunehmende Tendenz der Häufigkeit cerebraler Melanommetastasen im Vergleich zu Hirnmetastasen anderer Histologie und Herkunft zu erkennen. Auch die absoluten Zahlen zeigen einen eher konstanten Anteil an Hirnmetastasen des Melanoms während der letzten Jahrzehnte (Tabelle 2). Ungefähr 50% (36–76%) aller Patienten mit Melanomen weisen bei der Autopsie Hirnmetastasen auf (Tabelle 2).

Solitäre, multiple Hirnmetastasen, Metastasierungsmuster

Zentrale Melanommetastasen treten pathologisch-anatomischen Berichten zufolge in 80% multipel und in 20% solitär auf [58] ($n = 335$). Nach klinischen Studien werden solitäre Metastasen in 50% der Patienten mit zentralem Befall diagnostiziert ($n = 291$). Einschränkend muß hierbei die in den letzten Jahren durch Computertomographie verbesserte Aussage berücksichtigt werden. Die Diskrepanz zwischen klinischen und Autopsie-Studien sollte jedoch für eventuelle operative Eingriffe am zentralen Nervensystem bedacht werden.

Die Metastasenlokalisation betrifft nach klinischen Aussagen ($n = 101$) vorwiegend die parietalen Lappen (45%). Es folgen das Frontalhirn (35%), Occipital- und Temporalhirn mit 18% bzw. 17%. Nach pathologisch-anatomischer Beschreibung ($n = 242$) ist bezogen auf das gesamte Zentralnervensystem (ZNS) das Rückenmark zu 5%, das Gehirn zu 89% und die Meningen zu 47% betroffen, wobei multiple simultane Lokalisationen mit verschlüsselt werden.

Das Melanom metastasiert nur selten ausschließlich in das ZNS (6%, $n = 221$). Tabelle 3 informiert über das befallene Organmuster bei vorhandenen

Tabelle 3. Metastasierung des Melanoms in weitere Organe bei vorhandenen ZNS-Metastasen.

Lokalisation weiterer Metastasen	Autopsie-Studien $n = 158$	Klinische Studien $n = 259$
Knochen (%)	78	15
Lunge (%)	75	46
Leber (%)	60	23
Gastrointestinaltrakt (%)	60	8
Lymphknoten (%)	59	12
Haut (%)	13	48

zentralen Metastasen. Die Diskrepanz zwischen klinischen und Autopsie-Studien mag überraschen, weist jedoch auf Schwierigkeiten hin, quoad vitam Organmetastasen an sich zu erkennen. Diese Schlußfolgerung ist dahingehend einzuschränken, daß klinische Studien in der Regel Patienten mit kürzeren Krankheitsverläufen berücksichtigen als Autopsie-Studien.

Eventuelle prognostische Faktoren

Geschlecht

Frauen scheinen weniger häufig Gehirnmetastasen zu entwickeln als Männer. Von 671 Patienten mit zentralen Metastasen waren 35% Frauen und 65% Männer betroffen. Ein Vergleichskollektiv von 1300 Patienten ohne ZNS-Metastasen zeigt dagegen ein ausgeglichenes Verhältnis zwischen den Geschlechtern.

Primärlokalisation

Patienten mit ZNS-Metastasen weisen am häufigsten die Primärlokalisation am Rumpf auf (39%, $n = 445$). Bei einem Vergleichskollektiv von Patienten ohne ZNS-Metastasen ist der Rumpf als Primärmanifestation nur zu 25% zu verzeichnen. Insgesamt erscheint aber ein signifikanter Unterschied nicht zu bestehen. Dies wird auch verdeutlicht, wenn prospektiv Patienten mit unterschiedlich anatomischer Primärlokalisation verfolgt werden, die im weiteren Verlauf dieser Erkrankung ZNS-Metastasen entwickeln. Danach scheint es keine bevorzugte Primärlokalisation mit Disposition für Gehirnmetastasen zu geben. Zu bedenken ist ferner, daß Männer mit an sich schlechter Prognose häufiger Melanome am Rumpf und Frauen an den Extremitäten zu beklagen haben.

Invasionstiefe, histologischer Typ

Die Metastasierung in das ZNS ist offensichtlich abhängig von der Invasionstiefe (Tabelle 4) und der Histologie. Bei dem nodulären Melanom werden we-

Tabelle 4. Abhängigkeit des Auftretens von ZNS-Metastasen von der Invasionstiefe des Primärmelanoms.

Clark-Level I–II		Clark-Level III		Clark-Level IV		Clark-Level V	
n	ZNS-Met. (%)	*n*	ZNS-Met. (%)	*n*	ZNS-Met. (%)	*n*	ZNS-Met. (%)
168	1,8	344	3,8	219	5,9	57	14,0

sentlich häufiger ZNS-Metastasen beobachtet (80%) als bei dem oberflächlichen spreitenden Typ (6%). Bei 14% ist die histologische Klassifizierung zweifelhaft.

Verlauf

Das Zeitintervall zwischen Diagnose des Primärtumors und Symptomen der zentralen Metastasen zeigt bei 442 Patienten einen Durchschnittswert von 36 Monaten und einen Medianwert von 24 Monaten. Der Bereich ist erheblich und liegt zwischen 3 und 264 Monaten. Eine nähere Aufschlüsselung nach prognostischen Gruppen ist nicht möglich. Überlebenszeiten von der Diagnose der ZNS-Metastasen an gerechnet bis zum Tod betragen bei 290 Patienten ohne Berücksichtigung der Therapie und möglicher prognostischer Untergruppen durchschnittlich 2,9 Monate (Median 2, Bereich 0,1 bis 47 Monate).

Symptome und Diagnose

Tabelle 5 informiert über die Symptome. Auffallend ist der geringe Anteil meningealer Zeichen. Pathologisch-anatomischen Berichten zufolge ist beim zentralen Befall in ca. 50% auch mit einer Beteiligung der Gehirnhäute zu rechnen.

Tabelle 5. Symptome der Patienten mit Melanommetastasen im Bereich des Zentralnervensystems. Simultan auftretende Symptome werden mit berechnet.

Symptome	*n*	%	Bereich (%)
Desorientiertheit oder organ. Psychosyndrom	266	42	17–78
Kopfschmerzen	248	54	30–80
Hirndruckzeichen	173	25	17–29
Anfälle (Epilepsien)	300	19	11–32
Hirnfokale Ausfallserscheinungen			
Motorische Störung	220	43	32–72
Sensibilitätsstörung	88	8	5–13
Hirnnervenstörung	179	25	5–51
Kleinhirnstörung	179	17	5–38
Meningeale Symptome	125	6	5– 8
Sonstiges	212	9	2–15

Tabelle 6. Vergleich diagnostischer Methoden bei Patienten mit Melanom- und zentralnervöser Metastasierung.

Untersuchungs-methode	Patienten mit gesicherter ZNS-Beteiligung			Patienten ohne ZNS-Beteiligung		
	n	Befund richtig positiv (%)	Befund falsch negativ (%)	*n*	Befund richtig negativ (%)	Befund falsch positiv (%)
EEG	75	91	9	185	74	26
Szintigramm	83	77	23	278	98	2
CT	106	92	8	–	–	–

Die computertomographische Technik hat die diagnostische Möglichkeit, cerebrale Metastasen zu erkennen, revolutioniert. Hirnszintigramme und EEG sind daher in der Regel nicht mehr erforderlich. Die Spezifität und Sensitivität der computertomographischen Methode ist den konventionellen Möglichkeiten hoch überlegen. Der Befund falsch-negativer Computertomogramme (Tabelle 6) beruht auf der Diagnose einer Meningiosis melanotica.

Diese Beobachtung stützt den schon erwarteten Verdacht, daß ein meningealer Befall sehr viel häufiger vorhanden sein muß als in der Regel diagnostiziert wird. Eine Empfehlung für vermehrte Liquorpunktionen erübrigt sich aber in der Regel wegen fehlender therapeutischer Konsequenz.

Therapieergebnisse

In der Tabelle 7 sind die Überlebenszeiten als härtestes Kriterium des Therapieerfolges bei chirurgischer, strahlentherapeutischer und zytostatischer Intervention zusammengefaßt. Da es sich mit wenigen Ausnahmen nicht um prospektiv randomisierte Untersuchungen handelt, sind die Ergebnisse von geringer Aussagekraft.

Tabelle 7. Überlebenszeiten von Melanompatienten mit ZNS-Metastasen bei verschiedenen Therapieformen. Spontanverlauf von Beginn der Diagnose der ZNS-Beteiligung.

Therapiemodalität	Überlebenszeiten (ÜZ) in Monaten					
	Durchschnitt		Median		Bereich	
	n	ÜZ	*n*	ÜZ	*n*	ÜZ
Chirurgische Therapie	136	8,9	106	4,6	69	0 –171
Strahlentherapie	340	4,0	363	2,8	233	0 – 50
Chemotherapie	17	2,2	89	2,5	27	0,1– 4
Keine Therapie	45	1,6	70	0,9	45	0 – 13

Chirurgische Therapie

Bei Solitärmetastasen ist nach computertomographischen Kriterien der chirurgische Eingriff am erfolgversprechendsten. Die operative Entfernung multipler Metastasen zeigt dagegen schlechtere Ergebnisse hinsichtlich qualitativer Verbesserung und Überlebenszeit. Die mediane Überlebenszeit für Patienten mit operierten Solitärmetastasen ($n = 28$) beträgt 9 Monate gegenüber denen mit multiplen operierten Metastasen ($n = 11$) 4 Monate. In einer Studie wird die operative Entfernung von Solitärmetastasen gegen weiteres Zuwarten verglichen. Die mediane Überlebenszeit der Operierten beträgt 14,7 Monate gegenüber 3,3 Monate für Nichtoperierte.

Bei allen geplanten operativen Eingriffen zur Entfernung solitärer Metastasen ist – wenn klinisch möglich – der Spontanverlauf unter antiödematöser Therapie zu berücksichtigen. Der Erfolg eines operativen Eingriffes ist um so vielversprechender, je länger die zentrale Metastase als solitärer Herd verfolgt werden kann. Sollte sich innerhalb eines halben Jahres eine Zweitmetastase herauskristallisieren, bleibt der geplante operative Eingriff zweifelhaft. Zu bedenken sind weiter die pathologisch-anatomischen Ergebnisse, die zeigen, daß bei zentralem Befall zu 80% multiple Metastasen vorliegen.

Strahlentherapie

Die Strahlentherapie verfügt über eine gute palliative Wirkung. Die Analyse von 16 Studien mit 489 Patienten ergibt eine objektive und subjektive Verbesserung bei 56%. Die Überlebenszeit der gebesserten Patienten beträgt 6,2 Monate durchschnittlich und 4,7 Monate im Median, diejenige der nicht gebesserten Patienten liegt bei 1,2 bzw. 0,4 Monate. 83% der Patienten wurden mit Corticosteroiden behandelt. Die Strahlendosis lag zwischen 1060 und 6037 Rad.

Chemotherapie

Die Ergebnisse der Mono- ($n = 57$) bzw. Polychemotherapie ($n = 109$) der intraarteriellen Applikation ($n = 21$) und Immuntherapie ($n = 10$) unterscheiden sich nicht voneinander. Unabhängig von der Modalität werden zwischen 5 und maximal 16% komplette und partielle Remissionen erreicht, d. h. 84 bis 95% der Patienten werden ohne Effekt, aber unter Inkaufnahme von teilweise schweren Nebenwirkungen behandelt. Die Überlebenszeiten werden nicht verlängert. Bei den verwandten Zytostatika handelt es sich um DTIC, BCNU, Methyl-CCNU, Bleomycin, Vincristin, Actinomycin, Cyclophosphamid, Hydroxyurea und cis-Platinum-(II).

Zusammenfassend werden mit der Operation von Solitärmetastasen die längsten Überlebenszeiten erreicht. Für eine adäquate Palliation ist eine Strahlentherapie sinnvoll. Eine Indikation zur Chemotherapie besteht nicht. Auch die Unterlassung der Strahlen- und chirurgischen Therapie sollte jeweils kritisch abgewogen werden.

Tabelle 8. Literaturübersicht

Relative und absolute Inzidenz
1, 2, 5, 6, 10, 15, 16, 22, 24, 25, 27, 30, 41, 42, 49, 50, 55, 57, 58, 61, 63, 64, 66, 67, 69, 71, 72, 74, 75.

Solitäre, multiple Hirnmetastasen, Metastasierungsmuster
1, 3, 6, 9, 11, 18, 22, 28, 31, 32, 36, 40, 44, 61–65, 70, 72.

Eventuelle prognostische Faktoren

- Geschlecht
  1–4, 6, 9, 11, 18, 23, 28, 29, 33–35, 41, 43, 53, 60, 62, 70, 73.
- Primärlokalisation
  1, 4, 9, 11, 13, 23, 27, 29, 33, 34, 43, 53, 60, 62, 68.
- Invasionstiefe, histologischer Typ
  11, 62.

Verlauf
1, 3, 6, 9, 26, 29, 30, 31, 37, 65.

Symptome und Diagnose
1, 6, 9, 13, 22, 28, 31, 48, 62, 65, 73, 75.

Therapieergebnisse

- Chirurgie
  1, 9, 29, 36, 44
- Strahlentherapie
  6, 13, 16, 18, 27, 33, 39, 44, 59, 73, 76.
- Chemotherapie
  7, 8, 12, 14, 17, 19–21, 38, 45–48, 51, 52, 54, 56, 71.

Literatur

1. Amer MH, Al-Sarraf M, Baker LH, Vaitkevicius VK (1978) Malignant melanoma and central nervous system metastases: Incidence, diagnosis, treatment and survival. Cancer 42:660–668
2. Aronson SM, Garcia JH, Aronson BE (1964) Metastatic neoplasms of the brain: Their frequency in relation to age. Cancer 17:558–563
3. Atkinson L (1978) Melanoma of the central nervous system. Aust NZ J Surg 18:14–16
4. Baab GH, Bride MC (1975) Malignant melanoma. Arch Surg 110:896–900
5. Baker GS, Kernohan JW, Kiefer EJ (1951) Metastatic tumors of the brain. Surg Clin North Am 31:1143–1145
6. Beresford HR (1969) Melanoma of the nervous system. Neurology 19:59–65
7. Beretta G, Bajetta E, Bonadonna G, Tancini G, Orefice S et al. (1973) Polichemotherapia con 5-(3,3,dimethyl-1-triazeno)-imidazole-4-carboxamide (DTIC; NSC-45 388), 1,3-bis(2-chloroetil)-1-nitrosurea (BCNU; NSC-409962) e vincristina (NSC-67574) nel melanoma in fase metastatizzata. Tumori 59:239–248
8. Beretta G, Bonadonna G, Cascinelli N, Morabito A, Veronesi U (1976) Comparative evaluation of three combination regimens for advanced malignant melanoma: Result of an international cooperative study. Cancer Treat Rep 60:33–40
9. Bremer AM, West CR, Didolkar MS (1978) An evaluation of the surgical management of melanoma of the brain. J Surg Oncol 10:211–219
10. Budman DR, Camacho E, Wittes RE (1978) The current causes of death in patients with malignant melanoma. Eur J Cancer 14:327–330
11. Bullard DE, Cox EB, Seigler HF (1981) Central nervous system metastases in malignant melanoma. Neurosurgery 8:26–30

12. Burke PJ, McCarthy WH, Milton GW (1971) Imidazole carboxamide therapy in advanced malignant melanoma. Cancer 27:744–750
13. Carella RJ, Gelber R, Hendrickson F, Berry HC, Cooper JS (1980) Value of radiation therapy in the management of patients with cerebral metastases. Cancer 45:679–683
14. Cascinelli N, Beretta G, Bonadonna G, Bajetta E, Balzarini GP et al. (1977) Chemioterapia del melanoma avanzato. Giornale Italiano di Dermatologia 112:201–206
15. Chason JL, Walker FB, Landers JW (1963) Metastatic carcinoma in the central nervous system and dorsal root ganglia. Cancer 16:781–787
16. Chu FCH, Hilaris BB (1961) Value of radiation therapy in the management of intracranial metastases. Cancer 14:577–581
17. Clunie GJA, Gough JR, Dury M, Furnival CM, Bolton PM (1980) A trial of imidazole carboxamide and corynebacterium parvum in disseminated melanoma. Cancer 46:475–479
18. Cooper JS, Carella R (1980) Radiotherapy of intracerebral metastatic malignant melanoma. Radiology 134:735–738
19. Costanza ME, Nathanson L, Lenhard R, Wolter J, Colsky J et al. (1972) Therapy of malignant melanoma with an imidazole carboxamide and bis-chloroethyl nitrosourea. Cancer 30:1457–1461
20. Costanza ME, Nathanson L, Schoenfeld D, Wolter J, Colsky J et al. (1977) Results with methyl-CCNU and DTIC in metastatic melanoma. Cancer 40:1010–1015
21. Costanzi J, Fabian C, Wilson H, Dixon D (1981) Sequential combination chemotherapy for disseminated melanoma: A south-west oncology group study. Cancer Treat Rep 65:732–734
22. Das Gupta T, Brasfield R (1964) Metastatic melanoma. Cancer 17:1323–1339
23. Davis NC, Herron JJ, McLeod GR (1966) Malignant melanoma in Queensland. Lancet II:407–410
24. De Divitis E, Spaziante R, Stella L, Donzelli R (1978) Le syndrome pseudo-vaskulaire des métastases intracranniennes. Neurochirurgie 24:235–238
25. Earle KM (1954) Metastatic and primary intracranial tumors of the adult male. J Neuropathol Exp Neurol 13:448–454
26. Ehya H, Hajdu SJ, Melamed MR (1981) Cytopathology of nonlymphoreticular neoplasms metastatic to the central nervous system. Acta Cytol (Baltimore) 25:599–610
27. Einhorn LH, Burgess MA, Vallejos C, Bodey GP, Gutterman J et al. (1974) Prognostic correlations and response to treatment in advanced metastatic malignant melanoma. Cancer Res 34:1995–2004
28. Enzmann DR, Kramer R, Norman D, Pollock J (1978) Malignant melanoma metastatic to the central nervous system. Radiology 127:177–180
29. Fell DA, Leavens ME, McBride CM (1980) Surgical versus nonsurgical management of metastatic melanoma of the brain. Neurosurgery 7:238–242
30. Galicich JH, Sundaresan N, Arbit E, Passe S (1980) Surgical treatment of single brain metastasis: Factors associated with survival. Cancer 45:381–386
31. Ginaldi S, Wallace S, Shalen P, Luna M, Handel S (1981) Cranial computed tomography of malignant melanoma. Am J Roentgenol 131:145–149
32. Glass JP, Melamed M, Chernik NL, Posner JB (1979) Malignant cells in cerebrospinal fluid (CSF): The meaning of a positive CSF cytology. Neurology (NY) 29:1369–1375
33. Gottlieb JA, Frei E, Luce JK (1972) An evaluation of the management of patients with cerebral metastases from malignant melanoma. Cancer 29:701–705
34. Gutterman JU, Scher HJ (1982) Melanoma. In: Holland JF, Frei E (eds) Cancer medicine, vol 3, 2. Auflage. Lea und Febiger, Philadelphia, pp 2109–2146
35. Hafström L, Jönsson PE (1980) Symptoms of occult brain metastases initiated by systemic dacarbazine (DTIC-DOME) therapy in melanoma patients. Clin Oncol 6:343–348
36. Hafström L, Jönsson PE, Strömblad L-G (1980) Intracranial metastases of malignant melanoma treated by surgery. Cancer 46:2088–2090
37. Hayward RD (1976) Malignant melanoma and the central nervous system. J Neurol Neurosurg Psychiatry 39:526–530
38. Hedley DW, McElwain TJ, Currie GA (1977) Tumour regression and survival of patients with disseminated malignant melanoma treated with chemotherapy and specific active immunotherapy. Eur J Cancer 13:1169–1173

39. Hilaris BS, Raben M, Calabrese AS, Phillips RF, Henschke UK (1963) Value of radiation therapy for distant metastases from malignant melanoma. Cancer 16:765–773
40. Holtas S, Cronqvist S (1981) Cranial computed tomography of patients with malignant melanoma. Neuroradiology 22:123–127
41. Hunter KMF, Rewcastle NB (1968) Metastatic neoplasms of the brain stem. Can Med Ass J 98:1–7
42. Jänisch W, Unger H, Petermann A (1966) Über die Häufigkeit und Herkunft von Metastasen im Zentralnervensystem. Dtsch Z Nervenheilk 189:79–86
43. Jung EG, Bersch A, Köhler C (1972) Lichtexposition und Lokalisation. Arch Dermatol Forsch 244:195–200
44. Katz HR (1981) The relative effectiveness of radiation therapy, corticosteroids and surgery in the management of melanoma metastatic to the central nervous system. Int J Radiat Oncol Biol Phys 7:897–906
45. Kolaric K, Roth A (1980) Treatment of metastatic brain tumors with the combination of 1-methyl-1-nitrosourea (MNU) and cyclophosphamide. J Cancer Res Clin Oncol 97:193–198
46. Kolaric K, Roth A, Fuss V (1978) Combination chemotherapy with 1-methyl-1-nitrosourea and cyclophosphamide in metastatic melanoma. Tumori 64:89–94
47. Kolaric K, Roth A, Jelicic J, Matkovic A (1981) Preliminary report on antitumorigenic activity of cisdichlorodiamine platinum in metastatic brain tumors. Tumori 67:483–486
48. Kolaric K, Roth A, Jelicic J, Matkovic A (1981) Phase II clinical trial of cis dichlorodiammine platinum (cisDDP) in metastatic brain tumors. J Cancer Res Clin Oncol 104:287–293
49. Lang EF, Slater J (1964) Metastatic brain tumors. Surg Clin North Am 44:865–872
50. Lesse S, Netsky MG (1954) Metastasis of neoplasms to the central nervous system and meninges. AMA Arch Neurol Psychiatry 72:133–153
51. Madajewicz S, West CR, Avellanosa AM, Park HC, Karakousis C et al. (1981) Phase II study of intra-arterial (IA) cis-platinum (DDP) therapy of metastatic brain tumors (MBT). UICC Conference on Clinical Oncology, p 42
52. Madajewicz S, Park HC, Ghoorah J, Avellanosa AM et al. (1981) Phase II study – intra-arterial BCNU therapy for metastatic brain tumors. Cancer 47:653–657
53. Maillard GF (1971) Etude statistique de 623 mélanomes malins cutanés. Ann Dermatol Venerol 98:5–20
54. McKelvey EM, Luce JK, Talley RW, Hersh EM, Hewlett JS et al. (1977) Combination chemotherapy with bis chloroethyl nitrosourea (BCNU) vincristine and dimethyl triazeno imidazole carboxamide in disseminated malignant melanoma. Cancer 39:1–4
55. Meyer JE (1978) Radiographic evaluation of metastatic melanoma. Cancer 42:127–132
56. Moon JH, Gailani S, Cooper R, Hayes DM, Rege VB et al. (1975) Comparison of the combination of 1,3 bis(2-chlorethyl)-1-nitrosourea (BCNU) and vincristine with two dose schedules of 5-(3,3-dimethyl-1-triazeno)imidazole 4-carboxamide (DTIC) in the treatment of disseminated malignant melanoma. Cancer 35:368–371
57. Müller HR, Wochnik G (1961) Metastatische Hirntumoren. Internist (Berlin) 2:212–223
58. Nathanson L, Hall TC, Farber S (1967) Biological aspects of human malignant melanoma. Cancer 20:650–655
59. Nisce LZ, Hilaris BS, Chu FCH (1971) A review of experience with irradiation of brain metastasis. Am J Roentgenol 111:329–333
60. Pakkanen M (1977) Clinical appearance and treatment of malignant melanoma of the skin. Ann Chir Gynaecol 66:21–30
61. Patel JK, Didolkar MS, Pickren JW, Moore RH (1978) Metastatic pattern of malignant melanoma. Am J Surg 135:807–810
62. Pennington DG, Milton GW (1975) Cerebral metastasis from melanoma. Aust NZ J Surg 45:405–409
63. Perese DM (1959) Prognosis in metastatic tumors of the brain and the skull: An analysis of 16 operative and 162 autopsied cases. Cancer 12:609–613
64. Posner JB, Chernik NL (1978) Intracranial metastases from systemic cancer. Adv Neurol 19:579–592
65. Satran R, McDonald JV (1968) Malignant melanoma of the central nervous system. Neurology (NY) 18:278

66. Schnaberth G, Brunner G (1982) Zerebrale Metastasen als klinische Erstmanifestation eines Karzinoms. Wien Klin Wochenschr 94:83–86
67. Schreiber D, Jänisch W, Zimmermann K (1978) Die Frequenz von Metastasen im Zentralnervensystem (ZNS) in Abhängigkeit von Tumorarten und Lebensalter. Neuropathol Pol 16:269–279
68. Shah JP (1972) Prognosis of malignant melanoma in relation to clinical presentation. Am J Surg 123:286–288
69. Simionescu MD (1960) Metastatic tumors of the brain. J Neurosurg 17:361–373
70. Solis OJ, Davis KR, Adair LB, Robertson GR, Kleinmann G (1977) Intracerebral metastatic melanoma: CT evaluation. Comput Tomography 1:135–143
71. Störtebecker TP (1954) Metastatic tumors of the brain from a neurosurgical point of view. J Neurosurg 11:84–111
72. Vieth RG, Odom GL (1965) Intracranial metastases and their neurosurgical treatment. J Neurosurg 28:375–383
73. Vlock DR, Kirkwood JM, Leutzinger C, Kapp DS, Fischer JJ (1982) High dose fraction radiation therapy for intracranial metastases of malignant melanoma: A comparison with low-dose fraction therapy. Cancer 49:2289–2294
74. Walther RE (1948) Krebsmetastasen. Basel
75. Weitbrecht WU, Thoden U (1979) Wertigkeit klinisch-diagnostischer Verfahren bei Metastasen des Zentralnervensystems. Med Klin 74:1431–1434
76. Young DF, Posner JB, Chu F, Nisee I (1974) Rapid-course radiation therapy of cerebral metastases. Cancer 34:1069–1076

18. Komplikationen, Notfälle und supportive Therapie des metastasierenden Melanoms

U. R. KLEEBERG und H. VOIGT

Aufgrund der ausgeprägten Therapieresistenz des metastasierenden Melanoms begegnen wir hier besonders oft langwierigen Krankheitsverläufen, während derer wir dem Patienten mit nur wenigen effektiven Behandlungsmaßnahmen helfen können.

Die progrediente Erkrankung führt zu einer Reihe gravierender chronischer und akuter Komplikationen, zu der ggf. noch Nebenwirkungen der Zytostatikatherapie hinzukommen.

Insofern stellt der Melanom-Kranke hohe Ansprüche an eine kompetente onkologische Versorgung, die nur im *interdisziplinären Konsilium* zwischen dem internistischen und chirurgischen Onkologen sowie dem Strahlentherapeuten optimal bewältigt werden kann.

Im folgenden sollen eine Auswahl der häufigsten Komplikationen und Notfälle des Tumorleidens und seiner Therapie dargestellt und Hinweise zur Behandlung gegeben werden [6].

Neurologische Komplikationen

Zentralnervöse Ausfälle bei Patienten mit metastasierendem Melanom stellen das bedrückendste Problem dieser Erkrankung dar. Sie sind nach der visceralen Metastasierung in Leber und Lunge mit 20% die dritthäufigste Todesursache [1, 13].

Als *Ursachen* finden sich Raumforderungen durch

- solitäre oder multiple Gehirnmetastasen in allen Regionen des Groß- und Kleinhirns
- den (sub-)akuten Hydrozephalus bei einer Metastasierung im Bereich des Hirnstammes und der Ventrikel
- intra- und paratumorale Nekrosen mit Hämorrhagien bis zur Massenblutung
- Thrombosen des Sinus sagittalis superior
- subdurale Hämatome, insbesondere bei meningealem Befall sowie therapiebedingt diffuse intrazerebrale Blutungen bei Thrombozytopenie
- Strahlennekrosen mit oder ohne Hämorrhagien
- metabolische zentralnervöse Ausfälle: s. u.

Die *Symptomatik* richtet sich nach der Lokalisation der Raumforderungen in den Hemisphären, dem Hirnstamm, Spinalkanal, den Leptomeningen sowie den Hirn- und peripheren Nerven.

Führende Symptome sind ungewohnte Kopfschmerzen, Leistungsinsuffizienz und Schwäche, Schwindel, eine autonome Dysfunktion sowie umschriebene zentralnervöse motorische und sensible Ausfälle, Krämpfe, Singultus, einseitige Pupillen-Dilatation (Anisokorie), schließlich psychische Alterationen (bei Frontalhirnbefall) und im terminalen Stadium Erbrechen, Nackensteifigkeit, periodische Atmung (Cheyne-Stokes), Stupor und schließlich das irreversible Koma.

Bei jeder zentralnervösen Symptomatik, und sei sie auch nur diskret, muß an eine Hirnmetastasierung gedacht werden (s. Kap. 10)!

Die Therapie der intrazerebralen Raumforderung besteht *bei akuter Befundverschlechterung* in der Applikation von

- Mannitol 25–100 mg i.v. (20%ige Lösung als i.v. Infusion)
- Furosemid 40–100 mg i.v. (oder p.o.) sofern der klinisch-neurologische Status – ergänzt durch Röntgenuntersuchungen, speziell das zerebrale Computertomogramm – nicht eine rasche operative Intervention mit Metastasen-Resektion und/oder Dekompression oder auch eine Strahlentherapie notwendig macht.
- Dexamethason 6–8 mg 6-stündlich p.o., sobald als möglich dem diurnalen Rhythmus anzupassen: 8–4–4 mg. Cave: Gesteigerte Krampfbereitschaft bei medikamentöser Hirndrucksenkung!

Bei der Entwicklung eines zerebralen Anfallsleidens

Diazepam 5–10 mg i.v. (langsam injizieren, ggf. zusätzlich Diazepam-Mikrolist). Diphenylhydantoin (DPH) 1000–1500 mg i.v. pro 24 Stunden (oder 1000 mg p.o.), dann Erhaltungsdosis mit 300–500 mg DPH p.o. tgl. Kontrolle der DPH-Serumspiegel (therapeutischer Bereich: 10–20 µg/ml vor morgendlicher Tabletteneinnahme).

Bei der subakuten Entwicklung einer intrazerebralen Raumforderung mit Hirnödem:

Dexamethason, z. B. Fortecortin 8 mg alle 4–6 Stunden p.o., Antazida, z. B. Maalox 70, 1 Doppelbeutel 1 Std nach dem Essen. Cave: Nebenwirkungen der chronischen Corticosteroidtherapie.

Stets ist bei der Einleitung einer palliativen Therapie im interdisziplinären Konsilium mit Neurochirurgen, Strahlentherapeuten und internistischen Onkologen eine *kausale* Tumorbehandlung zu erwägen und erst dann, wenn alle Möglichkeiten erschöpft sind, wird man sich notgedrungen auf die genannten palliativen Maßnahmen beschränken müssen [6].

Eine *Kompression des Spinalkanals* mit resultierender radikulärer und Querschnitts-Symptomatik findet sich bei:

- epiduralen oder intramedullären Metastasen,
- osteolytischen Wirbelsubluxationen, gelegentlich kompliziert durch
- spinale subdurale Hämatome.

Am häufigsten sind eine Metastasierung in die Wirbelkörper mit Invasion des ventralen Epiduralraumes oder paravertebralen Tumormassen mit Einwachsen in die Foramina intervertebralia. Selten findet sich eine *Meningeosis melanoblastomatosa.*

Die *Diagnostik* ist oft wegen der Lokalisation und geringeren Größe des Herdes schwierig. Neben einem sorgfältig klinisch-neurologischen Status bedarf es szintigraphischer und röntgenologischer Techniken, insbesondere des Computertomogramms (oder zukünftig auch der Kernspintomographie).

Als *Therapie* ist die rasche Dekompression entscheidend, insbesondere, um bleibende Ausfälle aufzuschieben. Dabei sind operative Maßnahmen einschließlich neurochirurgischer und osteosynthetischer Eingriffe auch dann noch anzustreben, wenn die erwartete Überlebensdauer nur nach Monaten zu bemessen ist. Ansonsten stellt die palliative Bestrahlung eine rasche und in der Regel effektive Maßnahme dar (vgl. Kap. 16), während die Zytostatikapolychemotherapie mit den zur Zeit praktizierten Protokollen nur etwa einem Drittel dieser Patienten kurzfristig hilft.

Eine *Kompression und Läsion peripherer Nerven* wird fast ausschließlich im Bereich der Hirnnerven als Folge einer Knochenmetastasierung in den Schädel beobachtet und bedarf in der Regel operativer und/oder strahlentherapeutischer Interventionen. Periphere Neuropathien können sich im Rahmen eines paraneoplastischen Syndroms oder nach Gabe neurotoxischer Medikamente, z. B. Vinca-Alkaloiden entwickeln [2, 18].

Pathologische Frakturen

Als Folge metastasierender Knochendestruktionen werden sie beim Melanom wegen seines überwiegend visceralen Metastasierungstyps mit ca. 25% vergleichsweise selten angetroffen [5, 16].

Die Lokalisationen sind in fallender Reihenfolge Wirbelkörper, Becken, Rippen, proximale Extremitäten und Schädelknochen. Die Diagnose sollte durch eine geschlossene Nadel- bzw. offene Biopsien im Rahmen der prophylaktischen Osteosynthese oder notfallmäßigen Versorgung pathologischer Frakturen *gesichert* werden. Selbst bei fortgeschrittenem Krankheitsstadium muß als Therapie eine operative Konsolidierung angestrebt werden, um dem Patienten eine längerwährende, schmerzhafte Demobilisierung zu ersparen. Dies gilt insbesondere für die o.a. (prophylaktischen) Eingriffe und Bestrahlungen im Bereich der Wirbelsäule.

Obstruktion von Gefäßen und Hohlorganen

Die Kompression von außen, die Invasion der (Gefäß-) Wand und die intravasale Thrombose als Folge einer solchen lokalen Komplikation oder eines Lymph- oder Blutstaus sind die führenden pathogenetischen Mechanismen.

Bezüglich der Lymphgefäße, der Arterien und Venen führt eine kontinuierlich wachsende Raumforderung in der Regel zunächst zu einem Lymphödem bzw. einem den Patienten wenig belastenden Umgehungskreislauf.

Typisch hierfür sind die Extremitätenödeme bei:

- rumpfnaher Metastasierung, insbesondere in die axillären, inguinalen und parailiacalen Lymphknoten.

Umgehungskreisläufe wie das „Caput medusae“ und/oder Aszites entwickeln sich bei einer

- visceralen Metastasierung mit Kompression der Lebervenen, der Vena portae oder cava. Beim Vena cava superior-Syndrom können die Patienten einen Umgehungskreislauf über die Venae costae, ein Gesichtsödem mit Halsvenenstauung, Plethora und Zyanose und/oder eine Pleuritis exsudativa entwickeln.

Seltener werden durch eine

- mediastinale Metastasierung Trachea und Bronchien sowie größere Nervenstränge wie Sympathikus, Vagus und Rekurrens infiltriert, so daß quälender Hustenreiz, Atemnot, Singultus, Stimmband- und Rekurrensparese (mit Zwerchfellhochstand) und ein Horner-Syndrom resultieren können.

Eine Metastasierung

- in die Lunge mit Verschluß von Bronchien und Bronchiolen führt zu einer Atelektase, in der Regel gefolgt von Bronchopneumonien,
- retroperitoneal und in den Urogenitaltrakt führt zu einer Kompression der Ureteren mit Hydronephrose und postrenaler Urämie, eine Komplikation, die wegen des bevorzugten Einsatzes nephrotoxischer Zytostatika beim Melanom frühzeitig (unter Umständen auch durch die Einführung von Ureterenkathetern) behandelt werden muß. Eine Nephropathie als Folge einer Hyperurikämie haben wir, im Rahmen des „Tumor-Lyse-Syndroms“, vielleicht auch wegen des konsequenten Einsatzes von Allopurinol (300 mg p.o. tgl.), nicht mehr beobachtet.

Eine Metastasierung in den

- Gastrointestinaltrakt – entweder in Form intraluminaler Schleimhautmetastasierung oder extraluminal mit Verlegung des Dünn-, seltener des Dickdarmes – führt zunächst zu *uncharakteristischen*, von Nebenwirkungen der Therapie oft schwer abzugrenzenden Verdauungsbeschwerden mit Völlegefühl, Meteorismus, Blähungen sowie Änderungen der Stuhlentleerungen mit Wechsel von Durchfall und Obstipation, dann diffusen, von der Nahrungsaufnahme unabhängigen Schmerzen und nur selten zu mechanischem oder paralytischem (Sub-)Ileus.
  Nach eigenen Erfahrungen liegt einem Magenulcus häufig, einer Perforation stets eine exulcerierte Metastase der Magenwand zugrunde.

Eine Metastasierung in den

- Bereich von Leberpforte und Vena portae kann ein Vena-cava-superior-Syndrom (s.o.) und einen Gallenwegsverschluß mit Cholostase (Ikterus, Acholie, dunklem Urin und gelegentlich Pruritus) zur Folge haben.

Die *Diagnostik* dieser Raumforderungen läßt sich internistisch-onkologisch schnell klären, wobei neben Anamnese, klinischem Befund und Labor die Sonographie, Röntgendiagnostik – speziell mit Phlebographie und Computertomographie – sowie die Endoskopie eingesetzt werden.

Von besonderer Bedeutung ist hier die Feinnadelpunktion und Aspirationszytologie, die einen unbelastenden Eingriff darstellt und dem Patienten in der Regel eine extensive konservative Diagnostik erspart (s. Kap 7).

Die *Therapie* richtet sich nach Ausdehnung und Lokalisation des Prozesses und wird, wenn keine operativen Entlastungen sinnvoll sind, überwiegend supportiver Natur sein. Angesichts des signifikanten, wenn auch kurzfristigen Effektes einer systemischen Chemotherapie mit ca. 30% objektiven Remissionen sollte nach Ausschluß absoluter Kontraindikationen auch ein Therapieversuch mit einer Zytostatikakombination (vgl. Kap. 13) und/oder Radiotherapie (vgl. Kap. 16) unternommen werden. Strahlentherapeutisch lassen sich insbesondere Prozesse im Bereich der oberen Thoraxapertur, des Mediastinums, des Retroperitoneums und des kleinen Beckens sowie axillärer und inguinaler Lymphknotenregionen mitunter günstig beeinflussen.

Für eine *lymphogene Metastasierung* gilt, daß zunächst eine kurative Resektion versucht werden sollte, die je nach den Ergebnissen einer vorausgehenden, präoperativen *Indikator-Chemotherapie* (vgl. Kap. 9 u. 13) von einer sekundär-adjuvanten Zytostatika- oder Strahlentherapie gefolgt ist [17]. Anschließend kann vorbeugend wie auch bei Stauungsödem durch eine fachgerechte Lymphdrainage-Massage, unterstützt von einer medikamentösen antiphlogistischen und diuretischen Therapie Erleichterung geschaffen werden. Z. B. Indometacin (Amuno) und Prednison 25 mg morgens/ggf. kombiniert mit Furosemid (1 – 2 × 30 – 40 mg p.o.) z. B. Lasix oder Lasix-long.

Metastatische Ergüsse

Pleuritis, Peritonitis und Perikarditis exsudativa stellen in der terminalen Phase des metastasierenden Melanomes eine häufige und belastende Komplikation dar.

Ursache ist in der Regel die foudroyant progredient *mesotheliale* Aussaat des Tumors. Daneben beobachtet man seltener bei der

- Pleuritis exsudativa eine dekompensierte Herzinsuffizienz, dann mit rechtsseitigem Erguß oder eine lymphogene Metastasierung in das Mediastinum mit Lymphstau und chylösem Erguß oder rezidivierende subklinische Lungenembolien
- letztere in der Regel mit einseitigen Ergüssen.

Bei der

- Peritonitis exsudativa ein Pfortader- oder Cava-Syndrom (s.o.) mit metastatischer Kompression der großen Gefäße oder eine grobknotige viscerale und Lebermetastasierung mit Cholostase und Versagen der Leberfunktion oder seltener ein dystrophisches Geschehen beim anorektischen, kachektischen Tumorkranken.

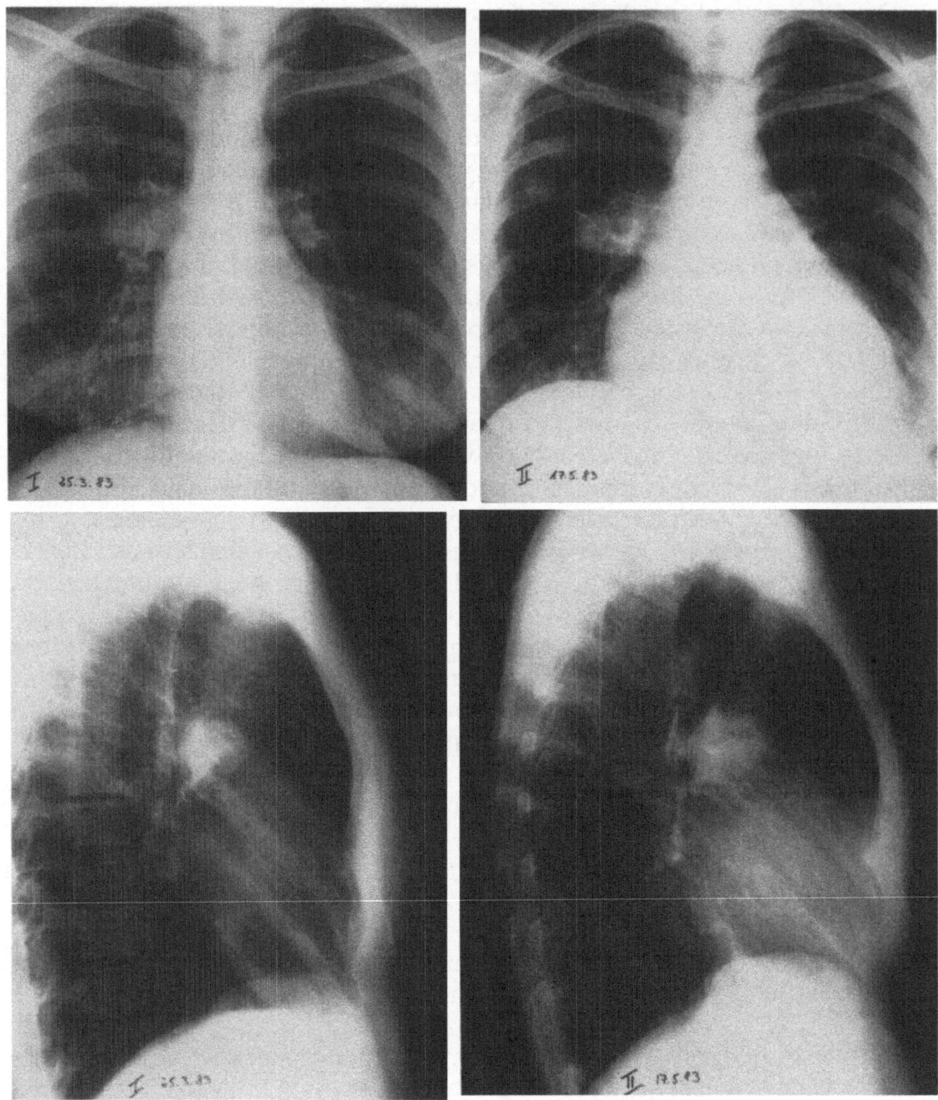

Abb. 1. Thorax p.a. und seitlich, vergleichende Röntgenuntersuchung

Dyspnoe, zunehmender Leibesumfang und obere Einflußstauung sind die im fortgeschrittenen Stadium leicht erkennbaren *Symptome*. Aber nur durch eine sorgfältige Verlaufsbeobachtung des Tumorkranken mit regelmäßigen, häufigen (monatlichen) körperlichen Untersuchungen (Leibesumfang notieren! Wiegen!) wecken frühzeitig den Verdacht. Die klinische *Diagnostik* stützt sich auf die vergleichende *Röntgenuntersuchung* (Thorax p.a. und seitlich) und wird gesichert durch die *Punktionszytologie* (vgl. Kap. 7). Ein Beispiel hierzu zeigt die Abb. 1.

Die typische lymphomesotheliale Reaktion mit isoliert gelagerten Melanomzellen und gelegentlich pigmenthaltigen Makrophagen läßt sich am besten am frisch post punctionem gewonnenen, luftgetrockneten und nach Pappenheim gefärbten Sediment von den differentialdiagnostisch schwierigen reaktiven, mesothelialen Veränderungen differenzieren. *Serologisch* finden sich häufig eine erhöhte Laktatdehydrogenase (LDH) und Phosphohexoseisomerase (PHI), seltener eine Vermehrung des Gesamteiweißes (über 40 g/l).

Während chylöse Ergüsse ein Signum mali ominis darstellen, sind hämorrhagische Ergüsse beim Melanom so gut wie immer artefiziell bedingt.

Die Lebermetastasierung

Sie stellt wegen ihrer Häufigkeit auch bezüglich der Todesursache einen besonderen Aspekt des metastasierenden Melanoms dar. Die initiale *Symptomatik* ist meist nur diskret: Jede

- unklare Befindensstörung, insbesondere mit Beteiligung des Gastrointestinaltraktes, begleitet von
- Anorexie, Nausea und Erbrechen (ANE-Syndrom)
- Schmerzen im rechten Oberbauch mit Ausstrahlung in die rechte Schulter,
- Fieber unbekannter Ursache, oft periodisch in monatlichen, später mehrtägigen Intervallen

sind bis zum Beweis des Gegenteils als Ausdruck einer intrahepatischen Metastasierung zu werten. Insbesondere beim Melanom des Auges findet sich des öfteren nach jahrelangen freien Intervallen eine *isolierte* Metastasierung in die Leber (vgl. Kap. 3).

Die Sicherung der *Diagnose* entzieht sich zunächst oft den klinischen, sonographischen und computertomographischen Bemühungen. Sie stützt sich insbesondere bei der diffusen und multifokalen Metastasierung häufig nur auf eine isoliert erhöhte LDH, später begleitet von ansteigenden Cholostase-typischen Enzymen wie der Gamma-GT und alkalischen Phosphatase und erst später von pathologischen Transaminasen und einer Vermehrung der Alpha I/II (und Beta)-Fraktion in der Elektrophorese als Ausdruck einer „Akute-Phase-Reaktion".

Über eine (sonographisch gesteuerte) Feinnadelpunktion zur zytologischen Sicherung (vgl. Kap. 7) sollte die Diagnostik nur in Ausnahmefällen hinausgehen, also nur dann, wenn Laparoskopie und Biopsie auch von therapeutischer Relevanz sind.

Die *Therapie* sollte zunächst kausal sein. An erster Stelle ist ein operativer Eingriff zu erwägen, der dann, wenn eine isolierte Leber- oder viscerale Metastasierung gesichert werden kann, auch in kurativer Intention zu versuchen ist. Hierbei kann eine Indikatortherapie (vgl. Kap. 9 u. 13), ggf. über einen arteriellen Katheter regional appliziert, für eine sekundär adjuvante Chemotherapie von Wert sein.

Wenn bei einer Lebermetastasierung eine systemische Zytostatikatherapie ohne Erfolg bleibt oder der Tumor nach partieller Remission weiter wächst, lassen sich die Schmerzen und Cholostase durch eine hochdosierte Kortikosteroidbehandlung vorübergehend lindern: z. B. Prednison 1 mg/kg Körpergewicht morgens in einer Dosis für eine Woche, dann Abbau auf eine Erhaltungsdosis von 20–25 mg; Indometacin, Amuno nach dem Essen als regelmäßige Basistherapie sowie zur Vermeidung gelegentlicher Nebenwirkungen von seiten des Magens: Antazida wie z. B. Maalox 3 × 2 Doppelbeutel 1 Std. nach dem Essen oder speziell bei Ulcusdiathese Cimetidin (Tagamet) 400 mg 12-stündlich oder Ranitidin 2 × 150 mg, z. B. Zantic.

Elektrolytanomalien

Sie finden sich als Folge des progredienten Tumorleidens nur im terminalen Stadium, werden jedoch häufiger im Zusammenhang mit einer aggressiven Zytostatikapolychemotherapie beobachtet [2, 8, 14].

Die Hyponatriämie, z. B. im Rahmen des Syndroms der inadäquaten Adiuretin-Sekretion (SIAS), charakterisiert durch Hypoosmolalität, Normovolämie bei regelrechter Nieren- und Nebennierenrindenfunktion, induziert durch eine kontinuierliche renale Natriumexkretion. Eine Zytostatikatherapie speziell mit Vinca-Alkaloiden und Cisplatin kann Ursache des SIAS sein [2].

Die Hypernatriämie, überwiegend induziert durch unstillbares Erbrechen und/oder Durchfall als Folge einer Metastasierung in den Gastrointestinaltrakt, das Gehirn oder wieder als Folge einer zytotoxischen Therapie.

Die Hypokaliämie als Folge längerfristigen Erbrechens, unkontrollierter Applikation von Diuretika, nephrotoxischer Antibiotika und Zytostatika, bei chronischem Diuretika- und Laxantienabusus, im Rahmen eines sekundären Hyperaldosteronismus und bei respiratorischer und metabolischer Alkalose.

Die Hyperkaliämie bei metabolischer Azidose, Gewebsnekrose, insbesondere nach Zytostatikatherapie-induziertem Tumorzerfall.

Die Hyperphosphatämie bei Tumor- oder Chemotherapie-induziertem Nierenversagen, anhaltendem Katabolismus, gelegentlich unterstützt durch eine chronische Kortikosteroidtherapie.

Die Hypomagnesiämie als Folge einer Zytostatika- und Antibiotika-induzierten Nephropathie, speziell nach cis-Platin.

Die Therapie besteht nach Klärung des Pathomechanismus in der adäquaten Substitution oder den entsprechenden präventiven Konsequenzen.

Der Hypercalciämie liegt in der Regel ein osteolytischer Knochenzerfall zugrunde. Seltenere Ursachen wie ein paraneoplastisches Syndrom mit Produktion von parathormonartigen Peptiden haben wir beim Melanom nicht beobachtet [2].

Die Symptomatik beginnt mit Leistungsabfall, Adynamie, Anorexie, Nausea, Erbrechen, Neigung zu Diarrhoen und Obstipation bis zum Ileus, Durst und Polyurie und wird bei Werten um 4 mmol/l bedrohlich: Dehydratation, Oligurie, Anurie, Azotämie, lähmungsartige Schwäche der Gliedmaßen, Hyporeflexie, Herzinsuffizienz (Verkürzung der QT-Strecke im EKG), Rhythmusstörungen, schließlich psychische und zentralnervöse Veränderungen mit Somnolenz, Stupor und Koma.

Die hypercalciämische Krise hat eine hohe Letalität [5]. In entsprechenden klinischen Situationen mit progressiver Skelettmetastasierung sollte daher das Serum-Ca routinemäßig bestimmt werden, damit eine *Behandlung* frühzeitig beginnen kann.

1. *Forcierte Diurese mit Furosemid,* 40–200 mg i.v. Dies bringt zwar rasch, aber nur initial und kurzfristig eine Besserung und muß mit der Infusion von reichlich Flüssigkeit (0,9% NaCl-Lösung) verbunden werden.

Phosphatinfusion (mit prim. u. sek. Phosphat) senken den Kalziumspiegel am raschesten; es bilden sich jedoch unlösliche Kalzium-Phosphat-Komplexe im Gewebe („metastatische" Kalzifizierung, akutes Nierenversagen, Blockade des Erregungsleitungssystems des Herzens), so daß Phosphat, wenn überhaupt, dann nur noch kurzfristig aus vitaler Indikation eingesetzt werden sollte.

2. *Corticosteroide* z. B. Hydrocortison 200 mg i.v.
3. *Calcitonin* 500 E/24 h z.B. 200–300 mg s.c. q 12 h wirkt innerhalb weniger Stunden. Es hemmt die enterale Calciumresorption, den Knochenabbau und steigert die Calciumausscheidung.

Bei längerer Applikation kann zur Minderung der alimentären Ca-Zufuhr Cellulose (Calcisorb) 3–4 × 2 Beutel à mg p.o. gegeben werden.

4. *Mithramycin* 25 μ/kg/die, ein Cytostatikum, das die Osteoklastenaktivität hemmt. Die Wirkung setzt nach 4 bis 6 Stunden ein und hält einige Tage vor.

Hämostaseologische Komplikationen

Diese ergeben sich unmittelbar aus dem Tumorleiden mit *Verlegung von Blutgefäßen,* speziell des venösen Rückflusses sowie einer Einschränkung der Hämatopoese [15].

Die *Thrombophlebitis* der gestauten Extremität, das *Paget-von Schroetter-*Syndrom (Verschluß der Vena subclavia), die Thrombose der Vena cava inferior mit fulminanter Lungenembolie sind, wie oben aufgeführt, in erster Linie Folge mechanischer Einflüsse mit Wandinfiltration und externer Kompression.

Ein Mangel an *Antithrombin III* prädisponiert einen kleinen Teil dieser Patienten zu thromboembolischen Komplikationen, insbesondere bei vorbestehender Varikose der unteren Extremitäten.

Die *Diagnostik* wird, sofern sie anamnestisch und klinisch nicht eindeutig ist, phlebographisch auch mit Hilfe von Lymphgefäß- und Lungenszintigraphie sowie hämatologisch gestellt. Auffallende Morphologie der Erythrozyten mit Schistozyten, Thrombanisozytose, selten Thrombozytopenie, Vermehrung von Fibrinogen-Spaltprodukten (Verlängerung der Reptilasezeit) und einer Verminderung von Antithrombin III.

Die *Therapie* hat sich zunächst kausal zu orientieren, was angesichts der hohen Therapieresistenz des Melanoms gegenüber chemo- und strahlentherapeutischen Maßnahmen schon frühzeitig vergeblich bleibt.

Eingreifendere operative Interventionen sind nur in Ausnahmesituationen gerechtfertigt, eine Strahlentherapie kann wegen einer möglichen Perforation des infiltrierten Gefäßes mit hämorrhagischen und/oder thrombotischen Komplikationen problematisch sein.

Zur Diagnostik und Therapie von Tumorschmerzen [4, 11], Infekten, insbesondere bei neutropenischen Patienten [7, 12], Anorexie, Nausea und Erbrechen [8, 9] sowie Ernährungsstörungen [3, 10] sei auf die entsprechende weiterführende Literatur verwiesen.

Literatur

1. Epstein E, Bragg K (1980) Curability of Melanoma. A 25-year retrospective study. Cancer 46:818–821
2. Erdmann H (1984) Paraneoplastische Syndrome. Onkologie [Suppl 1] 7:45–54
3. Hartlapp JH, Illiger AJ, Wolter H (1984) Aspekte der praktischen Onkologie: Onkologische Diätetik – Behandlung von Anorexie und Kachexie. Onkologie [Suppl 1] 7:23–27
4. Hoffmann L (1984) Behandlung von Tumorschmerzen. Onkologie [Suppl 1] 7:62–64
5. Jarbro J, Bornstein RS (1981) Oncologic Emergencies Clinical Oncology Monographs. Grune & Stratton, New York London
6. Kleeberg UR (1984) Allgemeine medizinische Aspekte der Onkologie. Onkologie [Suppl 1] 7:5–8
7. Kleeberg UR (1984) Antibiotikatherapie beim febrilen Tumorkranken in der Praxis. MMW 126:525–529
8. Kleeberg UR, Erdmann H, Richter von Arnauld HP (1982) Vademecum der Zytostatikatherapie, 3. Aufl. Kehrer, Freiburg
9. Kleeberg UR (1984) Anorexie, Nausea und Erbrechen beim Krebskranken. Onkologie [Suppl 1] 7:19–22
10. Kleeberg UR (1984) Adjuvante Ernährungstherapie bei Patienten mit gastrointestinalen Tumoren. In: Ahnefeld FW et al. (Hrsg) Klinische Ernährung. Zuckschwerdt, München
11. Kleeberg UR, Schreml W, Schönhöfer PS (1986) Schmerzbehandlung von Tumorkranken. In: Schmoll HJ, Peter HD, Fink U (Hrsg): Kompendium Internistische Onkologie. Springer, Berlin Heidelberg New York Tokyo
12. Kurrle E, Schmeiser Th (1984) Diagnostik, Prävention und Behandlung von Infekten bakterieller, mykotischer und viraler Genese bei abwehrgeschwächten Patienten. Onkologie [Suppl 1] 7:37–45
13. Madajewicz S, Karakousis C, West CR, Caracandas J, Avellanosa AM (1984) Malignant Melanoma Brain Metastasis. Cancer 53:2550–2552
14. Perry MC et al. (1982) Toxicity of Chemotherapy. In: Jarbro JW, Bronstein RS, Mastrangelo MJ (eds) Seminars in Oncology. Grune & Stratton, New York London, 9:1–154
15. Rasche H (1984) Diagnostik und Therapie von Hämostasestörungen in der Onkologie. Onkologie [Suppl 1] 7:28–30
16. Seigler HF (1982) Clinical Management of Melanoma Developments in Oncology. Martinius Nijhoff, Den Haag Boston London
17. Voigt H, Kleeberg UR (1983) Herausforderung Melanom. Eine Übersicht über Frühdiagnose, Diagnostik, Therapie und Nachsorge aus dermatologischer und internistisch-onkologischer Sicht. Hamburger Ärzteblatt 2:1–6
18. Voigt H (1984) Die Chemotherapie des metastasierenden malignen Melanoms unter besonderer Berücksichtigung von Desacetylvinblastinamidsulfat (Vindesin). Tumor Diagnostik Therapie 5:171–177

19. Psychologische und psychotherapeutische Aspekte bei Prophylaxe und Therapie des malignen Melanoms

I. Hand und H. Voigt

Einleitung

Die Forderung nach seelischer Stützung von Patienten mit einer Krebserkrankung und von deren Angehörigen ist heute in der Literatur ebenso selbstverständlich (Überblicke [9, 12]) wie das weitgehende Fehlen entsprechender Begleittherapie in der medizinischen Alltagsversorgung. Die wachsende Zahl von Selbsthilfegruppen mag Ausdruck alternativer Hilfsmöglichkeiten sein – oder auch nur die Verzweiflung der Betroffenen widerspiegeln.

In der Fach- wie Laiendiskussion um seelische Hilfestellung bei Krebserkrankung sind folgende Bereiche zu trennen:

1. Hilfestellung durch Information über die Krankheit – oder auch deren Vorenthaltung. Dies sollte im ersteren Falle ausnahmslos auch Hilfestellung bei der Verarbeitung dieser Information beinhalten. Die (Fehl-)Verarbeitung dieser Information mag nämlich durchaus einen eigenständigen Krebsrisikofaktor darstellen.

2. Hilfestellung bei primär krebsunabhängigen seelischen Problemen, die hypothetisch den Verlauf der Krebserkrankung beeinflussen können. Diese Hilfestellung wird nur dann überhaupt erwogen werden, wenn der behandelnde Arzt an diese Art von kausalen Zusammenhängen *glaubt;* Wissen existiert, zumindest im Hinblick auf spezifische Krebserkrankungen, kaum.

3. Hilfestellung – sowohl i. S. einer Psychotherapie bzw., wichtiger, Psychoprophylaxe – bei primären seelischen Risikofaktoren (Mit-Ursachen) von Krebserkrankungen generell bzw. für spezifische Krebsformen. Mehr noch als im vorgenannten Bereich sind entsprechende Maßnahmen nicht nur vom Glauben des behandelnden Arztes, sondern auch des Psychotherapeuten abhängig.

Dies leitet zu der Frage über, wer denn die allgemein als notwendig akzeptierten und die hypothetisch wünschenswerten Maßnahmen erbringen kann und sollte. Die Maßnahmen unter 1. sind allgemein als erforderlich akzeptiert. Sie gehören zum Aufgabenbereich des „Hausarztes" und des Onkologen – wobei zumindest hinsichtlich der Stützung bei der Verarbeitung der Information in der Alltagsrealität der Hausarzt dem Patienten der wichtigere Partner sein wird. Die Begrenzung der verfügbaren Zeit, sowie Lücken in der Aus- bzw. Weiterbildung beeinträchtigen hier den menschlich wie ärztlich begründeten Willen zur Hilfestellung oft erheblich.

Die Bereiche 2 und 3 würden in erster Linie in den Aufgabenbereich des Psychotherapeuten – in enger Kooperation mit dem Somatomediziner – gehören. Eine kleine, wenngleich sehr aktive Gruppe von Therapeuten unterschiedlicher Psychotherapieschulen ist seit längerem in diesem Bereich auch tätig, in der psychotherapeutischen Alltagsversorgung spielen sie jedoch keine Rolle.

Sind wir im Wissensstand oder der Überzeugungskraft bestimmter Hypothesen heute soweit, daß eine Veränderung der praktischen Versorgungssituation von Krebspatienten im allgemeinen und Melanompatienten im speziellen hinsichtlich spezifischer seelischer Hilfestellung zwingend erforderlich erscheint?

Die Tatsache, daß in der Regelversorgung selbst die mitmenschlich wie ärztlich eindeutig erforderliche seelische „Basis"-Stützung oft ausbleibt, ist ein strukturelles Problem im Versorgungsnetz und kann hier nicht weiter diskutiert werden. Die häufig geklagte Abwendung nicht nur des ärztlichen, sondern auch des engeren sozialen Umfeldes vom Wunsche des Krebspatienten, sich mit seiner Todesangst im Gespräch auseinanderzusetzen, wird mit der „Zeitgeist"-typischen Ausblendung des Sterbens oder Sterbenmüssens aus der Lebensplanung der Gesunden erklärt; aber auch die Frage nach den kulturspezifischen Verarbeitungsmöglichkeiten der „Endlichkeit" des Lebens kann hier nur gestreift werden.

Wir müssen uns hier im wesentlichen auf *fachspezifischere Aspekte* beschränken.

Unser Beitrag beginnt mit einer Darstellung von Auswirkungen gegenwärtiger medizinischer Erkenntnisse und Hypothesen zum Melanom auf die öffentliche Gesundheitsaufklärung bzw. „-Erziehung". Wie weit findet hier auf Fakten basierende Aufklärung statt – und ab welcher Grenze der Information schlägt diese in iatrogene Verunsicherung und Verängstigung um? Zur Beantwortung dieser Frage sollen dann die folgenden Abschnitte beitragen.

Nach einigen Assoziationen über eine „vorbewußte Psychosomatik" des Melanoms im Volksmund wird ein Überblick über jene bisherigen Studien zu „Krebs und Seele" gegeben, die von der untersuchten Hauptfragestellung her unmittelbare Relevanz für die eingehend referierten spezifischen Studien zu Melanom und Seele haben. Aus eigenen ersten Erfahrungen in der gemeinsamen Betreuung von Melanom-Patienten wird dann auf dem Hintergrund der referierten Literatur abschließend auf praktische Probleme in der Betreuung dieser Patientengruppe eingegangen.

Melanom und öffentliche Gesundheitserziehung

Das Melanom ist als „schwarzer Krebs" in den letzten Jahren auch in den öffentlichen Medien vielfach als eine der bösartigsten Krankheiten überhaupt dargestellt worden. Die einzige wirkliche Chance zur Verbesserung der Heilungsaussichten liegt gegenwärtig in der Früherkennung, zu deren Realisierung die Bevölkerung aufgerufen wurde: Am intensivsten erfolgte dies in der Bundesrepublik in einer Aktion der Hautklinik der Universität Gießen [10]. Diese Aktion war u. a. angeregt worden durch die präventiven und therapeutischen Ergebnisse früherer ähnlicher Aktionen in Queensland [20] und New Mexico [15].

Auch in die deutsche Aktion wurden – wie erstmals in der Queensland-Studie – bewußt werbepsychologische Elemente eingebaut, „um die Aufmerksamkeit selbst weniger interessierter Laien nachhaltig zu wecken": „Rhythmische und daher einprägsame Slogans, metaphorische Sprache (z. B. „Wolf im Schafspelz", „Vorsicht ist besser als Nachruf"; „Lieber zuviel nachgedacht, als zu spät zum Arzt gebracht")"; „Schaffung eines Erwartungsmusters durch immer gleichen Aufbau der Merkblätter ... Versuch, den schwarzen Krebs in seiner homonymen Bedeutung an ‚schwarzes Tier' als gezeichnetes Erkennungszeichen zu verwenden" – wobei dieser Versuch wieder aufgegeben wurde, „da das Bild auf manche Leser nicht positiv wirkte"; Betonung der Heilungschancen bei Früherkennung, „je früher erkannt, desto leichter gebannt" [10].

Während noch 1980 im Spiegel (Heft 36; zit. n. [10]) Melanomvorsorge als „reiner Bluff" abgetan wurde, hat u. a. die Gießener Flugblätteraktion (lokale Verteilung 50000; bundesweite Verteilung 12000) zu der „erhofften publizistischen ‚Kettenreaktion'" geführt: kaum eine Wochenschrift oder Illustrierte, die in den vergangenen Jahren nicht über Melanom geschrieben hätte.

Die Gießener Aktion brachte innerhalb von 14 Monaten 1000 Ratsuchende zur Vorsorge-Untersuchung, wobei „60 neue Melanome entdeckt" wurden, d. h. eine mit 6% dreimal höhere Inzidenzrate als in der vergleichbaren Studie ohne vorangegangene Laienaufklärung [3].

Nun ist die „aggressive" Form der Laienaufklärung – trotz der genannten Erfolge – sicherlich nicht ohne weiteres zu befürworten:

1. Welche psychischen – verängstigenden, verunsichernden, zu übermäßiger Selbstbeobachtung bzw. hypochondrisch-phobischer Verarbeitung führenden – Reaktionen ruft eine solche Aktion bei den 940 von 1000 Personen hervor, die bei Untersuchung zwar kein Melanom hatten, aber doch weiter mit dem ständigen Bewußtsein leben (sollen), eines bekommen zu können – zumal die Aufklärung beinhaltet, daß die meisten Melanome „neu" entstehen. Wieviele weitere Personen wurden verängstigt, ohne sich deshalb zur Vorsorge zu melden? Welche Folgen hat diese Form der Verängstigung?
   Wir leben in einer Zeit ausgeprägter individueller „Normunsicherheiten" in vielen Lebensbereichen mit einer Tendenz des Laien, bei „Experten" Zuflucht zu suchen. Wir wissen aus anderen, viel banaleren Bereichen – z. B. der Werbung für Desinfektions- und Reinigungsmittel – in welch erschreckendem Ausmaß bei normunsicheren Personen dadurch z. B. Sauberkeitsverhalten von Krankheitswert (Zwangserkrankung) induziert wird.
2. Wenn solche Aktionen grundsätzlich bejaht werden, bei welchen somatischen und psychischen (!) Krankheiten sind sie dann indiziert bzw. bei welchen sollten sie unterlassen werden?

Ein Ziel solcher Aktionen ist die initiale Verunsicherung des „weniger interessierten Laien", um ihn zum Experten zu bringen, der dann die volle Information nach eingehender individueller Diagnostik geben kann. Zu fragen ist, was in der Bevölkerung wirklich mobilisiert würde, wenn bei allen schwerwiegenderen somatomedizinischen und psychischen Störungen entsprechende aufrüttelnde Aktionen gestartet und kontinuierlich beibehalten würden.

Uns erscheint die Gießener Aktion gegenwärtig in erster Linie darauf hinzuweisen, daß eine völlig unzureichende Aus- bzw. Weiterbildung der Mediziner in diesem Bereich vorliegt: häufig hätten die „Anamnesen bei Patienten mit klarer Melanomdiagnose eine fast unglaubliche Odyssee von Arzt zu Arzt" ergeben, „nur selten ergab sich bei genauer Rekonstruktion der Leidensgeschichte ein rein ‚schicksalhafter', wirklich unvermeidlicher Verlauf"; die Autoren zweifeln „nicht daran, daß sich das bereits jetzt deutlich gesteigerte ‚Melanom-Bewußtsein' der nicht-medizinischen Bevölkerung auch günstig auf das Engagement von Hausärzten, Hautärzten und Chirurgen auswirken wird" [10].

Hätte die Bevölkerung nicht eigentlich Mediziner verdient, die der Motivation über die Patientenaktivierung bzw. -verunsicherung mit der „hier erstmals eingesetzten publizistischen Methode" *nicht* bedürften?! Möglichst rasch sollte u. E. der angesprochene „professionelle Teil" einer „Melanom-Erziehung" nachgeholt werden und allenfalls noch die Aktivierung solcher „Berufsgruppen, die regelmäßig mit entkleideten Menschen zu tun haben" [10], die immer auch verunsichernde Intensiv-„Aufklärung" der Gesamtbevölkerung ersetzen!

Wie sehr beim Melanom die Information im Extremfall Angst auslösen kann, zeigt sich im Selbstreport des Journalisten Bruno Seiser „Am Wendepunkt – die Wirklichkeit", aus dem im Stern (N.N.) im Rahmen einer Serie über Bewältigungsversuche von Krebskranken mit unterschiedlichen Krebsformen ausführlich berichtet wurde. „Der Wendepunkt in seinem Leben war das Wort ‚Melanom'", er hatte „das Gefühl, sein Todesurteil in den Händen zu halten". In der ausgelösten panischen Angst sah der Betroffene selbst wiederum geradezu ein Krebsrisiko bzw. ein Rückfallrisiko. „Wenn man so eine Negativ-Information gespeichert hat, wird man folgerichtig an Krebs sterben". In seiner Panik machte der Journalist geradezu einen „Amoklauf in die Öffentlichkeit", was er auch selbst so ausdrückt. Für ihn war auch nach 6jähriger Überlebenszeit, trotz wiederholter Metastasierungen, seine eigentliche Angst bezogen auf „diese Metastase in der Seele", mit dem Konzept „tödliche Karzinome wuchern vordringlich aus Angst und aus kranken Seelen", nicht geringer geworden. Solche Annahmen mögen in der Laienbevölkerung bereits recht verbreitet sein, sie werden jedoch auch durch eine Reihe von psychologisch orientierten Publikationen zum Thema „Krebs" von „Experten" der Bevölkerung immer wieder nahegelegt (s. u.). Zumindest in der Bevölkerung scheinen neuere psychologische Hypothesen zum Krebs weniger bekannt zu sein, nach denen gerade extrem gefühlsintensives Reagieren auf die Information über das Vorliegen eines Krebses dessen Verlauf günstig beeinflussen soll.

Das potentielle Risiko einer rückhaltlosen Aufklärung und entsprechender prophylaktischer Maßnahmen sei am Beispiel der Entwicklung eines Patienten dargestellt, von dem uns Prof. Burchard (Psychiatrische Universitätsklinik Hamburg) berichtet: Unter der initialen Diagnose eines M. Dubreuilh wurden innerhalb weniger Jahre dann insgesamt 400 (!!) kleine, histologisch als Naevuszelltumore identifizierte, bräunliche Flecken aus der Haut entfernt, wobei sich viermal der nicht sicher zu bestätigende Verdacht auf ein frühes Melanom ergab. Ein Jahr nach Erstdiagnostik wurde zudem eine ohne Befund verbleibende Probelaparotomie zur Metastasensuche durchgeführt.

Der zwar mit dem familiären Vorliegen von Depressionen belastete, aber bis dahin selbst nie psychiatrisch erkrankte, sozial sehr gut integrierte Patient dekompensierte in dieser Zeit bei extremer Compliance mit jeder ärztlichen Anordnung in eine schwere, ängstliche Depression mit intermittierenden Sucht- und Suizidtendenzen, die schließlich zur völligen Arbeitsunfähigkeit führte. Das gesamte Denken und Handeln des Patienten kreiste schließlich nur noch um Selbstbeobachtung der Haut und Selbstdiagnose operationswürdiger Pigmentflecken, wobei sich diese Tendenz auch noch auf andere Familienmitglieder auszudehnen begann.

Dieses mit hoher Wahrscheinlichkeit iatrogen induzierte schwere psychiatrische Krankheitsbild war primär nicht mehr mit therapeutischen Gesprächen, sondern nur noch über eine psychopharmakologische Behandlung beeinflußbar, wobei nach einigen Monaten eine gute Remission zu erzielen war. Der entscheidende Punkt für eine Stabilisierung der Besserung war dann eine Umorientierung der medizinischen „Aufklärung" und eine erhebliche Veränderung der Dermatologen-Patient-Interaktion.

„Melanom und Seele" im Volksmund

Je ein Beispiel aus dem deutschen und anglo-amerikanischen Sprachraum können die Vermutung wecken, daß über Jahrhunderte gesammeltes, sozusagen vorbewußtes Erfahrungswissen zum Melanom dem ärztlichen Wissen (Hypothesen) von heute vorangegangen ist.

Im deutschen Sprachraum ist die Formulierung verbreitet „sich schwarz ärgern vor Wut"; man kann sich aber auch „grün ärgern" („einem kommt die Galle hoch" – Psychosomatik der Galle?) oder man kann „blaß" werden (Psychosomatik der Nebennierenrinde?) vor Wut. Hat hier der Volksmund eine multifunktionale Psychosomatik unterdrückter bzw. nicht adäquat abreagierbarer Emotionen (speziell: Ärger) entwickelt, die manche einseitige Hypothesenbildung moderner Psychosomatik beschämen könnte? Und wieweit bezieht sich *„schwarz"* ärgern vor Wut" auf den *„schwarzen* Krebs", das Melanom?

Im Englischen heißen Leberfleck und Mutter*mal* „mole", was „Mal" wie „Maulwurf" bedeuten kann. Der Landwirt und der Gärtner wissen und fürchten, daß dem ersten, braun-schwarzen Maulwurfhügel rasch weitere folgen können – bis zur Vernichtung der angelegten Beete. Ist die Analogie Zufall?

„Krebs und Seele" in der Fachliteratur

Die geschichtliche Entwicklung ärztlicher Hypothesen zur Wechselwirkung von Krebs und seelischen Störungen hat kürzlich Greer (1983) im Überblick dargestellt. Erste Beschreibungen seelischer Ausgangsbedingungen für die Krebsentwicklung werden auf Galen zurückgeführt. Im 18. und 19. Jahrhundert wurde wiederholt beschrieben, daß seelische Belastungen der Feststellung einer

Krebserkrankung vorausgingen. Psychische Faktoren wurden dabei in der Regel als Zusatzursachen der jeweiligen Krebserkrankung aufgefaßt.

In der ersten Hälfte dieses Jahrhunderts schwankt das entsprechende Interesse weitgehend, um erst nach dem 2. Weltkrieg wieder anzusteigen. Dabei sind zwei Schwerpunktfragestellungen klar zu trennen: Einfluß von seelischen Faktoren auf die Krebs*entstehung* einerseits und den Krebs*verlauf* andererseits.

Im Mittelpunkt der Diskussion um die Krebs*entstehung* stehen Hypothesen zu „Krebs und ...":

A. „Seelischer Streß", insbesondere bei persönlichen Verlusterlebnissen;
B. „Depression" schlechthin;
C. „Persönlichkeitsmerkmalen", u. a. Unterdrückung emotionaler Reaktionen bzw. des adäquaten Abreagierens derselben, insbesondere von Ärger und Aggression; Verleugnung (Verdrängung) von Problemen; Tendenz zur Selbstentwertung, zu Selbstvorwürfen und zur Selbstaufgabe; Rigidität.

Die Ergebnisse der wenigen systematischen, kontrollierten Untersuchungen zu diesen Hypothesen sind häufig widersprüchlich.

Zu A: Empirische Studien konnten diese häufige klinische Hypothese *nicht* belegen. Zwei grundsätzliche Probleme scheinen diese Fragestellung unbeantwortbar zu machen: Nicht ein Ereignis per se bestimmt dessen Streßcharakter für ein Individuum, sondern die Verarbeitungsmöglichkeiten des Individuums selbst führen zu der entsprechenden Bewertung; der tatsächliche Beginn einer Krebserkrankung ist fast nie sicher bestimmbar, das Datum der ersten Identifizierung korreliert vermutlich extrem unterschiedlich mit dem wirklichen Beginn eines Tumorwachstums.

Zu B: Hier besteht die gleiche Grundsatzproblematik: Wann ist wirklich zu sichern, ob eine Depression Mit-Ursache oder Mit-Folge einer Krebserkrankung ist – selbst wenn diese bei Identifizierung der Depression nicht erkannt war? Empirische Untersuchungen zur Häufigkeit von Carcinomen bei Patienten mit (endogener) Depression sind widersprüchlich ausgefallen. Das gleiche gilt für zwei prospektive amerikanische Studien zum „Persönlichkeitsmerkmal" Depression nach dem MMPI (Minnesota Multiphasic Personality Inventory – vergleichbar dem FPI im deutschen Sprachraum), d. h. in einer Studie schienen deutliche Korrelationen zwischen dem Ausmaß der Depressivität zum Untersuchungszeitpunkt und späterer Krebserkrankung gegeben, in drei zahlenmäßig jeweils kleineren Untersuchungen war dies jedoch nicht der Fall.

Zu C: Die eingehendsten Untersuchungen liegen hier bei Männern mit Bronchialcarcinom und Frauen mit Mammacarcinom vor. Bei den Männern wird die „Fähigkeit" herausgestellt, emotionale Konflikte ohne erkennbare Reaktionen „aufzusaugen". Bei den Frauen fanden mehrere voneinander unabhängige Untersuchungen: Unterdrückung von Ärger, erniedrigtes Angstniveau, höheren Optimismus und eine ausgeprägte Tendenz, Konfliktsituationen aus dem Wege zu gehen – und dies im Gegensatz zu Kontrollgruppen, z. B. mit benignen Tumoren [23]. Es wird diskutiert, daß die psychischen Zusatzfaktoren möglicherweise nur in der Altersgruppe von 35 bis 55 Jahren wirksam werden.

Alle diese Studien waren jedoch retrospektiv, d. h. fanden statt, als schon das Carcinom identifiziert war. Vier prospektive Studien zu dieser Fragestellung – von denen allerdings keine gezielt die aus den retrospektiven Studien abgeleiteten Hypothesen untersuchte – lassen keinerlei übereinstimmende Schlußfolgerungen zu.

Mögliche Einflüsse seelischer Faktoren auf den *Verlauf* der Krebserkrankung sind nach Ansicht von Greer in der Krebsforschung wesentlich weniger beachtet worden, entsprechende Hypothesen von psychiatrischer Seite würden eher mit Argwohn aufgenommen. Unter den Onkologen wird Stoll [21] als einer der wenigen prominenten Vertreter der Ansicht herausgestellt, daß „ruhende" Carcinome oft nach einer Periode seelischer Belastungen wieder aktiv würden. Die seelischen Einflüsse auf wechselnde Wachstumsphasen von Tumoren werden z. T. auf eine Hemmung des endokrinen und Immunsystems zurückgeführt [4, 14].

Bei einer gemischten Gruppe von Patienten mit M. Hodgkin, malignem Melanom und Mammacarcinom fanden Weismann und Worden [22] über einen Beobachtungszeitraum von 18 Monaten: Überlebende Patienten hatten engere persönliche Beziehungen, waren emotional weniger irritierbar, klagten weniger und konnten besser mit krankheitsbezogenen Problemen umgehen als solche mit kürzerer Überlebenszeit. Nur kurzzeitig überlebende Patienten erlebten demgegenüber Perioden mit hoher emotionaler Belastung, auf die sie typischerweise mit Passivität, stoischem Akzeptieren und dem Wunsch, diese zu vergessen, reagierten. Bei Patienten mit Mammacarcinom fanden Derogatis et al. [2] jedoch das entgegengesetzte Ergebnis: Die länger überlebenden Patienten zeigten mehr emotionale Irritierbarkeit (hinsichtlich Angst, Depression, Schuldgefühlen und Feindseligkeit) und schlechtes Umgehenkönnen mit der Erkrankung. Die Arbeitsgruppe von Greer [7] fand bei einer prospektiven Verlaufsstudie mit Patientinnen mit Mammacarcinom im Frühstadium (Erstuntersuchung 3 Monate nach Mastektomie) die besten Ergebnisse nach 5 und 8 Jahren bei Patientinnen mit „fighting spirit or denial" – die anderen untersuchten Eigenschaften waren „stoisches Akzeptieren" und „Hilflosigkeit/Hoffnungslosigkeit". Die Autoren räumen jedoch selbst ein, daß auch bei diesen Korrelationen die Richtung der Kausalbeziehung nicht eindeutig bestimmbar ist.

Letztlich ist auch in dem hypothetisch multifaktoriellen Bedingungsgefüge, das das Krebswachstum beeinflußt, die relative Bedeutung seelischer Faktoren nicht hinreichend objektiviert.

Bei Durchsicht der Literatur stellt sich – gerade auch beim Psychiater – ein ähnliches Unbehagen ein, wie Kolle dies einmal für die Hypothesen zu „Psychosomatik und Seele" formuliert hat, nämlich daß die Persönlichkeitsmerkmale von Ulcus-, Asthma-, Hypertonie- und Wahnkranken in den unterschiedlichen Publikationen „sich fast aufs Haar gleichen" (Zit. n. [19]).

Dieser durch den Literaturstand hervorgerufene Eindruck steht im Kontrast zur scheinbaren klinischen Plausibilität der beschriebenen Grundannahmen.

„Melanom und Seele“ in der Fachliteratur

Uns sind nur zwei Untersuchungen zum Einfluß seelischer Faktoren auf den *Verlauf* der Melanomerkrankung bekannt: Die bereits im Vorangegangenen erwähnte von Weisman und Worden [22], sowie eine ausschließlich an Melanompatienten des Stadiums I und II durchgeführte Untersuchung von Rogentine et al. [18] am National Cancer Institute in Bethesda. Letztere erscheint vom methodischen Aufbau her sogar als die mit Abstand sorgfältigste zu dem hier diskutierten Problembereich.

74 Patienten mit operativ entferntem Melanom Stadium I oder II, die zum Zeitpunkt der Testung ohne erkennbare Metastasen waren, also abgesehen vom Melanomrisiko gesund erschienen, wurden u. a. mit einer„Melanoma Adjustment Scale“ getestet und über einen Zeitraum von einem Jahr beobachtet. Die genannte Skala gehört in die große Gruppe der Life-Event-Fragebögen und beinhaltet auch deren bekannte Problematik. Hier wird der Patient aufgefordert, auf einer 0–100 Skala anzukreuzen, wieviel Anstrengung („amount of personal adjustment“) es ihn kostet, mit einem eingreifenden Life Event (hier: Diagnose eines Melanoms und operative Entfernung desselben) fertigzuwerden. Die Autoren gestehen zu, daß die inhaltliche Bedeutung der entsprechenden Ratings unklar sei. Sie spekulieren über folgende Interpretationsmöglichkeiten: Ein niedriges Rating könnte Verleugnung oder Verdrängung der subjektiven Bedeutung des Krankheitsereignisses darstellen, während hohe Ratings dann eher für eine realistische Einschätzung der Krankheit sprächen. Andererseits könnten niedrige Ratings aber auch schlicht die positive Fähigkeit widerspiegeln, Schicksalsschläge hinnehmen zu können. Schließlich könnten die Ratings auch bedingt sein durch biologische Mechanismen, die zum Krebsrückfall führen und gleichzeitig die Coping-Möglichkeiten des Individuums einengen.

Unabhängig von den inhaltlichen Interpretationsproblemen fanden die Autoren bei den 29 Patienten mit Melanommetastasen im ersten Beobachtungsjahr einen Durchschnittswert von 53 (±31 SD), während die 35 Patienten ohne Metastasen einen Gruppenmittelwert von 80 (±20 SD) in der Ersttestung gezeigt hatten. Ausgehend von diesen Ergebnissen der ersten 31 Patienten der Gesamtstudie wurde die Voraussage abgeleitet, daß Patienten mit einem Rating gleich oder größer als 65 ohne Metastasen bleiben und solche mit einem Rating kleiner als 65 solche entwickeln würden. Diese Hypothese wurde prospektiv an den nächsten 33 Patienten von der Ersttestung bis zum 1-Jahres-Follow-up überprüft und erbrachte – allein aufgrund dieses simplen Tests und unabhängig von biologischen Faktoren – eine korrekte Prognose bei 25 der 33 Patienten ($p = 0{,}03$).

Auf einige Details dieser Untersuchung sei noch kurz eingegangen. 80% der insgesamt zur Teilnahme an der psychologischen Testung gebetenen Patienten akzeptierten diese (davon ca. 75% Männer). 55 der Teilnehmer zeigten das klinische Stadium II (regionale Lymphknotenmetastasen) und 12 waren prognostisch ungünstigen Untergruppen vom Stadium I (z. B. Clark Level IV oder V) zuzurechnen. Alle Patienten hatten sich einer operativen Entfernung sowohl der primären Melanome wie auch der Lymphknotenmetastasen unterzogen und erschienen zur Testzeit „frei von Krankheit“. In der 1jährigen Follow-up-Periode wurden die Patienten im Rahmen des übergeordneten Projekt-Designs vier unterschiedlichen somatischen Nachbehandlungen zugeordnet. Bei allen statistischen Ergebnisuntersuchungen erwiesen sich nur die Ratings im Melanoma-Adjustment-Scale sowie die Anzahl der Lymphknotenmetastasen bei Krankheitsidentifizierung als Prädiktoren des Einjahresverlaufes. Weder die unterschiedlichen postoperativen Behandlungsformen noch die anderen erhobenen psychologischen Variablen schienen auf den Kurzzeitverlauf Einfluß zu haben.

Zwischen den beiden prognostisch relevanten Variablen bestanden keine Korrelationen, sie erwiesen sich also als voneinander unabhängig! Die hypothetische Interpretation von niedrigen Ratings in der MAS als Ausdruck von Krankheitsverleugnung wurde damit überprüft, daß die Latenzzeit von erster subjektiver Krankheitswahrnehmung bis zum medizinischen Erstkontakt in Beziehung zu den MAS-Ratings gesetzt wurde: Diese betrug bei Rezidiv-Patienten 7,2 (±8,8) und bei Patienten ohne Rezidiv 10,1 (±17,8) Monate, die Differenz ist nicht signifikant. Darüber hinaus konnte auch keine Korrelation zwischen MAS und Latenzzeit ($r = -0.11$) gefunden werden.

Die aus dem ersten Untersuchungsabschnitt abgeleiteten Prognosevariablen waren wie folgt operationalisiert: Rezidiv wird erfolgen, wenn ein Patient entweder a) sieben oder mehr Lymphknotenmetastasen hat oder b) weniger als sieben Lymphknotenmetastasen und einen MAS niedriger als 65 hat. Die Gesamtergebnisse mit diesen beiden Prognosevariablen sind bereits dargestellt, hinsichtlich der Untergruppen-Analysen muß auf die Originalarbeit verwiesen werden.

Die Autoren setzen ihre Ergebnisse in Beziehung zu bereits zitierten Untersuchungen bei anderen Carcinomen, die „reduzierte emotionale Reaktivität" – insbesondere nicht abreagierte Aggression – als charakteristisch für Carcinompatienten postulierten.

So eindrucksvoll die prognostische Potenz der MAS erscheint, so wenig überzeugt auch diese Studie – wie die vorgenannten – in der inhaltlichen Interpretation. Das Konzept der „unterdrückten Emotionen", insbesondere der unterdrückten Aggression, ist im Laufe der letzten Jahrzehnte auf praktisch jede psychiatrische und psychosomatische Störungsgruppe als „Erklärungsmodell" angewendet worden und ist damit in dieser Simplizität heuristisch längst wertlos. Es sollte grundsätzlich nur noch dann untersucht werden, wenn schon in die Ausgangsfragestellung eingeht, in welchem Zusammenhang mit anderen Variablen es möglicherweise eine störungsspezifische Bedeutung bekommen kann.

Das Ergebnis von Rogentine et al. bedarf – wegen seiner formalen Eindeutigkeit – dringend einer externen Replikation und inhaltlichen Füllung. Auch die Autoren kamen letztlich zu dem Schluß, daß ihre Ergebnisse bisher nicht die Frage beantworten, in welcher Form möglicherweise Kausalbeziehungen zwischen psychologischen Variablen und Krebs bestehen. Die von den Autoren selbst geplante Anschlußstudie ist leider nie durchgeführt worden, da kurz nach Beendigung dieser Studie das Forschungsteam auseinanderging (persönliche, schriftliche Mitteilung von Rogentine, 4. 5. 84).

Aus dem hier notgedrungen sehr kurz gefaßten Literaturüberblick ergibt sich, daß der bisherige Wissensstand auf gar keinen Fall die Ableitung einschneidenderer psychotherapeutischer Maßnahmen erlaubt. da die bisher beschriebenen Ergebnisse in wesentlichen Bereichen widersprüchlich sind.

Der Melanom-Patient in der Praxis: Probleme bei der seelischen Hilfestellung

Welche spezifischen Aspekte der Melanomerkrankung prägen nun den Umgang von Arzt und Patient:

- das Melanom gilt für beide als eine der hinsichtlich des Langzeitverlaufes bösartigsten und zugleich hinsichtlich des Kurzzeitverlaufes unberechenbarsten Erkrankungen.
- das Melanom beinhaltet in den Anfangsstadien in der Regel eine extreme Diskrepanz zwischen der ärztlicherseits zu postulierenden Lebensbedrohlichkeit einerseits und vollem subjektivem körperlichen Wohlbefinden des Patienten andererseits.
- mit Ausnahme der erfolgreich operablen Frühstadien sind alle Spätstadien so unsicher durch operative oder chemotherapeutische Maßnahmen beeinflußbar, daß die bei eingreifenderen medizinischen Interventionen eigentlich erforderliche „objektive" Indikationsstellung für dieselben selten realisierbar ist. Im statistischen Mittel ist bei diesen Stadien die Überlebenserwartung kurz, wenngleich im Einzelfall wohl erheblich variabel. Einzelfallbeziehbare Zusammenhänge mit somatomedizinischen Maßnahmen bestehen hinsichtlich der Überlebenszeit jedoch kaum.
- das Melanom kann bisher nicht kausal auf spezifische Auslösebedingungen zurückgeführt werden. Genetische Variablen – „familiäres malignes Melanom" – treffen anscheinend nur für 1–7% der Patienten zu [1]. Überexposition zum Sonnenlicht ist die gegenwärtig wohl am häufigsten zitierte Mit-Ursache, empirische Belege sind dafür so wenig überzeugend wie für irgendeine der hypothetischen psychologischen Mit-Ursachen. In dieser fehlenden Ursachenkenntnis liegt ein weiterer Grund für das Fehlen gezielter Prophylaxe- und Therapiemaßnahmen – mit Ausnahme der operativen Entfernung der Frühstadien.
- ausgedehnte operative Maßnahmen führen häufig zu erheblichen psychischen Zusatzbelastungen, möglicherweise auch zu Alterationen. Letztere sind hypothetisch entweder direkt oder durch Beeinflussung des Immunsystems zusätzliche Risikofaktoren für einen ungünstigen Krankheitsverlauf.
- nicht zuletzt stellen in Praxen und Stationen mit höherem Anteil von Melanompatienten die entsprechenden Krankheitsverläufe auch eine erhebliche psychische Belastung für das betreuende ärztliche und nichtärztliche Personal dar.

Dem klinischen Onkologen (H.V.) erscheinen Melanompatienten hinsichtlich „Persönlichkeit" und Verarbeitungsmöglichkeiten der Erkrankung eher noch heterogener als andere Krebspatienten.

Unter 800 über einen Zeitraum von 6 Jahren diagnostizierten und/oder behandelten und zum Teil nachbetreuten Melanompatienten fragte von sich aus keiner nach zusätzlicher psychischer Hilfestellung (H.V.). Demgegenüber scheint eine starke Tendenz zu bestehen, in „alternativer Medizin" oder in Alternativen zur Medizin Hilfe zu suchen. Dies wird dem behandelnden Arzt oft erst nach längerer Zeit des Vertrauensaufbaus mitgeteilt. Es ist unklar, wieweit dabei neben „besserer" somatischer Therapie auch der oft viel ausgiebigere ausführliche Kontakt zum „alternativen Therapeuten" – und damit letztlich psychische Stützung – gesucht wird.

Unter den wenigen, vom klinischen Onkologen in die psychiatrisch-psychotherapeutische Sprechstunde (I.H.) „geschickten" Melanompatienten war schon nach wenigen Minuten im Erstkontakt immer „das Eis gebrochen". Die unter starken emotionalen Reaktionen vorgebrachten Problembereiche reichten von der nichtbewältigten Todesangst bis hin zu nichtbewältigten, schweren Schuldgefühlen aus familiärer Verstrickung:

Ein etwa 60jähriger Arbeiter erschien gemeinsam mit der Ehefrau, und beide meinten am Gesprächsbeginn, sie wüßten eigentlich nicht so richtig, warum der Arzt sie hierher geschickt habe. Mit einer Gesprächsführung, die sich für solche Ausgangssituationen generell bewährt hat [8], gibt der Patient die bisher auch vor der Ehefrau weitgehend gehaltene Fassade „Angst? Nein, damit werde ich schon fertig" auf und spricht – fast zur Bestürzung seiner Frau – über massive Panik, von der er sich im Kontakt mit anderen zwar ablenken, aber in vielen Stunden des Mit-Sich-Alleinseins kaum retten kann.

Eine Patientin will, nach Überwindung der Anfangsschwierigkeiten, weniger über ihre Todesängste durch das Melanom, als vielmehr über schwerste Schuldvorwürfe reden, die bestehen, seit sich eines ihrer Kinder im Rahmen eines eigenen Ehekonfliktes vor einigen Jahren suizidierte. Die subjektive Belastung durch dieses Problem scheint im Laufe der Jahre eher zu- als abgenommen zu haben, trotz des später hinzugekommenen Melanoms!

Es bleibt offen, wie repräsentativ die diesbezüglichen bisherigen Erfahrungen für Melanompatienten schlechthin sind.

Welche Probleme ergeben sich nun – aus dem Stande des Fachwissens und den Problemen in der Alltagsversorgung – für eine adäquate psychische Mitbetreuung des Melanompatienten?

Wir gehen darauf entsprechend der in der Einleitung vorgenommenen Aufteilung in drei Hauptbereiche vor.

Zu 1.: Hilfestellung durch Information über die Krankheit – oder auch deren Vorenthaltung: Wird dem Patienten und seinen nächsten Angehörigen die volle Information über den gegenwärtigen Wissensstand zum Melanom gegeben, so beinhaltet dies u. E. *die Verpflichtung des Arztes, die Verarbeitung dieser Information zu unterstützen.*

Wird ein Melanom-Stadium I mit prognostisch günstigen Merkmalen diagnostiziert und entfernt, so ergeben sich kaum größere Probleme. Schon bei prognostisch ungünstigeren Stadium I-Befunden – wo ein Remanifestationsgipfel nach 2–3 Jahren zu erwarten ist – „muß" fortgesetzt werden, was in der Laienaufklärung der letzten Jahre begonnen wurde: Eine gezielte Verunsicherung und sogar Verängstigung von Patienten und Angehörigen, damit diese trotz subjektiv empfundener voller körperlicher Gesundheit – die eine „Ablenkung vom Risiko" so leicht zu machen scheint – in regelmäßiger ärztlicher Kontrolle bleiben, um Remanifestationen früh zu entdecken und behandeln zu können. Die dadurch forcierte Selbstbeobachtung des Patienten, sowie seine ärztlicherseits oft postulierte regelmäßige Mit-Untersuchung durch den Ehepartner oder andere Angehörige, kann für die Betroffenen eine massive seelische Belastung darstellen, die wir Mediziner, nach Durchlaufen eigener hypochondrischer Krisen im Medizinstudium und in den ersten Klinikjahren, wohl häufig nicht mehr richtig nachvollziehen (wollen? – s. u.) – und sei es nur, um die für notwendig erachtete Compliance bei den festgelegten routinemäßigen Nachuntersuchungen sicherzustellen. Unabhängig von der durch dieses Vorgehen für viele Patienten zu erreichenden erheblichen Verbesserung der Prognose des Krankheitsverlaufes bleibt im Hinblick auf die „Krebs und Seele"-Literatur zu fragen, wieweit in dieser Mobilisierung von Verunsicherung und Angst ein eigenständiger, prognostisch für den Melanomverlauf günstiger oder ungünstiger Zusatzfaktor geschaffen wird.

Bei Patienten ab Stadium II kommt eine für den Arzt wesentlich unangenehmere Problematik hinzu: Außer bei umschriebenen operativen Eingriffen gibt es in der Regel keine überzeugenden, empirisch belegten Indikationskriterien für die im Augenblick üblichen somatomedizinischen Maßnahmen, insbesondere radikalere chirurgische und cytostatische Behandlungen. Konsequenterweise müßte der Patient darüber informiert werden, daß das Ergebnis dieser Interventionen mit Sicherheit nur in zusätzlichen, erheblichen Beeinträchtigungen – bei unklaren Heilungs- oder Besserungsaussichten – besteht. Dies schafft eine denkbar ungünstige Voraussetzung für Akzeptieren oder gar Kooperieren des Patienten (der Familie) bei der geplanten Maßnahme. Entschließt sich der Arzt für die Nicht-Empfehlung – oder – Durchführung entsprechender Maßnahmen, so wird er sich Vorwürfe machen oder Vorwürfe von Kollegen und vielleicht auch vom Patienten befürchten: Er hat ja „nicht alle Möglichkeiten ausgeschöpft". Dabei machen wir uns in der verzweifelten Situation des Patienten und seiner Familie, vielleicht auch zum eigenen Schutz, zu selten kritisch klar, wann eine vermeintliche „therapeutische Möglichkeit" eigentlich eine Maßnahme für unser eigenes ärztliches Selbstverständnis und weniger für den Patienten darstellt.

Sobald sich der Arzt auf solche Überlegungen einlassen kann, brauchen Patient und Angehörige seine seelische Betreuung noch mehr als vorher. Er kann nicht nüchtern mitteilen, daß er nach reiflicher Überlegung der Vor- und Nachteile *keine* therapeutischen Maßnahmen *mehr* empfiehlt. Jetzt fehlt nämlich die Situationsentlastung, die wohl doch in den meisten vorgeschlagenen somatomedizinischen Maßnahmen erst einmal liegen kann. „Man kann vielleicht doch etwas machen."

Diese Problematik liegt in vielen Bereichen der Medizin vor, sie ist dabei häufig sehr unbefriedigend und unreflektiert beiseite geschoben. Bei Melanompatienten jenseits der prognostisch günstigen Varianten des Stadiums I ist sie jedoch fast die Regel. Der Arzt hat hier schon auf der reinen Informationsebene nur noch ein Minimum an gesichertem Faktenwissen, um überzeugend raten und handeln zu können. Er kann jedoch auch in dieser Situation gezielt Hilfestellung geben – etwa durch Stützung des Patienten bei der Sinn*findung* in dieser Lebenssituation [5].

In diesem Zusammenhang sei auch auf zwei Untersuchungsergebnisse zur Motivation von Ärzten für „offene" Gespräche mit Patienten mit lebensbedrohlichen Erkrankungen verwiesen.

Reimer [16] fand in einer eigenen Untersuchung, daß unter Ärzten als mögliches, eigenes Suizidmotiv die Diagnose einer „unheilbaren Krankheit“ an erster Stelle steht; er schließt daraus auf eine gerade unter Ärzten latent vorhandene Angst, mit Patienten offen über deren Todesrisiko zu reden und damit auch ständig sich selbst mit der entsprechenden eigenen Angst zu konfrontieren. Reimer et al. [17] sehen diese Vermutung auch bestärkt durch die Ergebnisse einer Studie von Feifel et al. in den USA, wonach Ärzte ein höheres Ausmaß an Todesangst aufweisen sollen als andere Berufsgruppen.

Eine gemeinsame Studie der Dermatologischen und der Psychiatrischen Klinik der Medizinischen Hochschule Lübeck [17] ergab, daß sich fast alle der untersuchten 33 Melanompatienten von ihren Hautärzten voll über das Melanom aufgeklärt fühlten – und zwei Drittel zugleich angaben, nicht eingehender über die Prognose der Erkrankung gesprochen zu haben. Die von Autoren wie Köhle et al. [11] und Meerwein [12] postulierte völlige Offenheit des Arztes im Umgang mit diesen Patienten kam hier also – zumindest in der Verarbeitung des Patienten – nur sehr beschränkt zum Tragen: Der Eindruck des eingehenden Informiertseins besteht offenbar widerspruchsfrei neben der Unkenntnis über die konkreten Risiken des Krankheitsverlaufes. Wieweit dies auf Patienten- oder Ärztevariablen zurückzuführen ist, kann aus der Studie nicht sicher geschlossen werden. Die Autoren beobachteten bei der Mehrzahl ihrer Patienten „nach der anfänglich offenen Aufklärung die Neigung . . . . , die möglichen Folgen der Erkrankung zu verharmlosen bzw. zu verdrängen“. Die Untersuchung legt jedoch nach Meinung der Autoren auch die Vermutung nahe, daß in diesem Prozeß eine Koalition zwischen Patient und Arzt bestand („Verleugnungskollusion“, [12]) – u. a. wohl, um das „Prinzip Hoffnung“ für Patient *und* Arzt nicht zu sehr zu gefährden. Es gibt keinerlei gesicherte Erkenntnisse, die gegen eine solche Vorgehensweise von Arzt und Patient sprechen würden – zumal die in der Literatur angegebenen Todesrisiken sich immer auf einen gruppenstatistischen Mittelwert und nicht auf eine individuelle Prognostizierbarkeit beziehen. Eine Gefahr – die von Reimer et al. auch herausgestellt wird – liegt allerdings in der „Verleugnungskollusion“: bei progredientem Krankheitsverlauf könnte der Arzt angesichts zunehmender objektiver Gefährdung des „Prinzips Hoffnung“ den Patienten irgendwann seelisch allein lassen und u. U. Zuflucht in der Verordnung von Psychopharmaka suchen.

Sollte der Arzt, wenn sich das „Prinzip Hoffnung“ im realen Zeitverlauf als trügerisch erweist, den Patienten dann besser zum Psychiater oder Psychotherapeuten schicken? Oder sind Priester und Philosoph geeignetere Helfer in dieser Situation? Oder bleiben den Patienten in erster Linie die Selbsthilfegruppen ähnlich Betroffener als einzige außerfamiliäre Stütze?

Die menschlich naheliegendste Lösung läge zweifellos in offenen Gesprächen mit vertrauten Personen aus dem Familien- oder Freundeskreis, da die durch das Melanom aktualisierte „Todesangst“ grundsätzlich an keine Krankheit gebunden ist. Wie häufig diese Stütze heute im engsten sozialen Umfeld des Patienten zur Verfügung steht, ist kaum bekannt. Uns überrascht, daß von den 24 Patienten der Studie von Reimer et al., die mit festen Partnern zusammenlebten, nahezu alle ein ausgesprochenes Verständnis und vermehrte Zuwendung des Partners nach Bekanntwerden der Melanomerkrankung berichteten. Zugleich berichteten sie allerdings auch, daß, sobald die Erkrankung am Arbeitsplatz bekannt geworden war, die meisten Arbeitskollegen eingehendere Gespräche darüber ablehnten. Insgesamt legt dies Ergebnis jedoch die Überlegung nahe, daß es sinnvoll sein könnte, von seiten des Arztes die möglicherweise doch häufiger als vermutet bestehende Bereitschaft im engsten Angehörigenkreis, sich auf eingehende angstbesetzte Gespräche mit den Patienten einzulassen, durch stützende Gespräche abzusichern.

Zu 2.: Hilfestellung bei primär krebsunabhängigen seelischen Problemen, die hypothetisch den Verlauf der Krebserkrankung beeinflussen können: „Schickt" der Somatomediziner den Patienten zum Psychiater oder Psychotherapeuten – wobei unbekannt ist, wie viele dieser Patienten auch gerne von sich aus dorthin gehen würden, wenn ihnen nur die Möglichkeit aufgezeigt würde – so können sich drei Schwerpunktthemen ergeben:

a. Umgang mit dem Todesrisiko der Krankheit; in diesem Rahmen auch für den Patienten weitere Reflektion, wieweit er zusätzliche, risikoreiche somatomedizinische Interventionen akzeptieren will; b. Bearbeitung von seelischen, interaktionellen Konsequenzen der Krankheit in der Familie; c. Bearbeitung von seelischen Problemen und Konflikten, die offensichtlich unabhängig von der Melanomerkrankung sind.

Zu a.: Hier gilt grundsätzlich das gleiche, wie im vorangegangenen Abschnitt (zu 1.) dargestellt. Das Aufsuchen des Psychotherapeuten zu diesem Zweck ist primär eine „Verlegenheitslösung", nachdem das natürliche soziale Umfeld ebenso wie die Somatomediziner sich entsprechenden Gesprächen entzogen haben. Wir vermuten, daß dem größten Teil der Patienten mit entsprechender Hilfestellung durch das soziale Umfeld und den vertrauten Arzt weitaus am besten geholfen wäre!

Unter Mitberücksichtigung der Literatur zu „Krebs und Seele" möchten wir dabei empfehlen, in erster Linie mit dem Patienten und dessen Familie vorhandene bzw. bevorzugte „Coping"-Strategien herauszuarbeiten, um diese dann gemeinsam auszubauen – statt mit aus der Literatur vorgeprägter Meinung Patient und Familie primär zu beeinflussen.

Die z. T. extreme Widersprüchlichkeit von Hypothesen zum Einfluß von „Persönlichkeit" und seelischen Reaktionsmustern bei Krankheits- oder Konfliktbelastung auf den Verlauf oder gar die Entstehung von Krebserkrankungen, sowie die völlige inhaltliche Unklarheit der statistisch signifikanten Psycho-Variablen zum 1-Jahres-Melanomverlauf lassen bisher nur einen Schluß zu: *Alle wesentlichen Fragen sind unbeantwortet.*

Entscheidet sich der Therapeut, eines von zwei direkt miteinander widersprüchlichen Ergebnissen zu „glauben", weil es für ihn die größere (Schein-) Plausibilität hat, so sollte er bedenken, was er damit möglicherweise anrichtet. Wird das populäre Konzept: „Unterdrückte/verdrängte/nicht abreagierte Gefühle machen (krebs)krank" unreflektiert auf jene Patienten (Familien) angewendet, die mit der Diagnose „Melanom" ohne erkennbare Panik und mit Zurückhaltung gegenüber einschneidenderen somatomedizinischen Maßnahmen leben wollen, so können durch gezielte Psycho-Interventionen Ängste und Panik oder depressive Zusammenbrüche ausgelöst werden. Nach Literatur A müßte dies das Risiko eines Rezidivs mindern, nach Literatur B jedoch erhöhen. Sicher ist nur, daß dieser Patient (Familie), wenn die tatsächliche Überlebenszeit zwei bis drei Jahre beträgt, über diese Jahre eine iatrogen erheblich beeinträchtigte Lebensqualität erfährt – genau, wie dies durch nicht eindeutig indizierte eingreifende somatomedizinische Maßnahmen auch der Fall wäre. Hier sollte eine hohe ethische Hemmschwelle sowohl gegenüber somato- wie auch psychotherapeutischen Interventionen erhalten bleiben – auch wenn das zugewendete Abwarten des Arztes diesem als unerträglicher Ausdruck eigener Hilflosigkeit erscheinen mag!

Zu b. und c.: Führt das Melanom zu Coping-Problemen über den beschriebenen Bereich der Todesangst hinaus (b.), oder fällt die Erkrankung am Melanom in eine vorgegebene (c.), z. B. familiäre Konfliktsituation, so ist die Vorstellung des Patienten (der Familie) beim Psychotherapeuten indiziert. Hier bedarf es oft psychotherapeutischer Exploration, um überhaupt erst entsprechende Einzelheiten und Zusammenhänge hinreichend herauszukristallisieren.

Für Patient wie Angehörige mag ein latent schwelender Konflikt – angesichts der plötzlich viel realere Konturen annehmenden Endlichkeit des Lebens – sich geradezu „wie von allein" lösen lassen; es kann aber auch dadurch erst der Wunsch nach rascher Klärung unter therapeutischer Hilfestellung entstehen. Mitunter *scheint* eine akute Problematik durch die Melanomerkrankung hervorgerufen zu sein; bei eingehenderer Exploration etwa einer dem Partner nunmehr „plötzlich" als unerträglich erscheinender Ehesituation ergibt sich jedoch, daß die eigentliche Hauptproblematik schon lange existierte, aber vorher im Alltagsleben „besser" kompensiert werden konnte.

Es kann hier nicht näher dargestellt werden, ob und unter welchen Aspekten Psychotherapeut und Patient – unter der permanenten Bedrohung durch das Melanom – eine den individuellen Bedingungen gerecht werdende gemeinsame Arbeit aufnehmen könnten. Die Rückwirkungen dieser psychotherapeutischen Arbeit auf den Melanomverlauf sind nicht bekannt. Es ist nicht einmal bekannt, wie häufig einzelne Psychotherapeuten sich auf diese Arbeit, für die es keine spezifischen Regeln gibt, überhaupt einlassen.

Die einzige und bekannte Arbeit, die bisher die Häufigkeit der Indikationsstellung psychotherapeutischer oder psychopharmakologischer Behandlungsbedürftigkeit bei Melanompatienten durch Dermatologen untersucht hat, ist die erwähnte von Reimer et al. Bei den 33 Patienten wurde von den Dermatologen bei einem Patienten mit unsicherer Melanomprognose eine psychotherapeutische Behandlung für indiziert gehalten, bei je 2 Patienten mit schlechter bis sehr schlechter Prognose eine psychopharmakologische. Die an dieser Studie beteiligten Psychiater sahen nur bei zwei dieser fünf von Dermatologen für psychiatrisch behandlungsbedürftig angesehenen Patienten auch eine entsprechende Indikation – demgegenüber jedoch bei neun weiteren Patienten, die vom Dermatologen nicht für psychiatrisch behandlungsbedürftig eingeschätzt wurden, eine dem entgegenstehende positive Indikation.

Zu 3.: Hilfestellung bei primären seelischen Risikofaktoren von Krebserkrankungen: Eine nachweislich effektive Psychoprophylaxe von Krebserkrankungen oder eine Psychotherapie *der* Krebserkrankung gibt es nicht. Hypothesen bzw. Behauptungen dazu erscheinen jedoch immer wieder in der Fach- wie Laienliteratur.

Ernstzunehmende Ansätze, entsprechende Hypothesen gezielt zu überprüfen, fallen im Vergleich zu den enormen finanziellen Dimensionen, die die somatomedizinische (einschl. der tierexperimentellen Grundlagenforschung) Krebsforschung seit über einem Jahrzehnt erreicht hat, nicht ins Gewicht. Hier besteht eine Diskrepanz zwischen dem Informationsbedürfnis eines großen Teils der betroffenen Öffentlichkeit und dem, was die Krebsforscher offenbar für untersuchungswert halten. Von seiten der Psychiatrie, der medizinischen Psychologie und der experimentellen Psychologie wird aber auch kaum durch in der Fragestellung überzeugende Projekte erkennbarer Druck auf die Verteiler von Forschungsgeldern in der Krebsforschung ausgeübt, diesen Bereich stärker zu berücksichtigen. Dabei wäre es, auch bei äußerster Zurückhaltung gegenüber Psycho-Hypothesen zur Krebsentstehung, ohne jeden Zweifel sinnvoller, diese systematisch zu untersuchen, statt mit immer neuen Mega-Dosierungen immer neuer Substanzen an Maus und Ratte –, die, auf den Menschen übertragen, im individuellen Leben nie auch nur annähernd erreicht werden – alle Jahre wieder der Bevölkerung neue Krebsauslöser zu präsentieren.

Abschließend möchten wir empfehlen, daß den Patienten in der Praxis das gegenwärtige Fehlen von fundiertem Wissen über Zusammenhänge zwischen seelischen Faktoren einerseits und der Entstehung und dem Verlauf der Melanomerkrankung andererseits offen eingestanden wird. Somatomediziner und Patient sollten aber vielleicht häufiger, als dies bisher geschieht, überlegen, ob der Psychiater oder Psychotherapeut zusätzlich in Anspruch genommen werden sollten. Würde dies zu einer vermehrten Nachfrage nach Mitbetreuung führen, so wären diese Berufsgruppen stärker damit konfrontiert, ihre eigenen Möglichkeiten in diesem Bereich zu überprüfen. Im Augenblick ist es für Psychiater und Psychotherapeut zusammen mit den Patienten noch eine letztlich sehr persönliche Entscheidung, ob und mit welcher Zielsetzung der gemeinsame Weg einer Psychotherapie *bei (nicht des)* Melanom eingeschlagen wird.

Literatur

1. Balda BR (1981) Epidemiologie kutaner maligner Melanome. MMW 123:1923–1926
2. Derogatis LR, Abeloff MD, Melisaratos N (1979) Psychological coping mechanisms and survival time in metastatic breast cancer. J Am Med Wom Assoc 242:1504–1508
3. Epstein E (1971) Effect of biopsy on the prognosis of melanoma. J Surg Oncol 3:251–255
4. Fox BH (1981) Psychosocial factors and the immune system in human cancer. In: Ader R (ed) Psychoneuroimmunology. Academic Press, New York
5. Frankl V (1972) Der Wille zum Sinn. Hans Huber, Bern Stuttgart Wien,
6. Greer St (1983) Cancer and the mind. Br J Psychiatry 143:535–543
7. Greer St, Pettingale KW (1979) Psychological response to breast cancer: effect on outcome. Lancet II:785–787
8. Hand I (1981) Motivationsanalyse und Motivationsmodifikation im Erstkontakt. In: Crombach-Seeger B (Hrsg) Erstkontakt – prägender Beginn einer Entwicklung. Facultas, Wien
9. Holland JF (1982) Psychological aspects of cancer. In: Holland JF, Frei E (eds) Cancer Medicine. Lea & Febinger, Philadelphia

10. Illig L, Paul E, Hundeiker M, Augst G, Scharfe G (1983) Public and professional melanoma education: Ein deutsches Modell zur Verbesserung der Melanom-Früherkennung bzw. -Erfassung mit publizistischen Methoden. Z Hautkr 58:73–112
11. Köhle K, Simons C, Urban H (1979) Zum Umgang mit unheilbar Kranken. In: Uexküll T (Hrsg) Lehrbuch der Psychosomatischen Medizin. Urban & Schwarzenberg, München Wien Baltimore
12. Meerwein F (Hrsg) (1981) Einführung in die Psycho-Onkologie. Huber, Bern Stuttgart Wien
13. NN (1983) Amoklauf in die Öffentlichkeit, Stern Magazin, Heft 5, 27. 1. 1983
14. Pettingale KW, Philalithis A, Tee DE, Greer HS (1981) The biological correlates of psychological responses to breast cancer. J Psychosom Res 25:453–458
15. Redman JC, Mora DB (1982) Malignant melanomas of the skin diagnosed and treated in Albuquerque, New Mexico, in 1980. J Dermatol Surg Oncol 8:40–43
16. Reimer CH (1982) Interaktionsprobleme mit Suizidenten. In: Reimer C (Hrsg) Suizid-Ergebnisse und Therapie. Springer, Berlin Heidelberg New York
17. Reimer CH, Dilling H, Janssen R, Richter E, Riffert M, Rothlaender JP (1985) In: Wolff HH, Schmeller W (Hrsg) Fehlbildungen – Nävi – Melanome, Fortschr. der operat. Dermatologie, Bd. 2. Springer, Berlin Heidelberg New York Tokyo, S 304–313
18. Rogentine GN, van Kammen DP, Fox BH, Docherty JP, Rosenblatt JE, Boyd SC, Bunney WE (1979) Psychological factors in the prognosis of malignant melanoma: a prospective study. Psychosom Med 41:647–655
19. Schwöbel G (1960) Psychosomatische Medizin. Zürich Stuttgart
20. Smith T (1979) The Queensland Melanoma Project – an exercise in health education. Br Med J 1:253–254
21. Stoll BA (1979) Restraint of growth and spontaneous regression of cancer. In: Stoll BA (ed) Mind and Cancer prognosis. Wiley, Chichester
22. Weismann AD, Worden JW (1977) Coping and vulnerability in cancer patients. Private print, Boston, Mass.
23. Wirsching M, Stierlin H, Hoffmann F, Weber G, Wirsching B (1982) Psychologican identification of breast cancer patients before biopsy. J Psychosomat Res 26:1–10

Sachverzeichnis